스포츠 손상

해부학적 평가 핸드북

대한운동교육평가원 옮김

제 3 판

Orthopedic & Athletic Injury

Examination Handbook

3rd edition

Edited by

Chad Starkey, PhD, AT, FNATA

Professor

Coordinator, Division of Athletic Training

College of Health and Human Services

Ohio University

Athens, OH

Sara D. Brown, MS, ATC

Clinical Associate Professor

Director, Programs in Athletic Training

College of Health and Rehabilitation Sciences: Sargent College

Boston University

Boston, MA

영 문 출 판 사

■ **공동역자** (가나다순)

강희진 (휴바디웍스 대표)
길재호 (경희대학교 스포츠의학과)
김용권 (전주대학교 운동처방학과)
김응수 (광명새움병원 원장)
김준배 (서울나우병원 평촌점 원장)
김창균 (가천대학교 체육학과)
노병주 (동아대학교 건강관리학과)
송상협 (서원대학교 체육교육과)
안근옥 (한국교통대학교 스포츠학부 스포츠건강관리학전공)
이기광 (국민대학교 스포츠건강재활학과)
임비오 (중앙대학교 체육교육학과)
임승길 (동신대학교 운동처방학과)
정덕조 (서원대학교 체육교육과)
정제순 (한국교통대학교 스포츠학부 스포츠건강관리학전공)
조지훈 (신경대학교 스포츠레저학과)

Orthopedic & Athletic Injury Examination Handbook, 3rd edition

by Chad Starkey & Sara D. Brown

The Original English language work has been published by:
The F.A. Davis Company, Philadelphia, Pennsylvania

기초 및 임상 연구를 통해 새로운 과학 정보를 이용할 수 있게 되면서 권장되어 오던 치료법과 약물 요법들이 변화하고 있다. 저자들과 출판사는 이책이 출판 당시의 정확한 기준과 최근의 기준에 맞도록 가능한 모든 노력을 다하였다. 저자들과 편집자 및 출판사는 책의 오류나 누락 또는 책의 적용에 따른 결과에 대해 책임지지 않으며 책의 내용과 관련하여 명시적이거나 묵시적인 어떠한 보증도 하지 않는다. 이 책에 설명된 모든 실습은 각 상황에 적용될 수 있는 고유한 상황과 관련하여 사용된 전문적인 관리 기준에 따라 독자가 적용하여야 한다. 독자는 의약품을 투여하기 전에 복용량 및 금기 사항에 대한 변경 사항이나 새로운 정보에 대해 제품 정보를 항상 확인하는 것이 좋다. 새로운 약이나 희귀 의약품을 사용할 때는 특히 주의해야 한다.

스포츠 손상 해부학적 평가 핸드북 개정3판

2018년 12월 21일 초판인쇄
2018년 12월 28일 초판발행

지은이 : Chad Starkey, Sara D. Brown
옮긴이 : 대한운동교육평가원
발행인 : 박병조
발행처 : 도서출판 영문출판사
등 록 : 1987년 12월21일 제2-419호
주 소 : 서울시 강남구 삼성동 69-1
전 화 : (02) 514-5590, 776-5590
팩 스 : (02) 756-8943
홈페이지 : www.ymsbook.net
E-mail : yeongmunsa@empal.com
정 가 : 40,000원
ISBN 978-89-7224-438-7 93510

※ 파본은 교환해 드립니다.

내가 말실수를 할 때마다
내가 여러분의 꿈을 그릴 수 있다는 것을
의심하게 하는 것일까요?
Chad Starkey, PhD, AT, FNATA

보스턴 대학교의 제 동료들에게,
여러분의 끊임없는 호기심, 개선 의지, 그리고
매일 웃으려는 의지를 보여 줍니다.
Sara D. Brown, MS, LAT, ATC

서문

이 핸드북은 Orthopedic and Athletic Injuries (EOAI4) 제 4판에 서술된 기술들에 대한 보조 자료 및 실험이나 임상 참고용으로 고안되었다. 임상 진단 과정의 복잡성이나 또는 기초병리학적인 특성을 설명하기 위한 것이 아니다.

필요할 경우, 그래픽을 사용하여 절차상의 진단 근거를 복합적으로 제시하고 있다. 신뢰도, 민감도, 특이성, 그리고 양성-음성 우도비를 나타내는 값의 범위를 나타내는 값은 EOAI4의 부록에서 인용한 참고 문헌에서 얻은 것이다. 데이터 포인트가 12 개 이상인 메트릭의 범위는 95% 신뢰 구간을 사용하여 계산하였고 데이터 포인트가 5~11인 메트릭스는 사분위 범위를 사용하여 계산되었다. 2~4개의 데이터 포인트를 갖는 테스트의 경우, 낮은 값, 높은 값 및 중간 값을 표시하였다.

이러한 그래프를 해석하는 절차는 설명된 통계의 정의와 마찬가지로 내부 표지에 설명되어 있다. 강사와 학생들이 우리에게 질문이나 의견을 제시하는 것을 장려한다. 차드의 이메일 주소는 scalenes@gmail.com이고, 새라의 이메일 주소는 sara@bu.edu이다. 또한 학생과 강사가 facebook.com/EOAI4에서 Facebook을 방문하도록 요청한다.

역자서문

대한운동교육평가원은, '건강한 국민, 행복한 생활'을 목표로 운동프로그램을 개발하고 보급하는 비영리 민간 연구단체로서 한국직업능력개발원에 등록된(등록번호: 214-82-66816) '운동사(運動師, Certified Kinesiologist)' 자격 검정 시험을 주관하고 운동사 자격증을 발급하는 기관 입니다.

운동사는 운동을 지도하는 선생으로서 인간의 생존과 건강, 삶의 질 그리고 행복을 위한 운동서비스 업무를 담당하면서 교육문화, 스포츠, 보건 · 의료, 산업 현장에서 건강 · 체력관리, 임상 · 재활 운동, 산업보건 및 안전관리, 운동 관련 기술개발 등 다양한 직업 영역에서 활동하고 있습니다.

최근 본원은, 운동사 자격제도의 국제화를 도모하기 위하여, 아시아운동학회(Asian Society of Kinesiologist)와 지향하는 미국의 NSCA-Certified Strength and Conditioning Specialist (CSCS), ACSM-Certified Exercise Physiologist (EP-C), NATA-Certified Athletic Trainer (ATC), NASM-Corrective Exercise Specialist (CES) 등의 자격을 망라한 "통합 운동사 자격 제도"(Integrated Kinesiologist Qualification System, IKQS)를 도입하여 국제적으로 다양한 분야에서 운동전문가의 역할과 기능을 다할 수 있는 운동사를 양성하고자 노력하고 있습니다.

이 같은 사업의 일환으로 "대한운동교육평가원 운동사교육시리즈 편찬위원회"는 운동사 교육의 지침서를 개발하고 있는바, 이번에「스포츠손상 해부학적 평가 핸드북」번역서를 출간하게 되었습니다.

이 책은「Orthopedic and Athletic Injuries」4판에 서술된 기술들에 대한 보조 자료 및 실험이나 임상 참고용 핸드북으로 고안된 책입니다. 복잡한 임상 진단 과정이나 기초병리학적인 특성은 가능한 최소화하고 필요할 경우, 그래픽을 사용하여 절차상의 진단 근거를 복합적으로 쉽게 제시하고 있으므로 운동사나, 혹은 운동사가 되고자하는 학생들에게 큰 도움이 될 것으로 믿습니다.

이 책이 발간되기까지 번역 작업을 위해 애쓰신 선생님들과 모든 번역 과정을 관리하고 편집과 교정 업무를 맡아주신 운동사 정덕조 교수님께 진심으로 감사드리며, 어려운 여건 속에서도 출판을 맡아주신 영문출판사 박병조 사장님께도 고마운 마음을 전합니다.

2018년 11월

대한운동교육평가원 운동사교육시리즈 편찬위원회

위원장 **옥 정 석**

목차

SECTION I

검사의 기초 (Foundation of Examination)

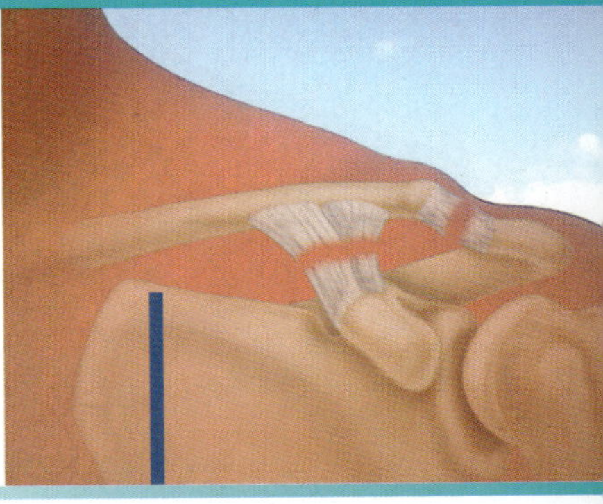

CHAPTER

검사절차 (Examination Process)

검사흐름도 : 검사 유형에 따른 주요 내용에 대하여 알아본다.

과거 의학적인 병력

- 일반적인 정보 수집
  - 나이, 활동정도, 직업, 사지우세 (limb dominance)
- 손상부위에 대한 이전의 병력 수집
  - 언제 (년, 월, 일)?
  - 증상발현의 수?
  - 의사나 도움을 줄 수 있는 사람에게 보여주었는가?
  - 고정을 했는지? 했다면 얼마나 오랫동안?
  - 수술을 했는가? 어떤 수술?
  - 활동에 제한점은 있는가? 기간은?
  - 남아있는 불편함은? (완전히 회복되었는가?)
  - 비슷한 손상이 있는가? 어떻게 다른가?
- 일반적인 건강상태에 대한 정보 수집 (약물, 정신상태, 만성 또는 급성 질환 등)

현 상태에 대한 병력

- 가장 불편함에 대한 정보 수집
  - 환자의 불편함은 무엇인가?
  - 환자가 일상생활을 할 수 없게 만드는 것은 무엇인가?
  - 일상생활 또는 스포츠 활동에 영향을 주는 가장 근본적인 문제는 무엇인가?
  - 불편함이 발생했을 때의 문제점은 무엇인가?
  - 스스로 한 처치는?

관절과 근기능 검사

- 능동관절운동범위
  - 쉬운 움직임, 고통, 운동범위 (각도계로 측정된)의 평가
- 도수근력 검사
  - 고통이나 쇠약에 대한 평가
- 수동관절운동범위
  - 능동관절운동범위와의 차이점, 고통, 끝느낌, 운동범위 (각도계로 측정된) 의 평가

관절 안정성 검사*

- 부하 검사
  - 신체 반대부위에 비해 상대적으로 증가 또는 감소된 이완증과 증가된 고통에 대한 평가
- 관절 운동
  - 신체 반대부위에 비해 상대적으로 증가 또는 감소된 운동성과 증가된 고통에 대한 평가

특수 검사*

- 선택적인 조직검사
  - 고통, 불안정성, 경직과 이완증을 규명하기 위한 특별한 구조에 스트레스 주기

다음 페이지에 계속 2

- 고통에 대한 정보 수집
  - 통증부위, 형태, 패턴이 바뀌었는가?
  - 통증이 증가 또는 감소하였는가?
  - 직업에 종사할 때 또는 스포츠에 참여했을 때의 상대적인 패턴은?
- 직업 또는 활동에서의 변화에 대한 정보 수집
  - 활동에서의 변화는?
  - 새로운 활동 패턴은?
  - 새로운 장비는?
  - 일상생활의 활동들은?
- 기타 관련된 정보
  - 어딘가에 고통/또 다른 증상이 있는가?
  - 감각이 변화되었는가?
  - 염발음, 맞물림 (locking), 걸림 (catching)이 있는가?

기능적 평가

- 환자에게서 나타나는 기능적인 제한점은 무엇인가?
- 기능적인 제한 때문에 발생하는 장애는 무엇인가?
- 가장 불편한 것은?

시진*

- 명백한 기형
- 부종과 변색
- 일반적인 자세
- 상처, 열린상처, 잘림, 찰과상

촉진*

- 압통 부위
- 조직의 밀도 변화 (흉터형성, 연축, 부기, 석회화)
- 기형
- 온도 변화
- 감촉

- 유발반응검사/완화 (alleviation) 검사
  - 증상을 감소시키거나 증가시키는 조작이나 위치를 규명한다.

신경학적 검사*

- 감각
  - 척수신경이나 말초감각신경기능의 평가
- 운동 (motor)
  - 척수신경이나 말초운동신경기능의 결정
- 반사
  - 척수 수준의 반사 기능 평가

혈관 검사*

- 모세혈관 회복
  - 충분한 관류에 대한 평가
- 먼쪽의 맥박
  - 충분한 혈액 공급에 대한 평가

임상적인 진단

- 평가과정에 포함되지 못한 모든 진단 포함하기

소인

- 예후 (prognosis)
  - 건강상태와 관련된 짧은 또는 긴 기간 동안의 행동결과 예측하기
- 중재
  - 환자의 치료 과정 결정하기
- 활동 회복
  - 스포츠, 작업, 일상적인 활동으로 되돌아 오기 위한 기준 개발

*양측을 비교해 보시오

이 책에서 사용된 평가모델의 주요 요인만을 정리함.

병력 (History)

표 1-1 평가과정에서 비손상 팔다리의 역할

구분	내용
병력	**과거 의학적인 병력 :** 컨디션을 규명하고 손상 이전의 건강을 기준으로 규정하는 것은 현재의 문제점에 영향을 미칠 수 있다. **현재 컨디션에 대한 병력:** 손상 기전, 근원적인 병, 기능적인 제한이나 불편함을 다시 생각해본다.
기능적 평가	기능적 평가는 어떻게 컨디션이 적절한 검사를 수행하는 환자의 능력에 영향을 줄 수 있는지에 대한 정보를 제공한다. 기능을 관찰함으로써 팔다리들 간의 어떤 제한점이 있는지를 결정한다.
시진	체표면 조직의 색과 좌우대칭에 대한 자료 제공
촉진	증가된 압통을 관찰하는 것뿐만 아니라 기형, 조직의 온도, 정렬, 뼈의 좌우대칭을 비교하기 위한 자료 제공
관절 및 근기능 검사	움직임에 따른 고통, 힘, ROM과 관련 있는 장애를 규명하기 위한 자료 제공
관절 안정성 검사	끝느낌, 상대적인 느슨함과 운동범위 저하, 고통에 대한 자료 제공
특수 검사	신체의 조직, 조건반사중추, 관절주머니, 인대의 병리 현상에 대한 자료 제공
신경학적 검사	운동기능, 반사, 감각의 좌우대칭에 대한 자료 제공
혈관 스크린	팔다리에서 반복되는 혈액 순환을 규정

표 1–2 Referral Alerts

나타난 결과들	병태생리학적 가능성이나 상태
가슴통증 현기증 짧은 호흡 왼쪽 팔에서의 불분명한 통증 발목에서의 불분명한 부종 불분명한 체중 증가	심부전 심근경색 비장파열
불분명한 체중 감소 사마귀 또는 갑작스런 피부의 성장 피부장애의 치료가 늦어짐 대변 속의 출혈 끊임없는 야간 통증	암
소변 속의 출혈 요관 이상에 따른 옆구리 통증 상층부 허리통증	콩팥결석 콩팥/요관 감염
균형감/협응력 상실 의식 상실 양측과다반사 (bilateral hyperreflexia) 갑작스런 과소반사 (hyporeflexia) 수의근 수축 불가능 불분명한 근육 약화 대변이나 소변의 기능부전	신경계 관련
불분명한 통증 예상되는 시간 내에 해결되지 않는 증상	원인불명, 정당한 의학적 검사
열, 오한, 야간발한	
무월경 심한 월경통	임신 자궁 외 임신

Box 1-1

통증지수 (Pain Rating Scales)

시각통증등급 (VAS)

통증 나쁨 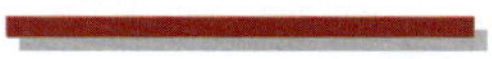 통증 없음

10cm 선을 이용하시오. 환자는 통증의 현재 강도를 선위에 표시하도록 요구받는다. VAS는 선의 오른쪽 끝으로부터 떨어진 거리를 계산하여 산출한다.

수치통증척도 (NRS)

통증 없음 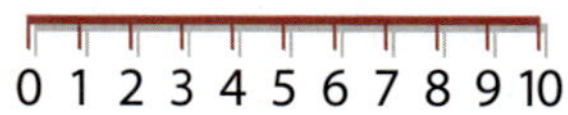

통증 나쁨

환자는 통증의 현재 수준을 가장 잘 표시할 수 있도록 0 (통증 없음)에서 10 (통증)까지의 수에 표시하도록 요구받는다. 가장 큰 숫자가 통증 지수로 사용된다.
VAS와 NRS는 시간이 지남에 따라 환자들이 경험하게 되는 통증의 정도를 수량화한 가장 흔히 사용되는 임상적인 방법이다.

McGill 통증 질문지

A. 통증 부위는 어디 인가요?

위의 그림을 이용하시오. 당신이 느끼는 통증 부위를 표시하시오. 만약 통증이 바깥쪽이면 "E"라고 표시하고 안쪽이면 "I"라고 표시하시오. 만약 통증을 안쪽과 바깥쪽 모두에서 느끼면 "B"라고 표시하시오.

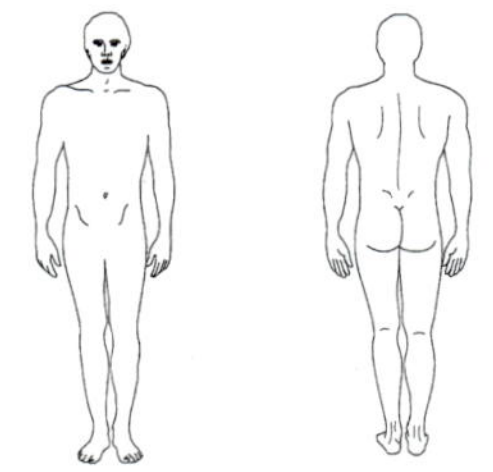

B. 통증 지수

통증을 묘사하는데 서로 다른 많은 단어들이 사용된다. 아래에 있는 항목을 이용하여 당신이 현재 경험하고 있는 통증을 가장 잘 묘사한 단어에 표시를 하시오. 각 항목에서는 단 하나의 단어만을 선택하시오. 당신이 모든 항목에서 표시할 단어가 없을 수도 있습니다.

– **당신의 통증을 가장 정확하게 묘사한 단어에만 표시하시오.**

1.	2.	3.	4.
깜빡거림 떨림 맥동 율동적 두드림 탕탕 침	팔짝 뜀 번쩍함 쿡쿡 쑤심	찌름 파냄 송곳질 칼로 찌름 (stabbing)	날카로움 자름 찢음
5.	**6.**	**7.**	**8.**
꼬집다 조르다 끊임없는 고통 경련 뭉개다	잡아당김 끌다 비틈	뜨거움 흥분시키는 물에 댐 흥분시키는	따끔거림 가려움 욱신 거림 찌르는
9.	**10.**	**11.**	**12.**
무딘 쓰라림 상처의 아픔 쓰라림 쓰라림	민감 둔한 거슬리는	찌름 지침	구역질 숨막히는
13.	**14.**	**15.**	**16.**
공포 소름끼침 겁나는	고통을 주는 녹초 잔혹 사악 죽을 듯한	비참한 무분별한	귀찮은 성가신 초라한 격렬한 참을 수 없는
17.	**18.**	**19.**	**20.**
퍼지다 방사하다 관통하는 꿰뚫는	조인다 무딘 늘이기 압박 찢어지는	시원한 차가움 어는 듯한	성가신 지겨운 괴로운 두려운 무서운

McGill 통증 질문지와 같은 통증 평가 도구는 복합적인 통증 문제를 가지고 있는 환자들에게 자주 이용된다. 질문지의 A부분은 만약 통증 부위가 체표면이나 심부에 위치해 있다면 통증 부위를 밝혀줄 것이다. B부분은 환자가 일반적으로 느끼는 통증이나 그 강도를 결정하는데 사용된다. VAS 또는 NRS은 질문지의 한 부분처럼 자주 포함된다.

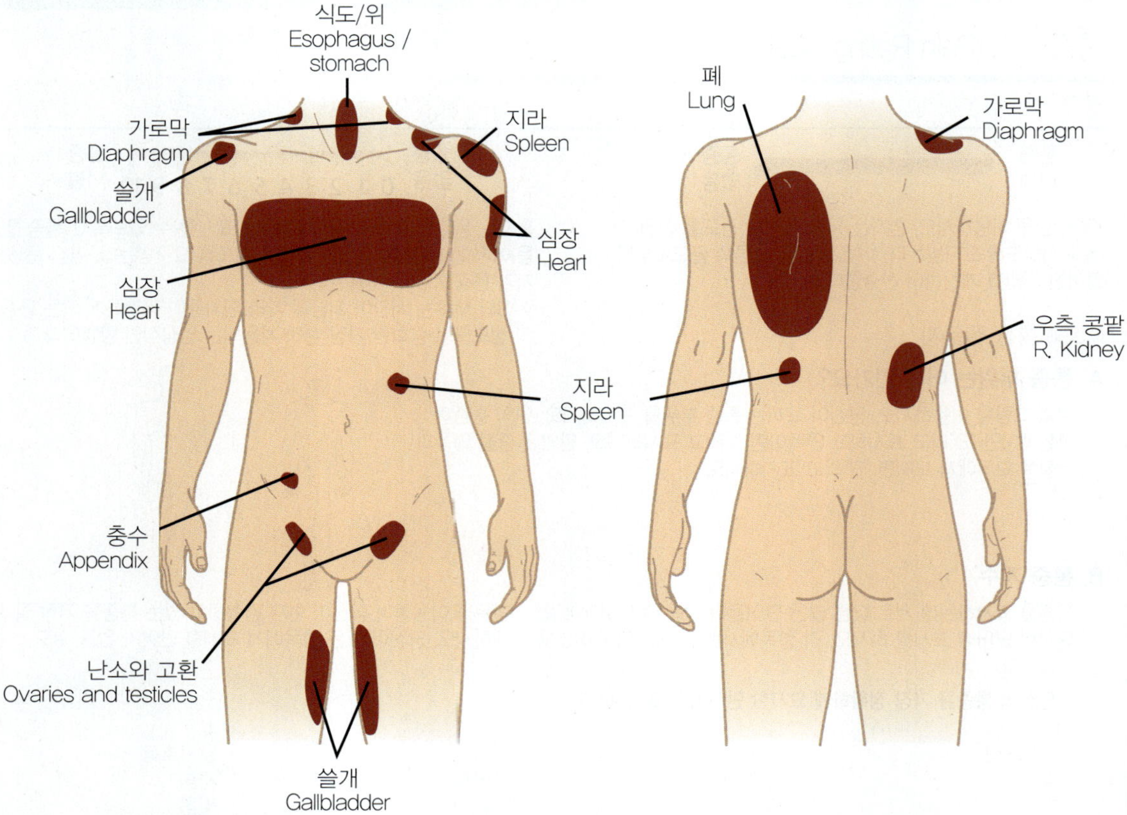

그림 1-1 ■ 내장으로부터 나타난 통증 패턴

시진 (Inspection)

특수 검사 (Selective Tissue Test) 1-1

거스 측정법 (Ankle Girth Measurement)

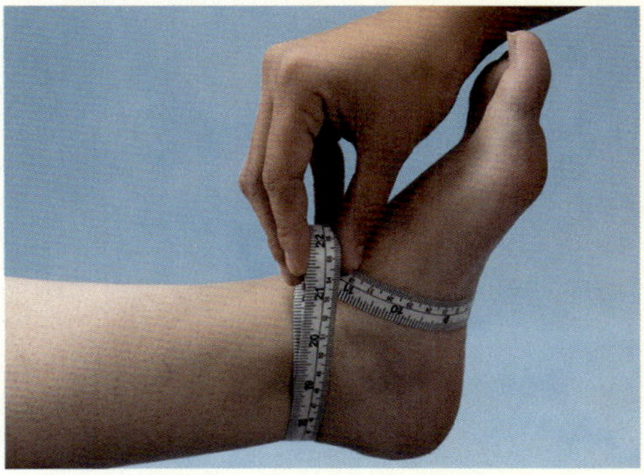

거스 측정법은 다리의 위축이나 비대의 재형성을 측정하고 정량화를 제공한다.

환자 자세	누운 자세
검사자의 자세	측정부위에 가까운 선 자세
평가 절차	천으로 된 줄자는 사용하지 않는다 (이 줄자는 늘어나거나 표시점을 가리게 된다). 발목 둘레의 측정은 환자의 발을 20° 발바닥굽힘한 상태로 그림 8의 기법을 사용한다. 측정하는 시작점은 내측 또는 외측 복사뼈의 앞쪽 가장자리에 위치하도록 한다. 발끝주변의 줄자는 5번째 발허리뼈를 감싸고 안쪽복사뼈 주위를 따라 시작점으로 돌아간다. 1. 줄자를 적당히 당겨 둘레를 센티미터나 인치 단위로 읽는다. 2. 3번 측정하여 평균값을 기록한다. 3. 손상당하지 않은 쪽 다리도 이러한 절차를 반복한다.
양성 반응 검사	상지 또는 하지의 팔다리, 우세한 쪽과 열세한 쪽 사지 사이에는 유의한 차이가 있다.
의미	관절선을 가로지르는 둘레 증가: 부종 근육량을 가로지르는 둘레 증가: 근비대 또는 부종 근육양을 가로지르는 둘레 감소: 근위축
근거	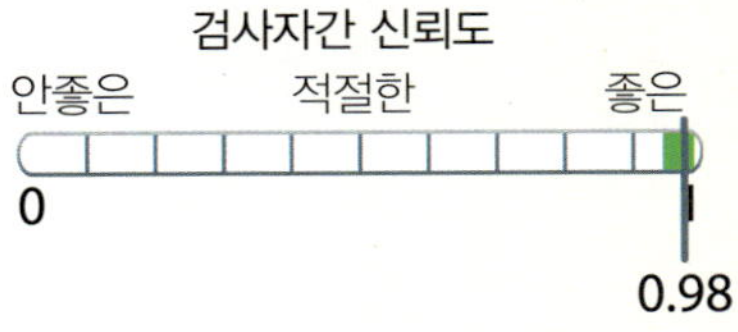

촉진 (Palpation)

표 1-3 조직의 밀도를 변화시킬 수 있는 가능한 원인

조직 느낌	가능한 원인
관절이 스펀지 같고, 질퍽거림	윤활막염
두꺼워짐, 따뜻함	혈액 축적, 감염
조밀한 비대	흉터 조직 형성
조밀함/점성	오목부종
증가된 근긴장도	근육경련, 근비대
단단함	뼈 또는 뼈의 증식 (뼈돌출증)

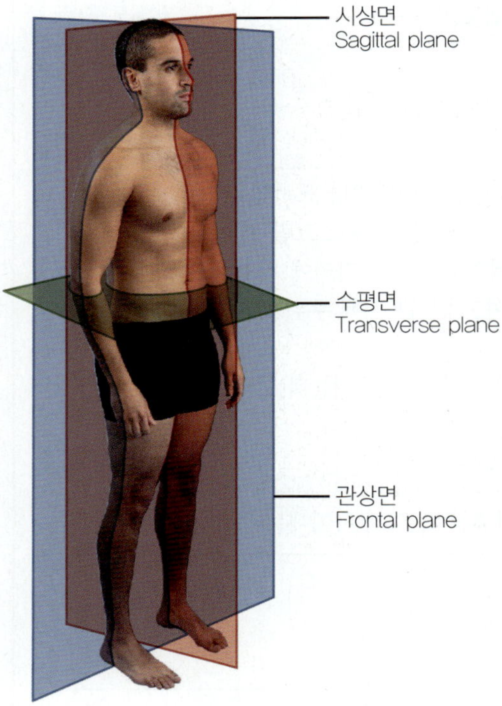

그림 1-2 ■ 인체의 기본적인 면. 시상면은 몸을 왼쪽과 오른쪽으로 나눈다. 가로면은 몸을 위쪽과 아래쪽으로 나눈다. 관상면은 몸을 앞쪽과 뒤쪽으로 나눈다. 관상면에서의 움직임은 앞쪽-뒤쪽 축 주위에서 일어난다; 시상면에서의 움직임은 안쪽-바깥쪽 축 주위에서 일어난다; 가로면에서의 움직임은 수직축 주위에서 일어난다.

관절과 근기능 검사 (Joint and Muscle Function Assessment)

각도측정 (Goniometry) 1–1

각도계 사용 지침 (Goniometer Use Guidelines)

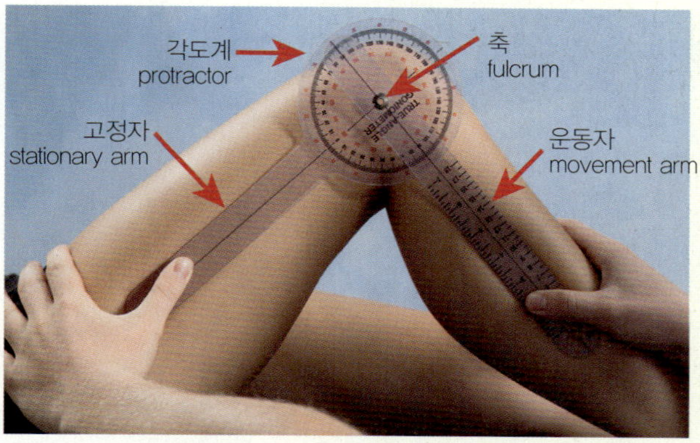

올바른 각도기의 사용방법을 연습하고 훈련을 하면 환자의 능동적 및 수동적 ROM을 측정하여 정량화할 수 있고 정확하게 산출할 수 있다. 각 관절에는 축, 고정자, 운동자를 위한 다양한 포인트가 있으며, ROM은 경사계, 각도계를 사용하여 측정할 수도 있고 스마트폰앱을 이용하여 측정할 수도 있다.

각도계 분절

각도계 (protractor): 동작의 호 (관절각)를 각도로 측정한다. 원형 각도계에는 360°, 반원형 각도계에는 180°의 눈금이 있다.

축 (fulcrum): 각도계의 회전 중심.

고정자 (stationary arm): 각도계에서 뻗어 나온 부분.

운동자 (movement arm): 축에 의해 형성된 호 주위를 따라 움직이는 각도계의 독립된 부분.

절차

1. 수동적 움직임을 통해 관절을 잡고 종말감을 평가하고 ROM을 예측한다.
2. 검사할 관절의 크기와 형태에 적절한 각도계를 선택한다.
3. 시작위치에 관절을 위치시킨다.
4. 관절 운동축의 중심을 확인한다.
5. 관절 운동 축과 평행한 먼 쪽과 몸쪽에 표시점을 잡는다.
6. 관절축 위에 각도계의 축을 정렬시킨다.
7. 고정자는 신체 몸쪽 분절을 따라, 이동자는 먼 쪽 분절을 따라 정렬한다.
8. 각도계의 초기 값을 읽고 기록한다.
9. 관절운동범위 끝까지 먼쪽관절부위를 움직인다.
10. 5단계와 6단계의 설명과 마찬가지로 다시 각도를 잰다.
11. 각도계의 수치를 읽고 기록한다.

기록 결과

각도계의 결과를 기록하기 위해서는 문서화된 양식과 몇몇 다른 방법이 있다. 대부분의 시스템은 "0"같은 자연스러운 자세와 자연스러운 자세에서 움직이는 양을 문서화하여 사용한다. 예들 들면, 무릎 10° 폄과 무릎 120° 굽힘은 다음과 같이 기록한다.

10° – 0° – 120°

환자가 시작자세 ("0")를 잡을 수 없는 경우에는, 첫 번째 숫자가 들어갈 자리의 "0"은 생략한다. 예를 들면, ROM에서 제한, 10° 의 무릎폄 부족은 다음과 같이 기록한다.

0° – 10° – 120° 또는 10° – 120°

음수 (–)의 사용은 피한다.

도수근력 검사 (Manual Muscle Testing)

도수근력 검사 (Manual Muscle Test) 1-1

근력 검사 지침 (Muscle Testing guidelines)

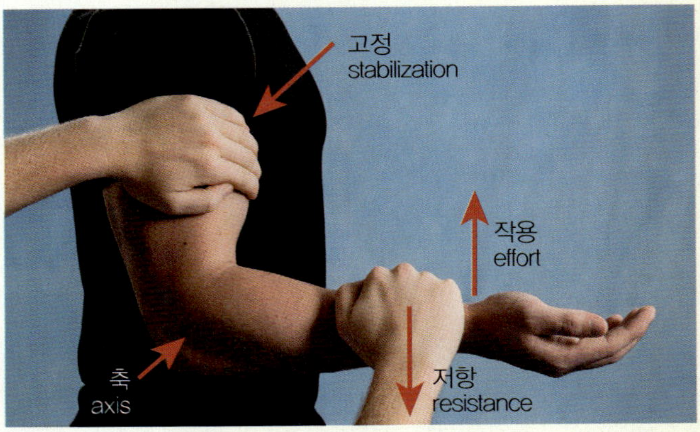

이러한 과정은 각각의 근육이나 근육군이 분리되었을 때 사용된다(MMT). 특수한 기술(테크닉)들은 이 책의 본문 전반에 걸쳐 해당 장에 설명되어 있다.

환자 자세	검사하려는 근육이 중력과 반대방향으로 작용하도록 환자를 배치한다.
검사자의 자세	필요한 경우 관절의 근위부를 안정화시키고 관절의 말단부에 저항을 가한다.
평가 절차	1. 근육이나 움직임을 검사하기 위해 관절을 격리시키고 근위부에 안정화시킨다. 이 시점에서는 저항을 적용하지 않는다. 2. 아래팔의 손바닥이 하늘을 향하도록 뒤집은 다음 팔꿈치가 굽혀지도록 환자에게 요청한다. 3. 환자가 중력에 대항하여 ROM을 완벽하게 할 수 있다면, "양호" 또는 "3" 등급에서부터 시작한다. 4. 조인트를 ROM의 중앙에 놓고 저항을 가하십시오. 환자에게 "나를 움직이지 마라." 라고 지시하십시오. 점차적으로 저항을 증가시키십시오. 5. 먼 쪽 관절을 지나치지 않고 목표 관절로부터 가능한 한 멀리 떨어져서 저항을 가한다. 6. 검사하려는 관절의 말초 근육들이 이완되어 있는지 확인하다. 7. 환자가 중력에 대항하여 ROM를 완벽하게 할 수 없으면, 중력이 제거된 위치에서 신체를 다시 위치하도록 하거나 다시 AROM을 수행하도록 요청한다.
양성 반응 검사	약화 (weakness) 및 통증을 반대편 쪽과 비교한다.
의미	숫자 또는 구두 성적은 다음과 같다. *정상 (5/5)* 환자는 최더 압력에 저항할 수 있다. 검사자는 환자의 저항을 극복 할 수 없다. *좋음 (4/5)* 환자는 적당한 압력에 저항할 수 있다. *Fair (3/5)* 환자는 전체 ROM을 통해 신체 부위를 중력에 대항하여 움직일 수 있다. *안좋음 (2/5)* 환자는 전체 ROM을 통해 신체 부분을 중력 최소화 위치로 이동할 수 있다. *추적 (1/5)* 환자가 움직임을 유발할 수는 없지만 근육 수축을 알 수 있다. *0 (0/5)* 수축이 없다.

ROM = 관절운동범위; AROM = 능동관절운동범위

수동적 관절운동범위 (Passive Range of Motion)

표 1-4 PROM에 대한 생리학적 (정상) 끝느낌

끝느낌	구조	예
부드러움 (Soft)	연부조직의 접근	무릎관절 굽힘 (넙다리와 종아리의 뒤쪽 연부조직의 접촉)
팽팽함 (Firm)	근육의 신장	무릎관절 폄 상태에서 엉덩이관절 굽힘 (넙다리뒤근의 수동적 탄성 긴장)
	관절낭의 신장	손가락의 손허리손가락 관절의 폄 (관절낭 긴쪽의 긴장)
	인대의 신장	위팔 뒤침 (손바닥 노자인대, 아래노자관절, 뼈사이막, 빗끈 (oblique cord)의 긴장
단단함 (Hard)	뼈와 뼈의 접촉	팔꿈치 폄 (자뼈의 팔꿈치돌기와 팔꿈치오목과 접촉)

표 1-5 PROM에 대한 병리학적 (비정상) 끝느낌

끝느낌	설명	예
부드러움 (Soft)	정상적으로는 "팽팽함" 또는 "단단함" 끝느낌이 나타나야 할 관절의 ROM에서 초기 또는 말기에 나타난다; 늪 느낌 (feels boggy)	연부조직의 부종 윤활막염
팽팽함 (Firm)	정상적으로는 "부드러움" 또는 "단단함" 끝느낌이 나타나야 할 관절의 ROM에서 초기 또는 말기에 나타난다.	증가된 근육의 긴장 관절주머니, 근육, 인대의 단축
단단함 (Hard)	정상적으로는 "부드러움" 또는 "팽팽함" 끝느낌이 나타나야 할 관절의 ROM에서 초기 또는 말기에 나타난다; 뼈가 차단된 듯 한 느낌	골관절염, 관절안의 유리체 골화근육염, 골절
연함 (Spasm)	관절운동은 자발적인 근수축을 위해 비자발적으로 중단된다.	염증, 근육 찢김, 관절불안정
공허한 (Empty)	통증 때문에 ROM 끝까지 갈 수가 없어 실제적인 끝느낌을 느낄 수 없다; 근경련 또는 환자의 방호성 근긴장 (protective muscle splinting)을 제외하고는 저항이 없다.	급성 관절염 윤활낭염 농양 골절 정신성 원인

관절 안정성 검사 (Joint Stability Tests)

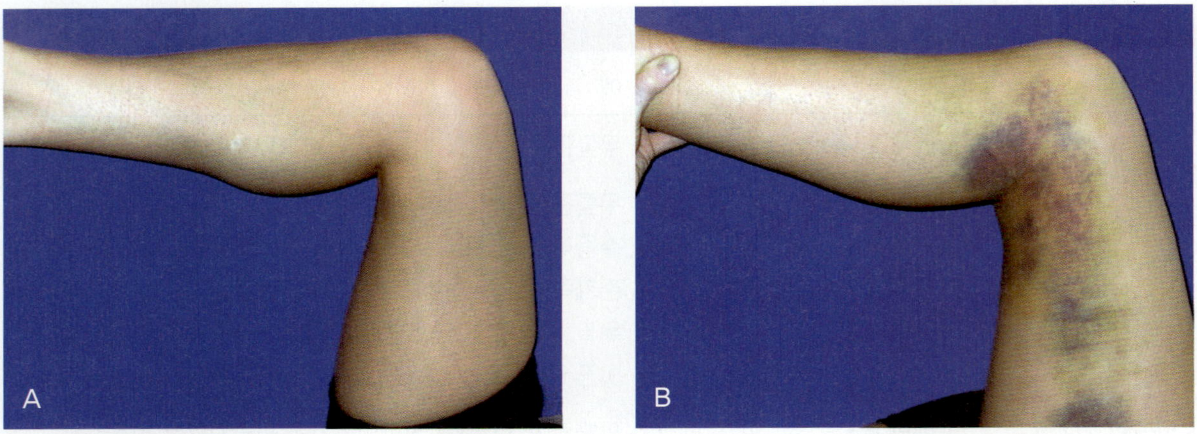

그림 1-3 ■ 임상적 이완. Godfrey Test에 의해 입증된 바와 같이, 후방십자인대 (PCL)는 환자가 엉덩이와 무릎이 90°로 굽혀진 채로 누워있을 때 경골을 지지한다.(A) 발목은 검사자에 의해 지지된다.
(B) 후방십자인대가 찢어졌을 때, 근위 경골은 아래쪽으로 쳐진다.(Chapter 10참조)

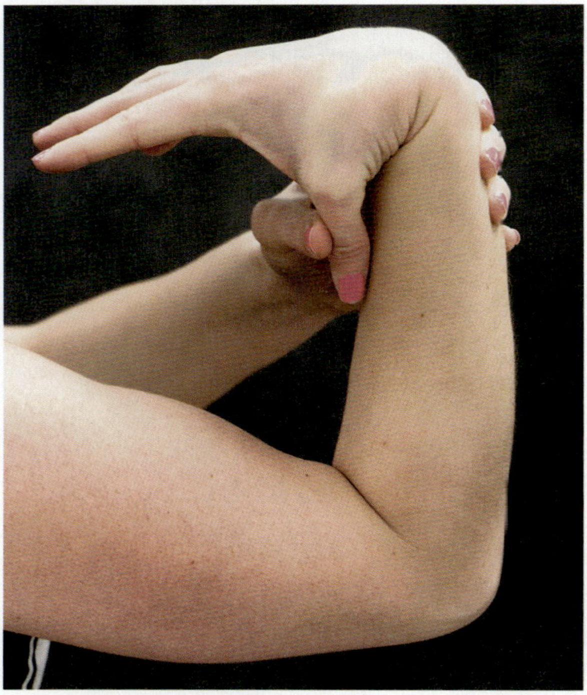

그림 1-4 ■ 구조적인 이완 (과운동성) 결정하기. 어떤 환자들은 모든 관절에서 자연스러운 이완성을 가지고 있다. 이완을 결정하는 간단한 방법으로는 환자에게 엄지손가락을 위팔 쪽으로 최대한 당겨보도록 하는 것이다. 성공했다면 환자의 관절이 이완되었다고 가정할 수 있다.

부하 검사 (Stress Testing)

표 1-6 인대성 이완에 대한 분류법

등급	끝느낌	손상
I	팽팽함 (Firm) 정상	손상이 없다면 인대의 늘어남이 보이지 않는다. 통증은 있으나, 이완의 정도는 반대쪽 사지의 이완정도와 대략적으로 비교 된다.
II	부드러움 (Soft)	섬유의 부분적인 찢겨짐. 반대쪽과 비교했을 때 의미 있는 관절라인의 "개방" 또는 계속되는 관절표면의 역할이 증가된다.
III	공허한 (Empty)	인대의 완벽한 찢겨짐. 동작이 과도하거나 건이나 이차적인 제약물(restraints)과 같은 다른 관절의 조직에 의한 제약이 일어난다.

관절 운동성 평가 (Joint Play Assessment)

7점 척도를 사용하며, 정상은 3을 기준으로 한다:

0 = 강직 (ankylosed)
1 = 중간 감소 (considerably decreased)
2 = 약간 감소 (slightly decreased)
3 = 정상 (normal)
4 = 약간 증가 (slightly increased)
5 = 중간 증가 (considerably increased)
6 = 병적 증가 (dramatically increased; pathological)

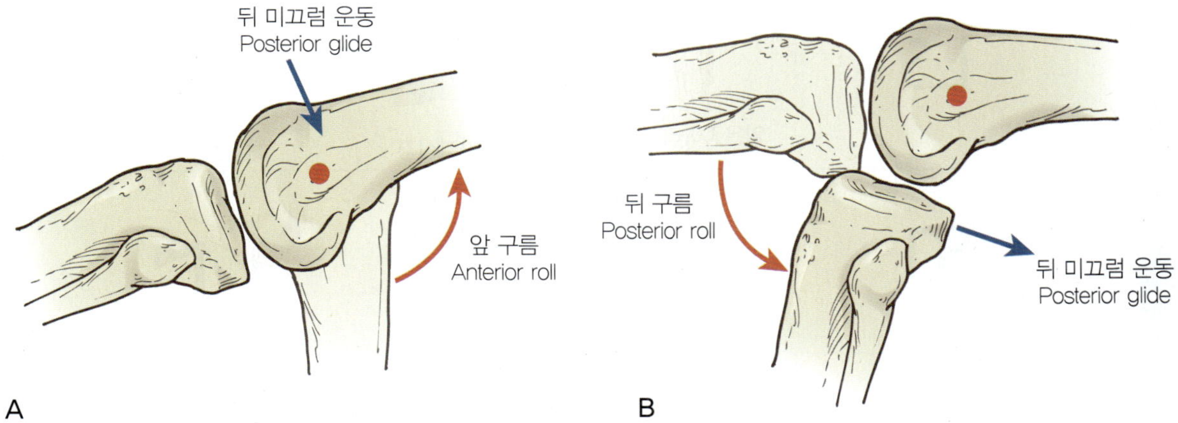

그림 1-5 ■ 볼록-오목 법칙. (A) 볼록한 관절 표면은 중립위치로 나란히 놓여지기 위해서 구르고 반대방향으로 미끄러짐 (B) 오목한 관절 표면은 볼록한 관절 표면이 움직이는 같은 방향으로 구르고 미끄러짐.

신경학적 검사 (Neurological Screening)

신경학적 검사 (Neurological Screening) 1-1

하지신경학적 검사 (Lower Quarter Neurologic Screen)

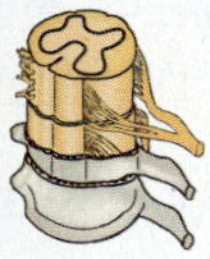 신경근 수준	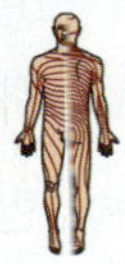 감각 검사	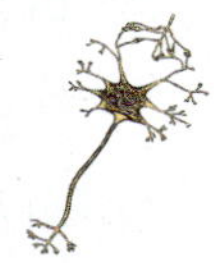 운동 검사	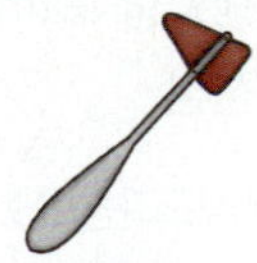 반사 검사
L1	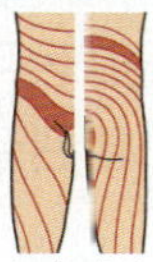 넙다리피부신경	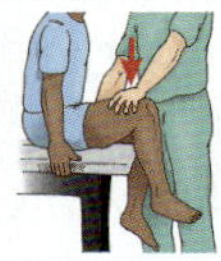 허리신경얼기	 없음
L2	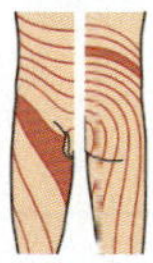 넙다리피부신경	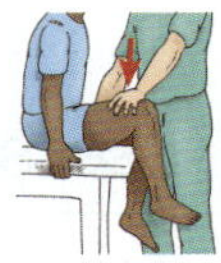 허리신경얼기	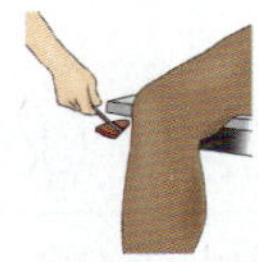 넙다리신경 (일부)
L3	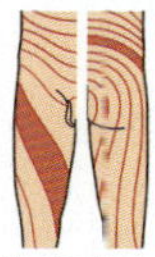 넙다리피부신경	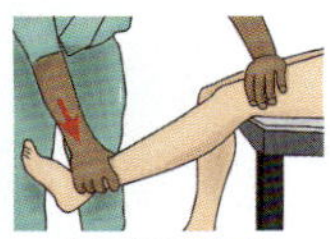 넙다리신경	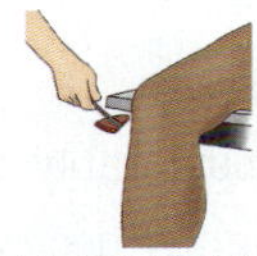 넙다리신경 (일부)
L4	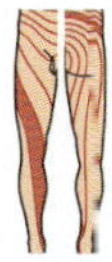 넙다리피부신경	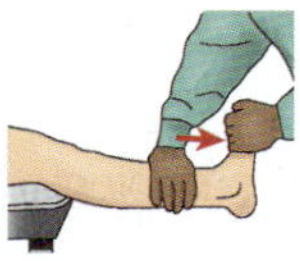 깊은종아리신경	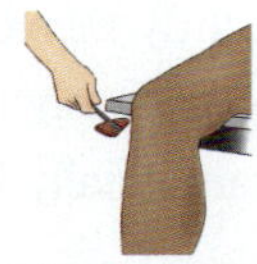 넙다리신경 (일부)
L5	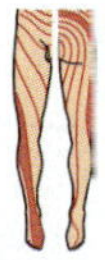 얕은종아리신경	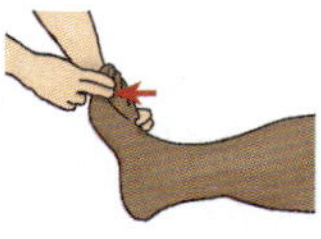 깊은종아리신경	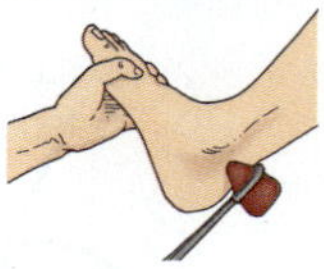 정강신경
S1	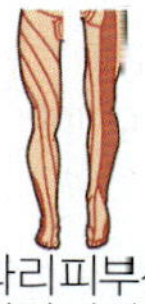 뒤넙다리피부신경과 장딴지신경	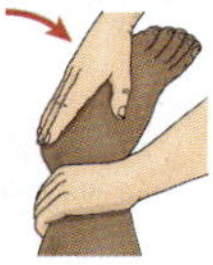 얕은종아리신경	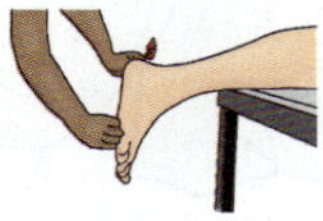 정강신경 (아킬레스)
S2	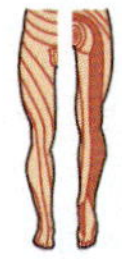 뒤넙다리피부신경	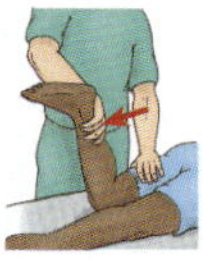 정강신경과 온종아리신경	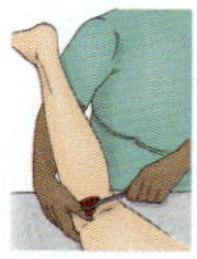 정강신경 (햄스트링)

신경학적 검사 (Neurological Screening) 1-2

상지신경학적 검사 (Upper Quarter Neurological Screen)

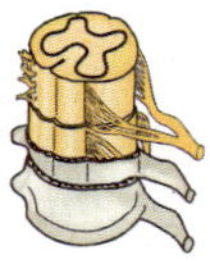 신경근 수준	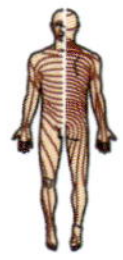 감각 검사	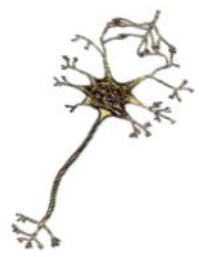 운동 검사	 반사 검사
C4	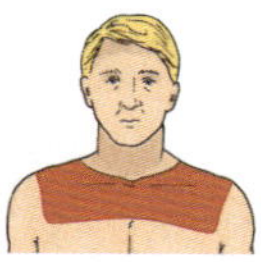 빗장위신경	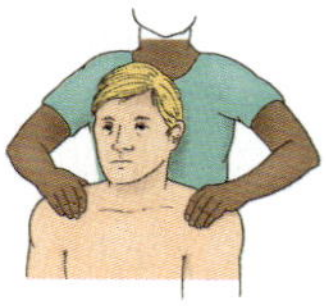 등쪽 어깨	 없음
C5	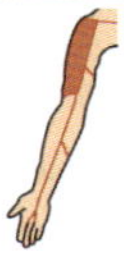 몸가쪽위팔피부신경	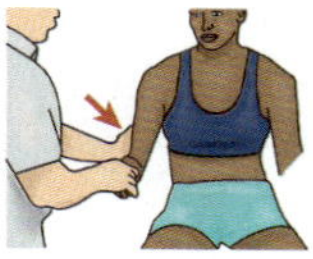 겨드랑신경	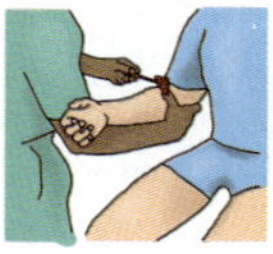 근육피부신경
C6	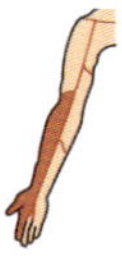 가쪽아래팔근막피부신경	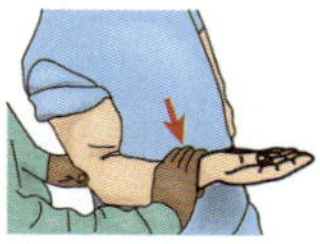 근육피부신경	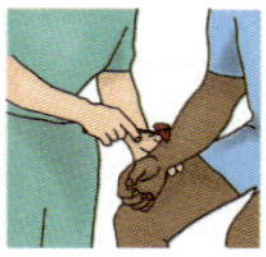 근육피부신경
C7	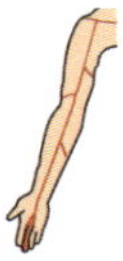 노신경	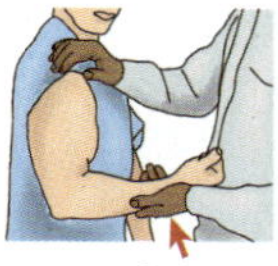 노신경	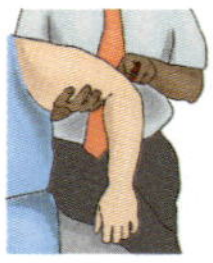 노신경
C8	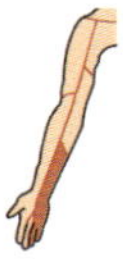 자신경 (혼합)	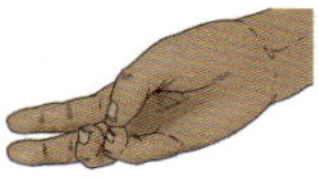 정중신경	 없음
T1	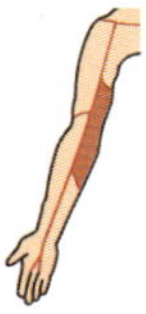 안쪽위팔피부신경	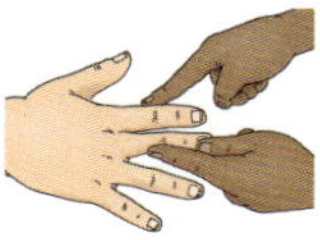 안쪽위팔피부신경	 없음

감각 검사 (Sensory Testing)

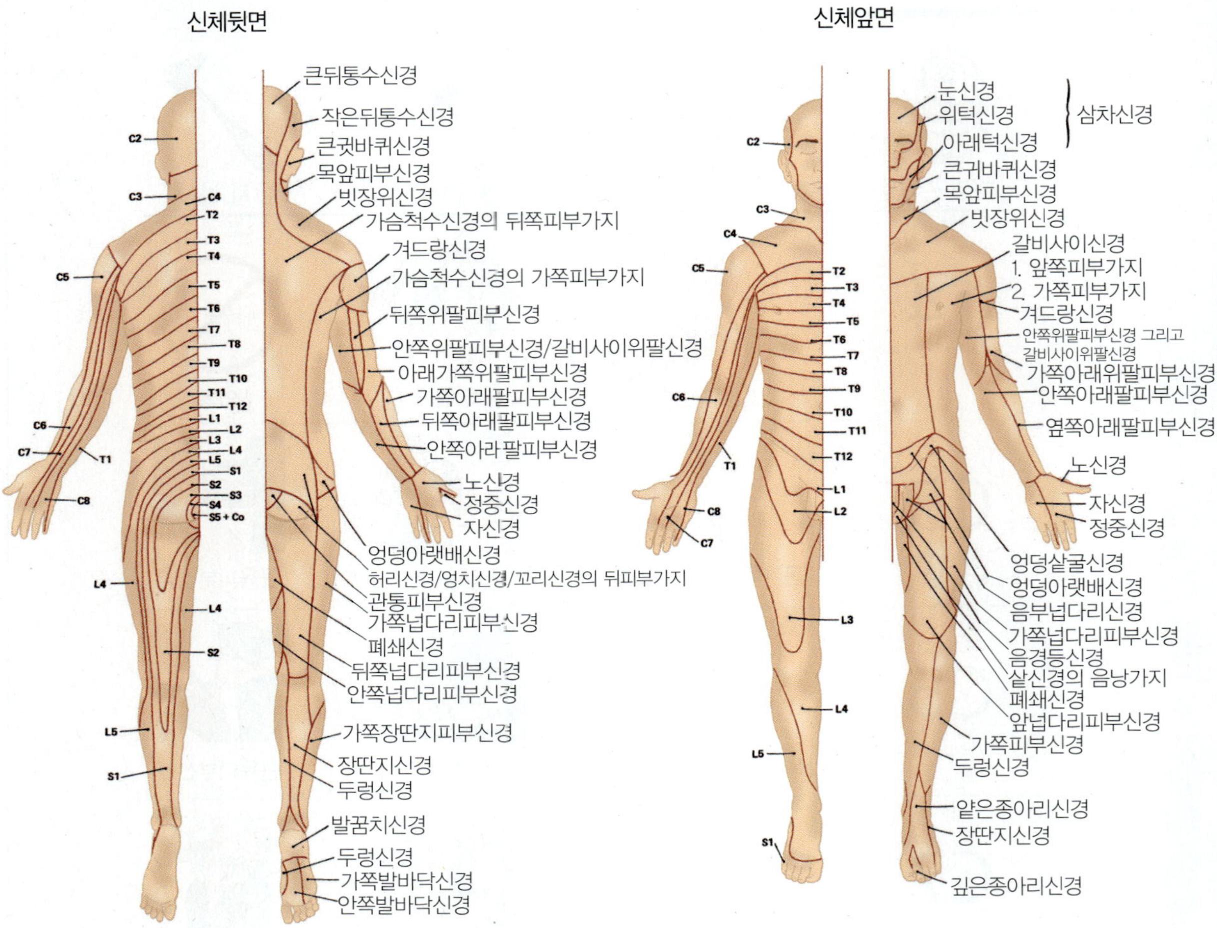

그림 1–6 ■ 인체의 피부분절.
신체의 앞과 뒤 피부의 신경분포이다. 왼쪽은 피부분절, 오른쪽을 말초신경이 있다. 이 그림은 각각의 피부수용감각에 대한 신경근의 출처를 묘사하였다. 책마다 피부분절은 불일치하며 많은 차이가 있다.

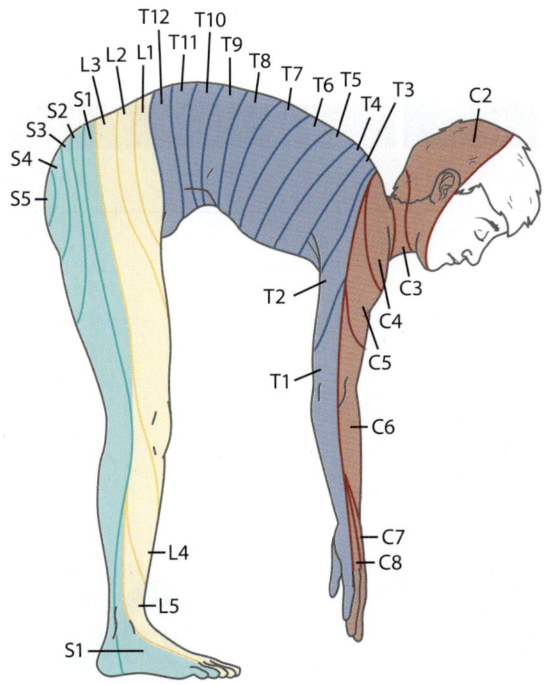

그림 1-7 ■ 몸이 사족자세가 되었을 때, 피부분절의 순서와 위치는 두개골의 C2 (C1 피부분절이 아님)에서 시작하여 "꼬리"의 S5로 진행하면서 정돈되게 된다.

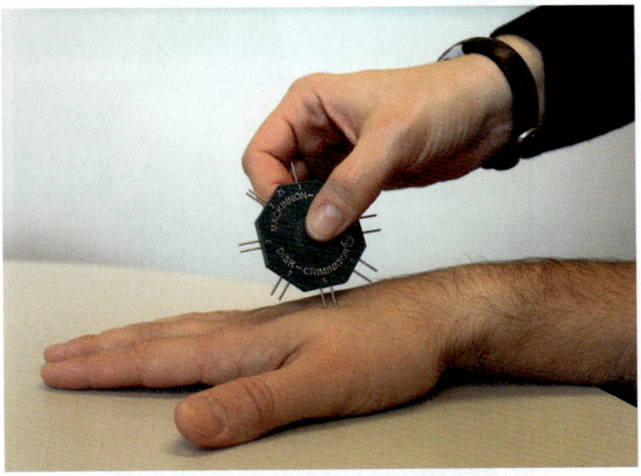

그림 1-8 ■ 두 점 식별 검사.
이 평가 과정은 감각손실의 정도를 판단하기 위해 사용된다. 환자가 거의 4-5 mm 사이의 간격을 식별할 수 있으면, 정상적인 검사결과로 판단한다.

반사 검사 (Reflex Testing)

표 1-7 깊은힘줄반사 등급

등급	반응
0	무반사
1+	반사저하 : 강화와 함께 나타나는 반사 (근육의 전기수축)
2+	반사 정상
3+	반사항진 (활발함)
4+	**간헐적인** 경련이 있는 반사항진

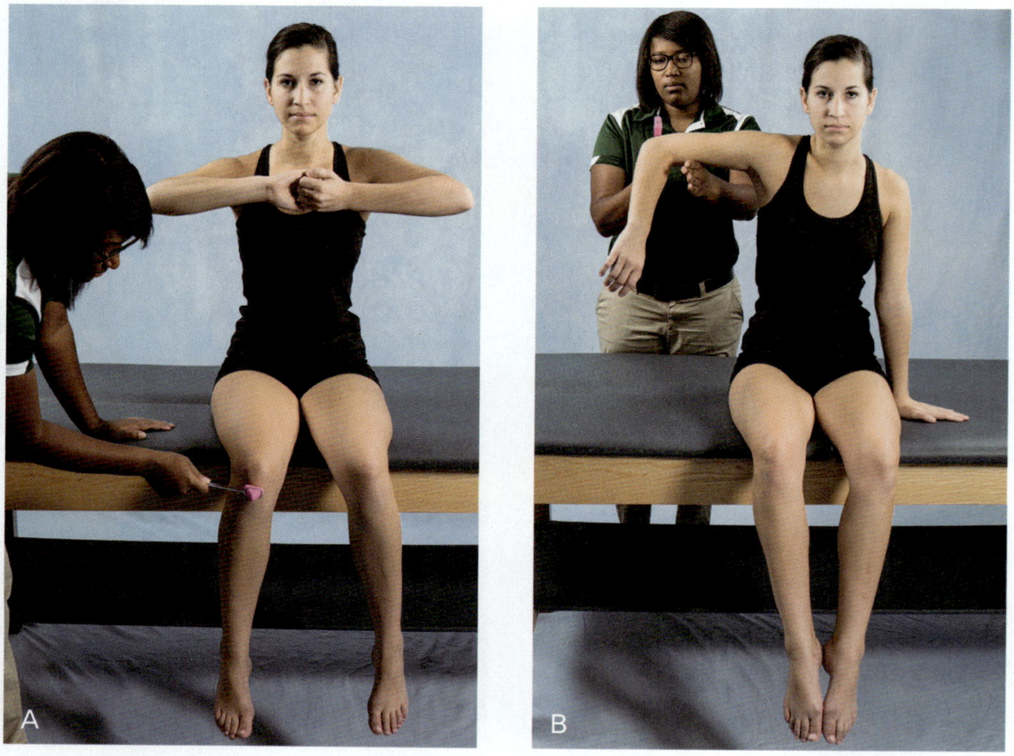

그림 1-9 ■ 젠드라식 조작. (A) 다리 반사 검사 동안 근육기능을 촉진시키기 위해 환자는 그림과 같이 손을 당긴다. (B) 상지 반사 검사를 용이하게 하기 위해서는 환자는 발의 내측을 서로 누른다.

반사 검사 (Reflex Testing) 1–1

C5 신경근 반사 (C5 Nerve Root Reflex)

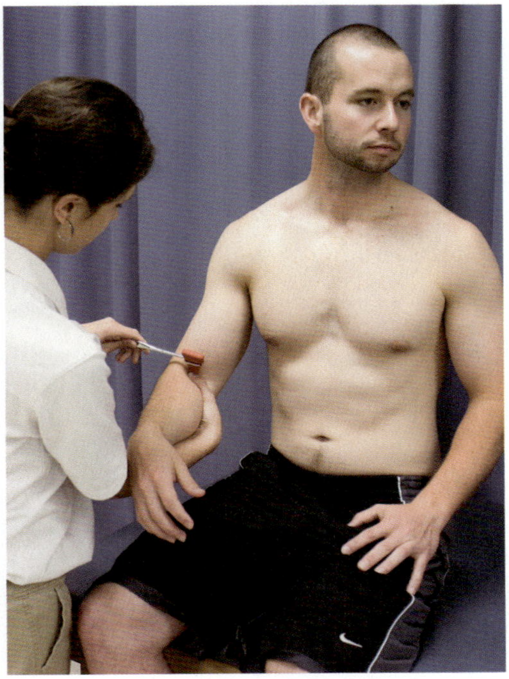

근육	위팔두갈래근
환자 자세	검사하는 쪽으로부터 멀리 앉는다.
검사자의 자세	환자 옆에 서서, 아래팔을 부드럽게 잡으면서 힘줄 위에 엄지손가락을 위치시킨다.
평가 절차	반사망치로 엄지를 두드린다.
신경분포	근육피부신경
신경근	C5, C6

반사 검사 (Reflex Testing) 1–2

C6 신경근 반사 (C6 Nerve Root Reflex)

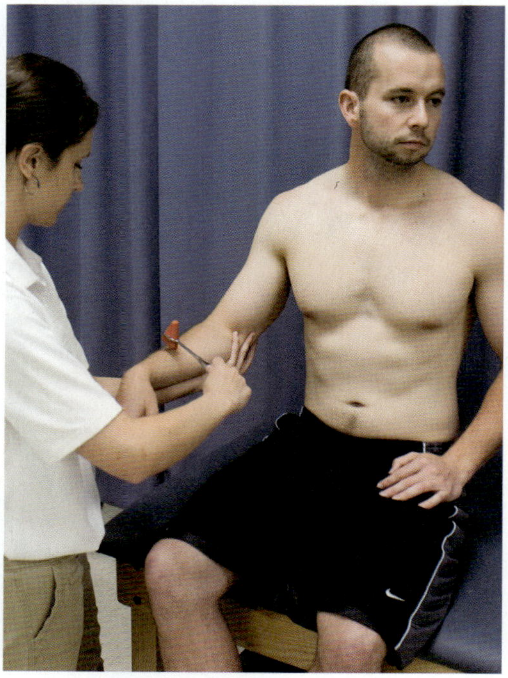

근육	위팔노근
환자 자세	검사하는 쪽으로부터 얼굴을 돌린 채로 앉는다. 팔꿈치는 수동적으로 60°에서 90° 사이로 구부러지게 한다.
검사자의 자세	환자의 팔을 부드럽게 잡는다.
평가 절차	반사망치로 위팔노근 힘줄의 먼 부위를 두드린다. 몸쪽 힘줄도 또한 사용되어질 것이다.
신경분포	노신경
신경근	C5, C6

반사 검사 (Reflex Testing) 1–3

C7 신경근 반사 (C7 Nerve Root Reflex)

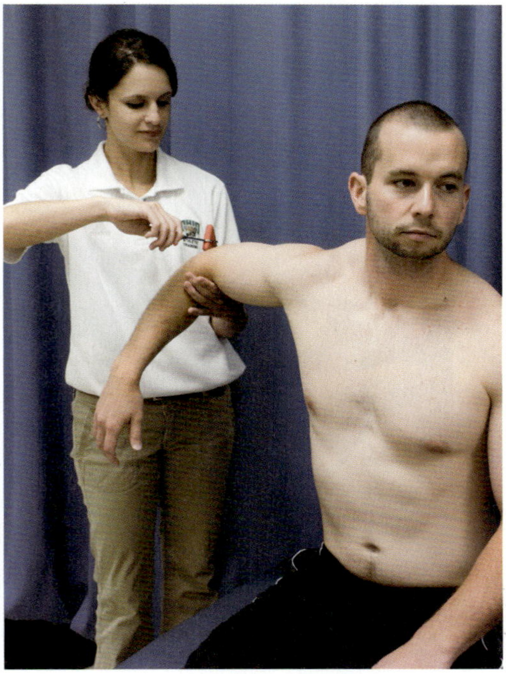

근육	위팔세갈래근
환자 자세	검사하는 쪽으로부터 얼굴을 돌린 채로 앉는다.
검사자의 자세	환자의 어깨를 90°로 벌려서 지지하고 팔꿈치를 90°로 굽힌다.
평가 절차	반사망치로 먼 위팔세갈래근을 두드린다.
신경분포	노신경
신경근	(C6), C7, C8

반사 검사 (Reflex Testing) 1-4

L4 신경근 반사 (L4 Nerve Root Reflex)

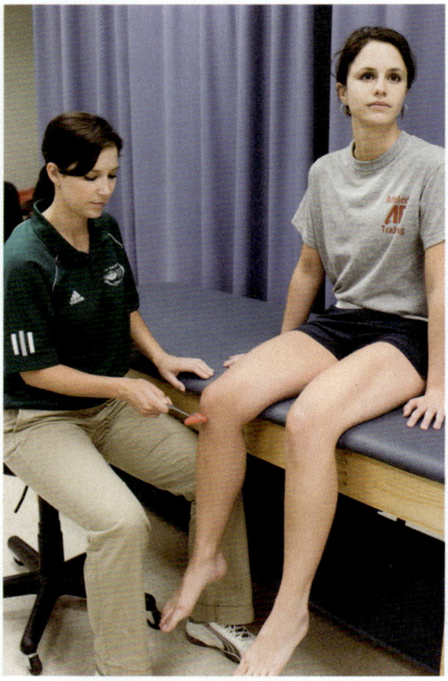

근육	무릎 힘줄 (넙다리네 갈래근)
환자 자세	검사하는 쪽으로 부터 얼굴을 돌린 채로 테이블의 끝에 무릎을 굽히고 앉는다.
검사자의 자세	환자 쪽에 서거나 앉는다.
평가 절차	반사망치로 무릎 힘줄을 두드린다.
신경분포	넙다리신경
신경근	(L2), L3, L4

반사 검사 (Reflex Testing) 1–5

L5 신경근 반사 (뒤정강근) (L5 Nerve Root Reflex (Tibialis Posterior))

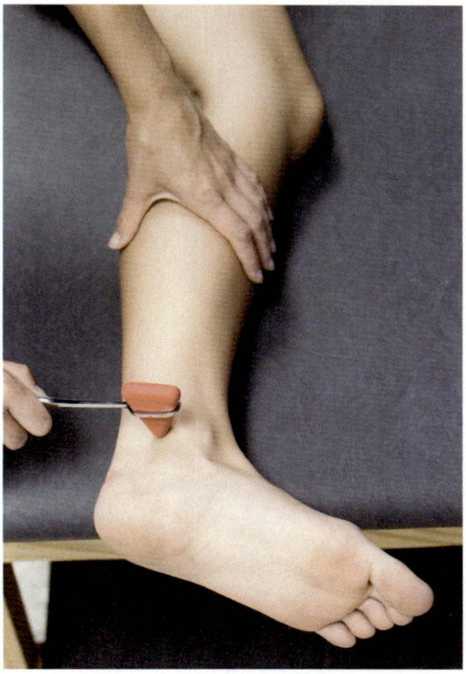

근육	뒤정강근
환자 자세	검사하는 쪽에 옆으로 누움, 검사 발은 테이블의 가장자리에서 떨어뜨린다.
검사자의 자세	환자 쪽에 서거나 앉는다.
평가 절차	뒤정강근 힘줄은 내측 복사뼈의 뒤쪽과 몸쪽을 반사망치로 두드린다.
신경분포	정강신경
신경근	L5, (L4, S1)

반사 검사 (Reflex Testing) 1-6

L5 신경근 반사 (내측 넙다리뒤인대) (L5 Nerve Root Reflex (Medial hamstrings))

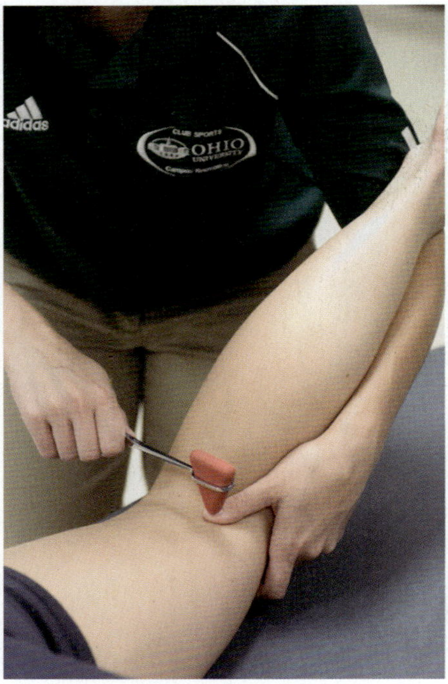

근육	내측 넙다리뒤인대
환자 자세	검사하는 쪽으로부터 얼굴을 돌린 채로 약간 무릎을 구부려 엎드린다.
검사자의 자세	환자 쪽에 서거나 앉는다. 엄지손가락 또는 손가락은 내측 관절 라인의 바로 위의 반힘줄모양건에 위치시킨다.
평가 절차	반사망치로 손가락을 두드린다.
신경분포	정강신경
신경근	L5, S1, (S2)

반사 검사 (Reflex Testing) 1-7

S1 신경근 반사 (S1 Nerve Root Reflex)

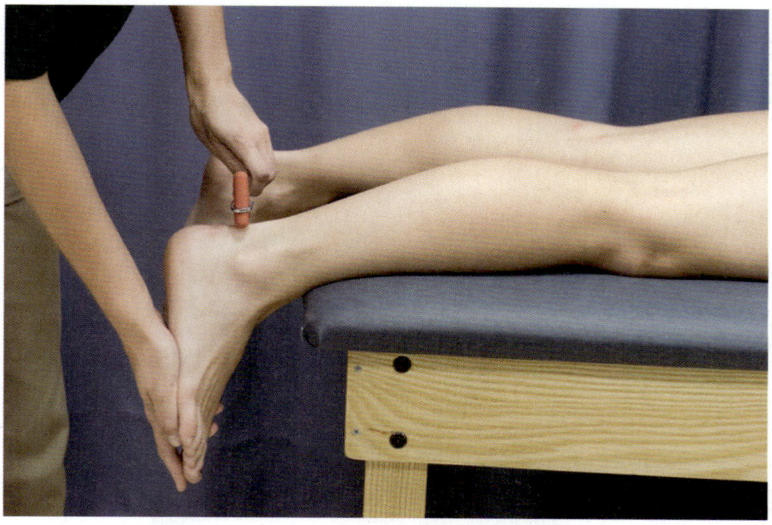

근육	아킬레스건 (종아리세갈래근 집단)
환자 자세	테이블의 가장자리에서 발을 떼어 엎드린다.
검사자의 자세	환자의 옆에 앉거나 서서, 중립 위치에 발을 지지한다.
평가 절차	반사망치로 아킬레스건을 두드린다.
신경분포	정강쪽
신경근	S1, S2

반사 검사 (Reflex Testing) 1-8

S2 신경근 반사 (S2 Nerve Root Reflex)

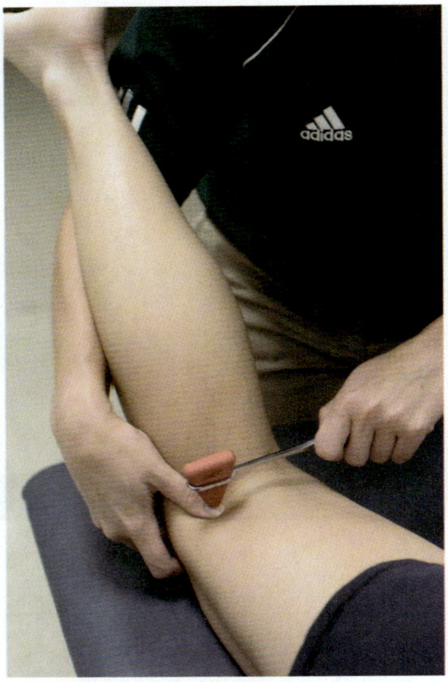

근육	넙다리두갈래근
환자 자세	무릎을 대략 20° 구부린 채로 엎드린다.
검사자의 자세	환자의 옆에 섬, 엄지손가락은 관절라인 바로 옆의 넙다리두갈래근 위에 위치시킨다.
평가 절차	반사망치로 엄지손가락을 두드린다.
신경분포	정강, 온종아리
신경근	L5, S1, S2, (S3)

혈관 검사 (Vascular Screening)

표 1-8	팔다리에서 혈관 억제의 징후
동맥의 결핍	정맥 억제
감소된 맥박	먼쪽 팔다리의 부종
감소된 모세혈관 재충전	양말을 벗은 후 인지할 수 있는 오목
청색증	어두운 변색

특수 검사 (Selective Tissue Test) 1-2
모세혈관 재충전 검사 (Capillary Refill Testing)

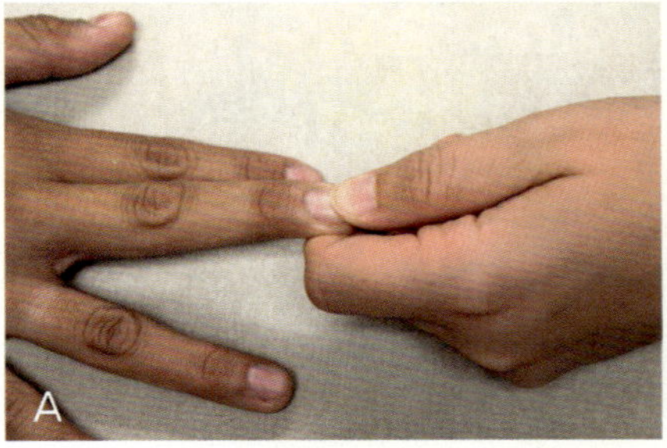

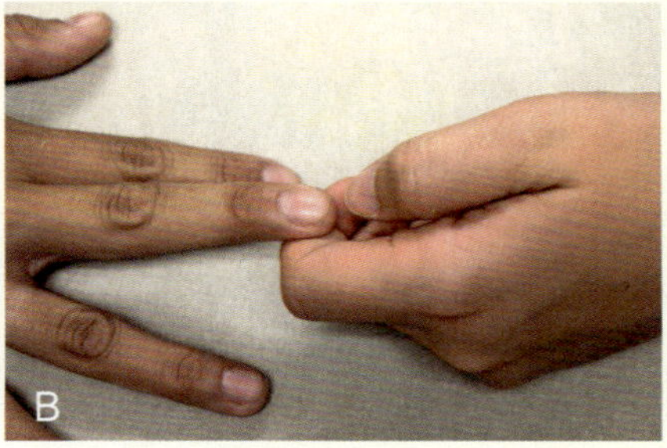

모세혈관 재충전 검사는 사지쪽으로 흐르는 혈액의 양과 질에 대한 총체적인 정보를 제공한다.

환자 자세	*손가락* : 앉거나 드러눕는다. 사지는 중력중립위치 (gravity-neutral position)에 놓이도록 한다. *발가락* : 드러눕는다.
검사자의 자세	환자의 옆이나 정면
평가 절차	손톱이나 발톱의 색깔을 관찰한다. (A) 손톱이나 발톱을 5초 동안 잡아서 손톱과 발톱이 하얗게 또는 밝은색이 띄도록 하기 위해서 손톱과 발톱을 꽉 누른다. 누르는 힘을 빼고 손톱이나 발톱에서 원래의 색으로 되돌아오는 것을 가리키는 것처럼 재 (B) 충전되는 스피드를 주목하라. 손가락 또는 발가락의 사용을 반복한다. 그 다음 반대쪽 사지에서 수행한다.
양성 반응 검사	마케들리 쇼 또는 손톱이나 발톱의 자연 색상으로 회귀 부재
의미	*한쪽* : 손가락에 공급하는 동맥 또는 소동맥의 폐쇄 *양쪽* : 전신에 영향을 주는 질환 또는 심혈관 손상
근거	결정적 근거 부족

체계별 문진 (Review of Systems)

심폐계 (Cardiopulmonary System)

표 1-9	쇼크의 징후와 증상
빠르고 약한 맥박	
감소된 혈압	
빠르고, 얕은 호흡	
증가된 갈증	
구역질과 구토	
창백하고 푸른 피부	
안절부절 또는 과민성	
졸음 또는 의식을 잃음	

심장박동수 (Heart Rate)

특수 검사 (Selective Tissue Test) 1-3

노동맥박을 이용한 심장박동수 측정

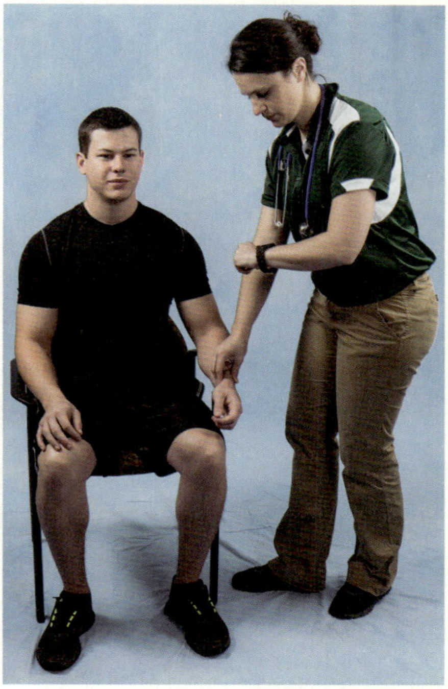

손목의 노면 (radial aspect)의 손바닥 쪽에 있는 엄지손가락 가까이에서 촉진된 노동맥은 맥박의 빈도, 질, 리듬을 결정하는데 사용된다.

환자 자세	앉는다.
검사자의 자세	노동맥의 맥박을 측정하기 위해서 집게 손가락과 가운데 손가락을 사용한다.
평가 절차	15초 간격으로 맥박의 수를 세고 그 수에 4를 곱해 분당 박동을 결정한다. 또한 검사자는 맥박이 강한지 약한지를 결정한다.
양성 반응 검사	예상 값 또는 기본값에서 벗어난 심장박동수 도약맥박, 불규칙맥박
영향	심장 박동수의 질과 양이 확립됨. 정상적인 (일반적인) 사람 : 60~100 bpm 잘 훈련된 운동선수 : 40~60 bpm 빈맥 : 100 bpm 이상 서맥 : 60 bpm 이하
해설	기준 심장박동수는 규칙적인 간격으로 기록되고 재검토되어야 한다. 박동 리듬의 대칭과 힘에 주목해라.
근거	결정적 근거 부족

혈압 (Blood Pressure)

특수 검사 (Selective Tissue Test) 1-4

혈압 평가 (Blood Pressure Assessment)

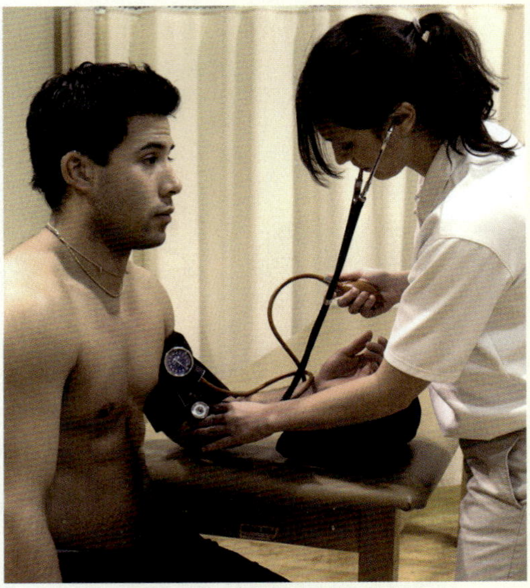

위팔동맥에서의 혈압 평가. 수축기압과 이완기압의 결과에 기초하여 환자의 혈압은 고혈압, 고혈압 전단계, 정상, 저혈압으로 분류된다.

환자 자세	가능하다면, 환자는 앉아 있어야 한다. 위팔의 중간 부분이 심장 수준에 있도록 지지해라.
검사자의 자세	혈압 압박대의 게이지를 읽을 수 있는 환자의 앞이나 옆 자리
평가 절차	혈압계 (띠)는 상완에 고정되어 있고, 압박대 속의 공기주머니 (bladder)의 아래쪽 모서리는 팔오금의 약 1인치 위에 있다. 대부분의 압박대는 위팔 동맥과 정렬되도록 도와주는 화살표가 있다. 청진기는 위팔 동맥위에 놓여진다. 압박대 180내지 200 mmHg까지 압축한다. 첫번째 박동이 들릴 때 까지, 초당 2 mm의 속도로 압박대의 공기를 천천히 뺀다. 게이지를 읽는 동안, 첫번째 박동, 수축기압이 들리는 지점을 기록한다. 압박대로부터 천천히 (약 초당 2 mmHg) 공기를 빼는 것을 계속하고, 마지막 맥박 (이완기혈압)에서 들리는 값을 기록한다. 2 mmHg에 가장 근접한 값을 기록한다.
양성 반응 검사	*고혈압 :* 수축기혈압이 140 mmHg 이상 이완기혈압이 90 mmHg 이상 *고혈압 전단계 :* 수축기혈압이 120~139 mmHg 이완기혈압이 80~89 mmHg

특수 검사 (Selective Tissue Test) 1-4

혈압 평가 (Blood Pressure Assessment)

정상 :

수축기혈압이 90~119 mmHg

이완기혈압이 60~97 mmHg

저혈압 :

수축기혈압이 90 mmHg 이하

이완기혈압이 60 mmHg 이하

영향

낮은 혈압은 쇼크 또는 내출혈을 나타냄.

높은 혈압은 고혈압을 나타냄.

해설

운동선수의 기준 혈압은 사전 참여 신체 검사 동안 매년 측정하며, 현재 측정된 값과 비교한다.

덩치가 큰 환자는 큰 사이즈의 압박대 사용이 필요할지도 모른다. 너무 작은 압박대는 혈압이 잘못측정되어 혈압이 높게 나타난다. 압박대의 공기주머니는 팔의 80%를 둘러싸야만 한다. 최소한, 압박대는 어깨 꼭대기에서 팔꿈치 머리까지 위팔의 66% 만큼 넓어야 하며, 팔을 완전히 감싸야한다.

같은 환자를 반복해서 측정할 때는 이전에 측정했던 동일한 팔을 측정한다.

고혈압 진단을 위해서는 다른 날에 반복 측정된 높은 혈압이 필요하다.

말하기, 감기에 대한 급성 노출, 최근의 알코올 섭취, 잘못된 팔의 위치 그리고 잘못된 압박대의 크기는 확장기혈압 또는 수축기혈압의 판독에서 ±5 mmHg 이상의 오차를 유발할 수 있다.

검사자간 신뢰도

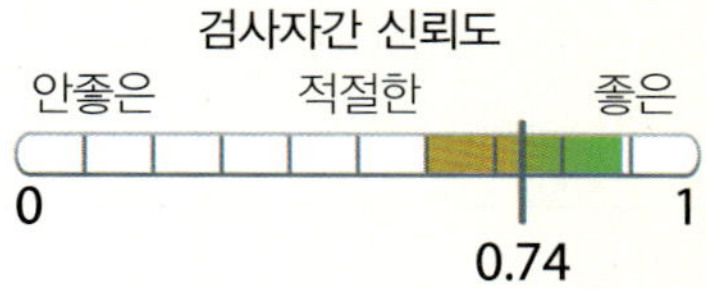

BP = blood pressure : 혈압 Hg = millimeters of mercury : 수은

심장 청진 (Heart Auscultation)

특수 검사 (Selective Tissue Test) 1-5
심장 청진 (Heart Auscultation)

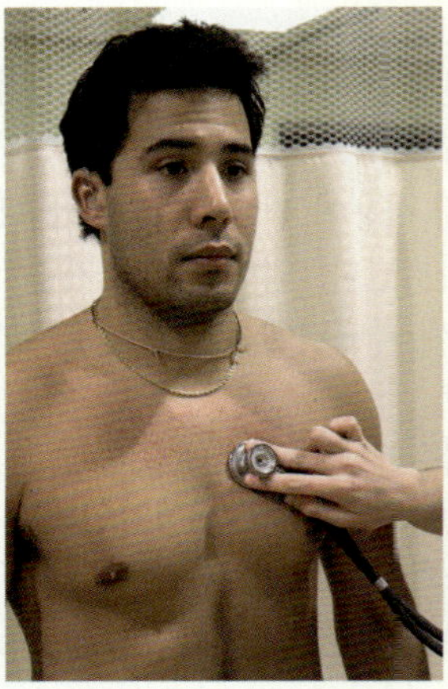

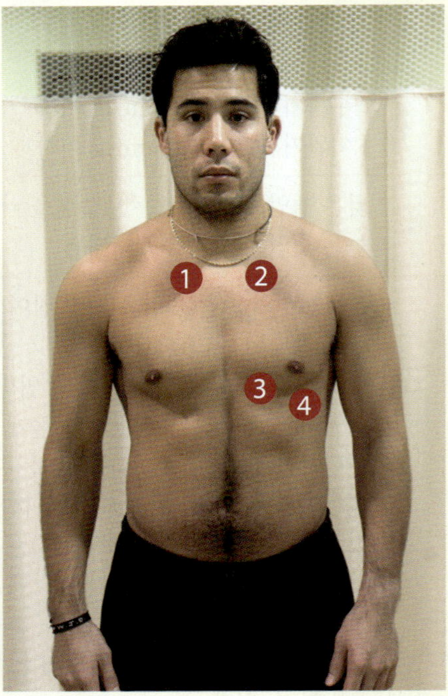

심장청진은 비정상적인 심음의 유무를 식별한다.

환자 자세	앉거나 선다.
검사자의 자세	환자의 오른쪽 면을 보고 선다.
평가 절차	4곳에서 듣는다. 1. 2와 3번 갈비뼈 사이의 오른쪽 가슴뼈 경계 : 대동맥 영역 2. 2와 3번 갈비뼈 사이의 왼쪽 가슴뼈 경계 : 폐 영역 3. 5와 6번 갈비뼈 사이의 왼쪽 가슴뼈 경계 : 삼첨판 영역 4. 5와 6번 갈비뼈 사이의 왼쪽 빗장중간선 경계 : 이첨판 영역
양성 반응 검사	일반적인 "럽", "덥"의 소리가 아닌 경우 의사를 추천한다. 예를들어, 표 15-5를 보시오.
영향	심장의 범위
해설	옷을 입은채 청진을 하지 않는다.
근거	문헌에서 언급하지 않거나 결론을 내리지 못함.

표 1-10 심장 소리의 예

소리	상태	가능한 해석
"럽"	정상 수축기	이첨판과 삼첨판막의 폐쇄
"덥"	정상 이완기	대동맥판과 폐동맥판의 폐쇄
부드럽고, 공기 분출하는 소리 "럽"	비정상 수축기	혈액 성분에서 빈혈이나 다른 변화와 관련된
크고, 꽝하고 울리는 "럽"	비정상 수축기	동맥류 판막의 불완전한 폐쇄; 피가 역류하는 소리를 들었다.
철벅거리는 "덥"	비정상 이완기	마찰음 심장 심낭 내층의 비정상적인 염증 ;심낭염

호흡계 (Respiratory System)

숨소리 (Breath Sounds)

특수 검사 (Selective Tissue Test) 1-6

폐 청진 (Lung Auscultation)

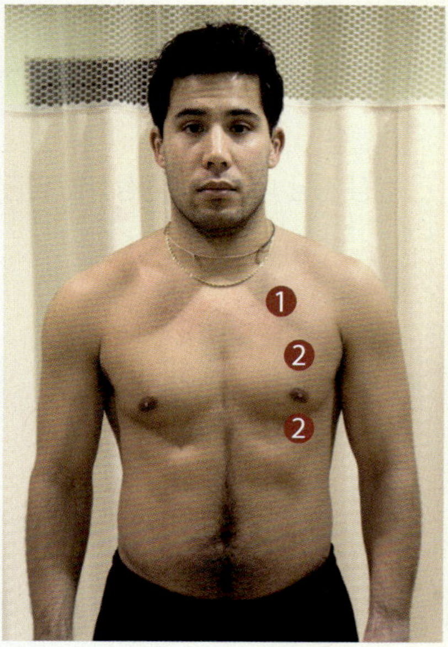

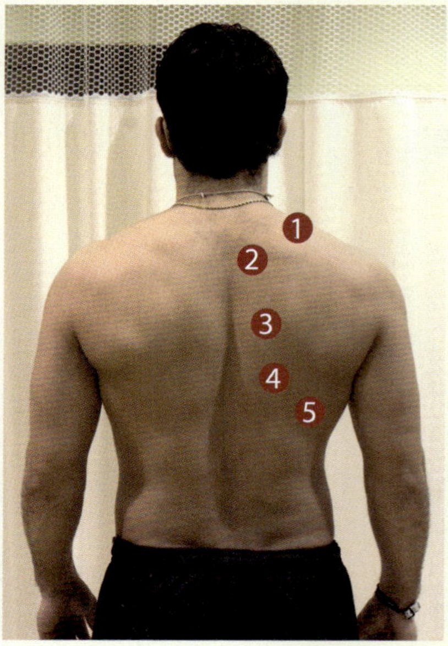

폐음은 비정상적인 소리는 없는지, 호흡의 질과 양을 결정하기 위해서 폐의 앞쪽과 뒤쪽의 가슴에서 청진한다.

환자 자세	앉는다.
검사자의 자세	뒤로 움직일 수 있는 이상적인 자세로 환자의 옆에 선다.
평가 절차	환자가 입을 통해 천천히 그리고 깊게 숨을 쉬도록 한다. 각각의 레벨에서 왼쪽과 오른쪽에서 듣는다. *전방 :* 1. 가슴뼈 바로 아라 의 가슴뼈중앙선 2. 유방조직이 존재한다는 가정하에 젖꼭지 라인 위와 아래 *후방 :* 어깨뼈 위쪽에서 귀를 기울이지 않도록 주의하면서, 각 측면의 5곳 1.어깨뼈의 척추 위에 2. 어깨뼈가시 수준에서 3. 어깨뼈중간 4. 먼쪽어깨뼈 5. 아래각 밑 (아래)

특수 검사 (Selective Tissue Test) 1-6

폐 청진 (Lung Auscultation)

양성 검사

소리의 결여 : 붕괴된 폐
과다공명 : 폐 안의 액체
마찰음 : 작은 기도를 나타내는 "펑소리가 나면서 열림"
천명 : 좁은 기도 (높은 음)
건성수포음 (통음) : 더 큰 기도에서의 분비물 (낮은 음) ; 꽐꽐 소리를 내는

해설

옷 위에서 청진하지 마시오.

근거

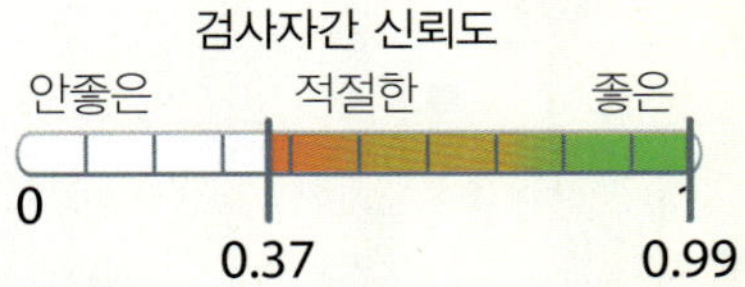

위장계 (Gastrointestinal System)

복부 청진 (Auscultation of the Abdomen)

특수 검사 (Selective Tissue Test) 1–7

복부 청진 (Abdomen Auscultation)

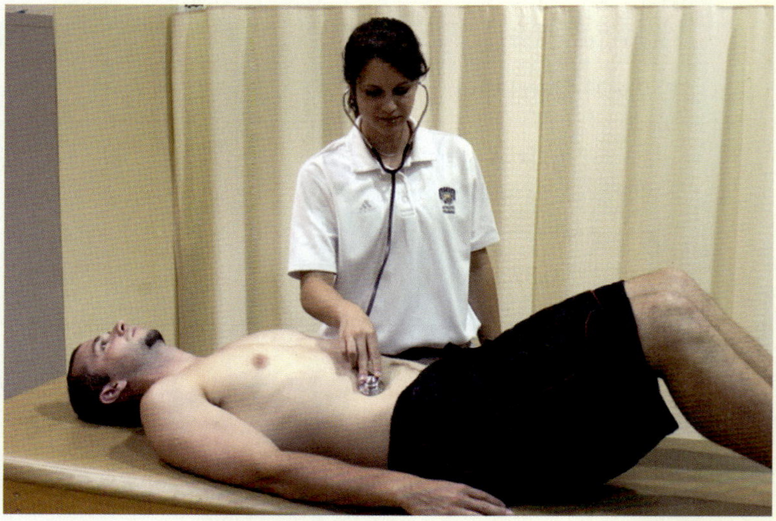

복부 청진. 복부, 속빈 장기, 폐, 내려가는 혈관의 완전성은 창자소리를 통해서 평가할 수 있다. 비록 복부가 전형적으로 꽐꽐거리는 소리를 내지만, 복부의 외상은 이 소음을 줄이거나 없애준다.

환자 자세	바로 누움; 갈고리로 누움
검사자의 자세	환자의 옆에 섬
평가 절차	가능한 빈 방광을 가진 환자를 검사한다. 창자 소리 : 청진기의 가로막을 오른쪽 아래 사분면에 부드럽게 30초 동안 위치시킨다. 창자소리가 들리지 않는다면, 다른 모든 사분면에서 청진한다. 오른쪽과 왼쪽 상단 사분면의 상단 경계와 오른쪽과 왼쪽 하단사분면의 하단 경계에서 잡음 (과거의 막힘에 돌진하는 난류의 소리)을 청진한다.
양성 반응 검사	높은 음이나 방울소리가 나는 창자 소리는 부분적 장폐색이나 완전한 초기 장폐색의 가능성을 나타낸다. 소리가 나지 않는 것은 복막염이나 완전한 장폐색으로 이어질 수 있는 대장 마비를 나타낸다. 창자소리가 정말로 들리지 않는다면, 5분 동안 들어라. 위쪽 사분면 상단 경계의 잡음은 신장 동맥 협착을 나타낸다.
영향	장폐색, 복막염, 내상
해설	촉진 전에 청진해라. 촉진은 창자를 자극하고 거짓 자극을 줄 수 있다.
근거	결정적 근거 없음.

복부 촉진 (Abdominal Palpation)
사분면 조각 (환자와 관련해) (Quadrant Segment (relative to the patient))

	오른쪽	왼쪽
상부	간 (쓸개염 또는 간 열상) 쓸개 (외상이 없는 통증은 쓸개 질환을 암시한다.)	지라 (하부 갈비뼈 아래의 경축은 지라에 대한 외상을 암시한다.)
하부	충수 (반동압통은 막창자꼬리염을 암시한다.) 결장 (대장염 또는 곁주머니염은 고통을 야기할지도 모른다.) 골반염은 광범위한 통증을 야기한다.	결장 (대장염 또는 곁주머니염은 고통을 야기할지도 모른다.) 골반염은 광범위한 통증을 야기한다.

특수 검사 (Selective Tissue Test) 1–8

복부 타진 (Abdominal Percussion)

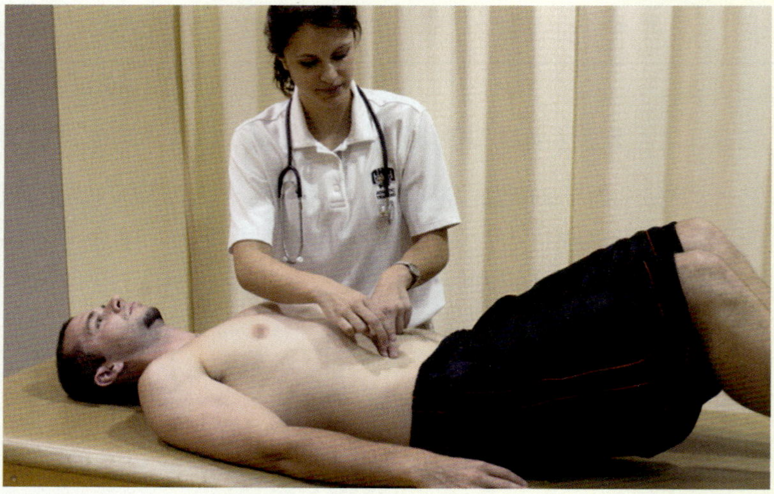

복부 사분면 복부에 손가락을 부드럽게 올려놓고 손가락 끝을 이용해 빠르게 타진한다.
소리의 결과는 복부 속 조직의 밀도에 대한 상태를 알려준다. 단단한 (또는 부드러운 부위)영역은 둔한 쿵 소리를 낸다. ; 빈 영역은 더 많은 공명 소리를 낸다.

환자 자세	갈고리로 누움
검사자의 자세	환자의 옆에 섬 검사자는 한 손바닥을 평가될 영역위에 살짝 내려놓는다. 반대 손의 가운데 손가락과 집게손가락이 환자의 복부 위에 놓인 손의 지간 관절을 타진한다
평가 절차	위쪽 손의 손가락 끝으로 두드리는 동작을 취하고 있는 아래 손의 중간 손가락뼈를 재빠르게 타진한다. 복부 안에서의 에코 소리를 주목한다. 단단한 기관 위에 있는 영역은 기관들과 관련된 둔한 쿵 소리를 낸다. 속빈 장기는 더 부스러지기 쉽게, 더 많은 공명소리를 만든다.
양성 반응 검사	일반적으로 빈 소리가 나야만 하는 영역 위에 단단하고 견고한 에코소리가 난다.
영향	복강을 채우는 내부 출혈
근거	검사자간 신뢰도

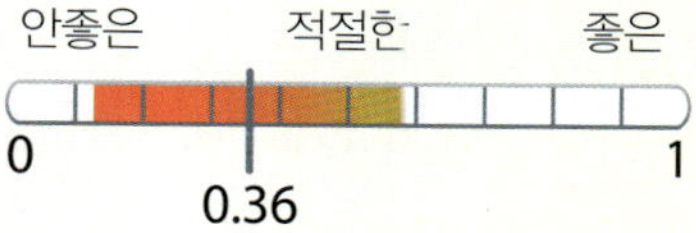

DIP = distal interphalangeal : 먼쪽 손가락뼈사이

비뇨생식계 (Genitourinary System)

소변 검사 (Urinalysis)

특수 검사 (Selective Tissue Test) 1-9

"청결 채취" 계량봉 소변 검사 ("Clean Catch" Dipstick Urinalysis)

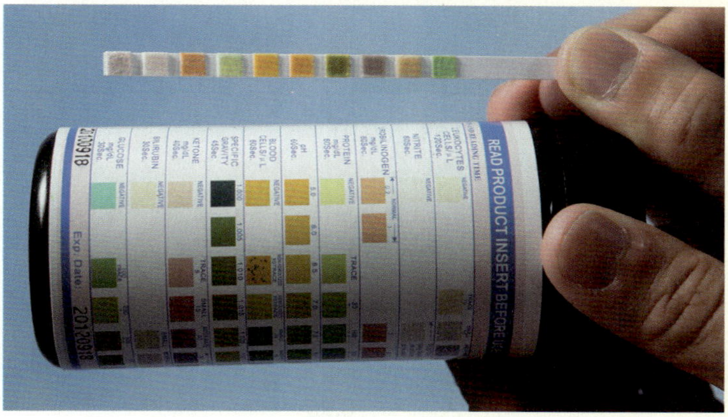

계량봉 소변 검사는 환자의 건강과 수분공급 수준에 관한 정보를 제공한다.

평가 절차

외부 요도와 주변 부위를 비누와 물을 이용해 씻는다.
요도를 깨끗하게 하기 위해, 초기 소변은 변기 또는 "더러운" 수거 용기로 배출한다.
30~60 mℓ의 소변을 깨끗한 검사물채집 컵에 수집한다.
계량봉을 검사물채집 컵에 담군다.
담그는 시간 및 해석시간에 대해서는 제조업체의 권장사항을 따른다.

검사 결과

계량봉에 나타난 색은 제조업체에서 제공한 값과 일치시켜본다.

영향	요소	정상	해석
	비중	1.006-1.030	당뇨병, 과도한 수분공급, 신부전 높은 값 : 탈수; 심부전 또는 신부전
	산도	4.6-8.0	낮은 값 : 만성폐쇄성폐질환, 당뇨병성케톤산증 높은 값 : 신부전, 요로 감염
	포도당, 포도당탈수소효소	<0.5	당뇨병, 스트레스
	케톤	0	식욕부진, 영양부족, 알코올 중독, 당뇨병
	단백질	0-8	울혈성 심부전, 다낭신장병
	헤모글로빈	흔적	요로 감염, 신장 질환 또는 외상
	적혈구	0	신장 질환 또는 외상, 신장 결석, 방광 감염, 요로 감염

특수 검사 (Selective Tissue Test) 1-9

"청결 채취" 계량봉 소변 검사 ("Clean Catch" Dipstick Urinalysis)

해설 위의 해석은 부분적인 목록에 불과하다. 높거나 낮은 값은 의사에 의해 해석되어야만 한다. 식이 요법과 운동수준과 같은 요인은 소변 검사 값을 바꿀 수 있다.

근거

혈뇨

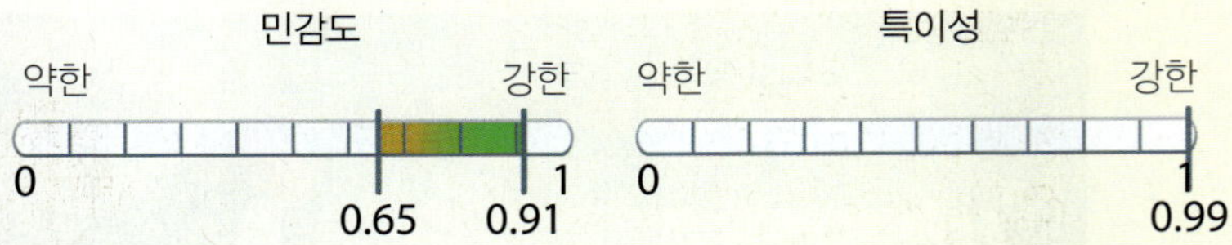

LR+: 65-91

LR−: 0.09-0.35

단백뇨

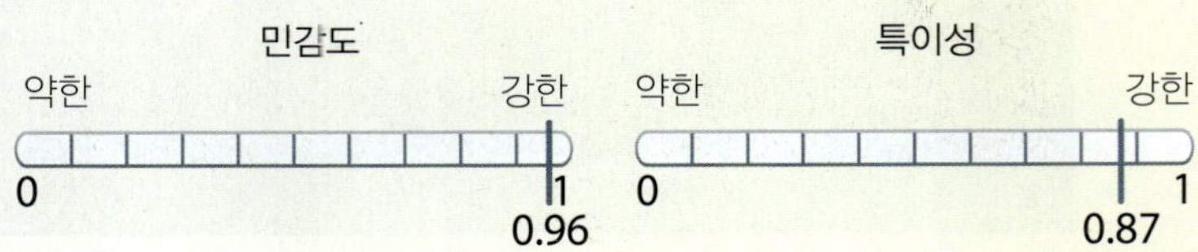

LR+: 7.38

LR−: 0.05

RBC = red blood cell : 적혈구

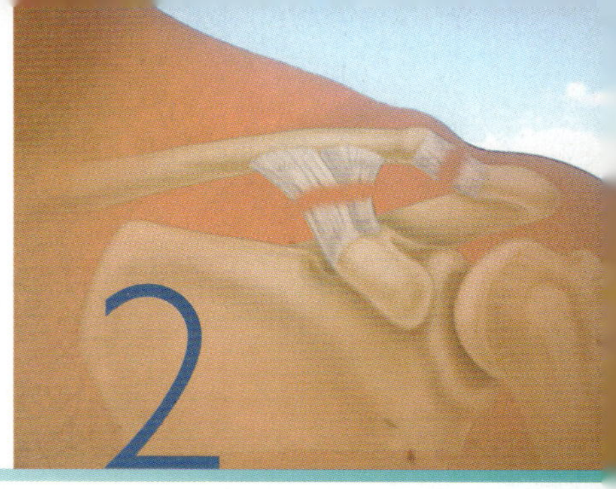

CHAPTER 2

급성 질환의 검사 및 관리 (Examination and Management of Acute Pathologies)

임상적 소견 (Critical Findings)

표 2-1 평가의 종료를 보증하는 조건들

구분	즉각적인 의사의 추천 보증 사항
병력	하나 또는 그 이상의 사지의 느낌이 없거나 움직일 수 없음. (신경학적 검사 확인) 심각한 가슴통증 호흡하기 어려움 (과민증, 기흉 등)
검사	분명한 골절 분명한 탈골 긴 시간의 의식불명 호흡곤란 불균형한 가슴팽창
촉진	골절이나 탈골 징후의 뼈 윤곽 관절 구조 부정확
관절과 근기능 검사	토크를 유발하는 근 불능
관절 안정성 검사	관절 불안정성
신경학적 검사	감각기능 장애 운동기능 장애 이완시 병리적 변화 균형유지 불능, 협응력 손실, 그리고 뇌손상에 대한 징후와 증상
혈관 검사	맥박이 약화되거나 없음. 정맥혈 회귀 장애가 의심되는 정맥 혈관 팽창

현장에서의 검사 (The On-Field Examination)

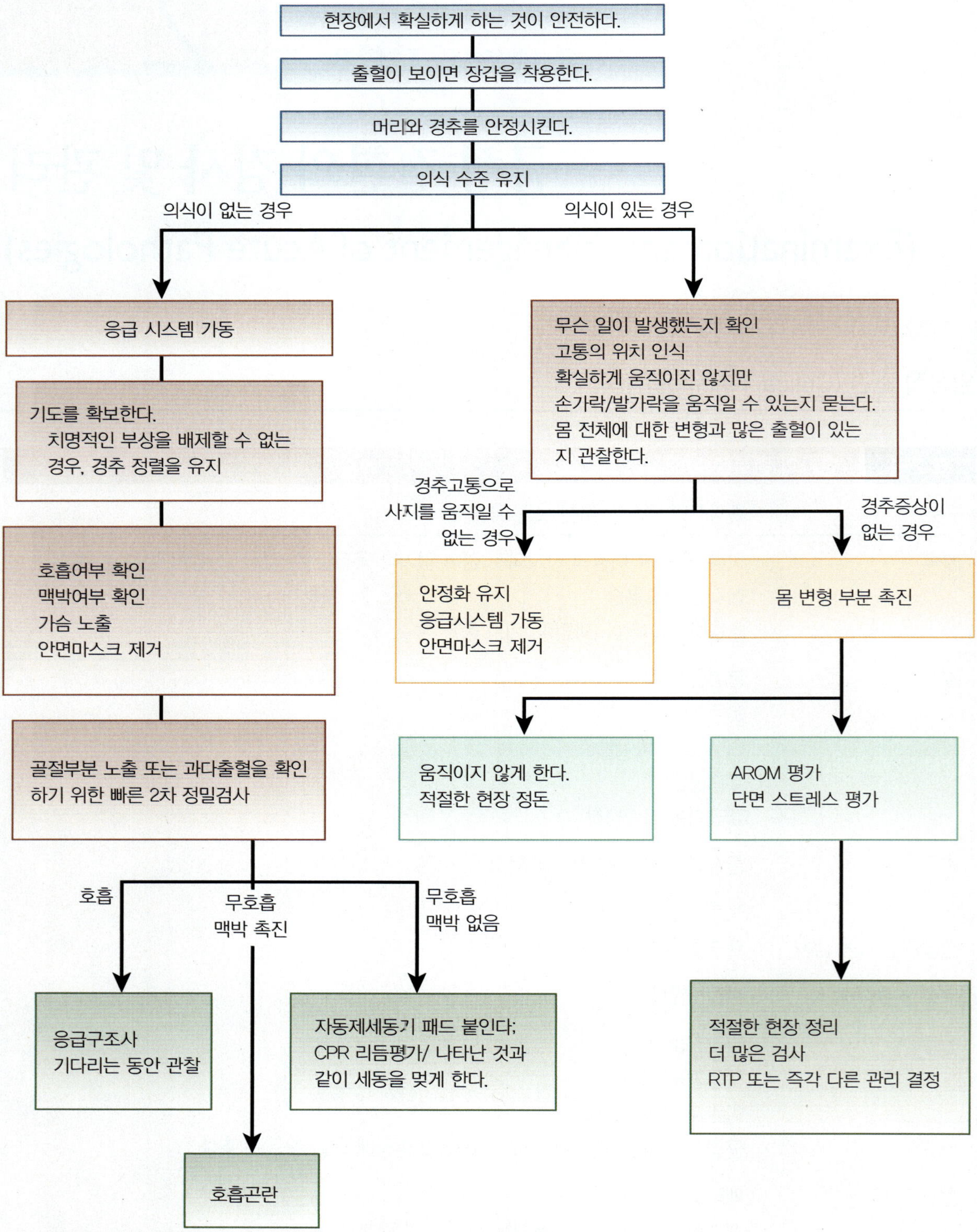

AORM = 능동적 관절운동범위 (Active range of motion); RTP = 경기복귀 (Return to play)

그림 2-1 ■ 현장 의사결정 과정 도식

맥박 (Pulses)

형태	특성	의미
빈맥	맥박 >150 회/분 (>170 회/분은 보통 치명적 결과)	뇌압의 증가; 쇼크
도약 맥박	정상 속도보다 더 빠르게 뛰고 빠르게 사라짐	심실수축기 그리고 감소된 말초혈압
맥박 결손	요골동맥박의 횟수가 실제 심장에서 뛴 횟수보다 적음	심장 부정맥
고긴장맥박	맥박의 힘이 증가됨; 압력의 증가는 요골동맥박 억제가 요구됨	뇌 외상
저긴장맥박	짧고 빠른 맥박을 급격하게 감소시킴	심장기능상실; 쇼크

호흡률과 패턴 (Respiratory Rate and Pattern)

- **빠르고 얕은 호흡** : 갈비뼈 골절; 내부손상; 쇼크
- **깊고 빠른 호흡** : 폐순환 폐쇄증; 천식
- **시끄럽고 삐걱거리는 호흡** : 기도 폐쇄

비정상적인 호흡 패턴은 호흡 속도와 들숨과 날숨의 관계에 기초한다.

형태	특성	의미
지속흡입호흡	들숨 초기에도 호흡이 빠짐	뇌교의 외상
바이오트 호흡	과호흡에 의해 무호흡이 따름	머리뼈안의 압력 증가
체인-스토크스 호흡	깊고 잦은 호흡의 증가에 의한 무호흡이 따름	이마엽과 뇌줄기의 외상
느린 호흡	호흡이 분당 12회보다 적게 계속 됨	중추신경계의 손상
가슴 호흡	가로막이 움직이지 않고 가슴의 확장을 통해서만 이루어지는 호흡; 정상적인 복근의 움직임이 없음	가로막 신경의 또는 가로막 신경 뿌리의 마비

현장 병력 (On-Field History)

- 고통부위
- 말초증상
- 손상의 기전
- 관련 소리와 증상
- 손상병력

현장 시진 (On–Field Inspection)

- 운동선수의 위치
- 손상부위에 대한 검사
- 구토
- 피부색
- 발한 (땀)

현장 촉진 (On–Field Palpation)

뼈 구조 촉진 (Palpation of the bony structures)

- 골격 정렬
- 골절된 골격끼리 부딪쳐서 나는 소리
- 관절정렬

부드러운 조직 촉진 (Palpation of the soft tissues)

- 부풀어 오름
- 고통스런 부위
- 근이나 건의 결함

현장에서 관절과 근기능 검사 (On–Field Joint and Muscle Function Assessment)

- AROM (Active range of motion)
- 근력평가
- PROM (Passive range of motion)
- 체중부하상태 (하지손상)

현장에서 관절 안정성 검사 (On–Field Joint Stability Tests)

- 단지 한쪽면 검사 (only single–plane tests)
- 양측비교 (bilateral comparison)

현장에서 신경학적 검사 (On–Field Neurologic Testing)

- 뇌진탕
- 척추손상
- 골절 또는 탈골

현장에서 혈관 검사 (On–Field Vascular Assessment)

- 모세혈관 재충전
- 정맥막힘 (말초부종형성)

즉각 관리 (Immediate Management)

현장검사의 완료에 따라 어떻게 운동선수를 관리할 것인지에 관하여 결정하여야 한다. 가능한 결론은 아래와 같다 :

- **부목이 필요하지 않다** : 운동선수는 자신의 힘으로 걸어 나온다.
- **부목이 필요하지 않다** : 운동선수를 부축하여 필드에서 나온다
- **부목이 필요하지 않다** : 운동선수를 직접 병원으로 후송한다.
- **부목이 필요하다** : 운동선수는 필드에서 나온다 (상지 손상)
- **부목이 필요하다** : 운동선수를 부축하여 필드에서 나온다 (하지 손상)
- **부목이 필요하다** : 운동선수를 직접 병원으로 후송한다.

덧대고정 (Splinting)

Box 2-1

부목과 고정 원리 (Principles of Splinting and Immobilization)

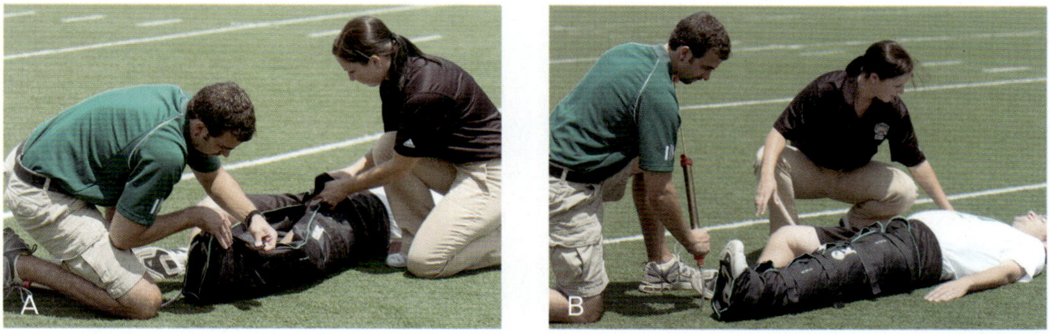

비록 상지 손상 시 몸통에 부목을 고정할지라도, 통상적으로 부목 셋팅 시 대부분의 스포츠 의료는 몸의 일부를 고정한다. 사용하는 부목의 형태와 관계없이 부목 기법은 세 가지 방향에서 관련 관절 그리고/또는 뼈의 움직임을 제한한다.

1. 의사에 의하여 다른 지시가 없다면 발견된 위치에 부목을 한다.
2. 감각의 정도와 피부온도의 변화를 확인한다.
3. 손상된 위치의 관절 근위와 원위를 고정한다.
4. 부종은 대부분은 손상 직후 형성된다. 부목은 부종에 허용하고 규칙적으로 부풀어 오름에 따라 조정한다.
5. 모세혈관 보충을 검사하기 위하여 가능할 때 부목을 풀고 손가락 또는 발가락을 자유롭게 한다.
6. 고정화 후 주기적으로 운동선수에게 고통의 증감, 또는 감각의 변화 그리고 피부온도의 변화를 묻는다.

운송 (Transportation)

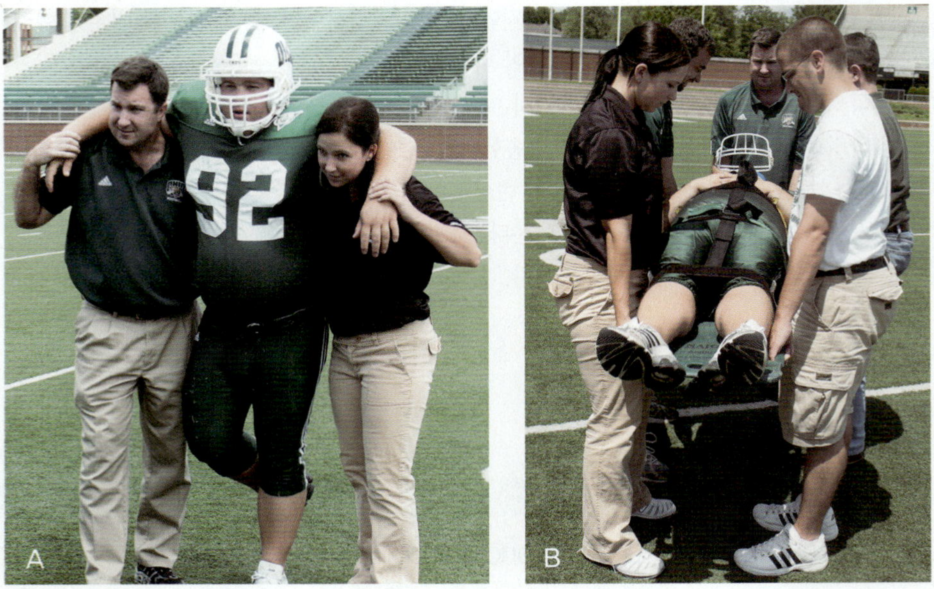

그림 2-2 ■ 여러 가지 운동선수 견인기법. (A) 걷기 보조; (B) 전신 운반 보드

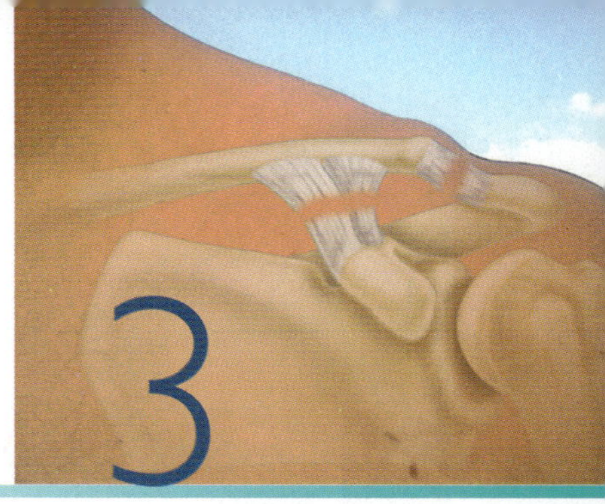

CHAPTER 3

자세 평가

(Assessment of Posture)

임상적 자세 검사 (Clinical Examination of Posture)

표 3-1 자세에 영향을 주는 요인

요소	예
신경병리학	익상어깨뼈 (winging scapula) 장흉신경 (long thoracic nerve)의 이차적 억제
근육불균형	엉덩관절각 증가 이차적 배근육 (abdominal muscle)의 약화
과유동성 관절	반장슬 (genu recurvation)
저유동성 관절	굽힘구축 (flexion contracture)
근육 신장성 검사	엉덩관절각 감소 이차적 뒤넙다리근 (hamstring muscle)의 긴장
뼈의 기형	안장 또는 팔자 자세 이차적 안쪽 가쪽 정강뼈의 비틀림 (external tibial torsion)
다리의 길이차이	기능성 척추 측만증
고통	통증 회피성 자세 (고개를 옆으로 숙이는 자세는 목뼈의 신경근 압박을 감소시킨다.)
자세의 중요성에 대한 의식 부족	나쁜 버릇 (구부정하게 의자에 앉는다.)

시진 (Inspection)

시진소견 (Inspection Findings) 3-1

체형의 분류 (Classifications of body Types)

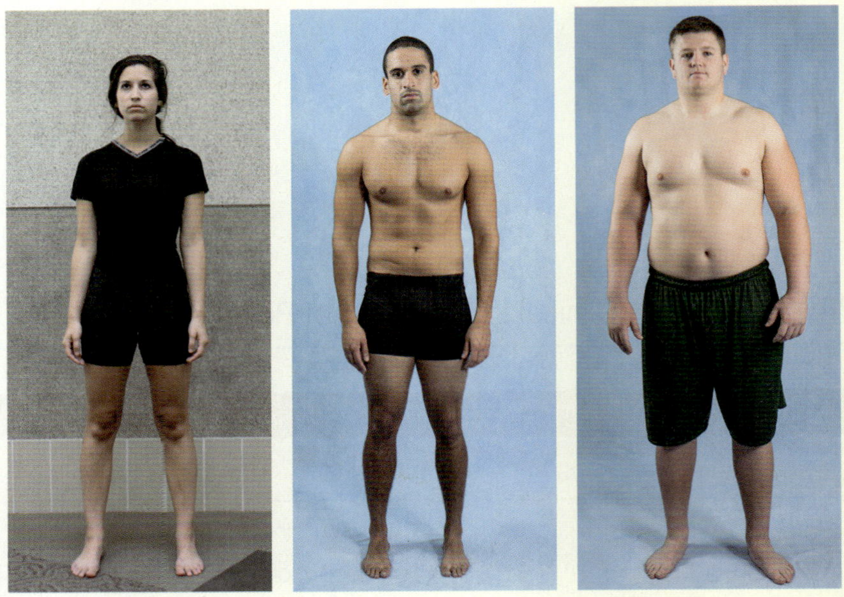

	외배엽	중배엽	내배엽
설명	가늘고 마른 체형, 저체중	중간, 운동형 체형, 평균 체중	작고 땅딸막한 체형, 과다 체중
관절 모양	작고 편평한 관절면	중간 관절면	크고 오목-볼록한 관절면
근육크기	근육 부피가 작고, 여윈 근육	중간 정도 근육	풍만한 근육질
관절 운동성	증가	정상범위 내	감소
관절 안정성	감소	정상범위 내	증가

자세관의 시진 (Views of Postural Inspection)

시진소견 (Inspection Findings) 3-2

이상적인 자세의 평가 (Assessment of Ideal Posture)

	측면	전면	후면
	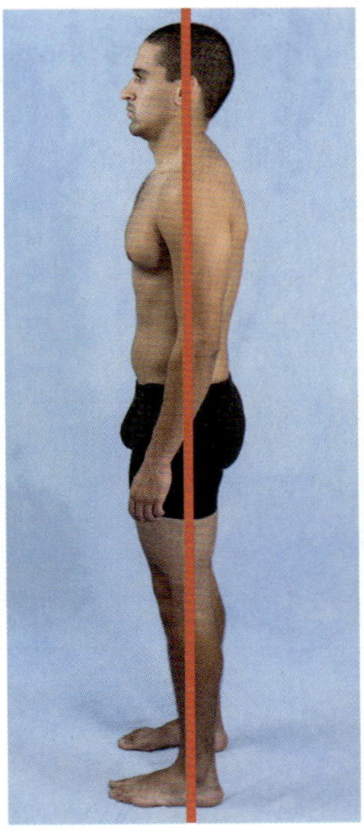 추선에 대한 배열	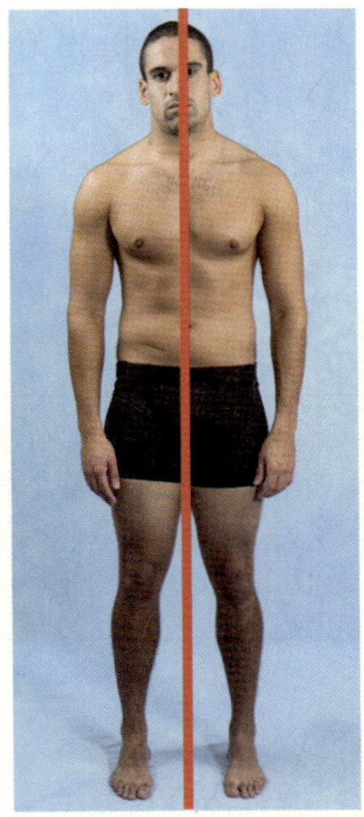 추선에 대한 배열	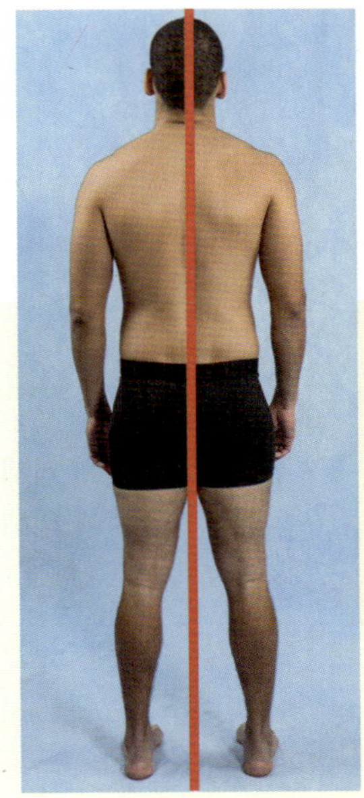 추선에 대한 배열
다리	• 발목 가쪽 복사 : 약간 후부 • 정강이뼈 (tibia)는 추선에 평행해야하며 발은 정강이뼈 (tibia)와 90°를 이루어야 한다. • 안쪽 넙다리 가쪽과 : 약간 앞쪽 • 큰돌기 : 추선에 의해 2등분	• 발 : 추선으로부터 같은 거리 • 정강뼈능 : 약간 바깥돌림 • 무릎 : 추선으로부터 같은 거리 • 무릎뼈 : 전방을 향함 • 관절에서 관절까지 일관된 각을 형성 • 복사뼈 측면, 종아리뼈 머리, 엉덩뼈 능선이 같은 높이	• 발 : 추선으로부터 같은 거리 • 발은 약간 바깥돌림 : 가쪽 2개의 발가락이 보임. • 무릎 : 추선으로부터 같은 거리 • 관절에서 관절까지 일관된 각을 형성
몸통	• 중간 등뼈부 : 추선에 의해 2등분	• 배꼽 : 추선에 의해 2등분 : 복부수술과정에서 정열을 바꿀 수 있다. • 복장뼈 : 추선에 의해 2등분 • 경절흔 : 추선에 의해 2등분	• 중앙 엉치뼈능선 : 추선에 의해 2등분 • 가시돌기 : 추선에 의해 2등분 • 척추주위 양측이 대칭

다음 페이지에 계속

시진소견 (Inspection Findings) 3-2

이상적인 자세의 평가 (Assessment of Ideal Posture)

측면	전면	후면
어깨		
• 봉우리 : 추선에 의해 2등분	• 봉우리 : 추선으로부터 같은 거리에 위치 • 어깨 높이가 대부분 서로 같거나 약간 낮음 • 삼각근과 앞가슴 근육 양측이 대칭이고 윤곽이 명확	• 어깨뼈 연 : 추선으로부터 같은 거리 • 봉우리 : 추선으로부터 같은 거리에 위치 • 삼각근과 후부 근육 양측이 대칭 • 어깨 높이가 대부분 서로 같거나 약간 낮음
머리와 목		
• 목뼈체 : 추선에 의해 2등분 • 와이도 : 추선에 의해 2등분	• 머리는 추선에 의해 2등분 • 콧등 : 추선에 의해 2등분 • 전두골 : 추선에 의해 2등분	• 목뼈 가시돌기 : 추선에 의해 2등분 • 후두융기 : 추선에 의해 2등분

다리 길이 차이 (Leg-Length Discrepancy)

특수 검사 (Selective Tissue Test) 3-1
다리 길이 차이를 측정하는 받침 (Block)방법

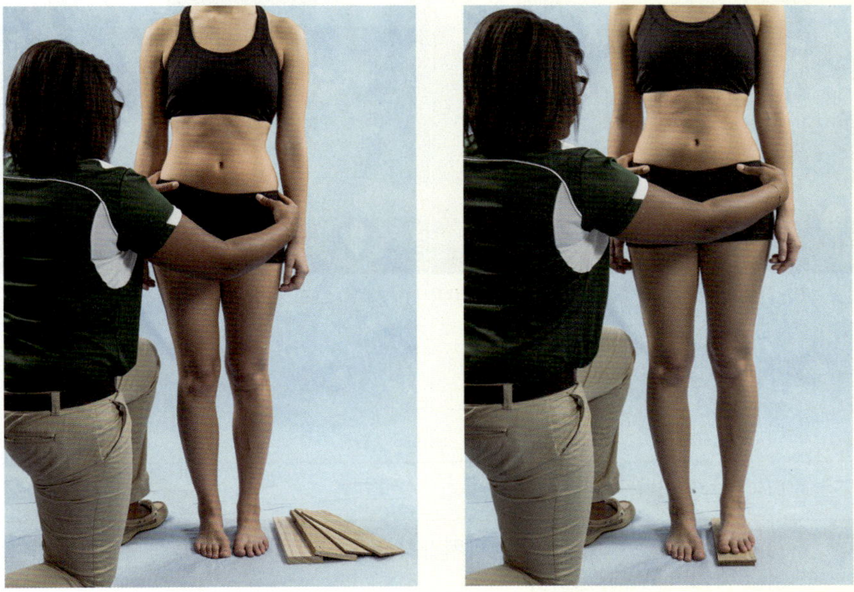

다리 길이 차이를 측정하는 받침 (Block)방법. 두께를 알고 있는 받침이 짧은 쪽 아래에 놓여진다.

환자 자세	단단한 표면 위에 발은 어깨 너비로 벌리고 체중이 골고루 분포되도록 선다.
검사자의 자세	환자의 앞에 선다.
평가 절차	엉덩뼈능선의 처음 높이를 기록한다. 높이가 다르게 측정된다면, 두께를 알고 있는 받침 (mm로 측정된)을 엉덩뼈능선의 높이가 같아질 때 까지 짧은 다리 아래에 놓는다. 다리 높이 차이는 각 받침의 높이를 모두 더하여 계산한다.
양성 반응 검사	10~20 mm의 다리 길이 차이는 치료법을 생각해볼 수 있는 수준으로 본다. 이른 나이에 LLD를 가지고 있는 환자들은 더 큰 차이도 허용한다. 운동선수 또는 오랜 시간을 서 있어야만 하는 환자들은 적은 차이만이 허용된다.
해설	엉덩뼈능선이 같은 위치에 있을 때, ASIS의 높이를 관찰한다. ASIS가 같은 높이에 있지 않을 때, 환자의 관골은 비대칭이다.
근거	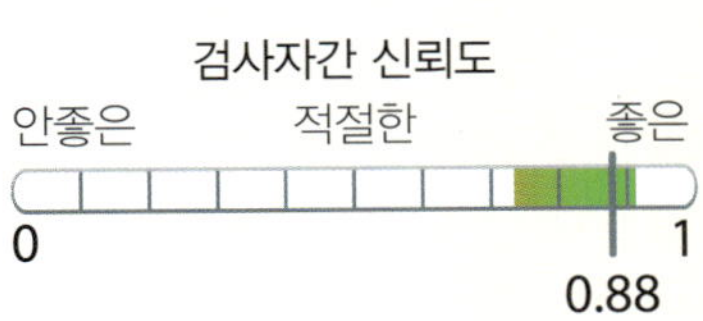 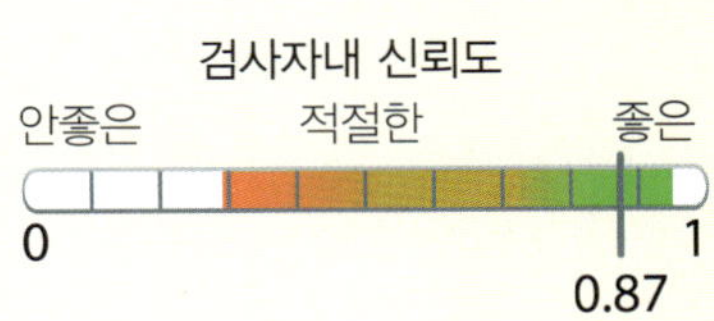

ASIS = anterior superior iliac spine; LLD = leg-length discrepancy

특수 검사 (Selective Tissue Test) 3-2

줄자를 이용한 다리 길이 차이 측정법

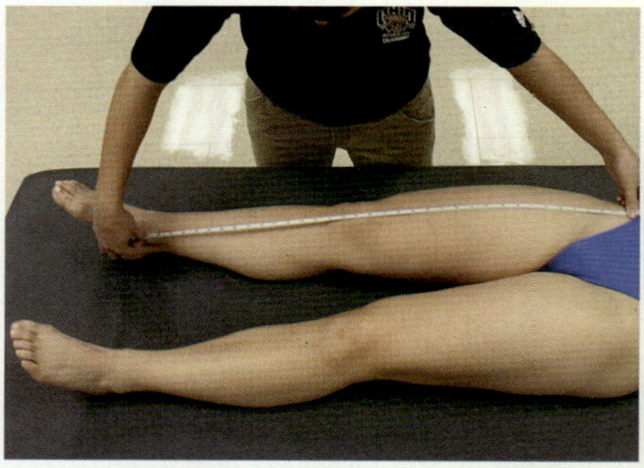

실제 (구조적) 다리 길이 차이

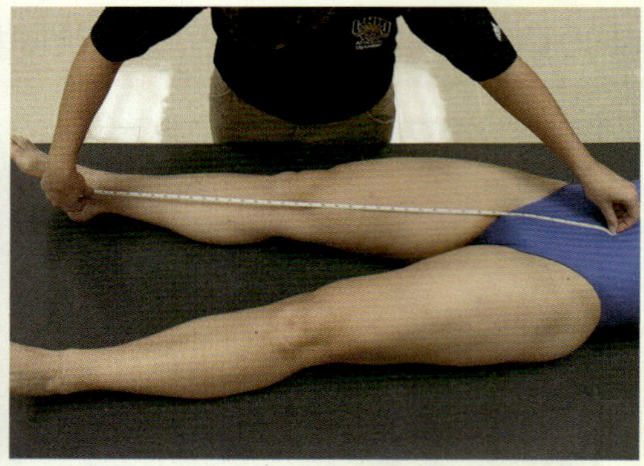

겉보기 (기능적) 다리 길이 차이

줄자를 이용한 다리 길이 차이 측정법

환자 자세	하늘을 보고 눕는다.
검사자의 자세	환자 옆에 선다.
평가 절차	*실제 다리 길이 차이 :* 위앞엉덩뼈가시 (ASIS)에서부터 안쪽 복사뼈까지의 길이를 측정한다. 양쪽 모두 측정한다. *겉보기 다리 길이 차이 :* 배꼽 안쪽에서부터 안쪽 복사뼈까지의 길이를 측정한다. 양쪽 모두 측정한다
양성 반응 검사	10~20 mm의 실제 다리 길이 차이는 걸음걸이에 영향을 끼칠 수 있다.
해설	양측의 실제 (구조적) 다리길이 차이를 측정하기 위해서 뼈에 마커. 양측의 기능적인 문제로 발생한 다리길이 차이는 배꼽에서부터 측정한다. 일부 임상의는 가쪽 복사뼈에 점을 찍어 구분한다.
근거	검사자간 신뢰도 (0.99); 검사자간 신뢰도 (0.89)

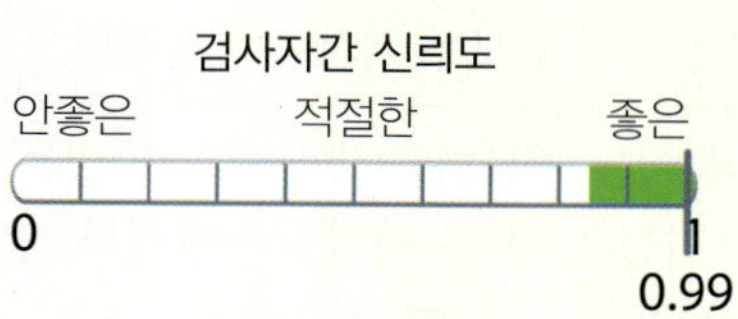

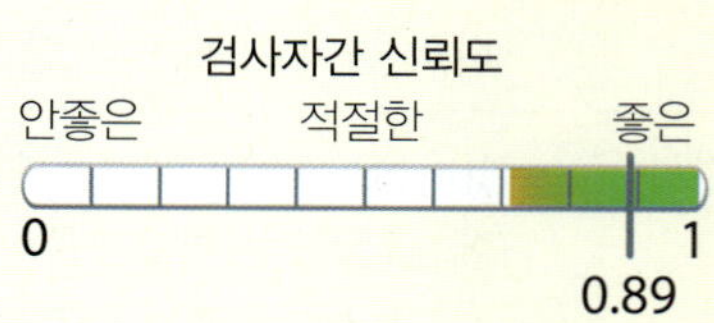

ASIS = anterior iliac spine; LLD = length discrepancy

촉진 (Palpation)

앞쪽 면 (Anterior Aspect)

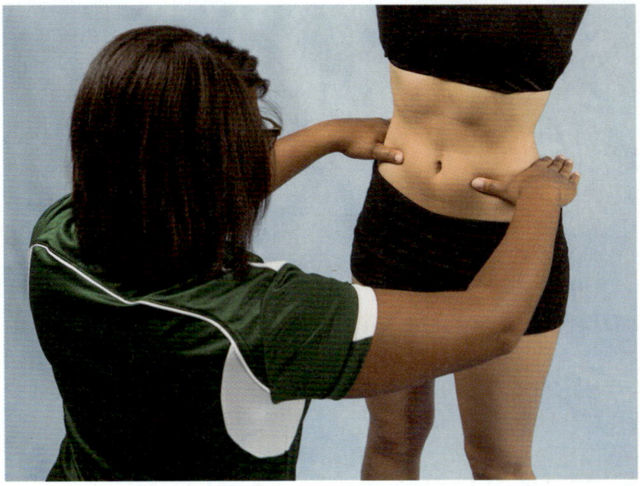

그림 3-1 ■ 엉덩뼈능선의 높이 확인.

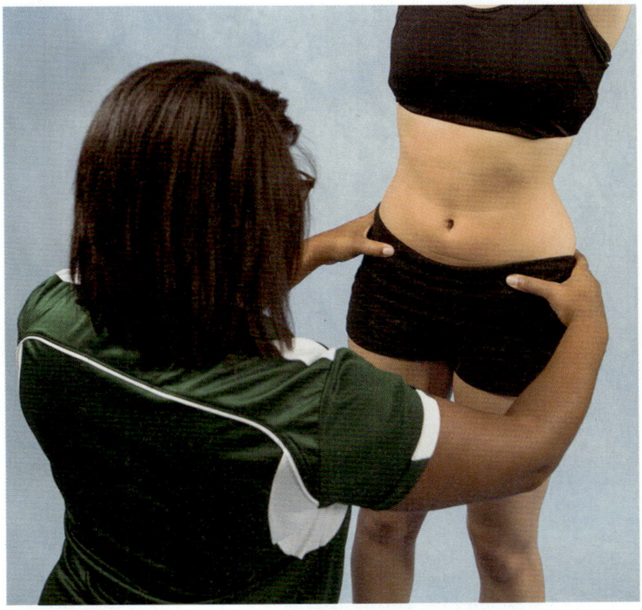

그림 3-2 ■ 위앞엉덩뼈가시 확인.

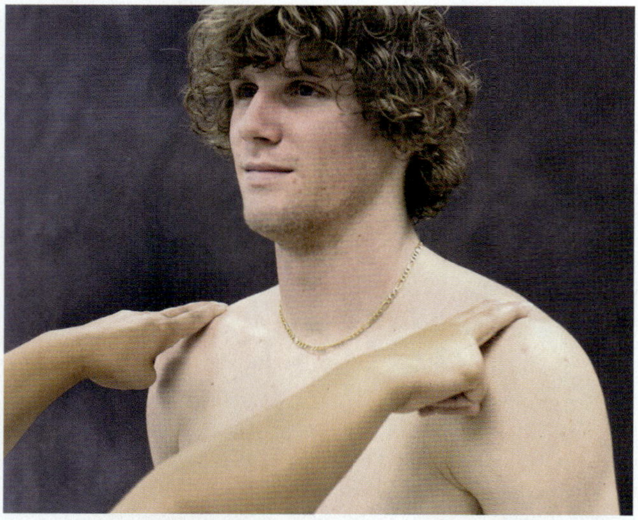

그림 3-3 ■ 어깨 높이 확인.

뒤쪽 면 (Posterior Aspect)

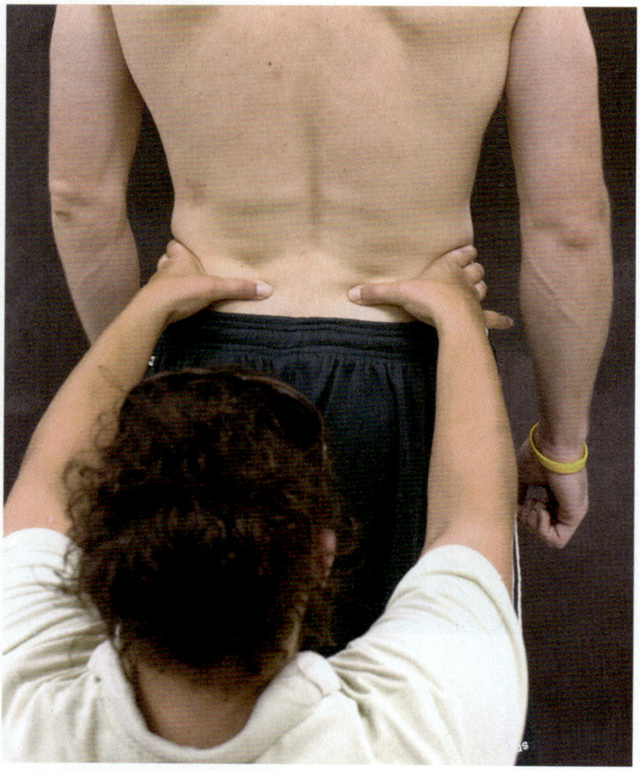

그림 3-4 ■ 위뒤엉덩뼈가시 확인.

Box 3-1

어깨뼈 자세의 검진 (Resting Scapular Postures)

수직적 어깨뼈 자세

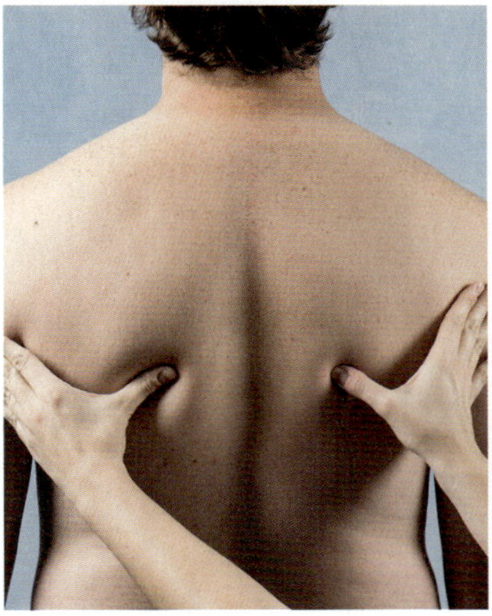

어깨뼈의 수평적 직선은 하각을 계측점으로 사용 비교한다. 정상적 높이는 7~9번 등뼈와 관련한다.

수평적 어깨뼈 자세

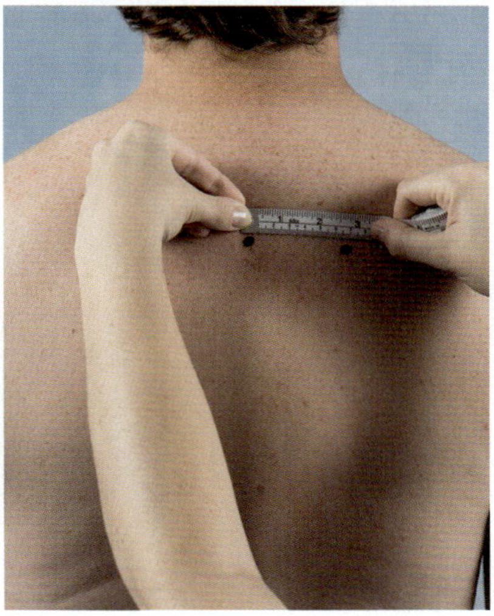

환자가 선 상태에서 T3 가시돌기로부터 어깨뼈 안쪽연까지의 거리를 측정한다. 환자는 양쪽 어깨뼈를 적극적으로 후퇴시켜 측정을 반족할 수 있다. 정상적 값의 범위는 6cm이다. 거리의 증가는 어깨뼈의 전인을, 거리의 감소는 어깨뼈의 후인을 나타낸다.

어깨뼈 회전

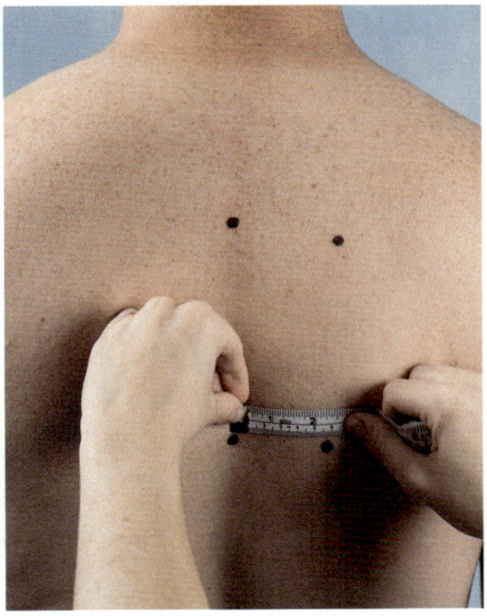

T7 척추로부터 어깨뼈 하각까지의 거리를 측정한다. 거리의 증가는 어깨뼈의 위쪽돌림을 의미한다.

어깨뼈 익상

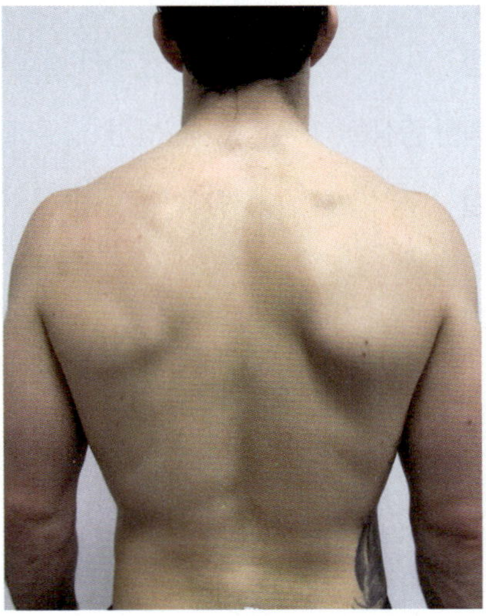

어깨뼈의 내측테두리 돌출"Pseudowinging"은 하부각 (중간 경계 전체는 아닌)이 눈에 띌 때, 그리고 어깨뼈의 증가된 anterior tipping과 관련있을 때 확실히 보인다.

근육의 길이 평가 (Muscle Length Assessment)

짧은 하지 근육의 평가

근육의 길이 (Muscle Length) 3-1

장딴지 근육의 길이에 대한 평가 (Assessment of the Gastrocnemius)

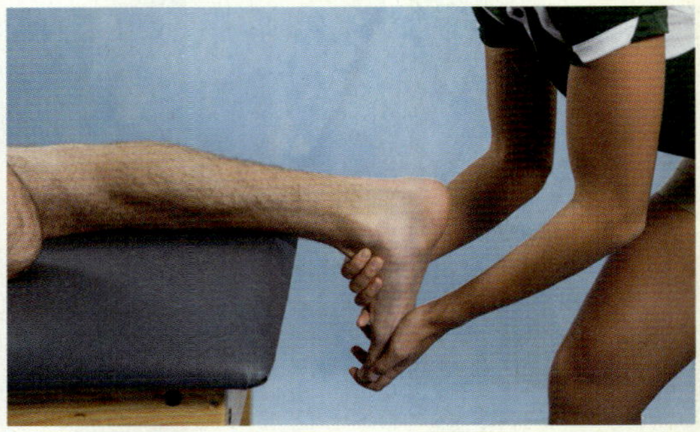

환자 자세	무릎을 펴고 엎드려 테이블 모서리 끝에 발이 나오도록 한다.
검사자의 자세	한 손은 목말밑 관절을 고정하고 다른 손은 발을 잡는다.
평가 절차	목말밑 관절의 중립자세를 유지하고 발은 발등굽힘을 발생시킨다. 관절운동범위는 각도계를 발목의 가쪽 복숭아뼈에 위치하고, 발의 바닥면에 한 축을 고정시키고 한 축은 종아리뼈와 일직선으로 위치시켜 측정할 수 있다.
양성 반응 검사	10° 보다 작은 발등굽힘은 정상적인 보행에 영향을 미칠 수 있다. 15° 보다 작은 발등굽힘은 정상적인 런닝에 영향을 미칠 수 있다.
영향	장딴지근육의 경직은 발과 발목 무릎에 과사용으로 인한 질환을 발생시킬 수 있다.
가능한 증상들	족저근막염, 중골 골단염, 아킬레스 건병증, 뒤꿈치 활액낭염, 무릎넙다리뼈통증
해설	가자미근의 길이는 무릎을 최소 60° 정도 굽힘과 동시에 발목의 발등굽힘하는 관절운동범위를 통해 측정할 수 있다.
근거	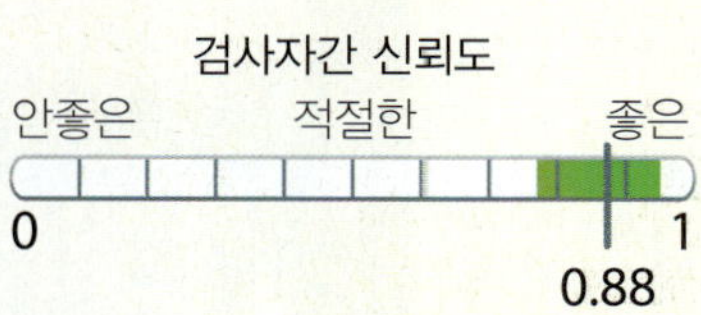

ROM = range of motion; STJ = subtalar joint

근육의 길이 (Muscle Length) 3-2

넙다리 뒤근육 그룹 (Assessment of the Hamstring Group)

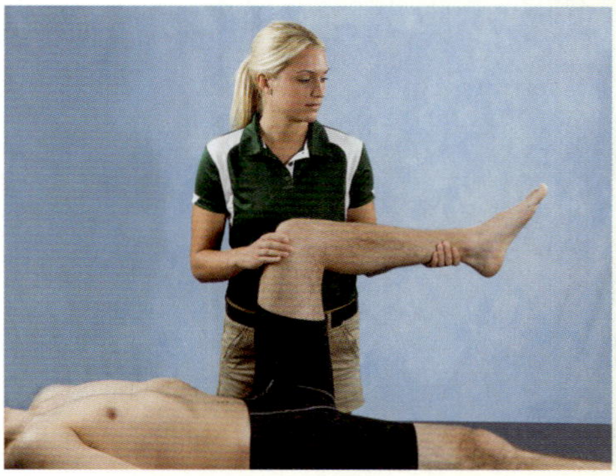

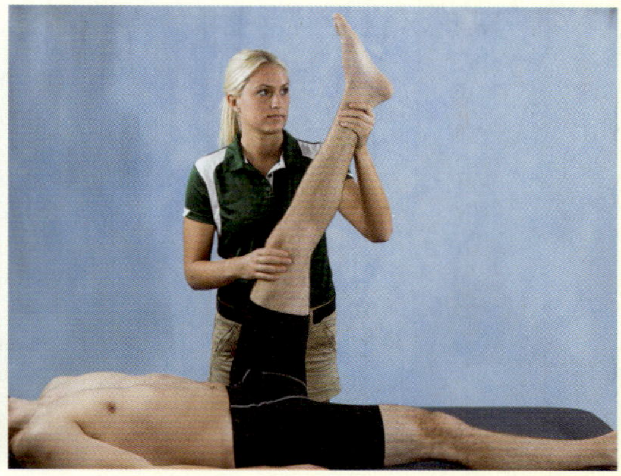

환자 자세	등을 바닥에 대고 반듯이 눕는다.
검사자의 자세	환자 옆에 선다; 다리의 엉덩관절과 무릎을 90°로 굽힘시키고 가늠한다 (90/90 자세)
평가 절차	엉덩이가 90°로 굽힌 상태에서 대퇴가 안정되고, 무릎을 편다.
양성 반응 검사	최대무릎 폄의 20° 이상이 부족할 때
영향	뒤넙다리근의 긴장이 무릎, 허벅지, 엉덩이 그리고 척추에 영향을 준다.
가능한 증상들	근육긴장, 통증장애, 좌골신경의 염증, 낮은 허리쪽 장애
근거	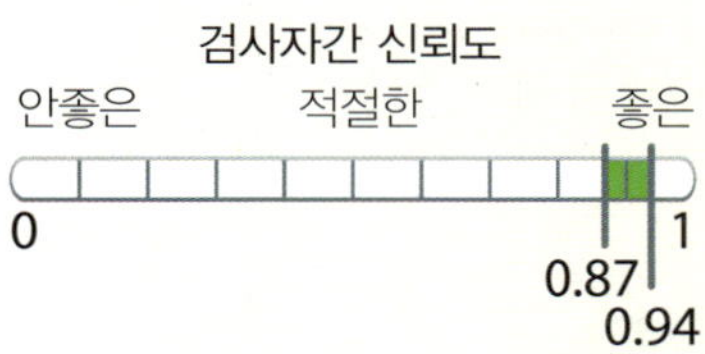

근육의 길이 (Muscle Length) 3–3

넙다리곧은근의 근육 길이 측정 (Assessment of the Rectus Femoris)

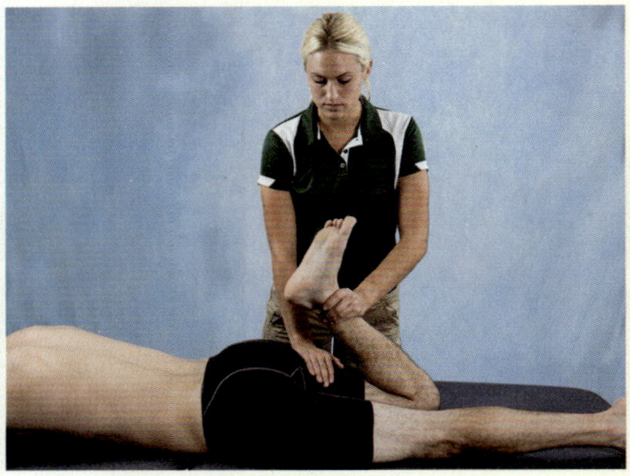

환자 자세	엎드린 자세
검사자의 자세	환자의 측면
평가	무릎의 굽힘.
절차	가쪽위관절융기에 축을 놓고 먼쪽 팔은 가쪽 복사에. 몸쪽 팔은 큰돌기에 일직선으로 맞춘 다음, 각도계를 사용해서 ROM을 측정할 수 있다.
양성 반응 검사	10° 또는 정상 다리와 비교하여 확연한 차이가 있을 때.
영향	넙다리네갈래근의 긴장은 무릎, 넙다리, 엉덩이와 척추에 영향을 줌
가능한 증상들	근육의 긴장, 무릎뼈–넙다리뼈의 장애, 요통
근거	검사자간 신뢰도

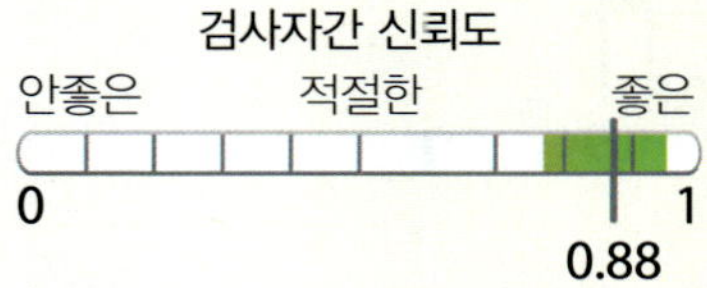

ROM = range of motion

상지근의 단락에 대한 평가 (Assessing for Shortness of the Upper Extremity Muscles)

근육의 길이 (Muscle Length) 3-4

어깨 모음근의 근육 길이 측정 (Assessment of the Shoulder Adductors)

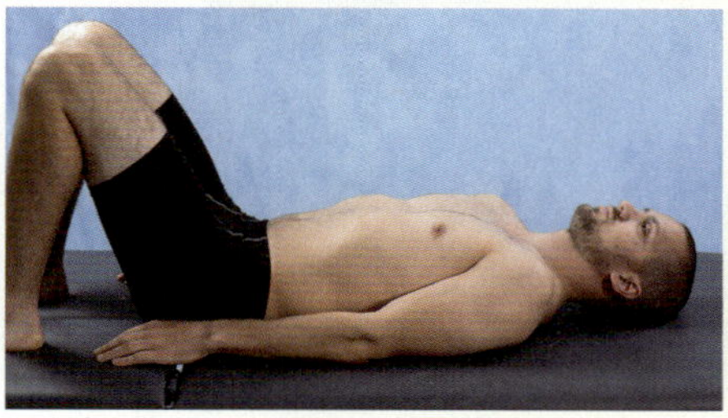

시작 위치

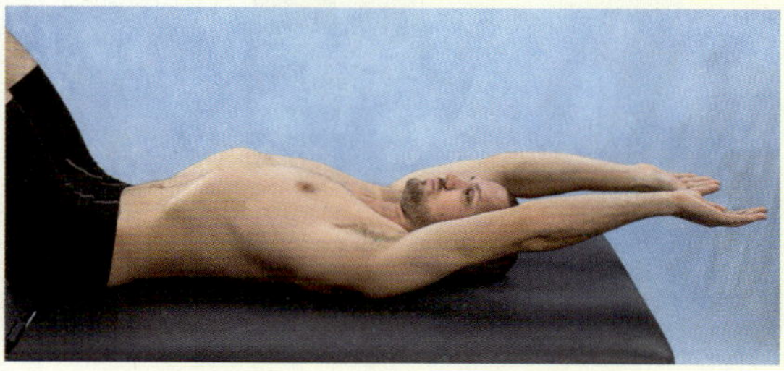

끝나는 위치

환자 자세	무릎을 구부리고 누운 자세
검사자의 자세	환자의 측면
평가 절차	환자가 머리 위로 어깨를 굽히고 테이블에 팔을 놓으려고 시도함
양성 반응 검사	환자가 팔을 머리 위로 굽힐 수 없거나 테이블에서 허리뼈가 들려짐
영향	넓은등근과 큰원근의 짧아짐
근거	결정적 근거 부족

근육의 길이 (Muscle Length) 3-5

큰가슴근의 근육 길이 측정 (Assessment of the Pectoralis Major)

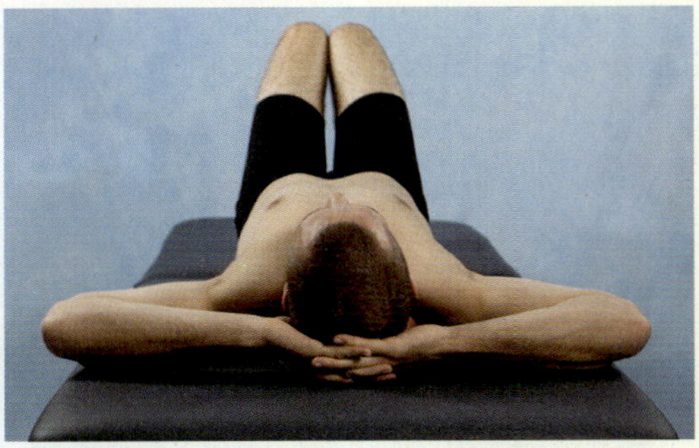

정상 소견

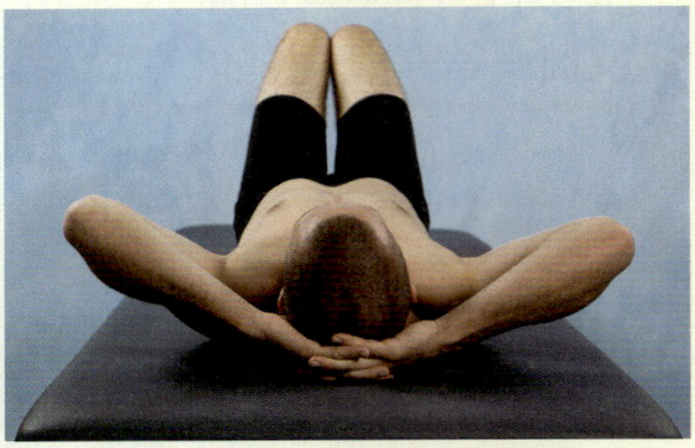

긍정적 소견

환자 자세	바깥쪽돌림시킨 팔을 벌리고, 구부린 팔꿈치와 손은 머리 뒤에 고정시켜 무릎을 구부리고 누운 자세
검사자의 자세	환자의 머리쪽
평가 절차	환자는 테이블에서 팔꿈치를 평편하게 놓는 것을 시도함
양성 반응 검사	팔꿈치가 테이블에 놓여지지 못함 객관적인 기준선을 정하고, 어깨봉우리의 뒤쪽 방향에서 테이블의 윗면까지의 거리를 측정함 (센티미터로)
영향	짧아진 작은가슴근이 일반적으로 많이 관련되었을지라도 단단한 큰가슴근이 굽은등과 뒤이어 머리 전방자세를 일으킨다.
근거	결정적 근거 부족

근육의 길이 (Muscle Length) 3-6

작은 가슴근의 평가 (Assessment of the Pectoralis Minor)

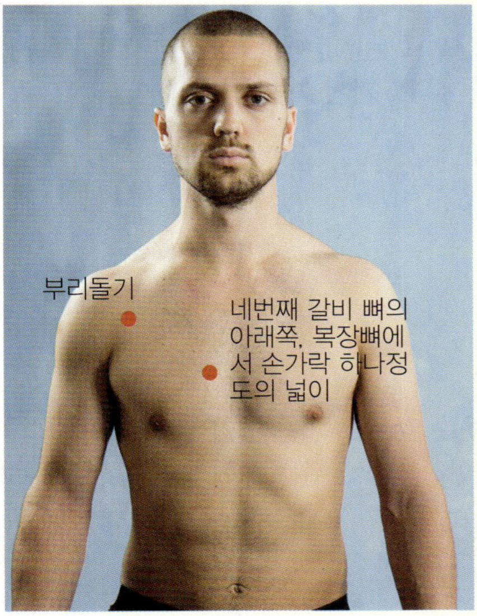

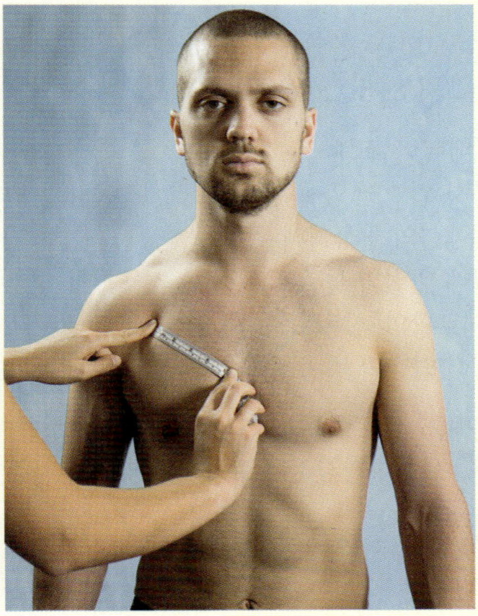

환자 자세	앉거나 서있음
검사자의 자세	환자의 옆
평가 절차	부리돌기 안-아래쪽 부분에 점을 찍고, 복장뼈에서 1개의 손가락 넓이 정도의 바깥쪽 그리고 4번째 갈비뼈의 앞 아래쪽 부분에 점을 찍는다. 줄자를 이용해서 두개의 점 사이의 거리를 센티미터 (cm)단위로 측정한다.[26]
양성 반응 검사	정상범위가 정해져있지는 않지만, 14.1cm는 정상으로 간주되고, 8.1 cm은 병리적인 문제가 있는 것으로 간주된다.
의미	짧아진 작은 가슴근육은 어깨를 앞으로 이동시키고 거북목 증후군 (forward head posture)을 유발할 수 있다. 짧아진 작은 가슴근육은 어깨의 올림동안 뒤쪽 경사와 바깥 돌림 제한에 영향을 끼치고, 이런 현상은 충돌증후군을 야기할 수 있다.
근거	급내 상관 계수 (ICC) 0.82~0.86

FHP = forward head posture

일반적인 자세 변화 (Common Postural Deviations)

발 자세 지수 (Foot Posture Index)

발 자세 지수 (FPI)는 발의 자세를 뒤침, 중립 그리고 엎침으로 분류할 때 신뢰도와 타당도를 향상시키기 위해 고안되었다(그림 3-5). FPI는 5점 척도를 사용하여 발 위치의 6 가지 측면을 평가한다.

1. 목말발배뼈의 조화
2. 가쪽복사 위 아래의 곡선
3. 이마면에서의 발꿈치뼈 위치
4. 목말발배 관절의 돌출
5. 내측 세로활의 높이와 조화
6. 뒷발에서 앞발의 벌림/모음

각 모습을 통하여 −2에서 +2가지 등급을 지정한다. 음수 값은 더 많은 뒤침을 의미하며, 양수 값은 더 많은 엎침을 의미한다. 점수를 합산하여 종합 점수로 사용한다. 성인의 정상 범위는 +1에서 +7까지이며, 평균은 +4이다 (약간 엎침된 모습).
−3 이하 또는 +10 이상의 점수는 병리적으로 판단한다.

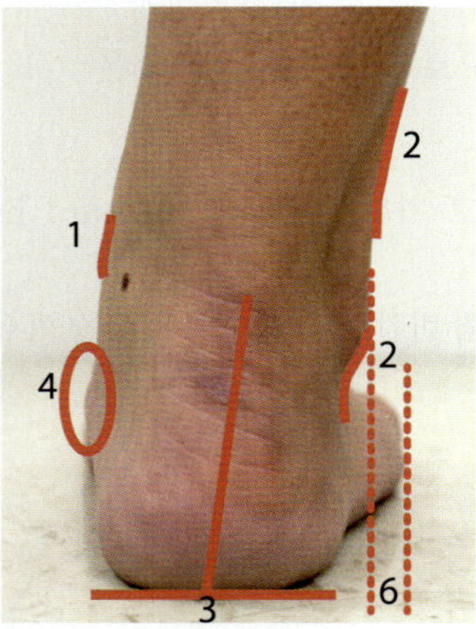

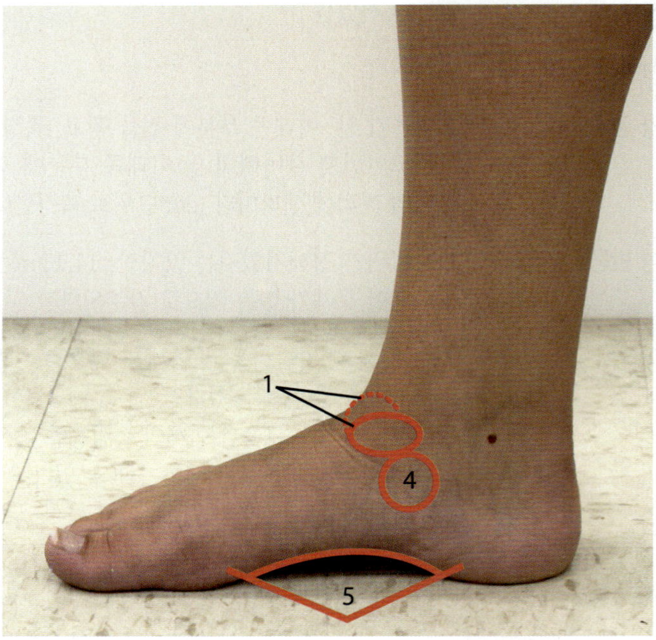

그림 3-5 ■ 발 자세 지수를 정의하기 위한 엎침된 발의 뒷면. 1. 목말발배뼈의 조화; 2. 가쪽복사 위 아래의 곡선; 3. 이마면에서의 발꿈치뼈 위치; 4. 목말발배 관절의 돌출; 5. 내측 세로활의 높이와 조화; 6. 뒷발에서 앞발의 벌림/모음.

척추와 골반 (Spine and Pelvis)

시진소견 (Inspection Findings) 3-3
허리뼈앞굽음 자세 (Hyperlordotic Posture)

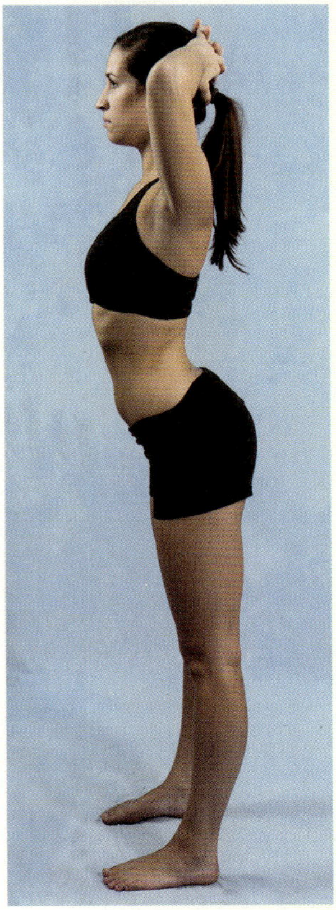

관측가능한 편차	허리척추앞굽음 증가 앞쪽 골반경사 굽힘 자세에서 과도하게 나오는 엉덩이
잠재적인 원인	단단하거나 짧은 엉덩관절굽힘근 또는 뒤쪽폄근 약해지거나 가늘고 길어진 엉덩관절폄근 또는 배근육 불량한 자세 감각
결과로 발생하는 힘과 적응	허리뼈에서의 과도한 전단력 증가로 인해 2차적으로 생기는 허리근의 긴장 허리 후관절에서의 압축력 증가 뒤쪽 허리뼈 인대와 앞쪽 엉덩관절 인대의 짧아진 적응력 앞쪽 허리뼈인대와 뒤쪽 엉덩관절 인대의 가늘고 길어짐 허리추간공의 좁아짐

시진소견 (Inspection Findings) 3-4
척주뒤굽음증 자세 (Kypholordotic Posture)

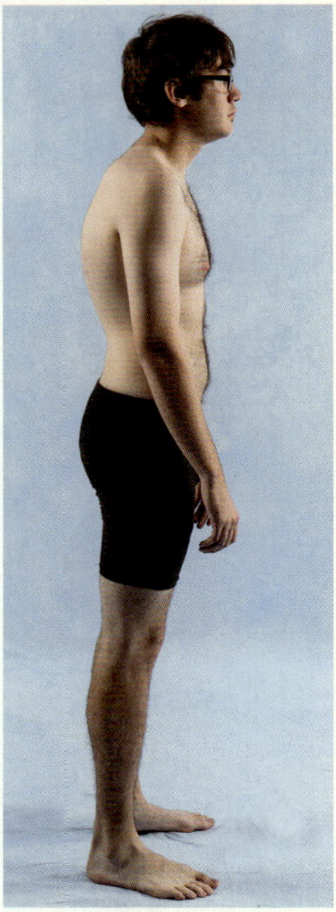

관측가능한 편차	골반 전방경사 굽혀진 엉덩관절 허리척주앞굽음증의 증가 등뼈 후만곡의 증가
잠재적인 원인	불량한 자세 감각 단단하거나 짧아진 엉덩 굽힘근 또는 등쪽 폄근 약해지거나 길어진 엉덩 폄근 또는 몸통 굽힘근
결과로 발생하는 힘과 적응	앞쪽 가슴 근육군의 짧아진 적응력 가슴의 척추주변 근육군의 길어짐 등뼈의 뒤쪽 면, 허리뼈의 앞쪽 면 인대 구조에서의 증가된 장력 허리뼈 후관절의 압축력 증가 가슴의 앞 척추체 압축력 증가

FHP = forward head posture; FSP = forward shoulder posture

시진소견 (Inspection Findings) 3–5

만곡 자세 (Swayback Posture)

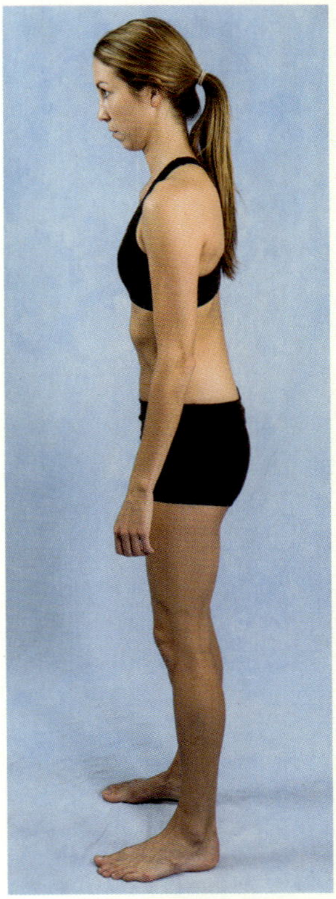

관측가능한 편차	전반슬 엉덩관절 폄 골반 뒤쪽경사 허리엉치부 전방이동 허리뼈 중립 또는 약간 굽힘 등뼈 아래쪽, 목뼈요부 만곡 증가 (LS/SI의 전방 이동에 대한 보상으로 체간의 후방이동을 일으키는 하등뼈부의 후만 증가) 일반적으로 FHP와 FSP 관련있음
잠재적인 원인	불량한 자세 감각 조임 또는 단축된 고관절 신근 약해지거나 길쭉한 고관절 굴곡기 또는 하복부 감소된 일반적인 근육 강도
결과로 발생하는 힘과 적응	엉덩관절 전연, 하등뼈부 후연 인대에 신연 또는 인장력 증가 엉덩관절의 후부와 하허리뼈부 전연 인대의 적응성 단축 또는 압축력 증가 무릎 후부의 연부조직에 인장력 증가; 전부에 압축력 증가 L5/S1에 전단력의 증가

FHP (forward head posture) = 머리 전방자세; FSP (forward shoulder posture) = 어깨전방자세.

시진소견 (Inspection Findings) 3-6

편평 등 자세 (Flat Back Posture)

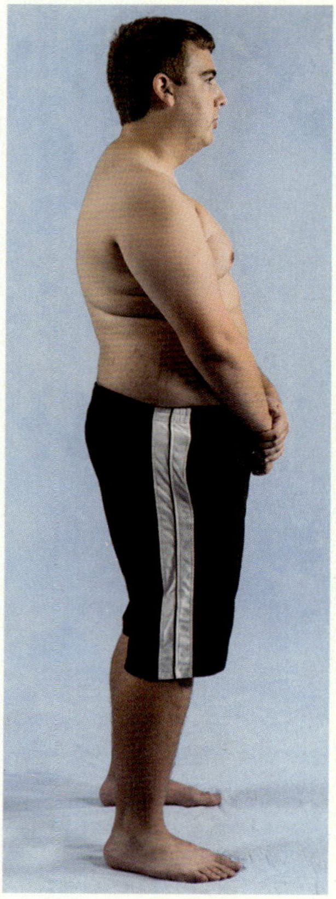

관측가능한 편차	엉덩관절 폄 골반 뒤쪽경사 허리뼈 전만 감소 증가된 흉부 후만증과 자궁경부전만증 일반적으로 FHP와 관련있음
잠재적인 원인	엉덩관절 폄근 또는 배근육의 단축 엉덩관절 굽힘근, 배부 폄근의 약증/신연 불량 자세감각
결과로 발생하는 힘과 적응	엉덩관절의 후부와 허리뼈부 전연 목뼈 중-아래쪽, 등뼈 후부와 목뼈 앞쪽에 압축력, 연부조직의 적응성 단축 연부조직의 신연, 엉덩관절 전연, 허리뼈 후부와 목뼈의 중부 아래쪽, 등뼈 전연과 목뼈 위쪽에 인장력, 연부조직의 신연 전방 고관절에 대한 연조직의 신장과 인장력; 후부 요추, 하부 흉부, 전방 흉부 및 자궁경부

FHP (forward head posture) = 머리 전방자세

시진소견 (Inspection Findings) 3-7

측만증 (Scoliosis)

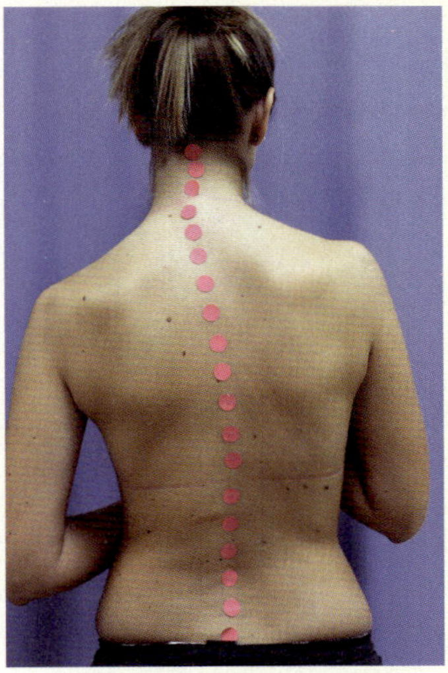

왼쪽 가슴우리뼈곡선. 어깨뼈의 비대칭적인 자세

관측가능한 편차	정면에서 척추굽음
잠재적인 원인	구조적 측만증; 척추의 이형 기능적 측만증; 근 불균형, 다리 길이차이
결과로 발생하는 힘과 적응	후관절 (돌기사이관절)의 압축; 반대후관절의 당김 디스크 병변 연부조직 병변, 몸통이 머리 자세를 바로 유지하거나 보상하기 위하여 작용 엉치엉덩관절 장애 척추와 가슴우리뼈의 운동성 감소 심호흡을 할 때, 가슴우리뼈 확장의 비대칭 폐기능 감소 (등뼈부위에서 심한 경우) 다리 길이의 차이에서 발생되면: 다리가 긴 쪽의 허리뼈, 엉덩관절, 무릎에 퇴행성 변화 다리가 긴 쪽의 근활동의 증가로 근육 과사용 엉치엉덩관절 장애 엎침을 동반한 장애가 있는 다리가 긴 쪽의 엎침과다 이환된 관절에 역학적 스트레스의 변화—구조적 만곡된 오목한 쪽 몸통근육이 짧아지거나 단단해짐 만곡되어 볼록해진 면의 약화되거나 늘어난 몸통 근육 척추와 가슴우리뼈의 운동성 감소 심호흡할 때, 가슴우리뼈의 확장의 비대칭 폐기능 감소

어깨와 어깨뼈 (Shoulder and Scapula)

시진소견 (Inspection Findings) 3–8

어깨 전방자세 (Forward Shoulder Posture)

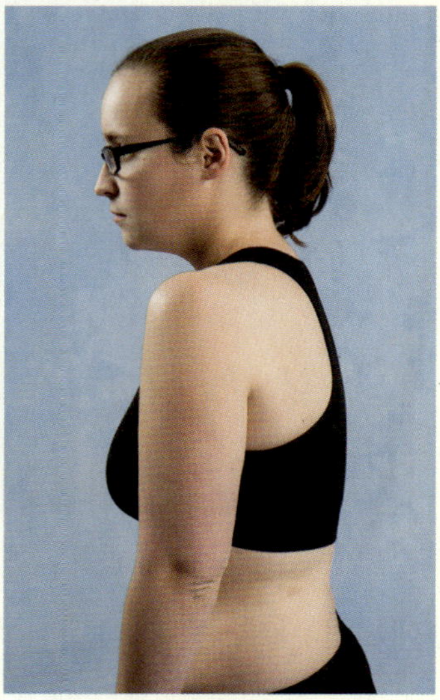

관측가능한 편차	상완골두 전방으로 전위 어깨관절 안쪽 돌림 머리전방이동과 관련있음
잠재적인 원인	전방 어깨뼈대 근육의 단축 또는 과발달 (큰가슴근, 작은가슴근) 어깨뼈 사이 근육의 약화 또는 신연 (중간, 아래쪽 등세모근, 마름근) 불량 자세감각 목뼈와 등뼈의 시상면 상의 이상배열 피로한 근육의 자세 가슴이 크게 발달 반복된 직업적 자세나 스포츠 자세
결과로 발생하는 힘과 적응	견인된 어깨뼈 가뒤쪽으로 회전 (돌림) 뒤쪽경사 올림중 가쪽돌림

FHP = forward head posture; GH = glenohumeral

머리 전방자세 (Forward Head Posture)

시진소견 (Inspection Findings) 3-9

머리 전방자세 (Forward Head Posture)

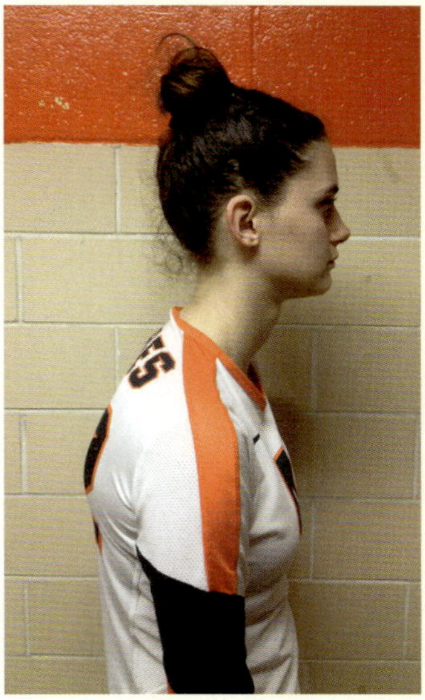

관측가능한 편차	아래쪽 목뼈 굽음 목뼈 중앙부 편평 또는 굽음 위쪽 목뼈 폄 어깨전반이동과 관련있음
잠재적인 원인	두 초점 렌즈 사용 시력감퇴와 안경 착용 필요 근 피로나 약증 불량 자세감각 다른 자세기울어짐의 보상기전 (직업적 활동과 일상생활동작)
결과로 발생하는 힘과 적응	뒤통수밑 근육 (머리 폄근), 사각근, 위쪽 등세모근, 어깨올림근의 적응성 단축 목뼈 굽힘근과 어깨뼈 하제근의 신연과 약증 중부 목뼈의 과운동성을 보상하기 위하여 위쪽 목뼈부의 저운동성 비정상적 어깨 (오목위팔관절) 생체역학; 어깨올림의 감소 목뼈의 운동범위 감소

ADLs = activities of daily living; FSP = forward shoulder posture; GH = glenohumeral

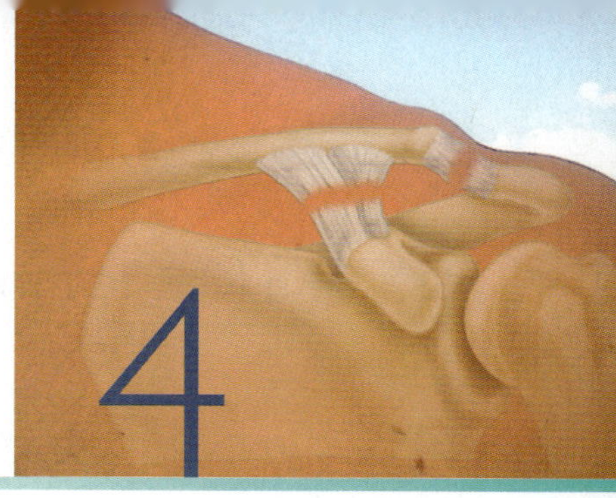

CHAPTER 4

보행 평가
(Evaluation of Gait)

보행 분석 관찰 (Observational Gait Analysis)

Box 4-1

보행 분석 관찰 (Observational Gait Analysis)

보행 분석 관찰에 쓰여진 도구를 이용하여, 보행 주기동안 특별한 증상의 유무를 결정 할 수 있다.
보행을 분석할 때 보행 분석 관찰 지침을 따라서 실시하면 좋다.

1. 장소와 측정에 필요한 장비들을 준비한다.
2. 주변 장소가 어수선한 곳은 피한다.
3. 대상자의 옷은 관절이 가려지지 않도록 입힌다.
4. 대상자가 걷는 속도를 스스로 결정하도록 한다. 그렇지 않으면 보행 결과는 바뀔 것이다.
5. 대상자의 분절을 잘 보기 위해서 위치선정을 잘한다.
   (만약 검사자가 앞꿈치의 엎침과 뒷침을 관찰하기를 원한다면, 검사자의 시선과 대상자의 발의 높이를 맞추어서 관찰한다.)
6. 여러 방향에서 관찰한다 (앞, 뒤, 양옆에서). 그러나 대각선에선 관찰하지 않는다.
7. 우선 각각의 신체를 보고, 전체를 보고 다시 각각의 신체를 본다.
8. 혼자서 관찰하지 말고 여러 검사자들과 같이 관찰한다.
9. 맨발로 측정하도록 하고 신발을 신고 측정하도록 한다.
10. 비디오 파일로 저장한다.

보행 용어 (Gait Terminology)

Box 4-2

일반적인 보행용어 (Common Spatial Gait Terminology)

	정의	유의성	성인평균
보폭 (Step Length) 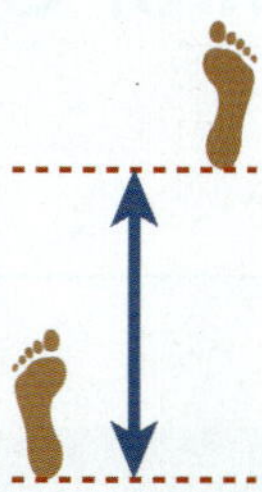	한 쪽 발이 땅에 맞닿은 점과 연속적으로 같은 선상에 있는 다른 한쪽 발의 점 사이의 길이	오른발과 왼쪽은 대칭이 되어야만 한다; 접촉되어 있는 시간이 짧아지거나 한 쪽에서 하지에 통증이나 부상이 있을 경우 (허리 통증) 또는 다발경화증과 같은 복잡한 장애가 있을 경우	75±1.6 cm
보간 (Step width) 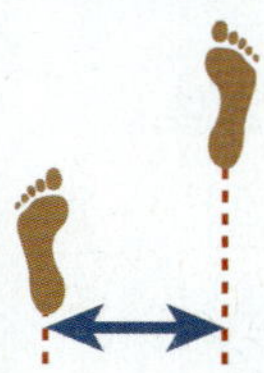	보행간 한 쪽과 다른 한 쪽의 발 사이의 내외측의 길이	평형성의 기능; 만약 증가되었다면, 병리적인 부분을 의심해야한다.(외상성 뇌 손상, 허벅지 엉덩이 벌림근들, 속귀의 감염);속도가 증가함에 따라 일반적으로 감소하며 교차되었을 때 쉽게 볼 수 있다.	8.2±0.8 cm
활보장 (Stride Length) 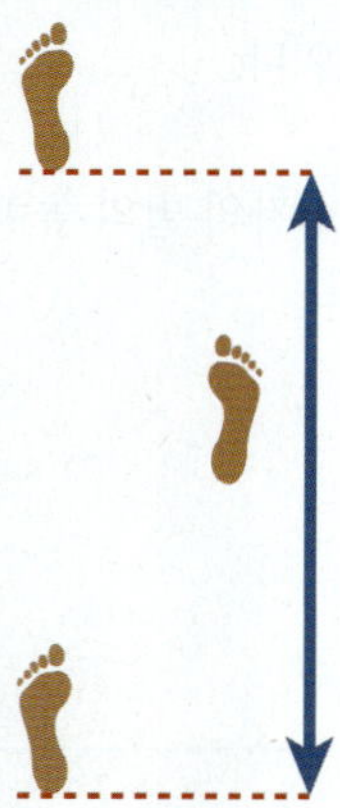	걸음걸이 시 한 발이 지면에 닿고 다시 같은 쪽의 발이 지면의 닿을 때까지의 거리	보폭 (Step Length)을 볼것	150±3.2 cm
발의 각 (Foot Angle) 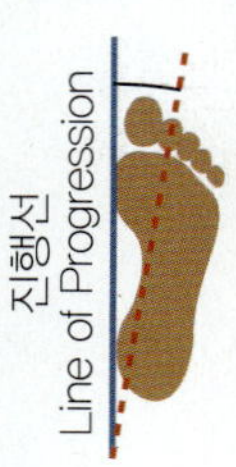	발의 각도 (뒷꿈치부터 두번째 발가락까지의 임의선)는 진행선과 연관이 있다.	서 있는 동안 하지에서 음의 값은 발이 안쪽 돌림이 되어 있다고 할 수 있고, 양의 값은 바깥돌림 되어 있다고 할 수 있다.	+10도 정도 약간 바깥돌림되어 있는 것이 평균이다.

Box 4-3

일반적인 시간적 보행용어 (Common Temporal Gait Terminology)

	정의	유의성	성인평균
보율 (Cadence)	1분 동안 걷는 걸음 수의 비율을 측정	느린 속도<70보/분 빠른 속도>120보/분	~107보/분
속도 (Velocity)	걷는 거리를 초단위로 측정. 예를 들면 미터 (m) 또는 센티미터 (cm)를 몇 초동안 이동했는지 측정.	기능적 장애의 전체적 예측	~140±4.8 cm/s
편안한 걸음 속도 (Comfortable Walking Speed)	"자유 속도" 또는 환자에 의해서 선택된 가장 자연스럽다고 느끼는 속도	걷는 속도는 아주 적은 에너지를 소비; 나이가 들어감에 따라 걷는 속도 감소	80 m/min
디딤기 (Stance Time)	걷는 동안 한 쪽 다리가 땅에 닿아있는 시간	천천히 걸을 수록 증가; 빨리 걸을 수록 감소; 한 쪽 다리의 통증이 있으면 감소	전체 보행 주기의 ~60%
흔듦기 (Swing Time)	걷는 동안 한 쪽 다리가 떠있는 동안의 시간	빨리 걸을 수록 증가한다.	전체 보행 주기의 ~40%
두발지지기 (Double Support Time)	동시에 두발 모두 땅에 닿아있는 시간; 디딤기때 두 차례에 발생: (1) 오른쪽 발이 디딤기의 초기에 왼쪽 발은 아직 떠 있지 않음; (2) 오른쪽 발이 떠 있기 전에 왼쪽 발이 초기에 땅과 접촉함.	걷는 속도가 느릴때 증가함; 빨리 걸을 때 감소함	두발지지기의 발생은 걷는 동안 한 번에 총 지지기의 ~10% 정도에서 발생 (전체 보행 주기의 ~20%정도)

보행 구간 (Walking Gait Phase)

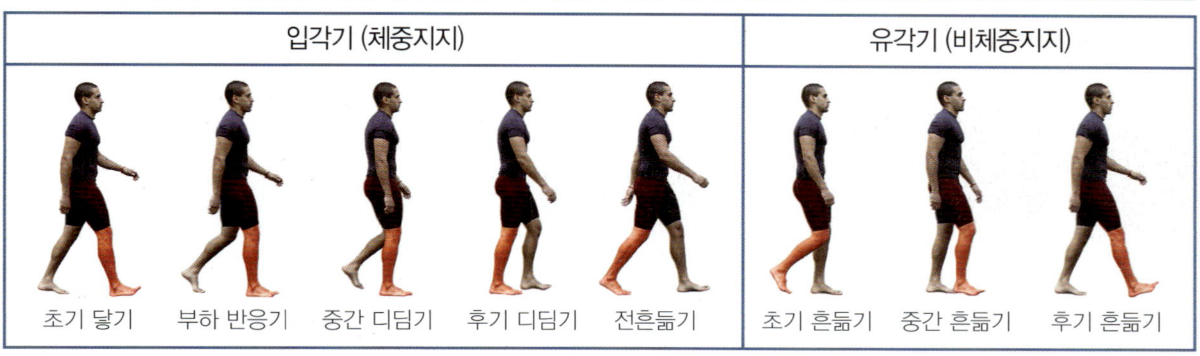

그림 4-1 ■ 보행 주기 구간

입각기 (Stance Phase)

Box 4-4

입각기 (Stance Phase)

	입각기 (60%)				
보행기간	초기닿기	부하 반응기	중간 디딤기	후기 디딤기	전흔듦기
	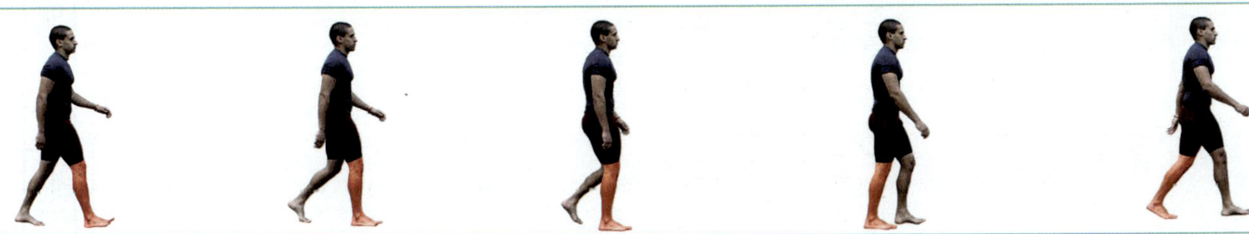				
하지 지지	양발지지		한발 지지		양발 지지
주기 비율	0~2%	0~10%	10~30%	30~50%	50~60%
주요 포인트		발바닥 닿기	한발 지지	뒤꿈치 들어올리기	발끝 밀기

근육 활동	
엉덩허리근	엉덩이 폄의 정도에 따라 신장성 조절을 위해 후기디딤기 자세에서 활발하게 활동한다.
큰볼기근	아래 부분은 주로 엉덩이 굽힘을 조절하기 위해 수축. 반대쪽 골반이 떨어지는 부분을 조절하기 위해 수축
중간/작은볼기근	반대쪽 골반이 떨어지는 현상과 엉덩이 안쪽 돌림을 위해 수축
뒤넙다리근	발 뒤꿈치에서 무릎 오른쪽으로 신장성 수축: 엉덩이 굽힘을 위해 수축
넙다리네갈래근	초기에는 무릎관절의 굽힘을 제어하기 위해 신장성으로 수축한 후 무릎관절의 단축성 수축

발등쪽 굽힘근	발이 바닥으로 내려오는 동작을 방지하기 위해 신장성 수축				
발바닥쪽 굽힘근	중간디딤기에서 발등쪽 굽힘을 제한하기 위해 신장성 수축 할 때까지 활동적이지 않음. 단축성 수축은 후기디딤기에서 발바닥 굽힘이 일어난다.				
발의 고유기능	체중지지 시 발을 견고하게 유지				
	관절 각도				
엉덩이 각도	30° 굽힘: 약간 가쪽돌립	30° 굽힘: 넙다리뼈는 최대 가쪽돌립 후 안쪽 돌림 시작	25°~0° 굽힘: 넙다리뼈의 안쪽돌림과 약간 모음	0°~10° 폄: 넙다리뼈는 계속해서 안쪽돌림과 모음	25°~0° 폄: 넙다리뼈는 최대 안쪽돌림 후 약간 벌림 상태로 가쪽돌림 시작
무릎 각도	0° 굽힘: 정강뼈의 가쪽돌립	20° 굽힘: 정강뼈가 안쪽 돌림된 상태에서 무릎 폄 시 가쪽돌림 시작	25°~0° 굽힘: 정강뼈의 가쪽돌립	5°~0° 굽힘: 정강뼈의 가쪽돌림	0°~40° 굽힘: 정강뼈의 가쪽돌림
발목관절	중립 또는 약간 발바닥 굽힘	최대 7° 발바닥 굽힘	하지가 발 내측으로 이동 시 최대 15° 발등쪽 굽힘	발바닥 굽힘 방향으로 5°~10° 발등굽힘	0°~20° 발바닥 굽힘
목말밑관절	5° 뒤침: 빠르게 엎침으로 이동	10° 엎침	5° 엎침, 중립을 향하여 뒤침	5° 뒤침	10° 뒤침

유각기 (Swing Phase)

Box 4-5

유각기 (Swing Phase)

	유각기 (40%)		
보행구간	초기 흔듦기	중간 흔듦기	후기 흔듦기
	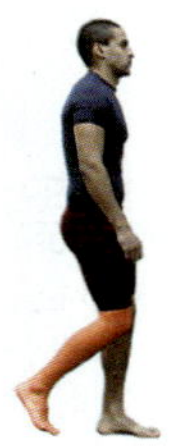	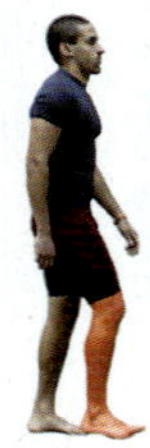	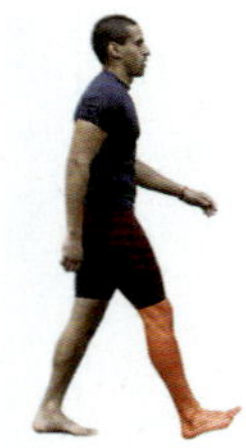
주기 비율	60~70%	73~87%	87~100%
주요 포인트	하지 가속	발끝 들기	하지 감속
	근육 활동		
엉덩허리근	초기 엉덩이 굽힘을 위해 단축성 수축 후 비활성		
큰볼기근	비활성		
중간/작은볼기근	비활성		
뒤넙다리근	무릎 굽힘을 시작하기 위해 단축성 수축 (느린 걷기 속도에서만)		
넙다리네갈래근	무릎 굽힘을 제한하기 위해 넙다리곧은근 수축, 초기 수축에 앞서 넙다리네갈래근의 수축 준비 활동 시작		
발등쪽 굽힘근	유각기동안 발끝 들기를 돕기 위해 단축성 수축		
발바닥쪽 굽힘근	비활성		
발의 고유기능	비활성		
	관절 각도		
엉덩이 각도	0°~20° 굽힘: 중립을 위해 넙다리뼈 가쪽돌립	20°~30° 굽힘: 넙다리뼈 가쪽 돌림	30° 굽힘: 넙다리뼈 가쪽돌림

Box 4-5

유각기 (Swing Phase) –계속

무릎 각도	30°~70° 굽힘: 정강이뼈 안쪽돌림	30°~0° 굽힘: 정강이뼈 가쪽 돌림	0° 굽힘: 정강이뼈 가쪽돌림
발목관절	발끝 들기를 위해 최대 20° 까지 빠르게 발등굽힘	중립	중립
목말밑관절	엎침	중립	5° 뒤침

환자 평가를 위한 일반적 접근 (General Approach to Patient Evaluation)

표 4-1 입각기 단계에서의 결함

	보상작용			
결함	초기 닿기	부하 반응기	중간 디딤기	후기 디딤기
감소된 발등굽힘	목말밑관절 엎침과 앞발 벌림 증가	발목뼈중간 관절엎침의 증가와 지속		발끝 밀기 능력 감소 조기 뒤꿈치 들기
외재근 또는 넙다리근 약화	가변발/지면접촉 지점	목말밑 관절의 엎침 증가 정강이뼈 돌림 증가	손상된 뒤침	발끝 밀기 능력의 감소
힙 돌림근 약화	Toe-in 보행	넙다리뼈 돌림 감소		
후족부 내반	목말밑관절 엎침 증가 발안쪽과 발 스트레스 증가	과도한 엎침		
First ray의 저운동성	중족부와 전족부의 위치 변화	중족부와 전족부의 불안정성	지면반력 분포 변화	발끝 밀기 능력 감소 조기 뒤꿈치 들기 재엎침 감소

표 4-1 입각기 단계에서의 결함

	보상작용			
결함	초기 닿기	부하 반응기	중간 디딤기	후기 디딤기
발바닥굽힘된 first ray	first ray의 지면 접촉	목말밑 관절의 엎침 감소	빠른 재엎침 충격흡수능력 감소	first ray의 압박 증가
전족부 내반		관절엎침의 증가와 지속	뒤침의 지연	발끝 밀기 힘의 감소와 불완전한 재엎침
전족부 외반		조기 뒤침 충격흡수능력 감소	발끝 밀기 힘의 감소	
족근골 융합	목말밑관절의 운동성 감소 또는 부재			
정강뼈 꼬임	목말밑관절의 엎침 보상작용 증가			
넙다리뼈 앞경사	Toe-in 보행 목말밑관절의 엎침 증가 2차적인 안쪽돌림			
다리길이 불일치	긴다리의 엎침 보상과 짧은 다리의 뒤침 보상			

표 4-2 유각기 단계에서의 결함

	보상작용		
결함	초기 흔듦기	중간 흔듦기	후기 흔듦기
뒤넙다리근 약화		무릎 굽힘 감소로 인한 보폭 감소	
엉덩 굽힘근 약화	엉덩이 굽힘 감소 발가락 들기 불가로 인한 추진력 감소: 보상 된 엉덩이 상승이 짧은 보폭길이와 함께 발생		
뒤넙다리근 찢김 또는 궁둥신경 병리			무릎 폄 감소와 감속 능력 결함
다리길이 불일치	유각기 짧은 다리쪽 골반 떨어짐		
엉덩 가쪽돌림근 긴장	발끝 밖으로 나가기		

보행 분석 관찰 소견 (Observational Gait Analysis Findings)

짧아진 보폭 길이 (Shortened Step Length)

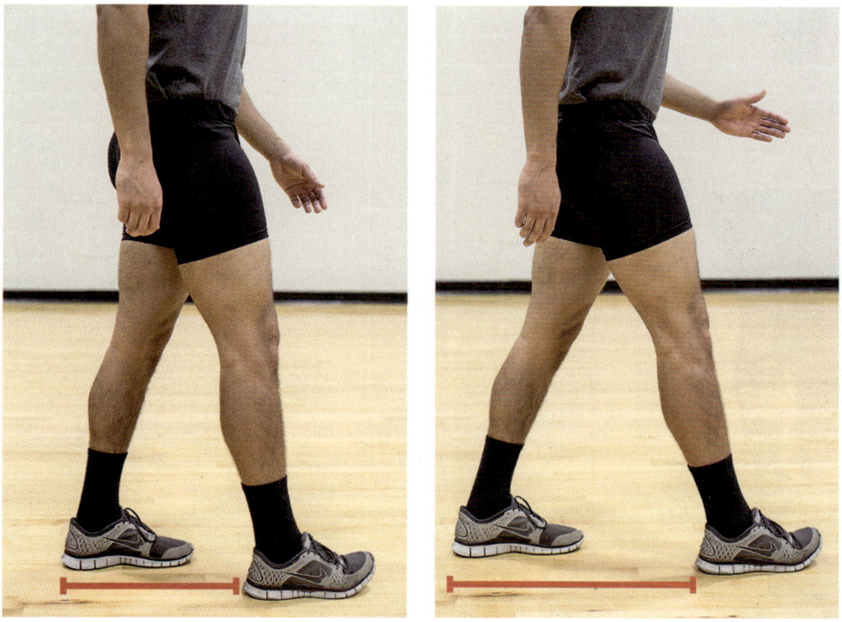

그림 4-2 ■ 짧아진 보폭 길이

비대칭 팔 스윙 (Asymmetrical Arm Swing)

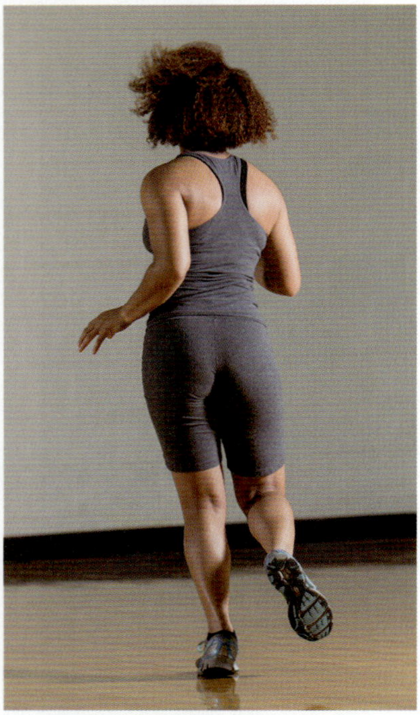

그림 4-3 ■ 비대칭 팔 스윙

Toe-In과 Toe-Out 보행 (Toe-In or Toe-Out Gait)

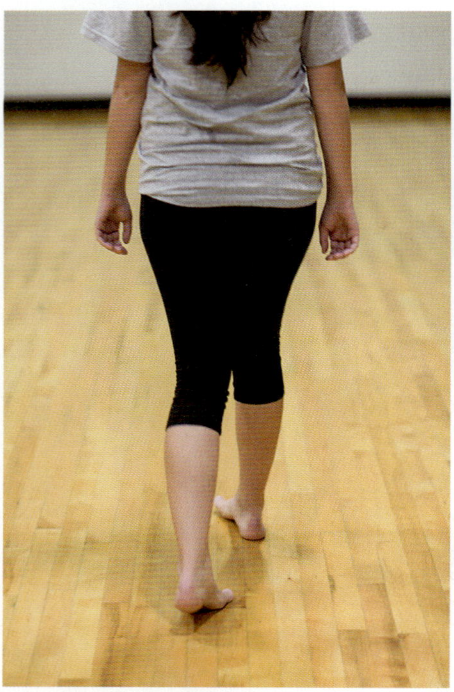

그림 4-4 ■ 보행 시 왼발의 Toe-In 보행

편위에 따른 보상 보행 (Compensatory Gait Deviations)

Box 4-6

편위에 따른 보상 보행 (Compensatory Gait Deviations)

큰볼기근 걸음

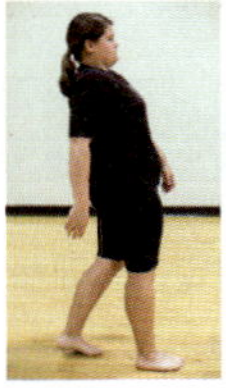

초기 접지시, 디딤기동안 가슴은 뒤쪽으로 처져있고 엉덩 관절의 폄이 유지된 상태이고, 자주 몸통이 비틀거림.

원인 : 큰볼기근의 마비 또는 약화

뻣뻣한 무릎 또는 엉덩 보행

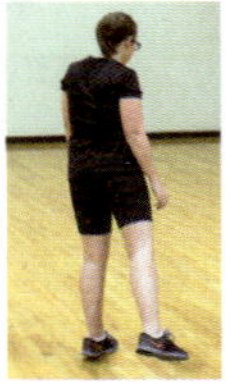

흔듦기 구간에서, 무릎과 엉덩이의 경직으로 인한 보상작용으로 다친다리는 정상 다리 보다 더 높이 들어 올리게 됨. 건측은 발바닥굽힘이 증가됨.

원인 : 운동범위의 감소로 인한 무릎의 병리 (반월판 또는 인대 파열) 또는 엉덩관절의 병리 (윤활주머니염 또는 근육 파열)

트렌델렌버그 보행 (중간 볼기근 보행)

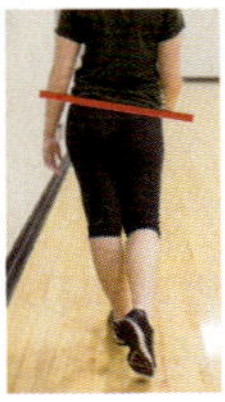

디딤기 구간에서 가슴은 다친 쪽 하지쪽으로 기울어진다. 이런 현상은 중력중심을 유지하고 문제 있는 쪽의 골반이 떨어지는 것을 방지하기 위함.

원인 : 중간볼기근의 약화

발꿈치뼈 보행

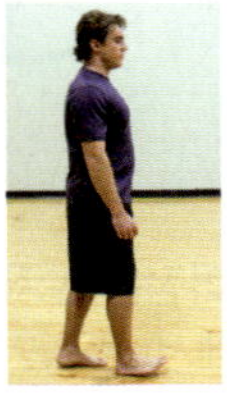

디딤기 구간에서, 환측 발목의 발등굽힘과 무릎의 굽힘 증가, 보폭 감소.

원인 : 발바닥굽힘의 약화 또는 마비나 앞쪽 발 또는 발가락에 무게가 실릴 때 물집, 엄지발가락굽음증, 종자뼈염 또는 발목삠와 같은 것에 의한 통증.

다음 페이지에 계속

Box 4-6

편위에 따른 보상 보행 (Compensatory Gait Deviations) –계속

허리근 절름발이

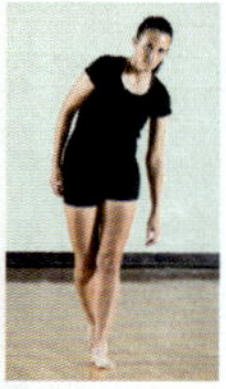

흔듦기 구간에서 바깥쪽 돌림과 몸통에서의 굽힘은 엉덩관절 모음을 유발함. 몸통과 골반의 움직임이 과도하게 나타남.

원인: 큰 허리근의 약화 또는 반사억제반응 (레그-칼베-페르테스병의 결과)

짧은 다리 보행

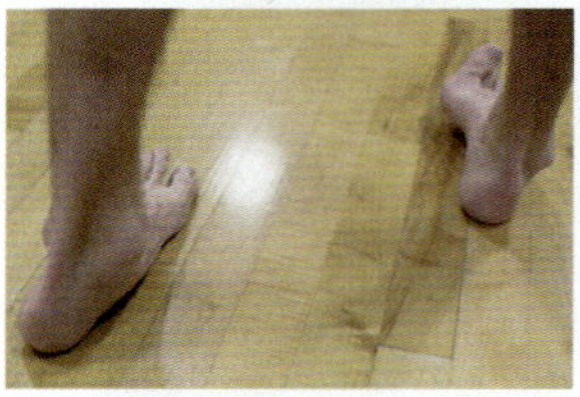

긴 다리쪽의 목말밑관절에서 엎침이 증가되어지고, 몸통이 긴쪽 하지로 이동.

원인: 실제 (해부학적) 다리길이 차이; 오른쪽 다리가 더 김.

발처짐 걸음

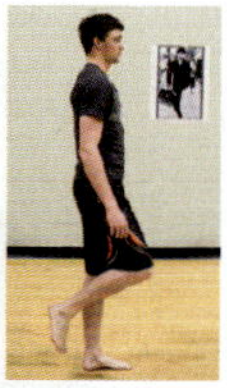

초기접촉때 발 떨어짐은 발처짐 때문이다. 흔듦기 동안 문제가 있는 다리에서 엉덩관절 굽힘과 무릎관절 굽힘의 증가는 발가락이 끌리는 것을 방지하기 위해 발을 높이 드는 패턴의 보상 보행을 하게 됨

원인: 발등굽힘근의 약화나 마비

벌림 꼬임 (Abductory Twist) 보행

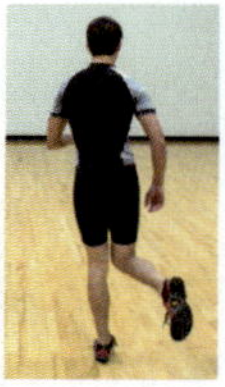

발꿈치를 뗄 때 발이 갑자기 벌림으로 시작되고 흔듦기 구간에서 모음 방향으로 뒤틀어짐; 종종 과도한 엎침이 보이기도 함.

원인: 엉덩관절 바깥돌림근과 벌림근 약화; 첫 번째 발허리발가락관의 구축

COM = center of mass; ROM = range of motion

SECTION 2
하지 검사 (Lower Extremity Examination)

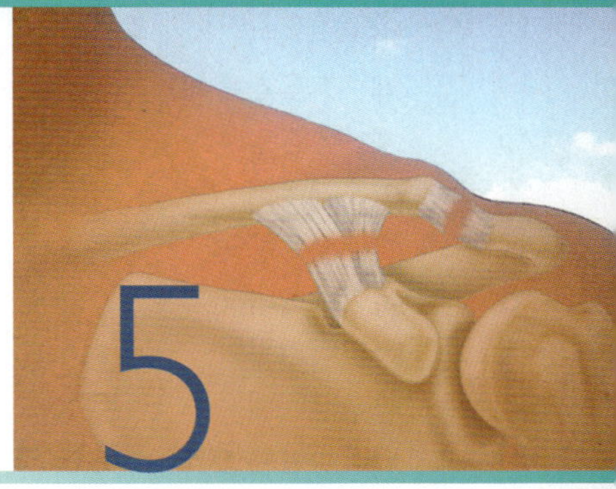

CHAPTER 5

발과 발가락의 병리 (Foot and Toe Pathologies)

발과 발가락의 임상 검사 (Clinical Examination of Foot and Toes)

병력 (History)

검사흐름도 (Examination Map)

병력

과거 내과적 병력
현재 상태에 대한 병력

기능적 평가

보행분석
증상이 높은 문제

시진

발전반에 대한 시진
일반적인 발 형태 분류
Feiss 선
목말밑관절에서 발의 위치 평가

발가락에 대한 시진
병리학적인 발가락 위치
제1 열의 자세

안쪽 구조물에 대한 시진
안쪽 종아치

가쪽 구조물에 대한 시진
제5 발허리뼈

상방 구조물에 대한 시진
장족지건

족지부에 대한 시진
족저근막
안쪽 발꿈치뼈 돌기
굳은살/물집형성

뒤쪽 구조물에 대한 시진
발꿈치힘줄
발꿈치뼈
뒤발꿈치뼈 뼈돌기

발과 발꿈치뼈의 정렬에 대한 시진
목말밑관절 중립위치 평가
목말밑관절 중립시 발 자세 평가
제1 족근 중족관절 위치

다음 페이지에 계속 84

촉진

안쪽 구조물 촉진
제1 중족족지 관절
제1 중족골
안쪽쐐기뼈
발배뼈
목말뼈머리
목말받침돌기
종주상인대
안쪽목말뼈돌기
발꿈치뼈
뒤정강근
긴엄지발가락굽힘근
긴발가락굽힘근
뒤정강동맥

가쪽 구조물 촉진
제5 중족족지관절
제5 발허리뼈
붓돌기
입방뼈
가쪽발꿈치뼈경계
비골근돌기
비골근건

상방 구조물 촉진
각발허리뼈
쐐기뼈
발배뼈
목말뼈상부
짧은발가락폄근
하폄지대
앞정강근
긴엄지발가락폄근
긴발가락폄근
후배동맥

하방 구조물 촉진
안쪽발꿈치돌기
족저근막
지간신경종
가쪽발허리뼈머리
종자뼈

관절과 근기능 검사

각도측정
후족부 안쪽 및 가쪽번짐
제1 중족족지관절 벌림
중족족지관절 굽힘 및 폄

능동관절운동범위
발가락 굽힘
발가락 폄

도수근력 검사
발가락 굽힘
발가락 폄

수동관절운동범위
발가락 굽힘
발가락 폄
제1 열의 운동성

관절 안정성 검사

부하 검사
중족지관절 및 지간관절

■ 바깥굽음 및 안쪽굽음 부하 검사

관절 활주 검사
발허리사이관절
발목중족관절
발목뼈관절

신경학적 검사

L4~S2 신경근
발목근 터널 증후군
지간신경종

혈관 검사

발등동맥
후경골동맥
모세혈관 혈류

병리학적 특수 검사

발의 형태
발배뼈 낙하 검사
요족
발바닥근막염

유연성편평발 검사
족저근막 파열
뒤쪽뼈 돌기
발목굴절 유합
발목굴 터널 증후군
발등굽힘 및 가쪽번짐 검사
중족골 골절
급성 골절
스트레스 골절

리스프링관절 손상
발가락 골절
지간신경종
Mulder 증후
무지강직증
무지외반증
제1 중족족지관절 삠
종자뼈염

시진 (Inspection)

발의 시진 (Inspection of the Foot)

시진소견 (Inspection Findings) 5–1

일반적인 발의 모양의 분류 (체중부하)

	편평발 (편평족)	중립	흰발 (요족)
	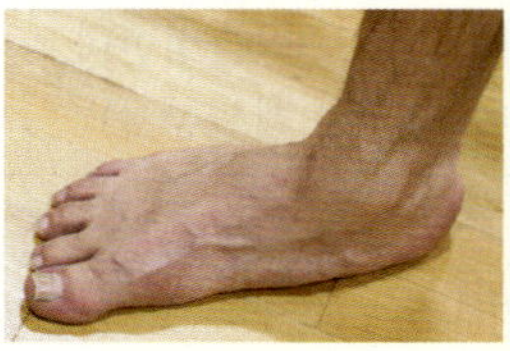	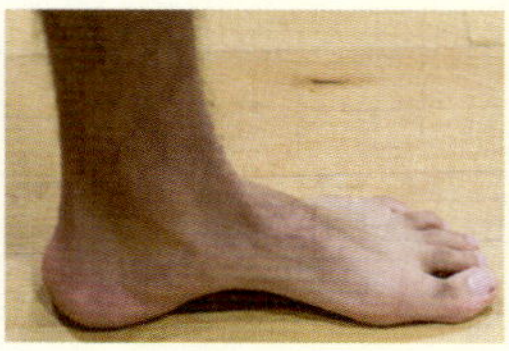	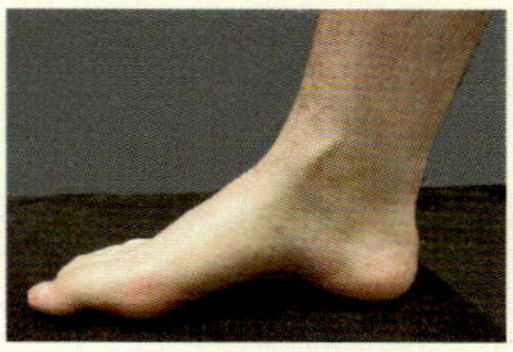
기술 (Description)	안쪽의 돌출; 앞쪽발의 벌림; 가쪽번짐된 발꿈치뼈. 목말발배관절 부위에서 안쪽이 튀어나온 것은 목말뼈의 과도한 안쪽번짐을 의미. 안쪽 아치는 낮아지게 되는데 이는 Feiss 선으로 알수 있고, 이는 제1발허리뼈머리와 발배뼈 돌기, 안쪽 복사뼈를 잇는 선을 의미.	발꿈치뼈가 약간 가쪽번짐. 안쪽은 튀어나오지 않음. Feiss 선은 발배뼈의 안쪽으로 가장 튀어나온 부위는 안쪽 복사뼈의 끝과 제1 발허리뼈머리의 발바닥과 연결됨.	지면에서 발뒤꿈치뼈와 수직으로 3° 이상 안쪽 번짐 되어있음. Feiss 선으로 볼 때 아치가 높음.

MT = metatarsal; MTP = metatarsophalangeal

특수 검사 (Selective Tissue Test) 5-1

세로활각 (Longitudinal Arch Angle)

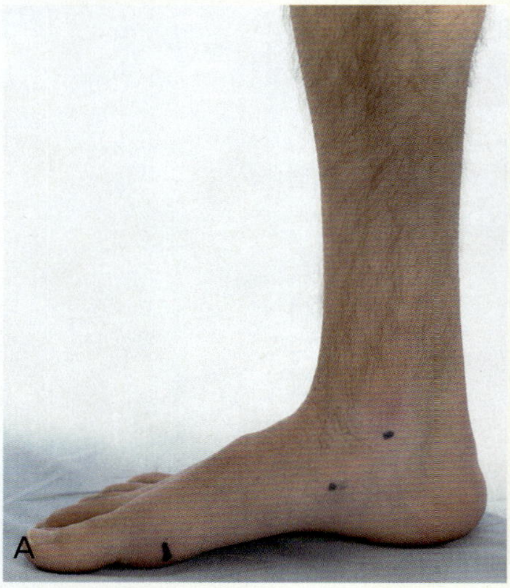

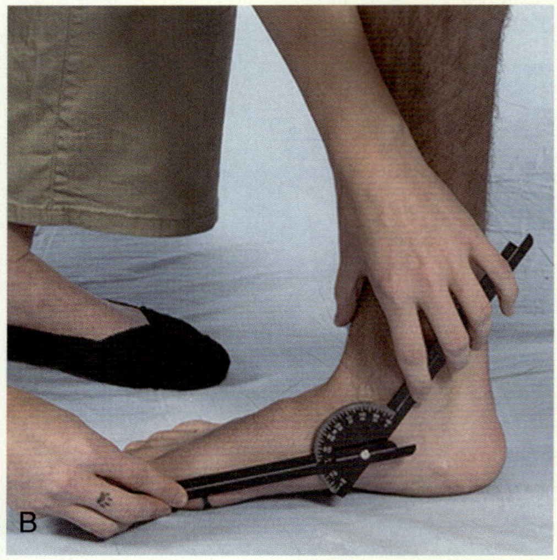

환자 자세	목말밑관절을 중립상태로 놓은 상태로 앉음
검사자의 자세	환자의 발 옆에 위치
평가 절차	(A) 1번째 발허리뼈, 발배뼈의 거친면 그리고 안쪽 복사뼈의 꼭지점을 확인하고 점을 찍는다. (B) 위의 세 개의 점이 만드는 선을 따라서 각도계를 이용하여 측정한다. 환자가 일어섰을 때 어떻게 변하는지 다시 한 번 측정한다. 첫 번째와 두 번째 각도 측정이 얼마나 다른지 계산한다.
양성 반응 검사	각도에 따른 발의 자세

정적 자세	운동범위
매우 낮은 활 < 120°	>19° = 매우 유연함
낮은 활 121~130°	19° ~ 13° = 유연함
정상 131~142°	13° ~ −1° = 정상
높은 활 153~162°	−1° ~ −7° = 경직됨
매우 높은 활 162°	< −7° = 매우 경직됨

근거

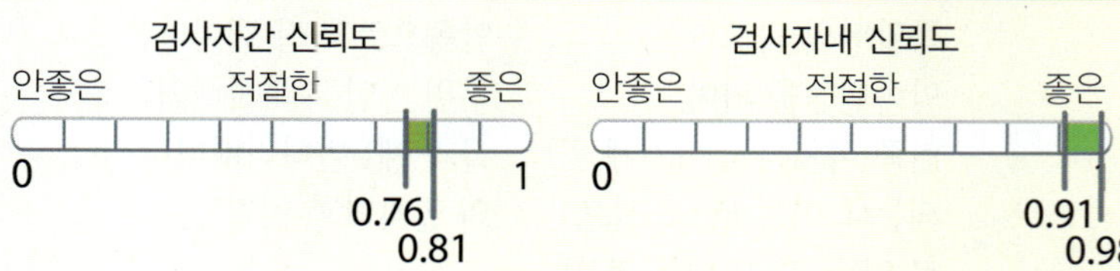

MT = metatarsal; ROM = range of motion; STJN = subtalar joint neutral

발가락의 시진 (Inspection of the Toes)

시진소견 (Inspection Findings) 5–2

병리학적인 발가락의 모양 (Pathological Toe Postures)

	갈퀴족	망치족	모르톤 발가락	무지외반증
관찰 (Observation)	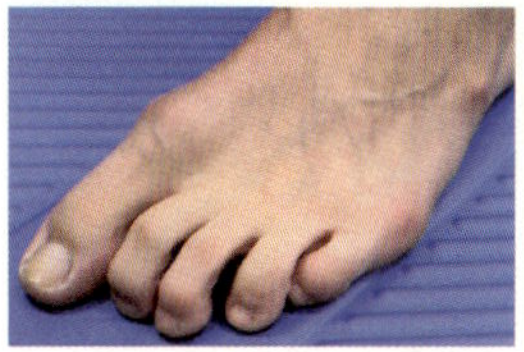	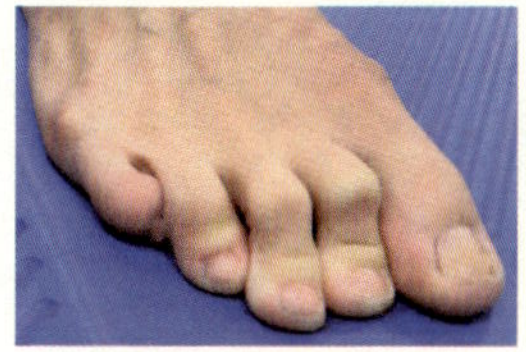	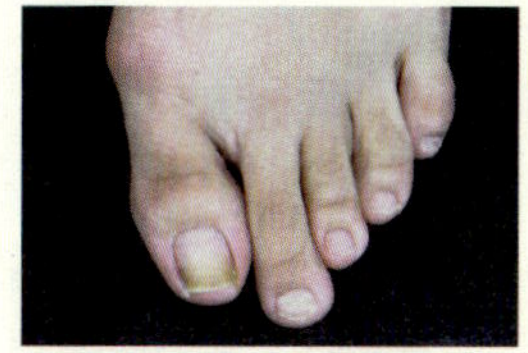	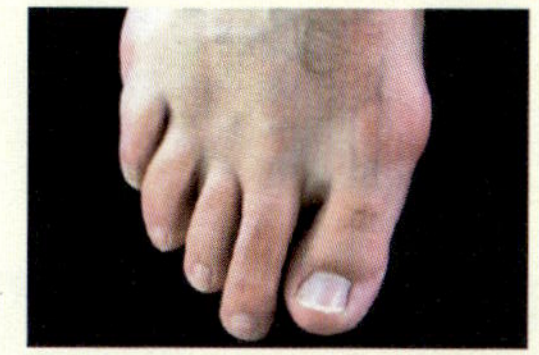
도해 (Illustration)	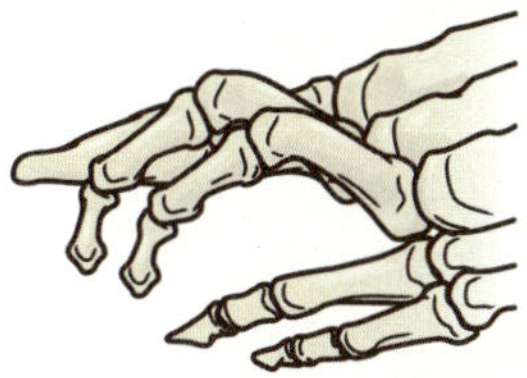	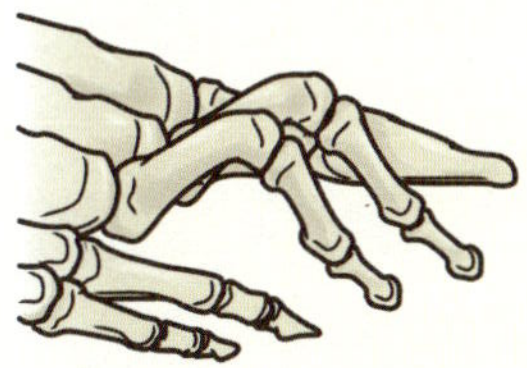	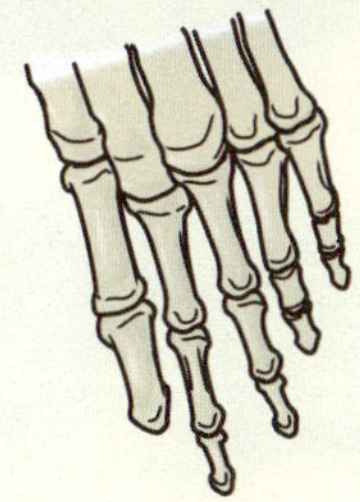	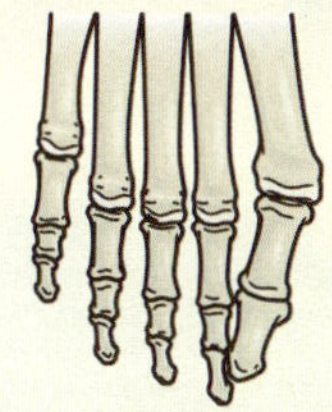
변형 (Deviation)	뼈사이근과 벌레근의 점진적 구축	폄근과 굽힘근의 구축 몸쪽발가락뼈를 중립으로 위치시키려는 뼈사이근의 능력 소실	제2 발허리뼈가 제1 발허리뼈보다 길어보이나 제1 발허리뼈가 짧은 것이다.	점차적인 발허리발가락관절의 탈구. 안쪽에 활액낭염이 발생. 가쪽으로 전위되면서 제2 발가락 방해.
기술 (Description)	발허리발가락관절의 과다폄과 먼쪽발가락 관절, 몸쪽발가락관절의 굽힘. 가쪽 네 개의 발가락에 영향을 미침	발허리발가락관절과 먼쪽발가락관절이 과다폄되고 몸쪽발가락관절의 굽힘	발의 자세는 정상이나 제2 발허리뼈가 길다.	20° 이상의 각도를 벗어나고 제1, 2 발가락이 겹친다.

DIP = distal interphalangeal; MTP = metatarsophalangeal.

뒤쪽 구조물의 시진 (Inspection of the posterior structures)

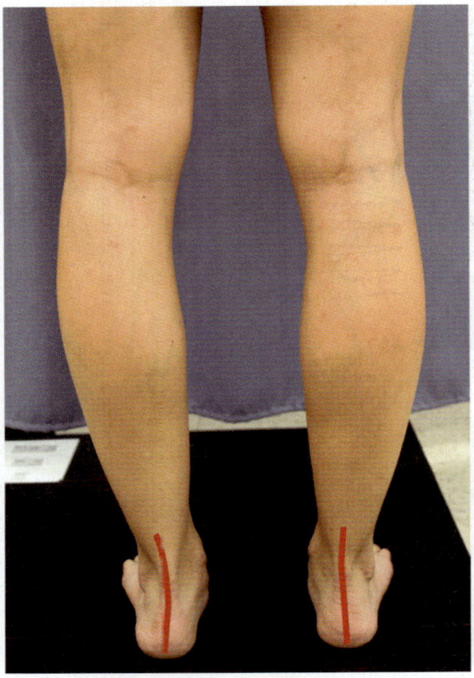

그림 5-1 ■ 발꿈치힘줄이 편평방을 이룬다. 발굼치뼈가 바깥굽음 (외번, valgus)되면서 발꿈치힘줄이 안쪽으로 휜다.

발과 종골 정렬 시진 (Inspection of Foot and Calcaneal Alignment)

특수 검사 (Selective Tissue Test) 5-2

목말밑관절 중립에서의 평가 (Assessment of Subtalar Joint Neutral)

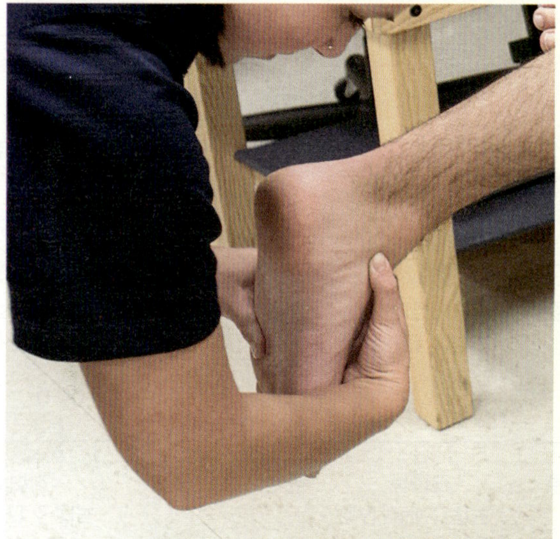

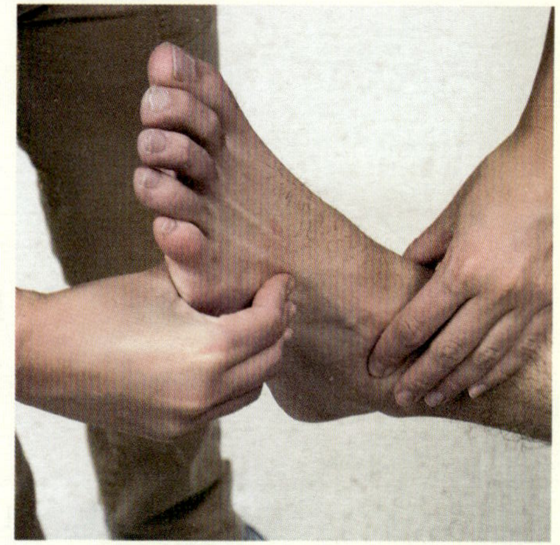

환자 자세	발을 테이블 밖으로 내놓고 엎드려 눕게 한다. 검사하지 않는 다리는 엉덩관절의 굽힘, 벌림, 바깥돌림시키고 무릎은 구부린다 (4자 모양자세).
검사자의 자세	환자의 발쪽에 위치한다. 엄지와 집게 손가락은 발목관절 앞에 놓고 목말뼈 머리부분의 안쪽과 바깥쪽 면을 촉진한다. 반대손의 엄지와 집게손가락은 4번째 5번째 발허리뼈를 잡고, 연부조직의 저항이 있을 때까지 부드럽게 발등굽힘을 하도록 힘을 가한다.
평가 절차	목말뼈에 위치한 손을 잡고 있는 동안 검사자는 다른 손으로 발의 엎침과 뒤침을 수동적으로 시킨다. 중립자세는 목말뼈가 엄지와 집게손가락 사이에 대칭적으로 잡혔을 때이다. 이 위치로부터, 앞발과 뒤발의 위치가 측정되어진다. (시진 소견 8.3 참조)

특수 검사 (Selective Tissue Test) 5-2

목말밑관절 중립에서의 평가 (Assessment of Subtalar Joint Neutral) –계속

각도계는 목말밑관절과 발꿈치뼈의 중립자세에 있을 때 객관적으로 평가 할 수 있다.
- 몸쪽 발꿈치뼈의 받침점보다 위쪽으로 정렬
- 몸쪽 고정팔이 종아리를 이등분하게 함
- 먼쪽 움직임팔이 발꿈치뼈를 이등분하게 함

변형 환자가 앉을 때나 서있을 때 목말밑관절의 중립을 평가할 수 있다. 하늘을 보고 누워있는 자세에서도 평가 할 수 있다.

해설 정적인 발의 자세 평가는 기능적 평가와 함께 해야 한다.

근거

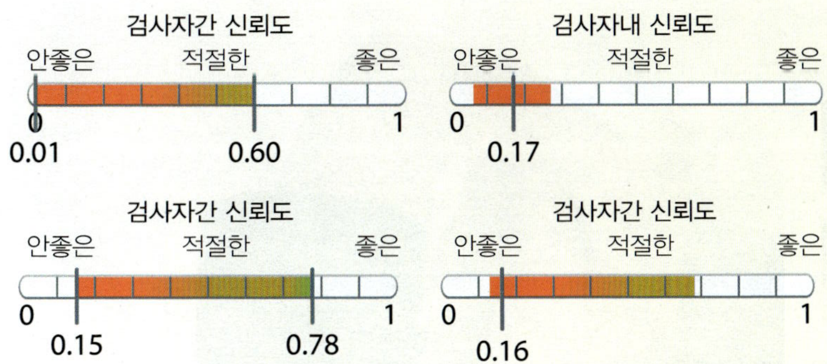

MT = metatarsal; STJ = subtalar joint; STJN = subtalar joint neutral

시진소견 (Inspection Findings) 5–3

비체중부하 목발밑관절 중립에서 나타나는 일반적인 발자세

	전족부 안쪽번짐	전족부 가쪽번짐	후족부 안쪽번짐	후족부 가쪽번짐
도해 (Illustration)	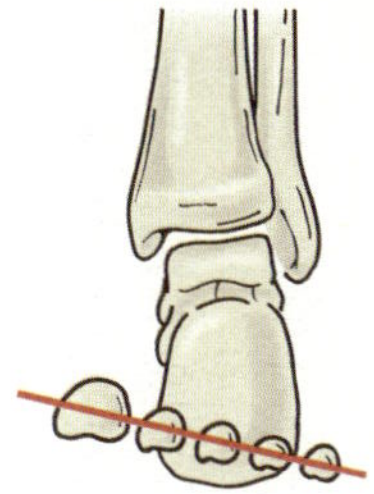	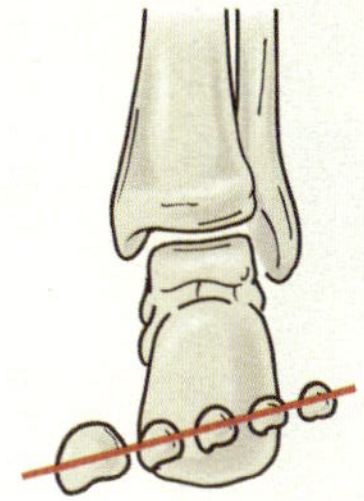	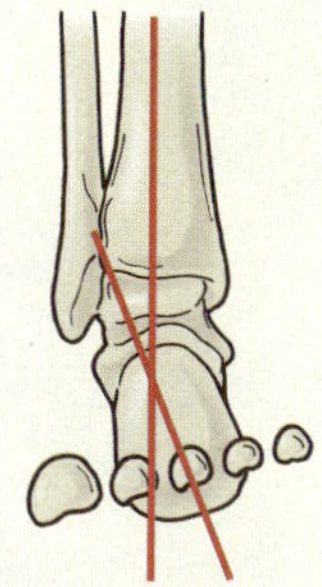	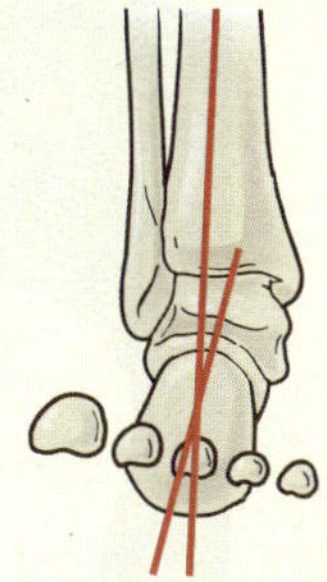
자세 (Posture)				
발꿈치뼈는 수직이거나 3° 이내로 약간 안쪽번짐 발허리뼈머리는 발꿈치뼈에 수직	발허리뼈머리가 후족부에 대해 안쪽 번짐되고 정상에서 1~8° 안쪽번짐.	후족부에 대해 발허리뼈머리가 외번됨. 제1 열 바닥쪽 굽힘되어 전족부 외번됨	발꿈치뼈가 안쪽번지고 정강뼈에 대해 안쪽으로 휘고 발달 시에 완전히 펴지지않게 됨	발꿈치뼈가 정강뼈 축에 대해 외번되고 후족부가 외번되지도 않는다.
보상 (Compensation)	정적체중부하 시 전족부는 벌림외번되고 편평발이 됨. 보행 시에 엎침이 심해지고 잘 닿지 않는다.	정적체중부하 시 종족부가 뒤침 (회외, supination)되고 발은 요족의 형태를 띤다. 보행 시 제1 발허리뼈머리가 먼저 지면에 닿는다.	충분한 목말밑관절 유동성으로 보행시에 후족부가 엎침 (회내, pronation)됨.	후족부의 과운동성이 보이고 엎침 (회내, pronation) 됨.
근거	검사자간 신뢰도 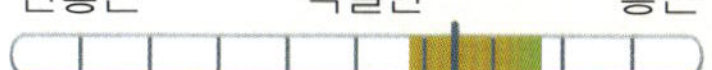	검사자내 신뢰도 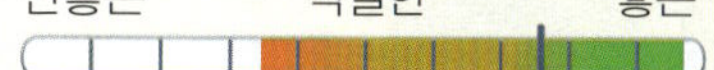		

MT (metatarsal) = 발허리뼈

Observation figures from Donatelli, RA; Biomechanics of the Foot and Ankle. Philadelphia, FA Davis, 1990.

특수 검사 (Selective Tissue Test) 5-3

첫 번째 발목발허리 관절의 운동성과 위치평가

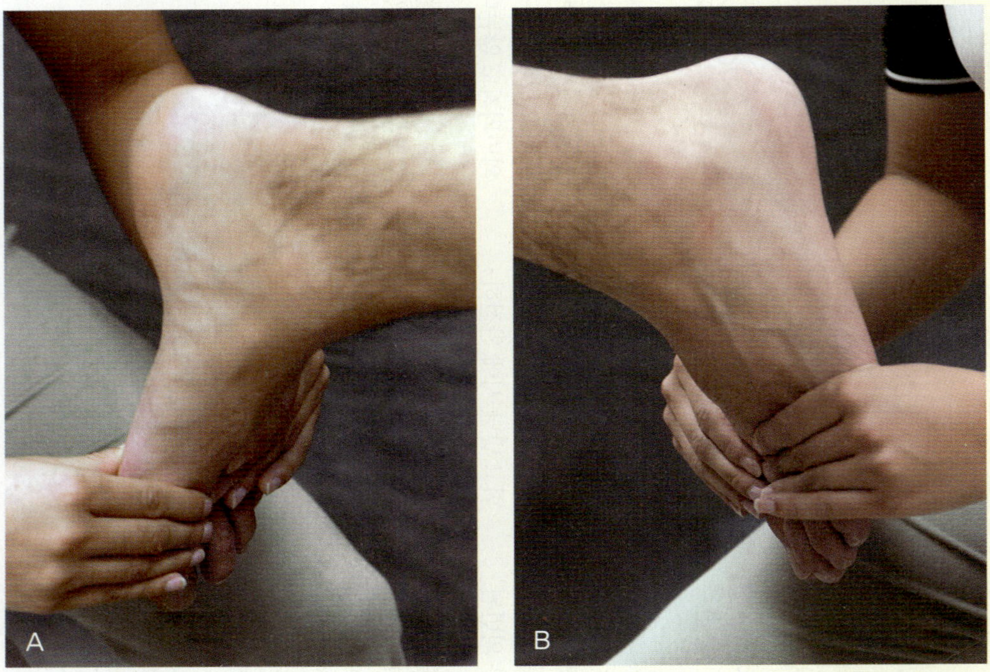

제 1열의 정적 위치와 운동성은 발의 역학에 영향을 미치며 비체중부하 목말밑관절 중립위치에서 평가해야 한다.
(A) 안쪽 사진 (B) 가쪽사진.

환자 자세	테이블 끝에 발을 내밀고 중립위치에서 목말밑관절과 발목관절을 이용한다 (특수 검사 5.2를 보시오). 검사하지 않는 발은 엉덩관절을 구부리고 바깥돌기하고 무릎을 구부린다 (4자 모양자세).
검사자의 자세	네 개의 발허리뼈머리를 잡고 제1 발허리뼈머리를 감싸쥔다.
평가 절차	제1 발허리뼈머리의 중립위치를 본다. 제1 발허리뼈머리의 바닥쪽굽힘과 발등굽힘은 기술한다.
양성 반응 검사	굳어있는 제1 열은 중립위로 놓이지 않는다. 부드러운 관절은 중립위로 놓을 수 있다. 바닥쪽굽힘된 제1 열은 나머지 발허리뼈에 대해 아래로 내려온다.
의미	굳어져 바닥쪽굽힘된 제1 열은 조기 뒤침을 일으켜 보행 시 충격흡수능력을 떨어뜨린다. 피로 골절이나 종자뼈에 문제를 일으킨다. 과운동성 제1 열은 발허리뼈 통증이나 무지외반증을 일으킨다.
변형	자를 이용하여 기록하는 것은 검사자의 신뢰도가 떨어진다 (ICC=0.05;SEM=1.2mm)[3].
해설	전족부 외번은 제1 열의 바닥쪽굽힘과 혼동될 수 있다.
근거	제1 발허리뼈머리 과운동성은 검사자간 신빙성이 떨어지고 검사자에 따라 다르게 나타난다 (k=0.16). 기계적인 관측은 신뢰도가 떨어진다 (ICC=0.05)[3].

촉진 (PALPATION)

안쪽의 촉진 (Palpation of the Medial Structures)

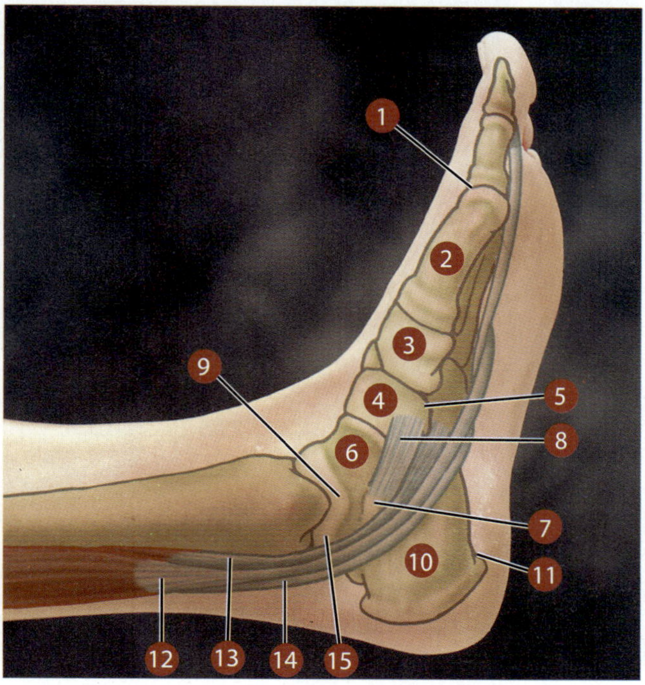

1 제1 발허리발가락 관절 (First MTP joint)

2 제1 발허리뼈 (First metatarsal)

3 제1 쐐기뼈 (First cuneiform)

4-5 발배뼈 5. 발배뼈 결절 (Navicular tuberosity)

6 목말뼈머리 (Talar head)

7 목말받침돌기 (Sustentaculum tali)

8 발꿈치발배뼈인대 (Calcaneonavicular)

9 목말뼈 안쪽 돌기 (Medial talar tubercle)

10-11 발꿈치뼈 (Calcaneus) 11. 안쪽 발꿈치뼈 결절

안쪽 힘줄 12-14 (Medial tendon)

12 긴엄지발가락굽힘근힘줄 (Flexor hallucis longus)

13 뒤정강근힘줄 (Tibialis posterior)

14 긴발가락굽힘근힘줄 (Flexor digitorum longus)

15 뒤정강 동맥 맥박 (Posterior tibial pulse)

가쪽 구조의 촉진 (Palpation of the Lateral Structures)

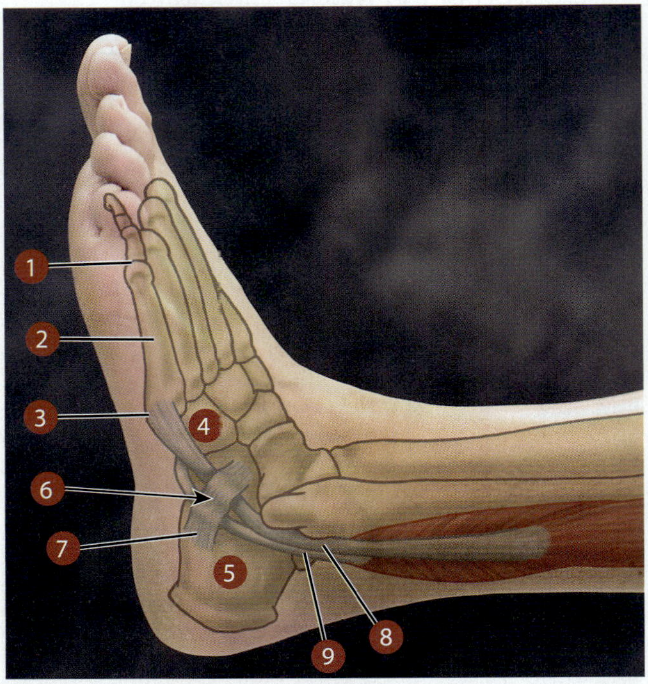

1 제5 발허리발가락 관절 (Fifth MTP joint)

2 제5 발허리뼈 (Fifth metatarsal)

3 붓돌기 (Styloid process)

4 입방뼈 (Cuboid)

5 가쪽 발꿈치뼈 경계 (Lateral calcaneal border)

6 종아리뼈결절 (Peroneal tubercle)

7 하방 종아리 지지대 (Inferior peroneal retinaculum)

8 긴종아리근힘줄과 (Peroneus brevis)

9 짧은종아리근힘줄 (Peroneus longus)

발등구조물의 촉진 (Palpation of the Dorsal Structures)

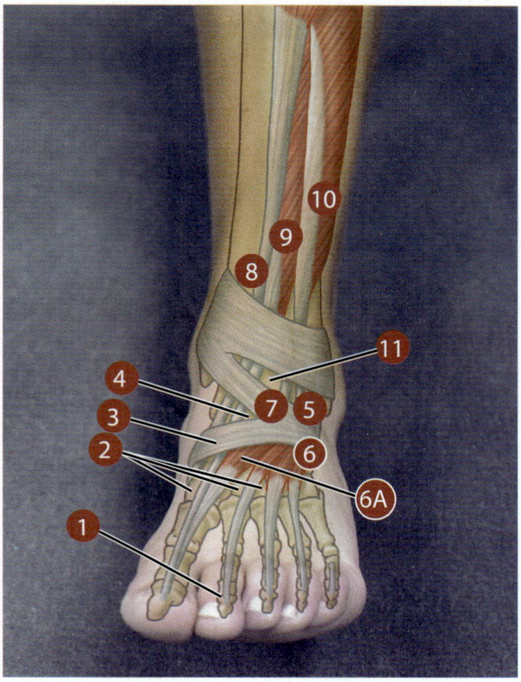

1 족부의 열 (Rays)

2 쐐기뼈 (Cuneiforms)

3 발배뼈 (Navicular)

4 목말뼈상부 (Dome of the talus)

5 목말뼈동 (Sinus tarsi)

6 짧은발가락폄근 (Extensor digitorum brevis)

7 하방 폄 지대 (Inferior extensor retinaculum)

8 앞정강근힘줄 (Tibialis anterior)

9 긴엄지발가락폄근 (Extensor hallucis longus)

10 긴발가락폄근 (Extensor digitorum longus)

11 발등 동맥 맥박 (Dorsalis pedis pulse)

발바닥 구조물의 촉진 (Palpation of the Plantar Structures)

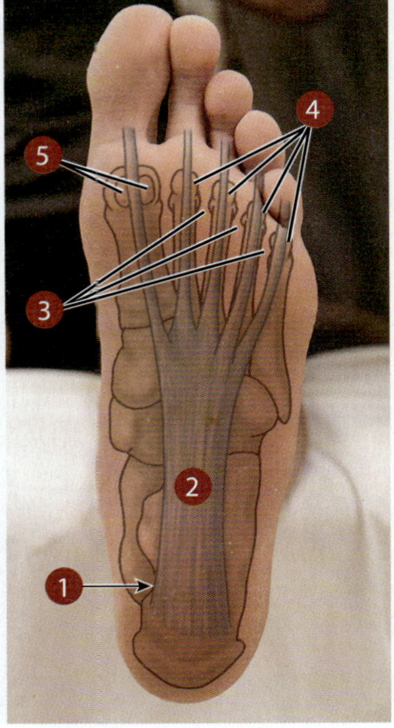

1 안쪽 발꿈치뼈 결절 (Medial calcaneal tubercle)

2 발바닥 근막 (Plantar fascia)

3 지간 신경종 (Intermetatarsal neuroma)

4 측면 네 개의 발허리뼈머리 (Lateral four metatarsal heads)

5 엄지발가락의 종자뼈 (Sesamoid bones of the great toe)

관절과 근기능 검사 (Joint and Muscle Function Assessment)

각도측정 (Goniometry) 5-1
후족부의 안쪽번짐과 가쪽번짐 (Rearfoot Inversion and Eversion)

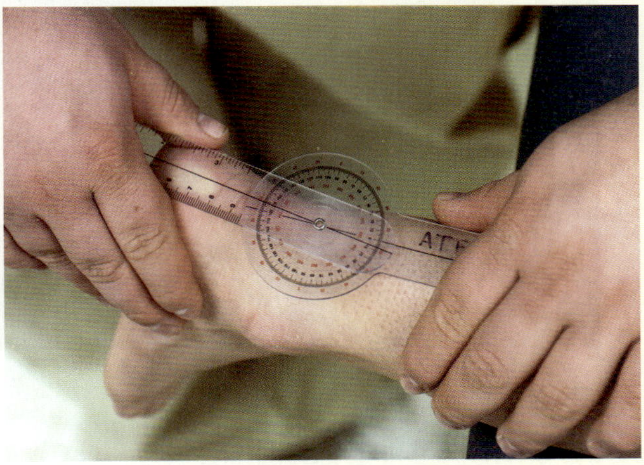

안쪽번짐 0~30° 가쪽번짐 0~5°

환자 자세	엎드린 자세로 목말밑관절 중립위치.
각도계 정렬	
축	축은 양 복사뼈를 이등분하는 발꿈치힘줄 가운데 위치시킴.
몸쪽 팔	하지의 중심에 위치.
먼쪽 팔	발꿈치뼈의 중심에 위치.
근거	검사자간 신뢰도 (안좋은 – 적절한 – 좋은; 0–1): 0.62 검사자내 신뢰도 (안좋은 – 적절한 – 좋은; 0–1): 0.15

STJ (subtalar joint) = 목말밑관절

각도측정 (Goniometry) 5-2

제1 발허리발가락관절의 벌림각 (First Metatarsophalangeal Alignment)

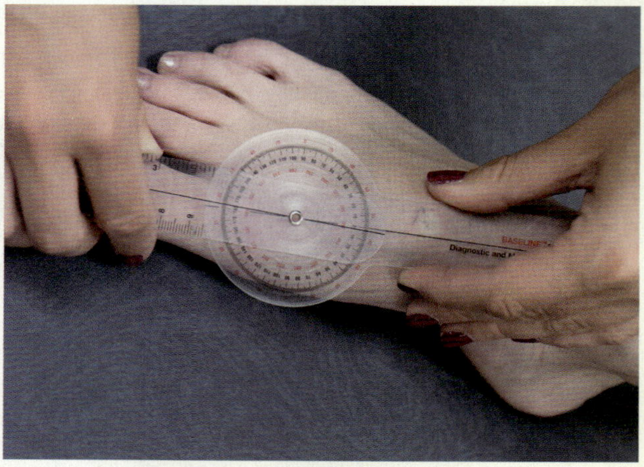

환자 자세	목말밑관절 중립위치에서 바르게 눕거나 앉는다.
각도계 정렬	
축	발허리발가락관절 후방부 중심에 위치.
몸쪽 팔	발허리뼈 축의 중심에 위치.
먼쪽 팔	몸쪽 발가락뼈 중심에 위치.
근거	측정 시 제 1 발허리발가락을 인위적으로 벌림 시켜놓고 수행한다. (두번째 발가락에 비례)

MTP (metatarsophalangeal) = 발허리발가락관절 ; STJ (subtalar joint) = 목말밑관절.

각도측정 (Goniometry) 5-3
발허리발가락관절의 굽힘과 폄 (Metatarsophalangeal Flexion and Extension)

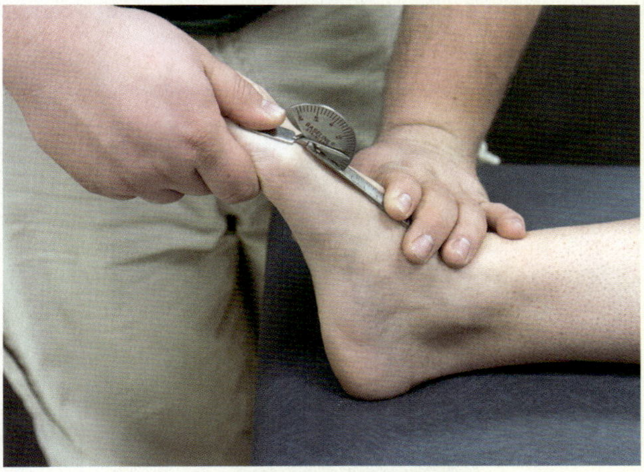

굽힘 0~70° 폄 0~30°

환자 자세	발목관절 중립위치로 바르게 눕는다.
각도계 정렬	
축	발허리발가락관절 후방부 중심에 위치.
몸쪽 팔	발허리뼈 축의 중심에 위치.
먼쪽 팔	몸쪽 발가락뼈 중심에 위치.

MT = metatarsal; MTP = metatarsophalangeal

도수근력 검사 (Manual Muscle Tests)

도수근력 검사 (Manual Muscle Test) 5-1
발가락의 굽힘 (Toe Flexion)

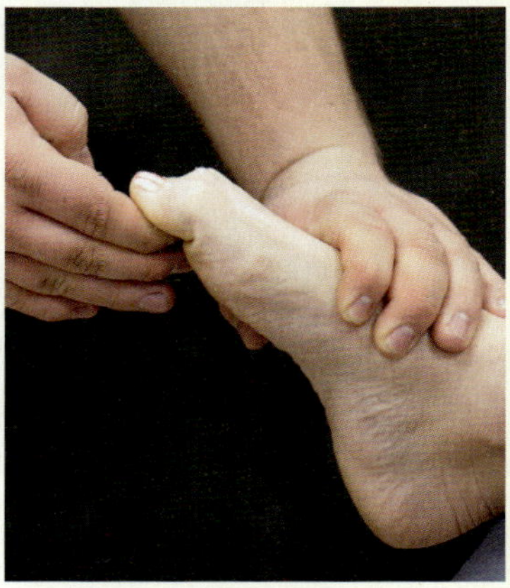
엄지발가락 굽힘

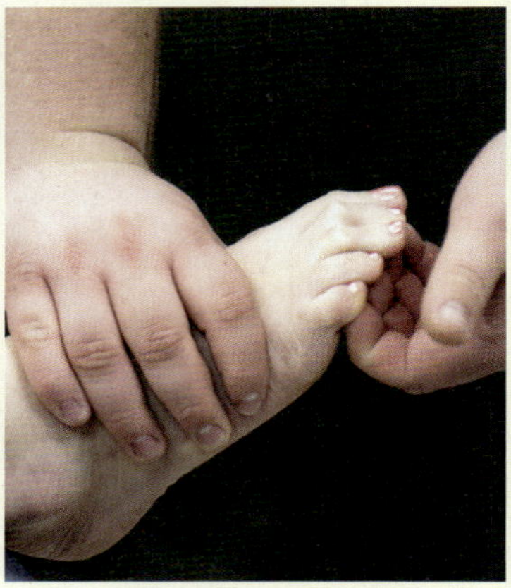
가쪽 발가락의 굽힘

환자 자세	중립상태로 발목을 놓는다.	
시작 자세	발가락을 중립위치에 놓는다.	
안정화	발허리뼈 몸쪽부를 잡고 전족부를 안정화시킨다.	
저항	발가락의 아래부분 전장에 걸쳐	작은 족지들의 아래부분에도
주된 작용근 (신경지배)	긴 엄지 굽힘근 : 지간관절 (L4, L5, S1) 긴 발가락 굽힘근 : 먼쪽지간관절 (L5,S1)	짧은 엄지 굽힘근 : 발허리 발가락 관절 (L4, L5, S1) 짧은 발가락 굽힘근 : 몸쪽지간관절 (L4, L5, S1) 소지굴곡근 : 제5 발허리발가락관절 (S1, S2)
2차 작용근 (신경지배)		뒤쪽 뼈사이근 : 발허리발가락관절 (S1, S2) 발바닥 뼈사이근 : 발허리발가락관절 (S1, S2) 벌레근 : 발허리발가락관절 (제1, L4, L5, S1, 제2, 5, S1, S2)
보상/대체	지간관절 굽힘, 발목 발바닥 굽힘	발목 발바닥 굽힘
해설		발가락 굽힘근들이 전체적으로 발허리발가락 관절을 굽힘

도수근력 검사 (Manual Muscle Test) 5–2

발가락의 폄 (Toe Extension)

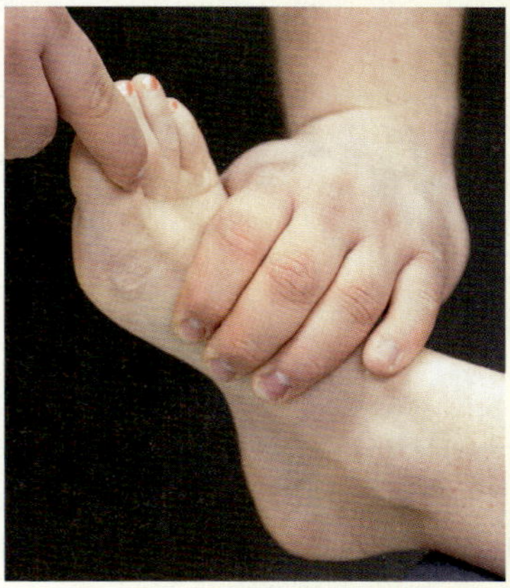

엄지발가락 폄

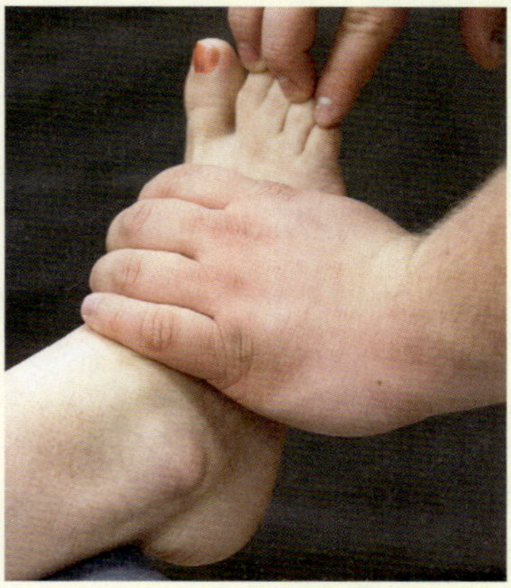

발가락폄

환자 자세	발목 중립 자세	
시작 자세	발가락의 중립 자세	
안정화	발허리뼈 몸쪽부를 손으로 잡고 전족부를 안정화시킨다.	
저항	무지의 몸쪽지골의 뒤쪽면	제2–5 발가락 몸쪽지골의 후방면
주된 작용근 (신경지배)	긴 엄지 굽힘근 (L4, L5, S1) 긴 발가락 굽힘근 (L4, L5, S1)	짧은 엄지 굽힘근 (L5, S1) 짧은 발가락 굽힘근 (L5, S1) 뒤쪽 뼈사이근 : 지관관절폄 (S1, S2) 발바닥 뼈사이근 : 지관관절폄 (S1, S2) 벌레근 (지간관절폄)
보상/대체	앞정강근	앞정강근

IP = interphalangeal; MT = metatarsal

수동적 관절운동범위 (Passive Range of Motion)

표 5-1 발과 발가락 관절주머니 양상 (capsular patterns)과 끝느낌 (end-feels)

관절주머니 양상 (Capsular patterns)	
중간발목뼈 관절	발등굽힘, 발바닥굽힘, 모음, 안쪽돌림
발허리발가락관절 : 엄지발가락	폄, 굽힘
발허리발가락관절 : 제2–제5 발가락	폄, 굽힘
끝느낌 (End-feels)	
발가락의 굽힘	발가락 폄근의 강직
발가락의 폄	발가락 굽힘근의 강직
발가락 (MTP)의 벌림	연부조직의 스트레칭 (근육, 관절주머니, 인대)
발가락 (MTP)의 모음	연부조직의 스트레칭 (근육, 관절주머니, 인대)

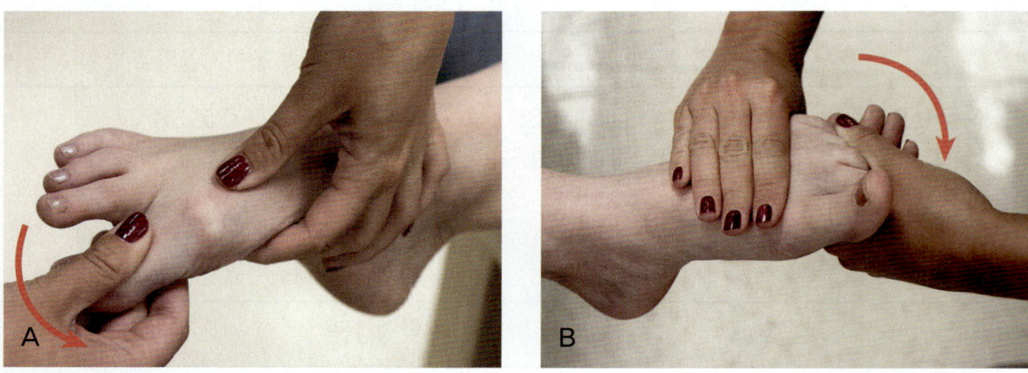

그림 5-2 ■ (A) 무지와 (B) 나머지 작은 발가락의 수동 굽힘.

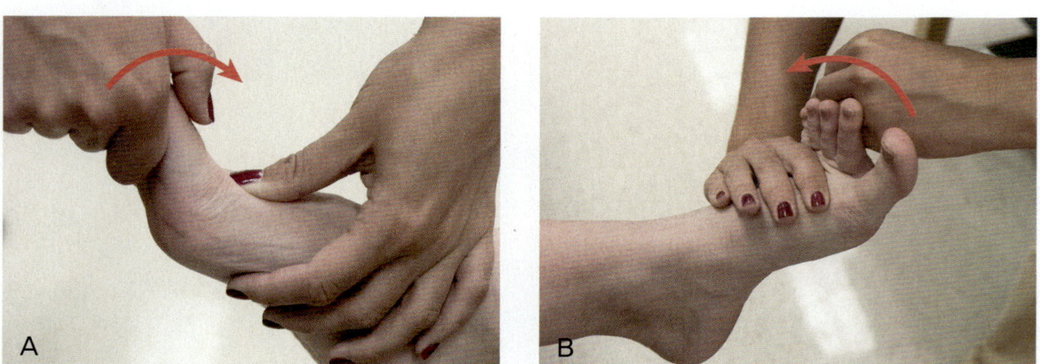

그림 5-3 ■ (A) 무지와 (B) 나머지 작은 발가락의 폄.

관절 안정성 검사 (Joint Stability Tests)

부하 검사 (Stress Test) 5-1

발허리발가락관절, 발가락뼈사이관절에 바깥굽음 및 안쪽굽음력 부하 검사

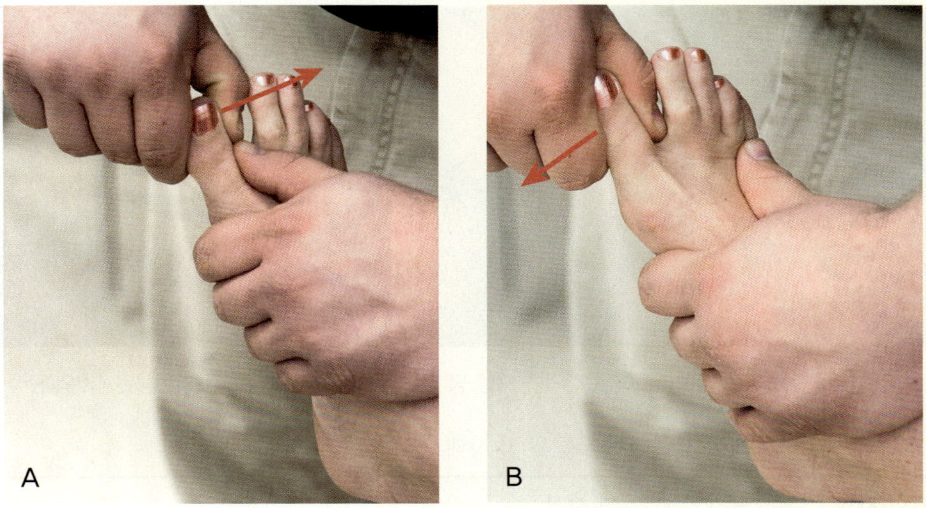

발가락관절낭인대의 부하 검사 : (A) 지간관절에 외번력을 가함. (B) 종족족지관절에 내번력을 가함.

환자 자세	앉거나 바로 눕는다.
검사자의 자세	서 있는다. 검사하는 관절의 몸쪽부를 안정화 시킨다. 검사하고 관절의 먼쪽부의 골 중간을 잡는다. 다른 관절이 포함되지 않게 주의한다.
평가 절차	외번검사 (A) : 먼쪽부를 가쪽으로 움직이고 관절 안쪽을 벌린다. 내번검사 (B) : 먼쪽부를 안쪽으로 움직이고 관절 가쪽을 벌린다.
양성 반응 검사	통증이나 이완 증가. 불안정성
의미	외번검사 (A) : 안쪽곁인대 손상, 견열골절, 해당관절의 유착 내번검사 (B) : 가쪽 (곁인대) 손상, 견열골절, 해당관절의 유착
해설	증가된 관절 이완성, 관절주머니끝 느낌이 나지 않는 경우 골절 의심
근거	명확한 학술적 근거는 없음.

LCL = lateral collateral ligament; MCL = medial collateral ligament

관절 움직임 평가 (Joint Play Assessment)

관절 움직임 (Joint Play) 5-1
발허리사이 활주 평가 (Intermetatarsal Glide Assessment)

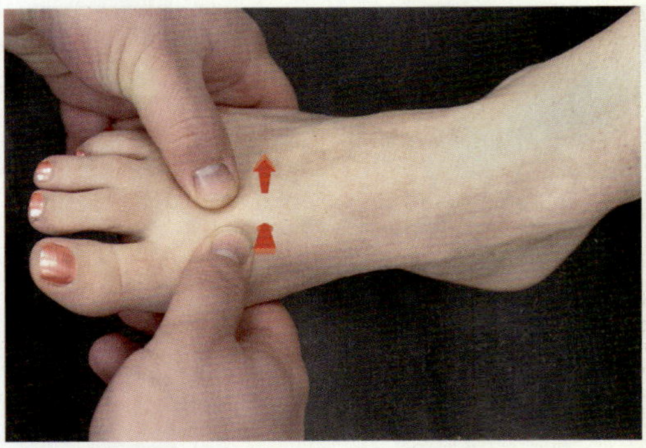

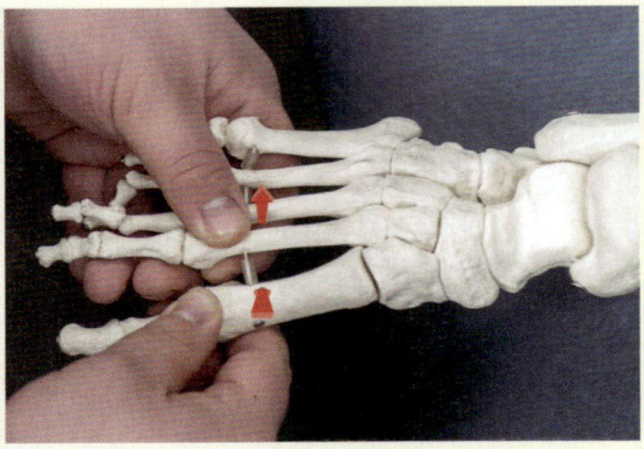

제 1, 2 발허리뼈머리 사이의 발허리사이 활주의 정도를 평가. 5개의 발허리뼈 사이에서 형성된 4개의 관절면에 각각 시험

환자 자세	테이블 위에서 무릎을 편 상태로 눕거나 앉음
검사자의 자세	환자의 발 앞에 서서 한 손으로는 환자의 첫 번째 발허리뼈머리를 잡고 다른 한 손으로 두 번째 발허리뼈머리를 잡고 시행
평가 절차	발허리뼈머리를 고정한 상태에서 다른 발허리뼈머리를 발등과 발바닥쪽 방향으로 움직여준다. 이 방법으로 다른 발허리뼈머리에 피해서 반복 시행한다.
양성 반응 검사	통증 또는 건측과 비교해서 활주의 정도가 증가 하거나 감소된 경우
의미	심횡중족골인대, 뼈 사이 인대의 손상 명확한 이완소견이 없는 통증은 신경을 시사.
근거	학술적 근거 없음.

MT = metatarsal

관절 움직임 (Joint Play) 5-2

발목발허리 관절 운동 (Tarsometatarsal Joint Play)

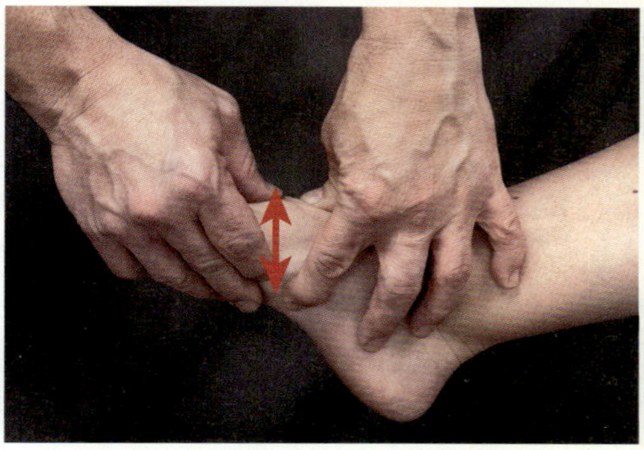

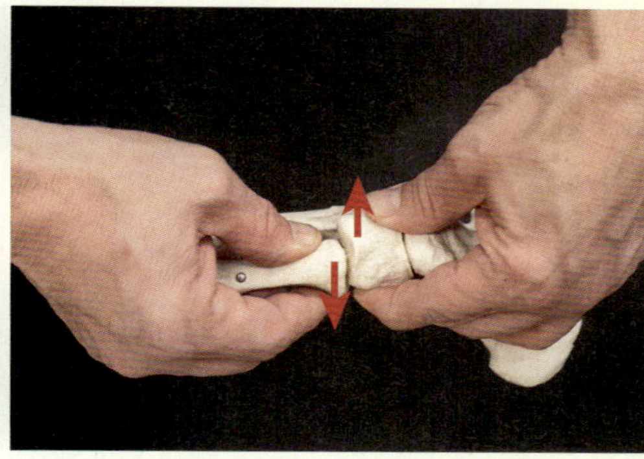

발목뼈와 발허리뼈 기저부사이의 활주 정도의 평가. 5개의 발목허리 관절에 대해서 시험

환자 자세	앉거나 눕는다 발은 엎침 상태. 무릎은 구부리고 발뒤꿈치는 테이블의 난간에 고정
검사자의 자세	환자의 발 앞에 서거나 앉음. 한 손으로 발목뼈를 잡고 다른 손으로 발허리뼈를 잡고 활주시킴 발목뼈 쪽으로 발허리뼈를 족배 및 족저 방향으로 활주 시킨다.
평가 절차	각각의 관절에 대해서 반복 시행한다.
양성 반응 검사	운동에 따른 통증 건축에 비해서 활중의 양이 증가하거나 감소
의미	*활주의 증가* : 인대의 이완. *활주의 감소* : 관절유착, 관절의 변화
변형	몸쪽부의 충분한 고정을 위해서 공이나 받침이 필요할 수 있다.
근거	검사자간 신뢰도 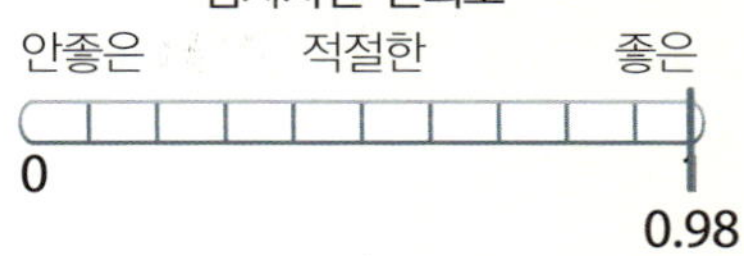

관절 움직임 (Joint Play) 5-3
발목뼈사이 운동 (Midtarsal Joint Play)

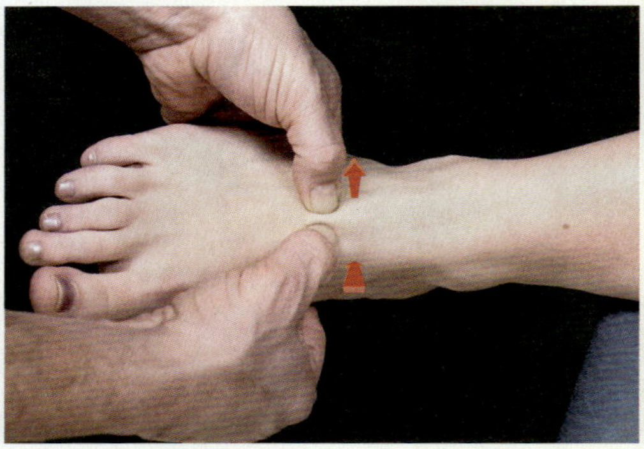
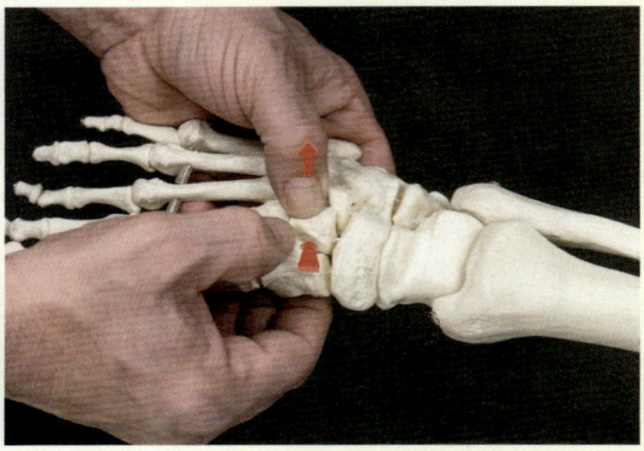

발목뼈 사이의 활주의 정도 평가

환자 자세	눕거나 앉는다. 테이블 난간에 뒤꿈치를 고정하고 무릎을 편다.
검사자의 자세	환자의 발 앞에 선다. 한 손으로 발목뼈의 족배, 족지를 잡고 다른 손으로 인접한 발목뼈를 같은 방법으로 잡는다.
평가 절차	인접한 발목뼈를 고정시킨 상태에서 족저, 족배 방향으로 활주 시킨다.
양성 반응 검사	통증건축에 비해 증가 또는 감소된 활주 정도.
의미	*활주의 증가* : 인대의 이완. *활주의 감소* : 관절유착, 관절의 변화
변형	몸쪽부의 충분한 고정을 위해서 공이나 받침을 이용할 수 있다.
근거	명확한 학술적 근거는 없음

신경학적 검사 (Neurological Testing)

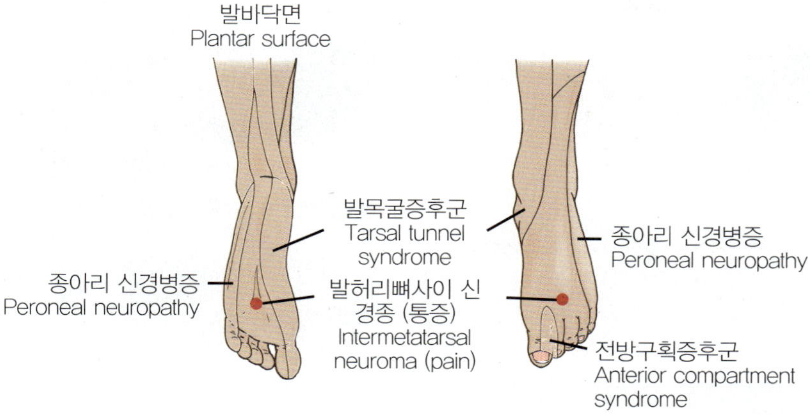

그림 5-4 ■ 발의 말초신경학적 증상

병리학적 특수 검사 (Region-Specific Pathologies)

발 구조의 병리학적 영향 (Influence of Foot Structure on Pathology)

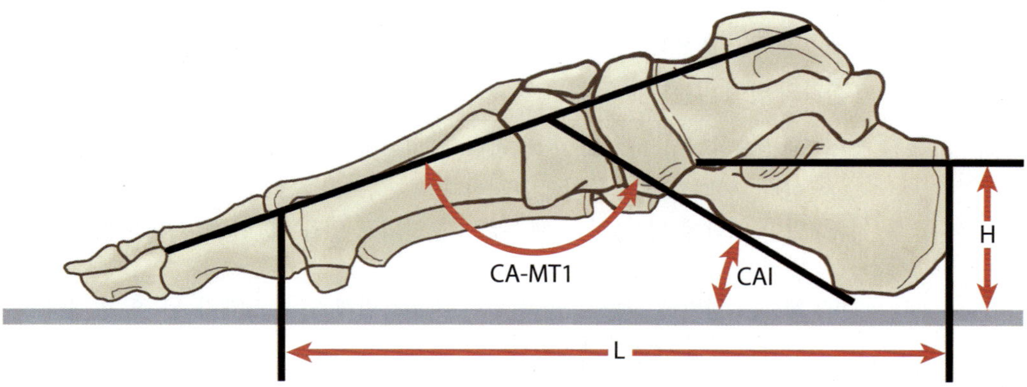

그림 5-5 ■ 체중부하 후 촬영한 영상에서 아치의 높이와 길이의 계산.

특수 검사 (Selective Tissue Test) 5-4

발배뼈 떨굼 검사 (Navicular Drop Test)

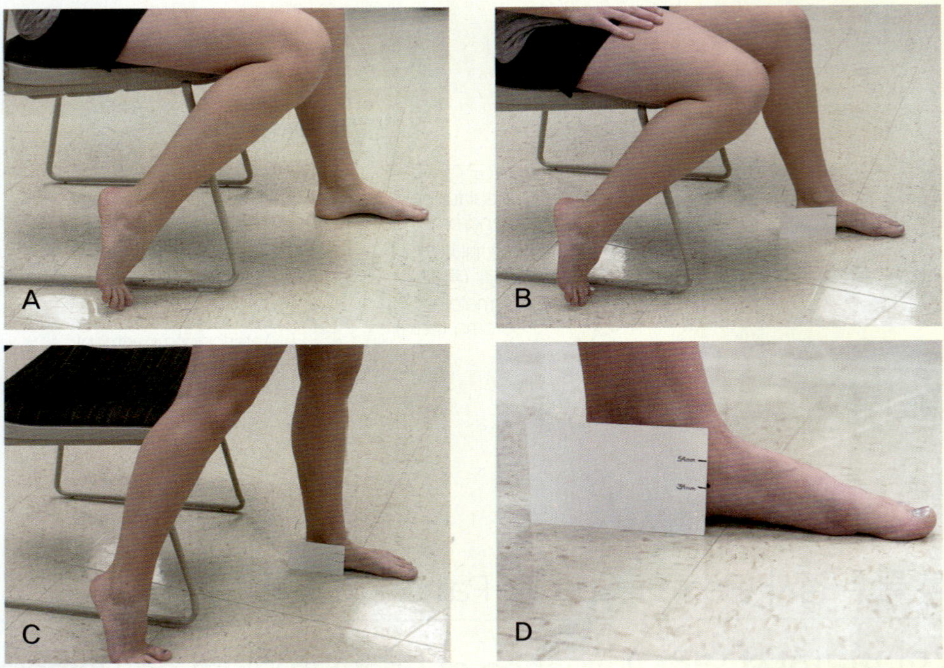

발배뼈 떨굼 검사는 체중부하 및 비 체중부하 시의 발배뼈 돌기의 높이를 측정해서 발의 엎침의 정도를 평가하는 것으로 발배뼈돌기가 하향 변위되는 정도를 측정하는 것이다.

환자 자세

편평한 바닥에 앉는다.

검사자의 자세

환자의 앞에 앉는다.

평가 절차

(A) 체중부하없이 환자의 발이 바닥에 편평하고 목말밑관절이 중립위치에 있도록 한다. 이때 발배뼈 돌기에 표시한다.

(B) 발이 바닥에 닿아 있고 체중부하가 안되고 있을 때 안쪽 종아치에 카드를 놓고 발배뼈 돌기 위치를 카드에 표시한다.

(C) 체중을 양발에 균등히 놓고 발이 자연스럽게 엎침 상태가 된 후 발배뼈 돌기의 위치를 다시 카드에 표시한다.

(D) 표시된 발배뼈 돌기 사이의 간격을 잰다.

양성 반응 검사

발의 유연성은 앉은 자세와 선 자세에서의 주상골의 이동을 이용하여 분류할 수 있다.

> 2.3 cm = 매우 유연한

1.8–2.3 cm = 유연한

0.6–1.8 cm = 정상적인

0.0–0.6 cm = 경직된

< 0.0 cm = 매우 경직된

의미

제한되거나 과도한 엎침

특수 검사 (Selective Tissue Test) 5-4

발배뼈 떨굼 검사 (Navicular Drop Test) –계속

논평

발배뼈 떨림에 대한 측정은 보행 중 발의 엎침 정도와 연관되어 있다.
과도한 전족부의 모음과 발배뼈 떨굼에 큰 연관이 있다.
발배뼈 떨굼 검사의 낮은 평가자간 신뢰도는 목말밑관절의 중립위치의 평가가 낮은 것과 연관되어 있다.
체중부하 시 발배뼈의 높이는 (발배뼈 떨굼 검사에서 두 번째 측정값) 체중부하 방사선의 발배뼈 높이와 비슷하다.

근거

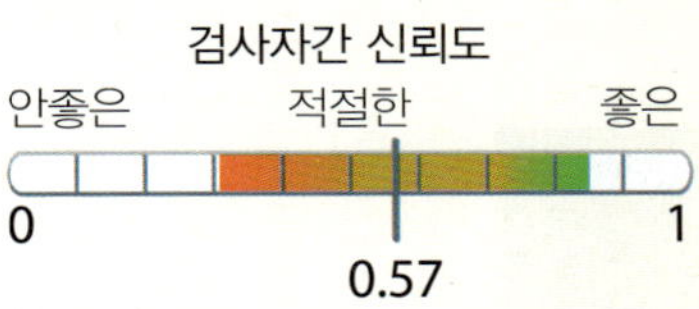

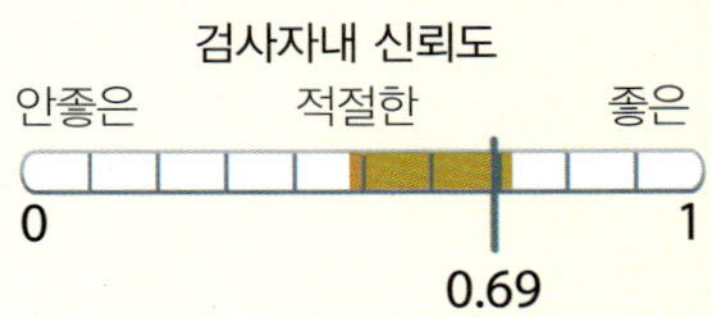

STJ = subtalar joint

특수 검사 (Selective Tissue Test) 5-5

유연성 편평족의 검사, Windlass 검사

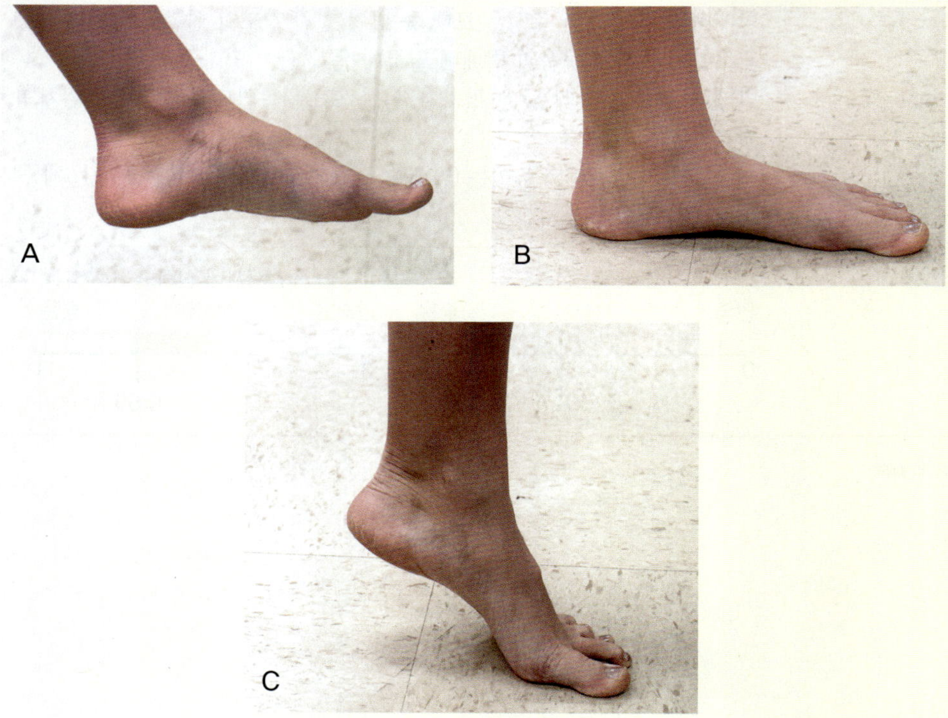

유연성 편평족. 비체중 부하 시 정상 아치를 보인다 (A) 체중 부하 시 아치의 소실을 볼 수 있다 (B) 환자가 발가락으로 서면 Windlass 효과에 의해서 아치가 다시 보인다 (C) 발바닥근막염이 있다면 통증이 생길 수 있다.

환자 자세	테이블 난간에 앉는다.
검사자의 자세	환자의 발쪽에 선다.
평가 절차	비체중부하 상태에서 안쪽 종아치의 유무를 검사한다 (A). 양발에 체중이 균등히 가도록해서 환자를 서게 한다 (B). 검사하려는 쪽의 발뒤꿈치를 들고 서도록 한다. 검사하려는 쪽 발만 닿도록 한다 (C). 유연성 편평족인 경우 아치가 다시 나타난다. 발바닥근막염을 확인하기 위한 검사 (Windlass 검사)에서는 통증이 나타날 수 있다.
양성 반응 검사	비체중부하 시 보였던 안쪽 종아치가 체중부하 시 소실된다. (C)에서 통증을 호소하면 Windlass 검사 양성이다.
의미	비체중부하 시 안쪽 종아치가 소실되면 유연성 편평발이다. 비체중부하 시 아치가 없으면 강직성 편평발이다. Windlass 검사 : 한발 뒤꿈치 들기 동반 통증이 생김
해설	유연성이 편평발에 대한 검사는 환자가 비체중부하 시에 안쪽 종아치가 보일 때 의미가 있다.

특수 검사 (Selective Tissue Test) 5-5

유연성 편평족의 검사, Windlass 검사 -계속

Windlass 검사는 특이도가 높은 검사이지만 (1.0) 민감도는 낮다.(0.24) 이는 양성일 때는 발바닥근막염과 연관이 높지만 음성일 때는 발바닥근막염을 배제하는데는 도움이 안된다.

근거

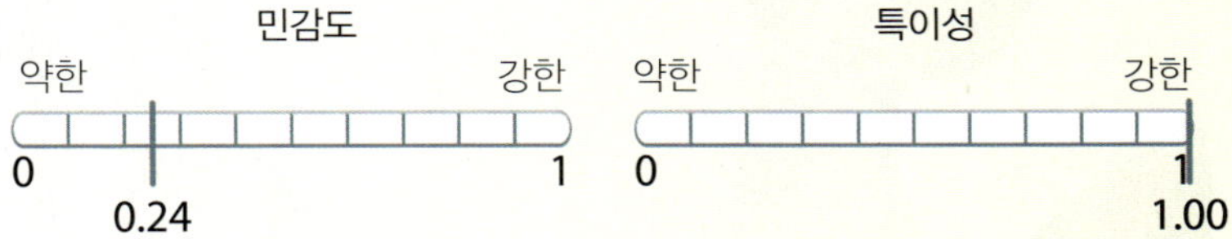

LR+: No Data

LR−: 0.076

발목굴 증후군 (Tarsal Tunnel Syndrome)

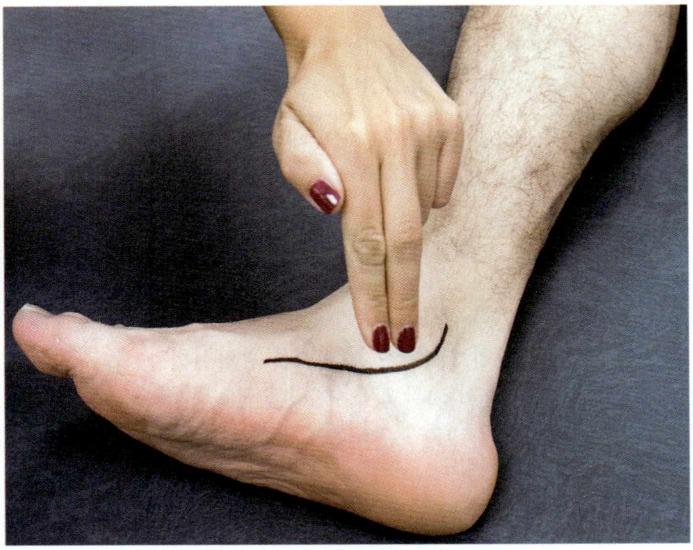

그림 5-6 ■ 발목굴 증후군에서 볼 수 있는 티넬 징후가 나타나는 위치. 뒤정강뼈 신경을 따라서 두드려주면 발과 발가락으로 통증이 유발된다.

특수 검사 (Selective Tissue Test) 5-6

발목굴 증후군을 위한 발등굽힘-가쪽번짐 테스트

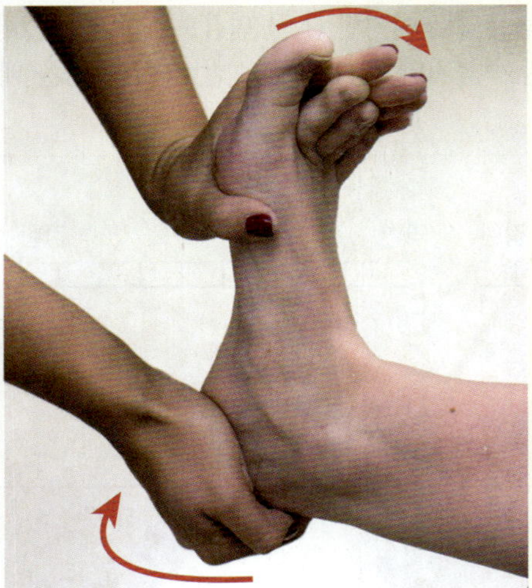

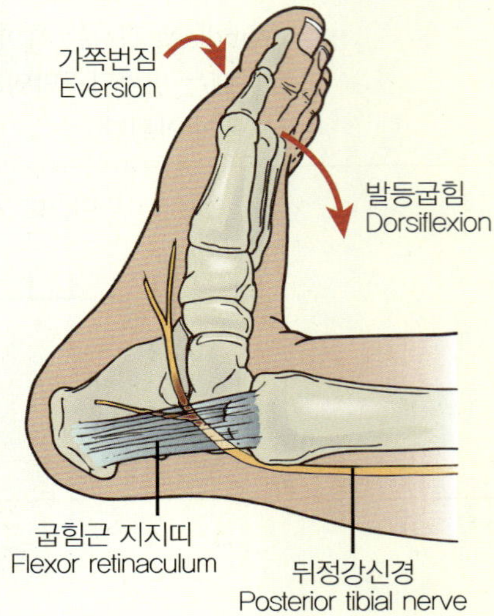

이 검사는 보행 중 편평발의 기전을 모사해서 뒤정강 신경의 긴장을 보여준다.

환자 자세	테이블에 다리는 내리고 앉는다.
검사자의 자세	환자의 발 앞
평가 절차	검사자는 수동적으로 뒤꿈치를 외전 시키고 동시에 발과 발가락을 수동 발등굽힘시킨다. 이 검사는 5~10초간 유지한다.
양성 반응 검사	발에 통증과 이상 감각이 유발될 때
의미	뒤정강 신경 장애
변형	이 검사 도중 신경 주형을 따라서 티넬검사를 시험해 볼 수 있다.
해설	Windlass 검사와 발등굽힘-가쪽번짐테스트를 비교하는 카데바 연구에서는 정강뼈 신경과 발바닥 근막 모두에서의 변형을 증가시켰다. 두 가지 검사 모두 두가지의 조건을 구별하는데 도움이 되지 않을 수 있다.

근거

민감도

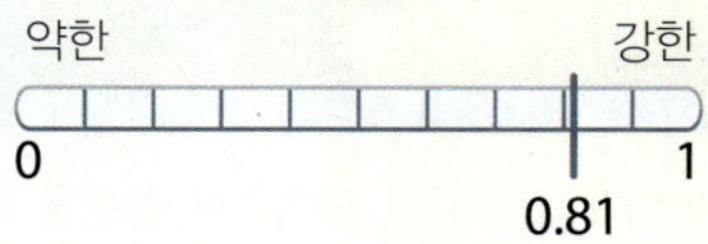

특이성

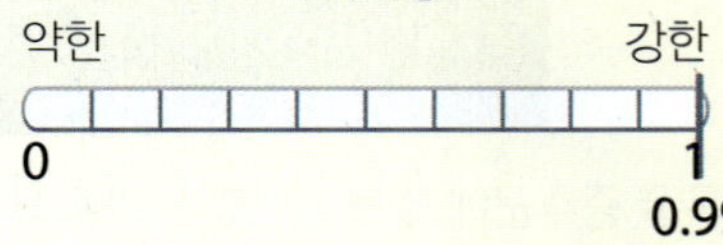

LR+: 81.00

LR−: 0.19

급성 골절 (Acute Fractures)

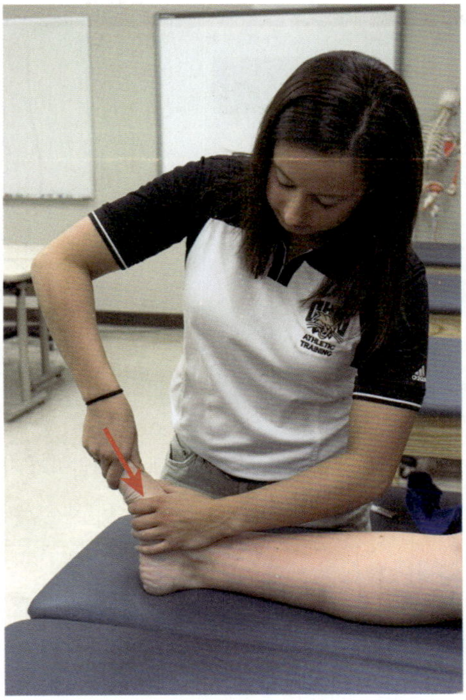

그림 5-7 ■ 발허리뼈 피로 골절에 대한 장골압박 검사. 뼈를 종적방향으로 압박한다. 골절이 있는 경우 두 조각의 압박에 의해서 통증이 생기며 가성 관절의 형태로 나타날 수 있다.

발허리뼈사이 신경종 (Intermetatarsal Neuromas)

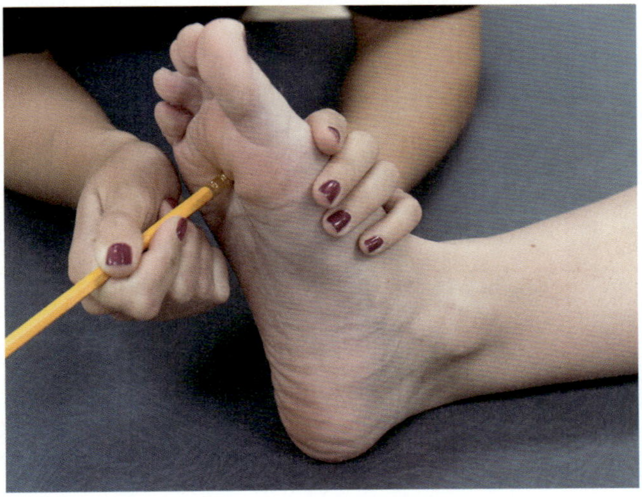

그림 5-8 ■ 지간 신경종 결점. 신경의 끝단을 누르기 위해서 발허리뼈 사이에 연필 지우개를 사용하여 압력을 가함.

특수 검사 (Selective Tissue Test) 5-7

지간 신경종의 Mulder 징후

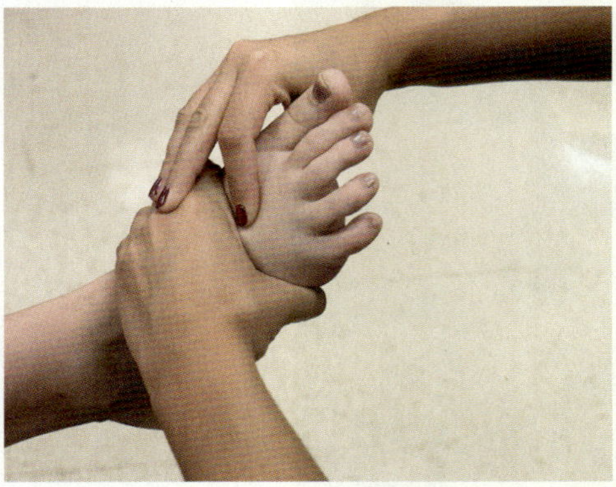

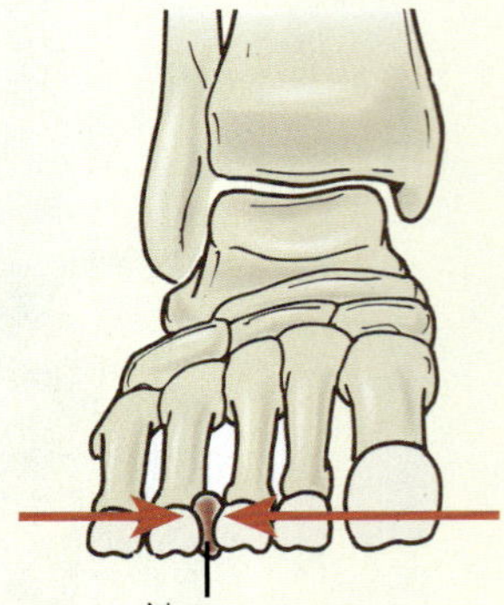

Mulder 징후는 지간 신경종의 증상을 유발하기 위해서 지간 신경에 대한 압력과 가로 발허리뼈 아치에 대한 도수 압박이다.

환자 자세	앉는다.
검사자의 자세	환자 발 앞에 선다.
평가 절차	한 손은 제5 발허리뼈 먼쪽부를 따라서, 다른 한 손은 제1 발허리뼈를 따라서 위치시킨다. 황아치를 압박하기 위한 압력을 가한다. 엄지와 검지를 이용해서 발허리사이의 증상이 있는 부위에 압력을 가한다.
양성 반응 검사	클릭, 통증, 증상의 제한
의미	지간 신경종
근거	

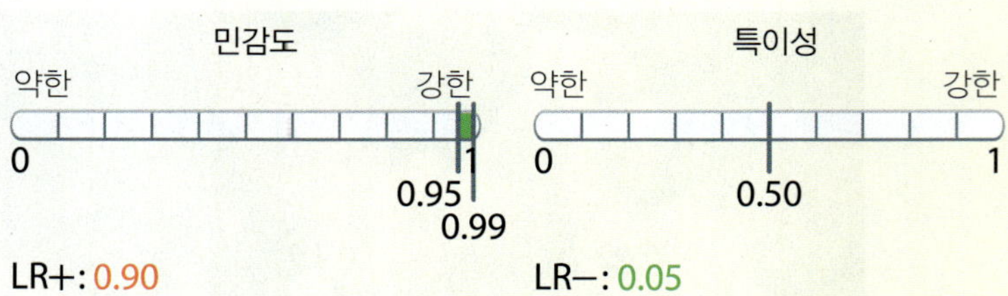

MT = metatarsal

참고문헌 (REFERENCES)

1. Nilsson, MK, et al: Classification of the height and flexibility of the medial longitudinal arch of the foot. *J Foot Ankle Res.* 5:3, 2012.
2. Van Beek, C, and Greisberg, J: Mobility of the first ray: review article. *Foot Ankle Int.* 32:917, 2011.
3. Glascoe, WM, et al: Criterion-related validity of a clinical measure of dorsal first ray mobility. *J Orthop Sports Phys Ther.* 35:589, 2005.
4. Rotta, I, et al: Efficacy and safety of topical antifungals in the treatment of dermatomycosis: a systematic review. *Br J Dermatol.* 166:927, 2012.
5. Buchanan, KR, and Davis, I: The relationship between forefoot, midfoot, and rearfoot static alignment in pain-free individuals. *J Orthop Sports Phys Ther.* 35:559, 2005.
6. Menz, HB, and Munteanu, SE: Validity of 3 clinical techniques for the measurement of static foot posture in older people. *J Orthop Sport Phys Ther.* 35:279, 2005.
7. De Garceau, D, et al: The association between diagnosis of plantar fasciitis and windlass test. *Foot Ankle Int.* 24:251, 2003.
8. Kinoshita, M, et al: The dorsiflexion-eversion test for diagnosis of tarsal tunnel syndrome. *J Bone Joint Surg.* 83(A):1835, 2001.
9. Alshami, AM, et al: Biomechanical evaluation of two clinical tests for plantar heel pain: the dorsiflexion-eversion test for tarsal tunnel syndrome and the windlass test for plantar fasciitis. *Foot Ankle Int.* 28:499, 2007.

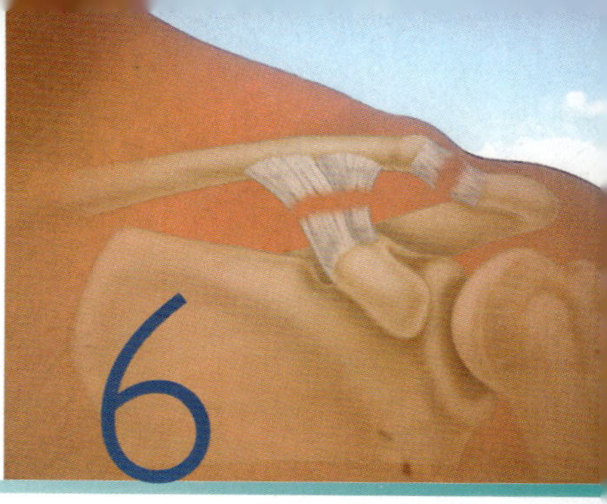

CHAPTER 6

발목과 다리의 병리 (Ankle and Leg Pathologies)

발목과 다리의 임상적 검사 (Clinical Examination of the Ankle and Leg)

검사흐름도 (Examination Map)

병력

과거 의학병력

현재상태의 병력

- 통증부위
- 손상기전

기능적 평가

- 보행분석

시진

- 기능적 관찰

가쪽검사

- 종아리근 그룹
- 종아리뼈의 먼쪽 1/3 지점
- 가쪽복사

앞쪽검사

- 발목뼈굴
- 복사
- 목말뼈

안쪽검사

- 안쪽복사
- 안쪽세로활

뒤쪽검사

- 장딴지근가자미근
- 아킬레스힘줄
- 주머니
- 발꿈치뼈

촉진

종아리뼈의 촉진

- 온종아리 신경
- 종아리 근육군
- 종아리 몸통
- 앞정강종아리인대
- 뒤정강종아리인대
- 뼈 사이막
- 위종아리지지띠

가쪽발목 촉진

- 가쪽복사
- 발꿈치종아리인대
- 앞목말종아리인대
- 뒤목말종아리인대
- 아래종아리지지띠
- 종아리결절
- 입방뼈

다음 페이지에 계속 118

5번째 발허리뼈
셋째 종아리근

앞쪽촉진
앞정강뼈 몸통
앞정강근
긴엄지폄근
목말뼈의 돔
폄쪽지지띠
발목뼈굴

안쪽촉진
안쪽복사
삼각인대
목말받침돌기
스프링인대
발배뼈
발배뼈 거친면
앞정강근
뒤정강근
긴엄지굽힘근
긴발가락굽힘근

뒤쪽촉진
장딴지근과 가자미근
아킬레스힘줄
발꿈치피부밑주머니
발꿈치뼈
발꿈치힘줄밑주머니

관절과 근기능 검사

각도측정
발바닥굽힘/발등굽힘
안쪽번짐/가쪽번짐

능동적 관절운동범위
발바닥굽힘
발등굽힘
안쪽번짐
가쪽번짐

도수근력 검사
앞정강근
긴종아리근/짧은종아리근
장딴지근과 가자미근
뒤정강근

수동적 관절운동범위
발바닥굽힘
발등굽힘
안쪽번짐
가쪽번짐

관절 안정성 검사

부하 검사
안쪽번짐 부하 검사
가쪽번짐 부하 검사

관절 움직임 검사
안쪽 목말뼈 경사
가쪽 목말뼈 경사
먼쪽 정강종아리 경사

신경학적 검사

하지 4부분 검사
온종아리신경
정강신경

혈관 검사

발등맥박
뒤정강맥박
모세혈관보충

병리학적 특수 검사

발목삠
가쪽발목삠
- 먼쪽정강종아리 인대결합
- 압착검사 (squeeze test)

안쪽발목삠

발목과 하지골절

발세모뼈 손상

아킬레스힘줄 병리
아킬레스힘줄 질환
아킬레스힘줄 파열
- Thompson 검사

종아리근힘줄 병리
안쪽정강스트레스 증후군
구획증후군

병력 (History)

표 6-1 통증 위치에 따른 외상

	통증의 위치			
	가쪽	앞면	안쪽	뒷면
연부조직	발목 가쪽인대 삠	폄 지지띠 삠	삼각인대	종아리삼두근 삠
	인대결합 삠	인대결합 삠	관절주머니 충돌	아킬레스힘줄염
	관절주머니 충돌	앞정강근 또는 긴발가	뒤정강근 좌상	아킬레스힘줄 파열
	종아리힘줄 아탈구	락폄근 좌상	후정강근 힘줄염	발꿈치피부밑주머니
	종아리근 좌상	앞정강근 또는 긴발가	후정강근 신경압박	발꿈치힘줄밑주머니
	종아리힘줄염	락폄근 힘줄염	(목말터널증후군)	깊은정맥
	뼈 사이막 외상	전면부 구획 증후군		혈전성 심부 정맥염
	종아리신경 외상	뼈 사이막 외상		(thrombophlebitis)
		앞정강종아리 인대삠		뒤정강종아리 인대삠
뼈	가쪽인대 박리	정강뼈 압박골절	안쪽 인대 박리	발꿈치뼈 골절
	가쪽복사 골절	Frank 정강이 골절	안쪽 복사 박리	관절염
	종아리뼈 압박골절	목말뼈 골절	안쪽 복사 골절	삼각골 외상
	Frank 종아리 골절	목말뼈 박리성골관절염	관절염	
	5번째 발허리뼈 골절	관절염		
	종아리힘줄 박리	골막염		
	관절염			

MT = metatarsal; TTS = tarsal tunnel syndrome

표 6-2 발목손상의 기전과 조직손상의 결과

평면 동작	장력	압축력
안쪽번짐	가쪽복사구조: 앞정강종아리인대, 목말종아리인대, 뒤정강종아리인대, 가쪽복사낭과 종아리힘줄; 가쪽복사 골절	안쪽구조: 안쪽복사, 삼각인대, 뒤정강신경, 정강동맥, 정강정맥
가쪽번짐	안쪽구조: 삼각인대, 뒤정강근, 긴발가락굽힘근, 뒤정강신경, 정강동댁	가쪽구조: 가쪽복사와 가쪽복사 주머니
발바닥쪽굽힘	전면구조: 전방관절주머니 긴발가락폄근, 앞정강근, 폄지지띠 가쪽구조: 앞목말종아리인대	뒷면구조: 후방관절주머니, 발꿈치힘줄밑주머니, 발꿈치피부밑주머니, 삼각골, 목말뼈 골절
발등굽힘	뒷면구조: 종아리삼두, 아킬레스힘줄, 뒤정강근, 긴엄지굽힘근, 긴발가락굽힘근 가쪽복사구조: 뒤목말종아리인대, 종아리신경	전면구조: 전방관절주머니, 인대결합, 폄지지띠, 전방목말뼈

시진 (Inspection)

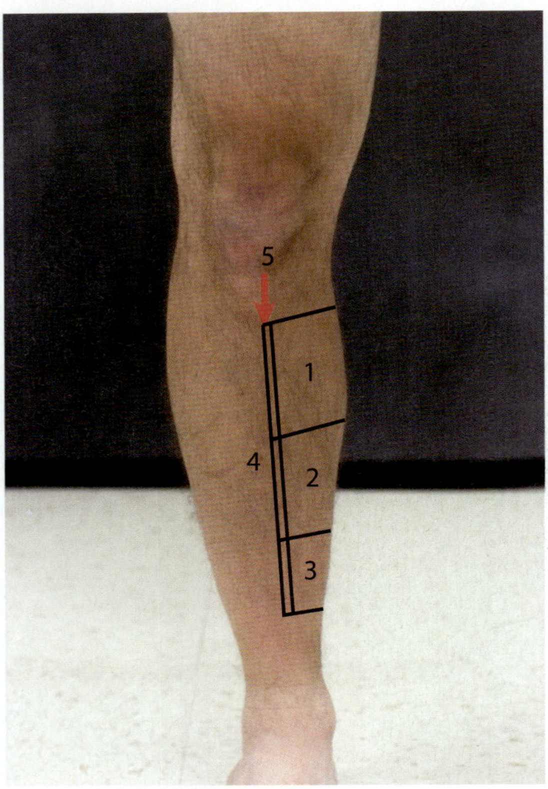

그림 6-1 ■ 통증부위와 해부조직상의 상호관계
1. 긴 발가락 굽힘근
2. 긴 엄지발가락 굽힘금
3. 뒤 정강근
4. 정강뼈 능선
5. 정강뼈 거친면

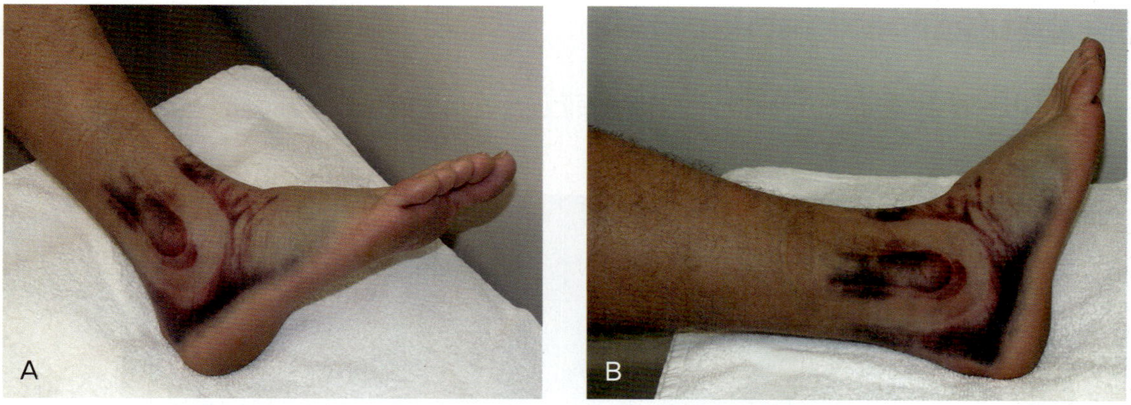

그림 6-2 ■ 바깥쪽 발목 관절의 손상은 복사뼈 주위에 부종을 발생시킬 수 있다. 정상 발목 모양의 비틀림과 중간부분 반상출혈이 나타난다.

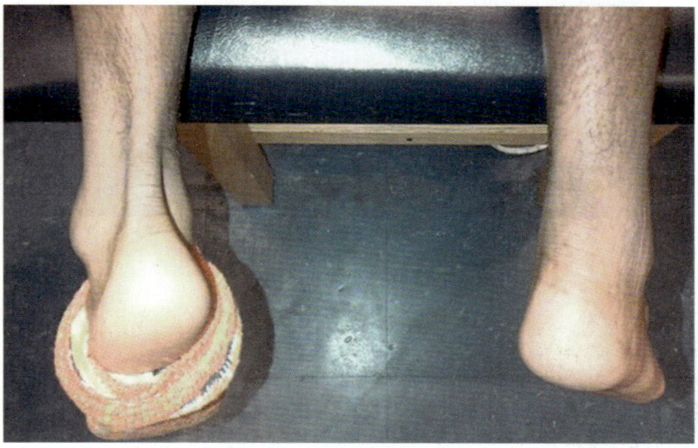

그림 6-3 ■ 아킬레스 건 파열. 이 환자는 오른쪽 아킬레스건이 파열되었다. 발꿈치 뼈의 몸쪽을 보면 다친 쪽의 발꿈치 뼈는 부종이 형성되었다.

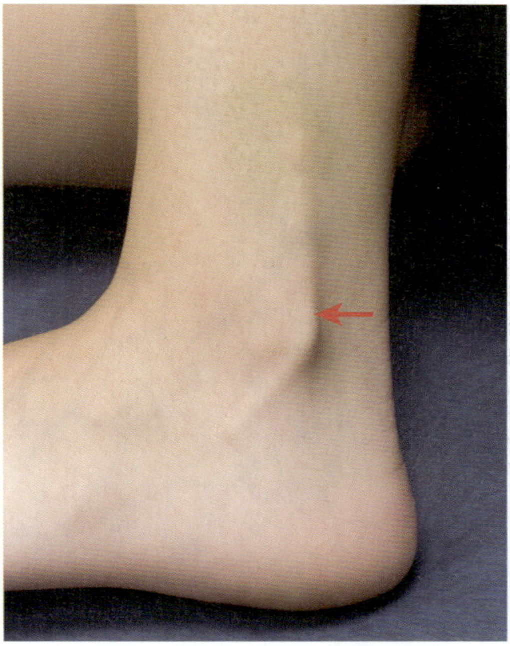

그림 6-4 ■ 종아리 건이 이탈한 것을 관찰할 수 있다. 일부의 경우 종아리 건은 종아리뼈에서 부분이탈이 되었어도 관찰되어지곤 한다.

촉진 (PALPATION)

종아리뼈의 촉진 (Palpation of the Fibular Structures)

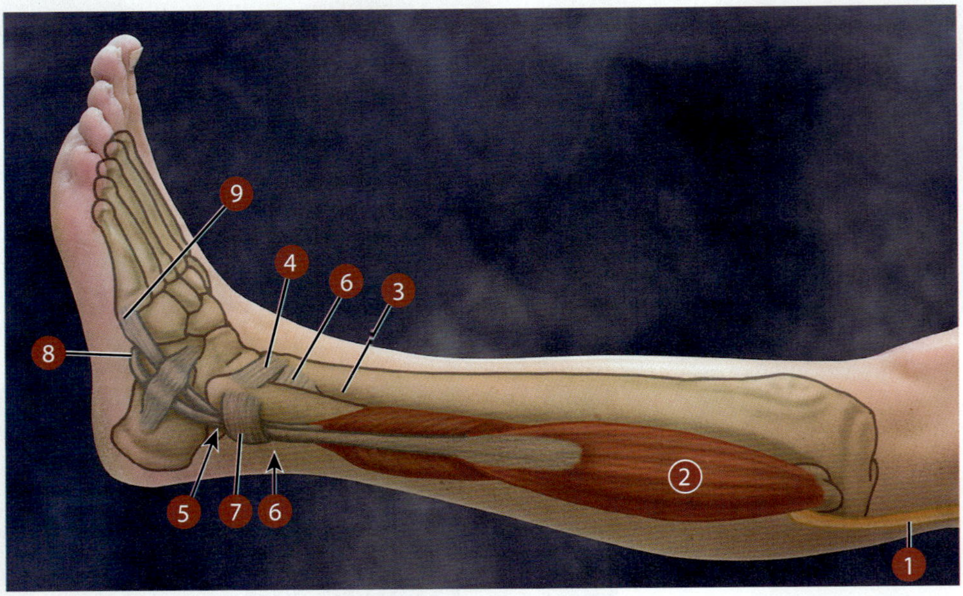

1 온종아리신경

2 종아리근육군

3-5 종아리 결절

6 종아리뼈 몸통

7 앞 · 뒤정강종아리 인대

8 뼈 사이막

9 위종아리지지띠

가쪽 발목의 촉진 (Palpation of the Lateral Ankle)

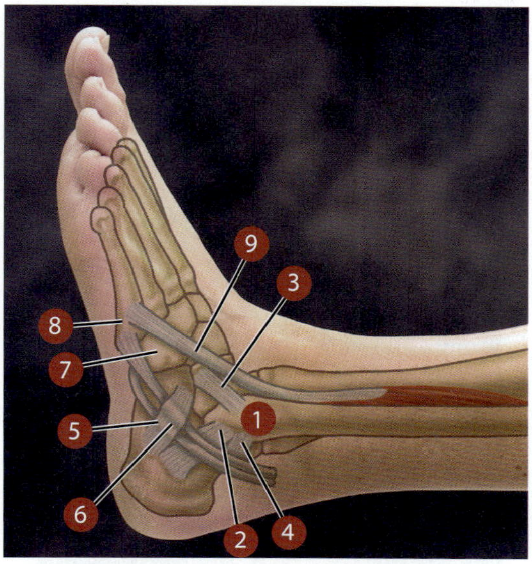

1 가쪽복사 (Lateral malleolus)

2 발꿈치종아리인대 (Calcaneofibular ligament)

3 앞목말종아리인대 (Anterior talofibular ligament)

4 뒤목말종아리인대 (Posterior talofibular ligament)

5 아래종아리지지띠 (Inferior peroneal retinaculum)

6 종아리결절 (Peroneal tubercle)

7 입방뼈 (Cuboid)

8 5번째 발허리뼈 바닥 (Base of the fifth metatarsal)

9 셋째종아리근 (Peroneus tertius)

앞쪽 구조의 촉진 (Palpation of the Anterior Structures)

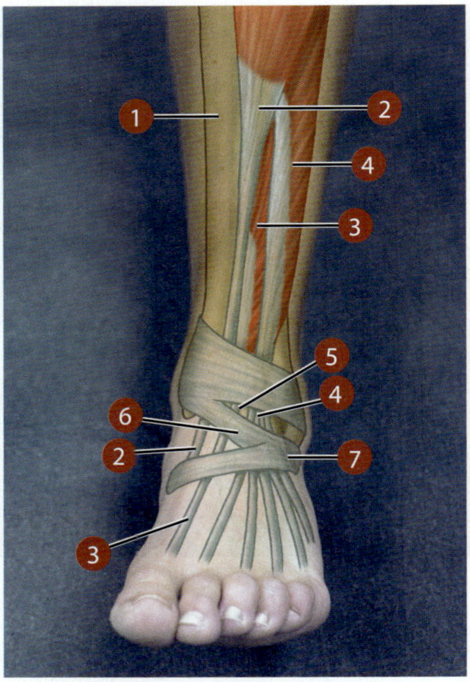

1 앞정강몸통 (Anterior tibial shaft)

2 앞정강근 (Tibialis anterior)

3 긴엄지폄근 (Extensor hallucis longus)

4 긴발가락폄근 (Extensor digitorum longus)

5 목말뼈의 천장 (Dome of the talus)

6 폄근지지띠 (Extensor retinacula)

7 목말뼈 공동 (Sinus tarsi)

안쪽 구조의 촉진 (Palpation of the Medial Structures)

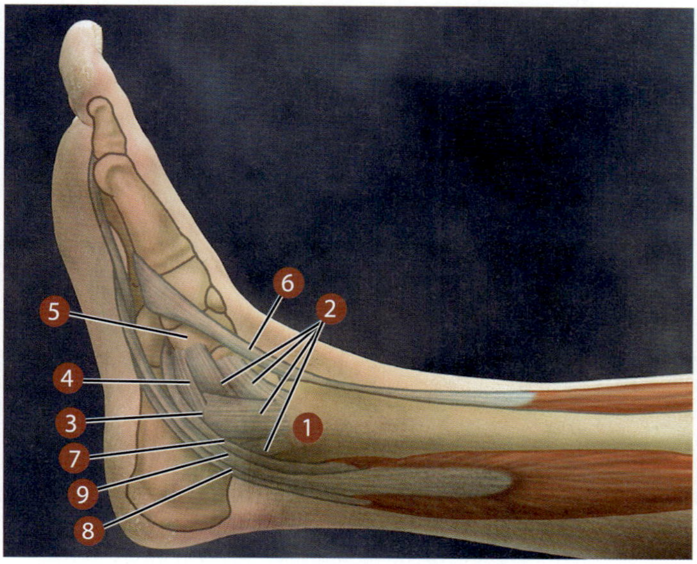

1 안쪽복사 (Medial malleolus)

2 삼각인대 (Deltoid ligament)

3 목말받침돌기 (Sustentaculum tali)

4 스프링 인대 (Spring ligament)

5 발배뼈와 발배뼈 결절 (Navicular and navicular tuberosity)

6 앞정강근 (Tibialis anterior)

7 뒤정강근 (Tibialis posterior)

8 긴엄지굽힘근 (Flexor hallucis longus)

9 긴발가락굽힘근 (Flexor digitorum longus)

뒷면 구조의 촉진 (Palpation of the Posterior Structures)

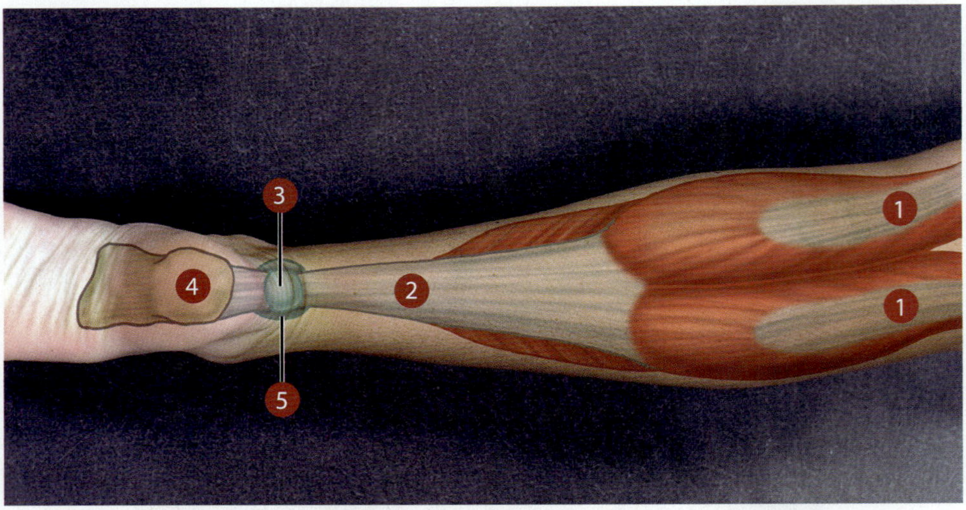

1 장딴지근–가자미근 (Gastrocnemius–soleus complex)

2 아킬레스힘줄 (Achilles tendon)

3 발꿈치피부밑주머니 (Subcutaneous calcaneal bursa)

4 발꿈치뼈 (Calcaneus)

5 발꿈치힘줄밑주머니 (Subtendinous calcaneal bursa)

또한 발의 촉진을 참조하시오 (p. 93).

관절과 근기능 검사 (Joint and Muscle Function Assessment)

각도측정 (Goniometry) 6-1

발목의 발바닥굽힘/발등굽힘 (Ankle Plantarflexion/Dorsiflexion)

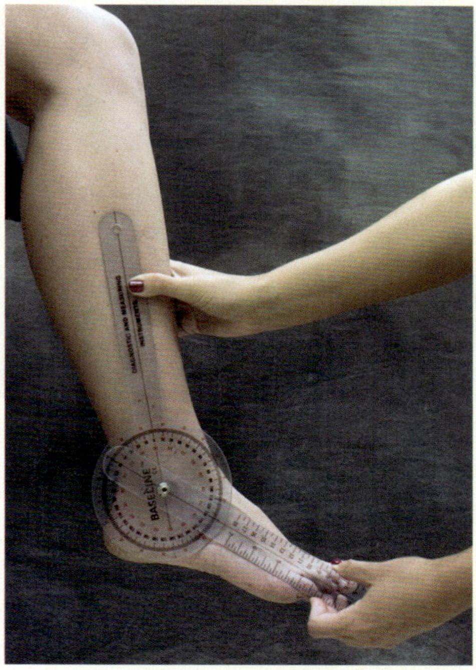

발등굽힘 (0–20°) 발바닥굽힘 (0–50°)

환자 자세	무릎을 90° 구부려 앉아 해부학적 위치에 발목을 놓고 발은 안쪽번짐과 가쪽번짐이 0°이 되도록 한다.
각도계 정렬	
축	축은 가쪽복사의 중앙에 둔다.
몸쪽 팔	종아리뼈의 긴 축에 정렬한다.
먼쪽 팔	발의 바닥과 평행하게 정렬한다.
변형	발등굽힘은 환자를 엎드리거나 무릎을 90° 구부려서 측정할 수 있다.
해설	발가락을 펴거나 발을 꼬지 말 것. 무릎을 펴고 발등굽힘을 측정하는 것은 장딴지근이 긴장되기 때문에 제한되어 측정될 수 있으며 임상적으로 사용될 수 있다. 측정 시, 발목은 해부학적 위치상 90°가 되어야 한다.
근거	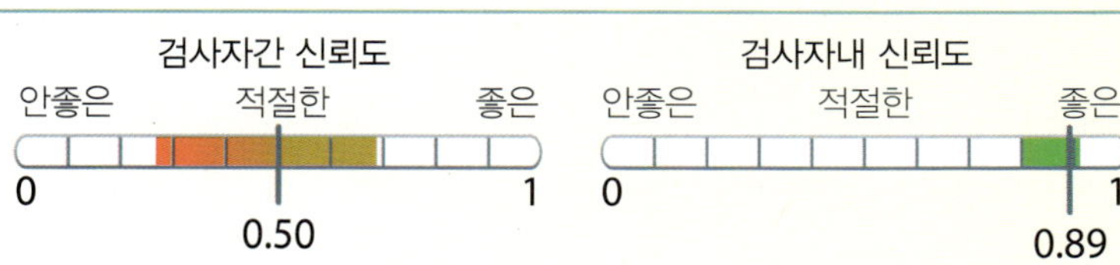

도수근력 검사 (Manual Muscle Tests)

도수근력 검사 (Manual Muscle Test) 6-1

발등굽힘과 뒤침 (Dorsiflexion and Supination)

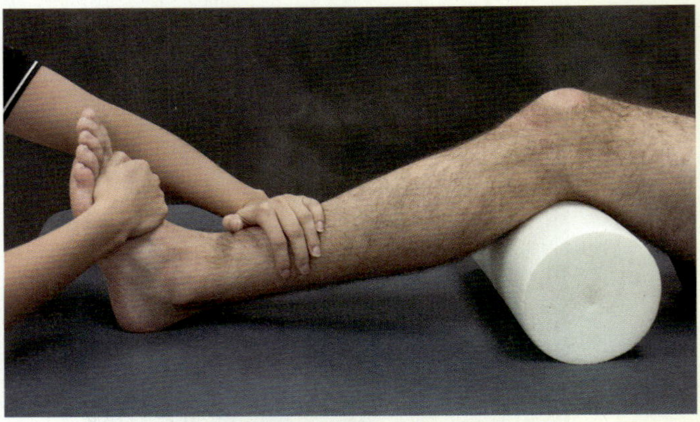

환자 자세	앉는다.
시작 자세	무릎은 구부린다. 발은 발바닥굽힘과 안쪽번짐을 한다.
안정화	먼쪽 정강뼈를 예방하기 위해 무릎은 펴하고 넙다리뼈는 바깥돌림한다.
저항	발의 등부분의 안쪽면
주된 작용근 (신경지배)	앞정강근 (L4, L5, S1)
2차 작용근 (신경지배)	긴엄지폄근 (L4, L5, S1) 긴발가락폄근 (L4, L5, S1) 셋째종아리근 (기여도가 낮은) (L4, L5, S1)
보상/대체	무릎폄, 발가락 폄
논평	발가락은 긴엄지폄근과 긴발가락폄근의 기여도를 줄이기 위해서 이완되어야 한다.

도수근력 검사 (Manual Muscle Test) 6-2

가쪽번짐과 엎침 (Eversion and Pronation)

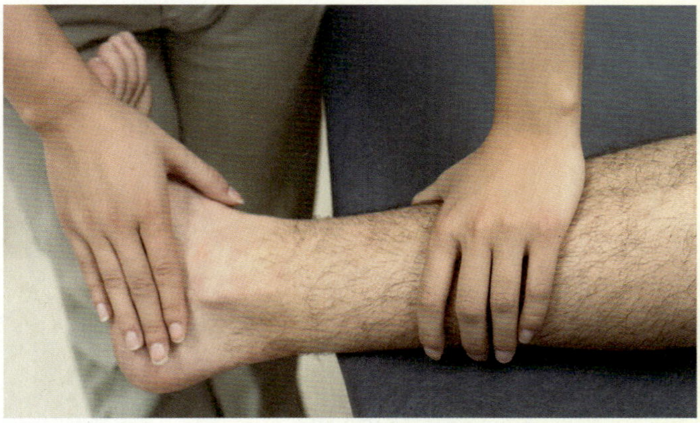

환자 자세	검사하고자 하는 다리의 반대편에 옆으로 눕는다. 반대편 엉덩이는 굽힌다.
시작 자세	검사하는 다리는 약간 발바닥굽힘 상태에서 테이블 가장자리에 둔다.
안정화	다리
저항	다리의 가쪽경계면
주된 작용근 (신경지배)	긴종아리근 (L4, L5, S1) 짧은종아리근 (L4, L5, S1)
2차 작용근 (신경지배)	긴발가락폄근 (L4, L5, S1)
보상/대체	발바닥굽힘, 발가락 폄
논평	긴발가락폄근의 작용을 감소시키기 위해서 발가락 펴기를 피해야 한다.

도수근력 검사 (Manual Muscle Test) 6-3

발바닥굽힘 (Plantarflexors)

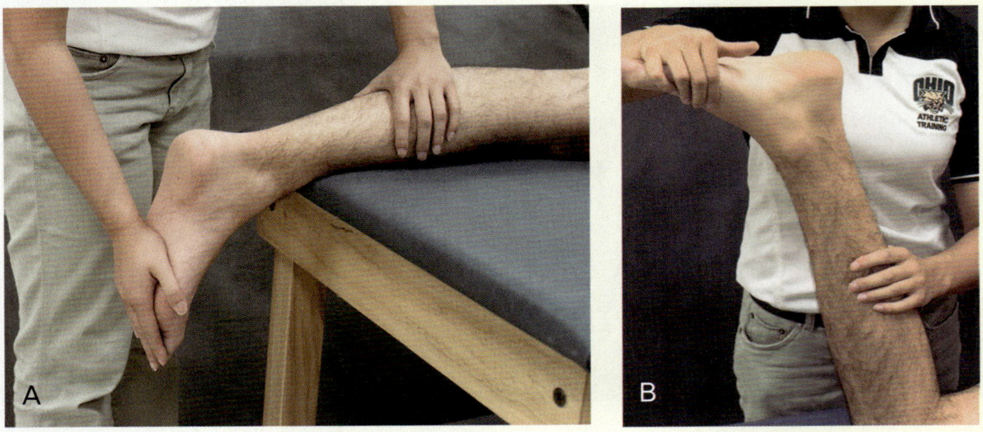

환자 자세	엎드려 눕는다.
시작 자세	*장딴지근: (A)* 테이블에 놓여 있는 발의 무릎은 편다. *가자미근: (B)* 무릎은 30° 정도 굽힌다.
안정화	발목의 몸쪽
저항	뒤쪽아래부분 중족의 발바닥면
주된 작용근 (신경지배)	장딴지근 (S1, S2) 가자미근 (S1, S2)
2차 작용근 (신경지배)	긴발가락굽힘근 (L5, S1) 긴엄지굽힘근 (L4, L5, S1) 뒤정강근 (L4, L5, S1)
보상/대체	뒤넙다리근육 : 무릎의 굽힘은 피해야 한다.
논평	긴엄지굽힘근과 긴발가락굽힘근의 작용을 감소시키기 위해서 발가락굽히기를 피해야 한다. 뒤정강근의 작용을 감소시키기 위해서 안쪽번짐을 피해야 한다. 발바닥굽힘은 강한 근육군이기 때문에, 한쪽다리 뒤꿈치 올리기는 근력의 더 좋은 지표가 될 수 있다.

도수근력 검사 (Manual Muscle Test) 6-4

후족 안쪽번짐 (Rearfoot Inversion)

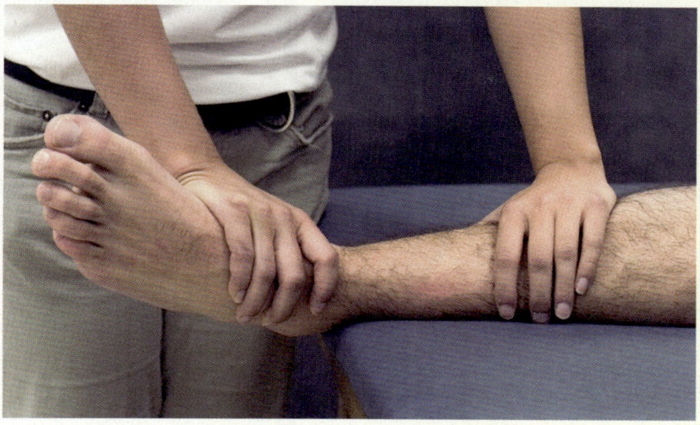

환자 자세	검사하고자 하는 다리의 반대편에 옆으로 눕는다. 반대쪽 엉덩이는 굽힌다.
시작 자세	검사하는 발은 편한자세에서 발목을 테이블 가장자리에 놓는다.
안정화	먼쪽 종아리의 안쪽면
저항	발의 안쪽면 (발배뼈, 쐐기뼈 안쪽)
주된 작용근 (신경지배)	후정강근 (L4, L5, S1)
2차 작용근 (신경지배)	긴발가락굽힘근 (L5, S1) 긴엄지굽힘근 (L4, L5, S1)
보상/대체	발바닥굽힘 발가락굽힘
논평	긴엄지굽힘근과 긴발가락굽힘근의 작용을 감소시키기 위하여 발가락굽힘은 피해야 한다.

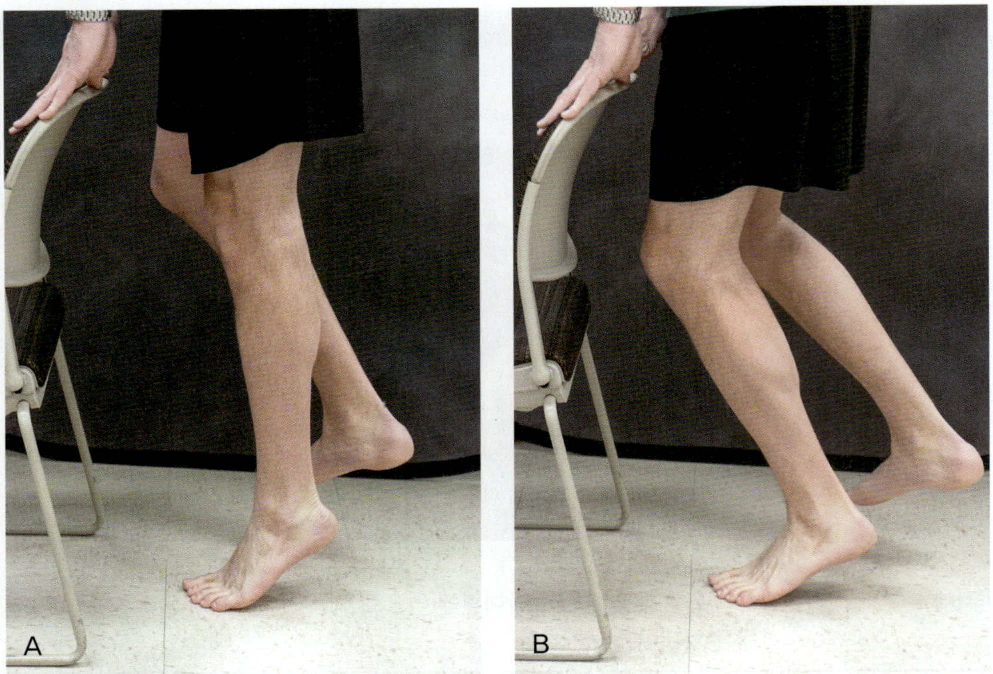

그림 6-5 ■ 발바닥굽힘을 위한 발뒤꿈치 들기 (heel-raise)검사. (A) 무릎을 신전하여 장딴지근을 함께 검사. (B) 무릎을 굴곡하여 가자미근만을 단독으로 검사.

수동적 관절운동범위 (Passive Range of Motion)

표 6-3 발목 관절주머니 패턴과 끝느낌

발목 관절주머니 패턴 : 발바닥쪽굽힘, 발등굽힘	
발목 관절 발바닥쪽굽힘	단단함 : 연부조직 늘어남
발목 관절 발등굽힘	단단함 : 연부조직 늘어남
목말밑 관절주머니 패턴 : 뒤침, 엎침	
목말밑 관절 안쪽번짐	단단함 : 연부조직 늘어남
목말밑 관절 가쪽번짐	단단함 : 연부조직 늘어남

관절 안정성 검사 (Joint Stability Tests)

부하 검사 (Stress Test)

부하 검사 (Stress Test) 6–1
전방 당기기 검사 (Anterior Drawer Test)

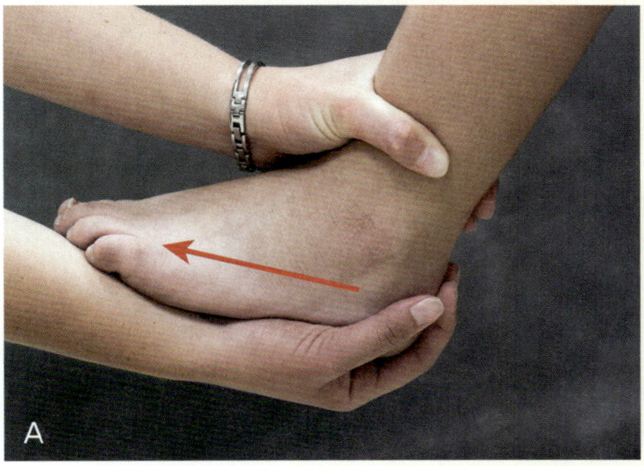

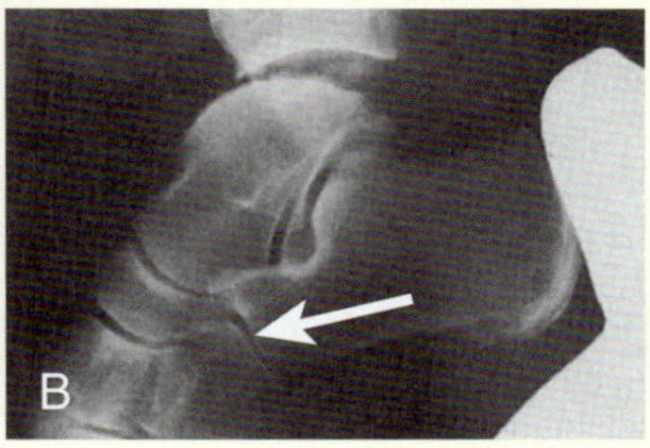

(A)앞목말종아리인대의 안정성을 검사하기 위한 전방당기기 검사
(B)양성 전방당기기 검사의 방사선 사진. 목말뼈가 종아리뼈에 비해 앞쪽으로 전위된 것을 볼 수 있다.

환자 자세	검사로 인한 장딴지근의 긴장을 예방하기 위하여 무릎을 굽혀서 테이블 가장자리에 앉는다.
검사자의 자세	환자의 앞에 앉는다. 한 손은 종아리를 고정하고 발목격자를 막지 않도록 주의한다. 다른 손은 컵을 감싸쥐듯이 발꿈치뼈를 싸고 전완으로 발이 살짝 발바닥굽힘이 되도록 지지한다 (해부학적 자세에서 10~20°).[1,2]
평가 절차	정강뼈를 고정하면서 목말뼈와 발꿈치뼈를 앞으로 민다.
양성 반응 검사	반대측 (정상이라고 가정하고)과 비교하였을 때 목말뼈가 발목격자 아래에서 앞쪽으로 활주한다. 이는 목말뼈가 아탈구 되었다가 되돌아가면서 느낄수 있을 정도로 '우드득' 하는 소리가 나거나, 환자가 통증을 나타낼 것이다.
의미	앞정강종아리인대와 관련된 관절주머니의 삠
변형	환자가 누운자세에서도 수행할 수 있지만, 무릎은 반드시 최소한 30° 굽힘하여 장딴지근의 영향을 제거하여야 한다.

다음 페이지에 계속

부하 검사 (Stress Test) 6-1
전방 당기기 검사 (Anterior Drawer Test) —계속

논평

통증이나 불안은 세갈래근의 위축을 초래할 수 있어서 거짓음성 (false-nagative) 결과가 나올 수 있다. 이러한 반응을 극복하기 위하여 시도하는 과도한 압박은 적용하면 안된다.[24]

전방 당기기 검사는 CFL을 포함하여 더 많이 확산된 가쪽 발목삠와 ATFL을 구별하기 어려울 수 있기 때문에, 고정된 ATFL 삠와 온전한 ATFL을 구별하여 사용해야 한다.[25]

근거

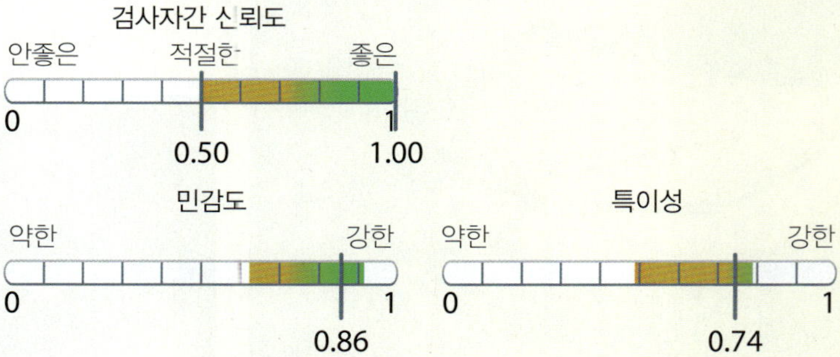

LR+: 1.27–3.30–4.56　　LR−: 0.12–0.19–0.80

ATFL (anterior talofibular ligament) =앞목말종아리인대; CFL (calcaneofibular ligament) = 발꿈치종아리인대.

부하 검사 (Stress Tes) 6-2
안쪽번짐 (목말뼈 경사) 부하 검사 (Inversion (Talar Tilt) Stress Test)

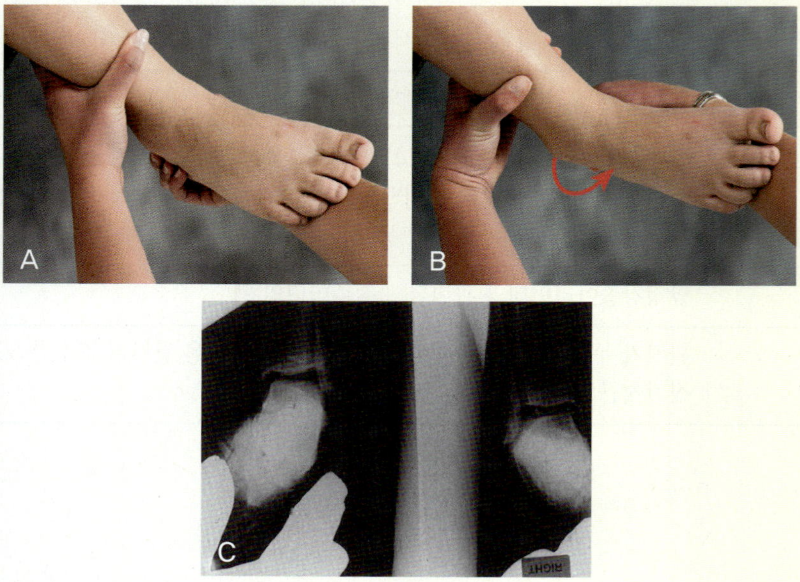

(A와B) 발꿈치종아리인대의 안정성을 검사하기 위한 안쪽번짐 (목말뼈 경사) 부하 검사
(C) 안쪽번짐 부하 검사의 방사선 사진

부하 검사 (Stress Test) 6-2

안쪽번짐 (목말뼈 경사) 부하 검사 (Inversion (Talar Tilt) Stress Test) —계속

환자 자세	테이블 가장자리에서 눕거나 앉은자세
검사자의 자세	환자의 앞에서 한 손은 발꿈치뼈와 목말뼈를 한 단위로 해서 잡고 발꿈치종아리인대를 고정시키기 위하여 발과 발목을 10° 정도 발등굽힘하여 유지한다.[4] 반대쪽 손은 종아리를 고정시킨다; 엄지나 집게손가락은 발꿈치종아리인대를 따라 잡도록하여 목말뼈의 틈을 느낄 수 있게 한다.
평가 절차	발꿈치뼈를 잡은 손은 목말뼈를 경사지게 해서 발꿈치뼈를 안쪽으로 구르도록 하고 안쪽번짐 스트레스를 준다.
양성 반응 검사	손상되지 않은 측과 비교하였을 때, 목말뼈가 경사되거나 과도하게 틈이 벌어지면 통증이 나타난다.
의미	앞뒤목말종아리인대를 포함하여 발꿈치종아리인대의 손상
변형	안쪽번짐은 발목의 특별한 부하 검사로 인하여 인대의 ROM 중 다른 위치에서 검사될 수 있다.
논평	손상으로 인한 통증이 상대적으로 이완되었을 때에는 손상의 과거력과 손상받지 않은 발목에 미세통증이 현재 부상정도로 보여질 수 있다.[1,4]
근거	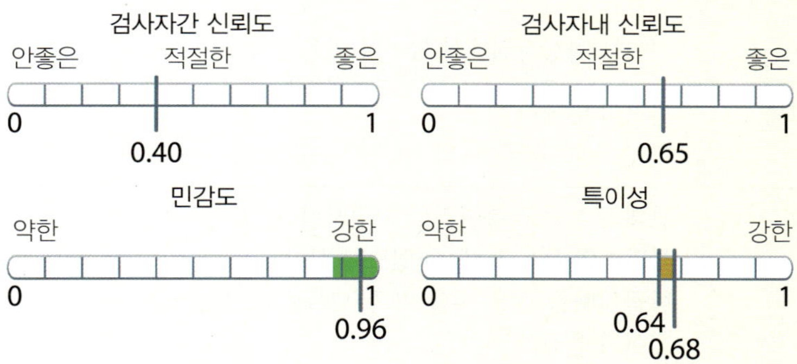

LR+: 2.44–3.00

LR−: 0.06–0.19

ATFL = anterior talofibular ligament; CFL = calcaneofibular ligament

부하 검사 (Stress Tes) 6-3
가쪽번짐 (목말뼈 경사) 부하 검사 (Eversion (Talar Tilt) Stress Test)

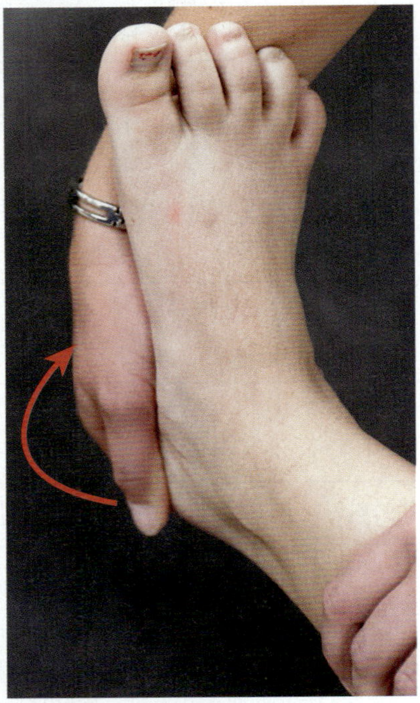

삼각인대, 특히 정강발꿈치인대의 안정성을 결정하기 위한 가쪽번짐 부하 검사

환자 자세	테이블 가장자리에서 눕거나 앉은자세
검사자의 자세	환자의 앞에서 한 손으로 발꿈치뼈와 목말뼈를 한 단위로 해서 잡고 발목은 중립자세를 유지한다.
평가 절차	반대측 손으로 종아리를 고정시킨다. 엄지 또는 집게손가락을 삼각인대 위에 두고 목말뼈의 틈을 느낄 수 있도록 한다. 발꿈치뼈를 잡은 손을 가쪽으로 굴려, 목말뼈를 경사지게 하고 발목격자의 안쪽면을 벌어지게 한다.
양성 반응 검사	손상되지 않은 측과 비교하였을 때, 목말뼈가 경사되거나 과도하게 틈이 벌어지면 통증이 나타난다.
의미	삼각인대의 삠
논평	먼쪽 인대결합의 통증은 먼쪽 정강종아리 삠을 의미한다.
근거	문헌에 없음

특수 검사 (Selective Tissue Test) 6-1

바깥돌림 검사 (Kleiger's Test)

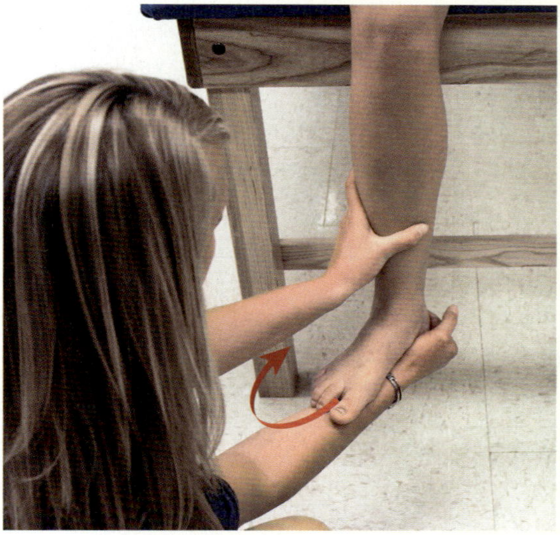

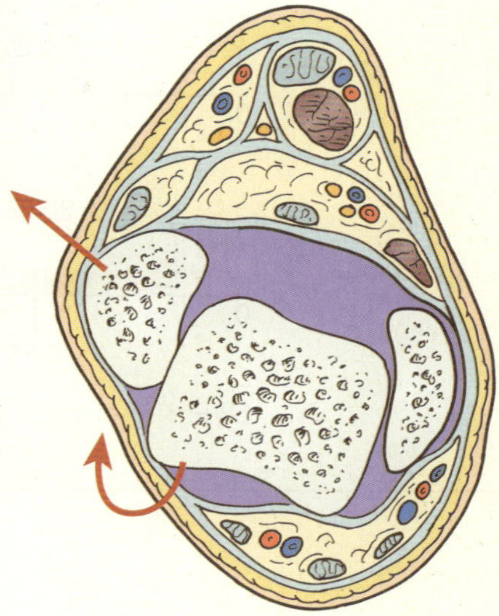

삼각인대 또는 먼쪽 정강종아리인대결합의 손상을 돌림으로 확인하기 위한 바깥돌림 (Kleiger's)검사. 통증에 따라 미치는 영향은 제거된다. 가쪽으로 목말뼈를 돌림시켜 (1) 종아리뼈에서 가쪽으로 힘을 가한다 (2) 인대결합을 펌시키고 삼각근 인대를 신장시킨다 (3).

환자 자세	테이블 가장자리에 앉은자세
검사자의 자세	환자의 앞 한 손은 종아리를 고정하고 먼쪽 정강종아리인대결합을 압박하지 않도록 한다. 다른 손은 발목을 중립위치로 지탱하면서 발의 안쪽면을 잡는다.
평가 절차	종아리를 안정화하면서, 발과 발목뼈를 가쪽으로 돌림시킨다. 인대결합에 스트레스를 주기 위해 발목관절의 발등굽힘을 한다. 삼각인대에 스트레스를 주기 위해 발목관절을 중립자세 또는 살짝 발바닥굽힘을 한다.
양성 반응 검사	*삼각인대 손상* : 안쪽관절 통증, 검사자는 목말뼈가 안쪽복사에서 전위되는 것을 느낄 수 있다. *인대결합 손상* : 먼쪽 정강종아리인대결합 부위의 앞가쪽에서 통증이 나타난다.
의미	안쪽통증은 삼각인대의 외상을 의미한다. 만일 복사골절이 아닌 다른 곳이라면, 앞뒤정강종아리인대의 통증은 인대결합의 병리인 것으로 고려해야 된다. 먼쪽 종아리뼈의 골절
논평	이 검사가 장시간의 회복시간이 필요하다면, 먼쪽 정강종아리 인대결합에서 통증이 발생될 수 있다.[5]

특수 검사 (Selective Tissue Test) 6-1

바깥돌림 검사 (Kleiger's Test) -계속

근거

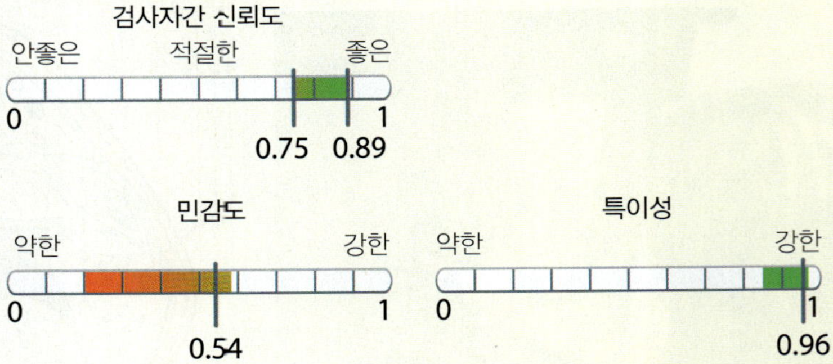

LR+: 1.32–14.50–18.00

LR−: 0.44–0.47–0.94

관절 운동성 평가 (Joint Play Assessment)

관절 움직임 (Joint Play) 6–1

발목관절의 관절 가동기법 (Talocrural Joint Play)

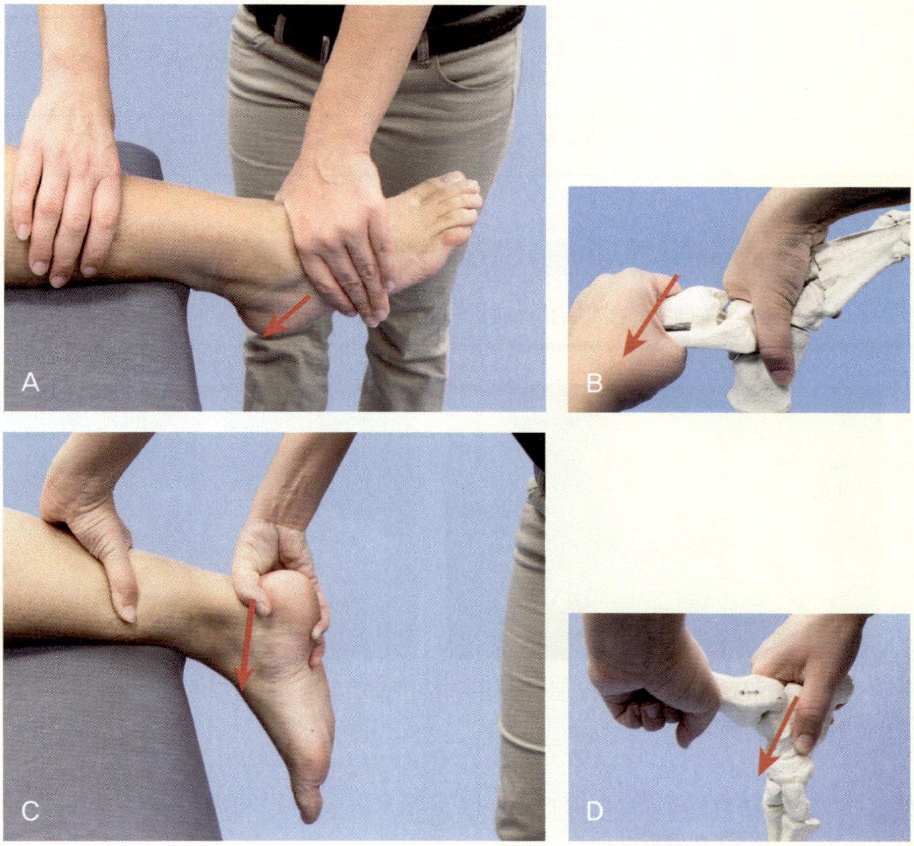

뒤쪽 발목관절 가동기법은 발등굽힘을 감소하는 것을 제한한다. 앞쪽 발목관절 가동기법은 발바닥쪽굽힘이 감소하는 것을 제한한다.

환자 자세	*뒤쪽 관절 가동기법 :* 발목을 수건 위에 올려놓은 상태에서 살짝 발바닥 쪽 굽힘이 되도록 발을 침대의 끝부분을 넘기고 하늘을 보고 눕는다. *앞쪽 관절 가동기법 :* 발목이 살짝 발바닥 쪽 굽힘이 되도록 하고 발을 침대의 끝부분이 넘도록 한 상태에서 엎드려 눕는다.
검사자의 자세	*뒤쪽 관절 가동기법 :* 환자의 발쪽에서 한쪽 손으로 먼 쪽 다리를 잡아 고정하고 뒤쪽의 발꿈치뼈를 감싼다. 다른 한 손은 목말뼈의 앞쪽에 위치한다. *앞쪽 관절 가동기법 :* 침대의 옆에서 한 손으로는 다리의 먼 쪽을 잡아 고정하고 다른 한 손으로는 발꿈치 뼈를 감싼다.
평가 절차	*뒤쪽 관절 가동기법 :* 뒤쪽 방향으로 힘이 목말뼈에 가해졌는가. *앞쪽 관절 가동기법 :* 앞쪽 방향으로 힘이 목말뼈에 가해졌는가.

관절 움직임 (Joint Play) 6-1
발목관절의 관절 가동기법 (Talocrural Joint Play) –계속

양성 반응 검사	운동범위저하 과운동 통증
영향	운동범위저하 : 관절의 유착 과운동 : 인대 또는 관절주머니의 늘어짐
근거	문헌 부족 또는 결론이 안남

관절 움직임 (Joint Play) 6-2
목말밑관절 활동 (Medial Subtalar Joint Play)

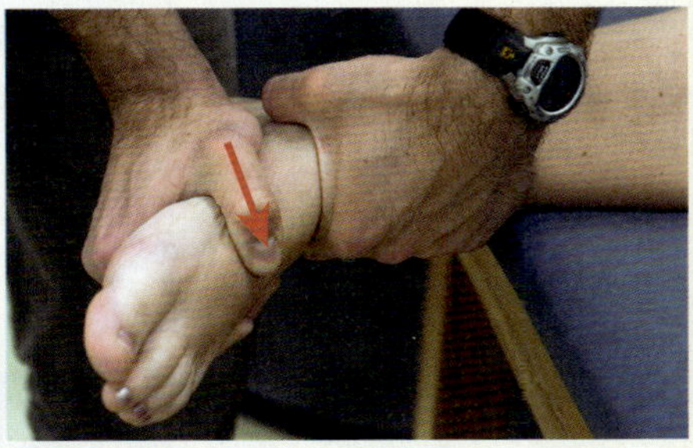
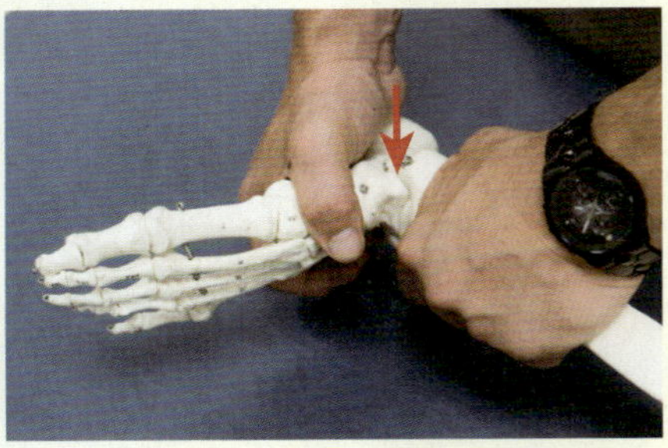

발목격자안의 목말뼈를 안정화시킨 후, 목말밑관절을 안쪽과 가쪽으로 움직이는 정도를 검사한다. (가쪽으로 미끌어지는 것을 확인한다)

환자 자세	*안쪽 미끄럼짐 :* 검사하는 다리를 옆으로 눕힌다. STL를 중립자세로 한다. *가쪽 미끄러짐 :* 검사하지 않는 다리를 옆으로 눕힌다. STJ를 중립자세로 한다. 타올을 먼쪽 정강뼈 아래에 놓는다.
검사자의 자세	발목격자안의 목말뼈를 안정화시킨다. 반대쪽 손은 발꿈치뼈를 잡는다.
평가 절차	힘은 목말뼈의 안쪽과 가쪽으로 움직이도록 한다.
양성 반응 검사	맞은편에 목말뼈의 안쪽 또는 가쪽의 변형이 증가하거나 감소한다.
의미	결과는 반대편 발목과 비교한다: 저운동성 안쪽 미끄러짐 (medial glide)은 엎침과 발꿈치뼈 가쪽번짐을 감소시킨다. 저운동성 가쪽 미끄러짐 (lateral glide)은 뒤침과 발꿈치뼈 안쪽번짐을 감소시킨다.
논평	저운동성 안쪽 미끄러짐 (medial glide)은 주로 가쪽 발목삠와 연관되어 있다.
근거	문헌에 없음

STJ (sbutalar joint) : 목말밑관절

관절 움직임 (Joint Play) 6-3
가쪽 목말뼈 경사 (Cotton Test)

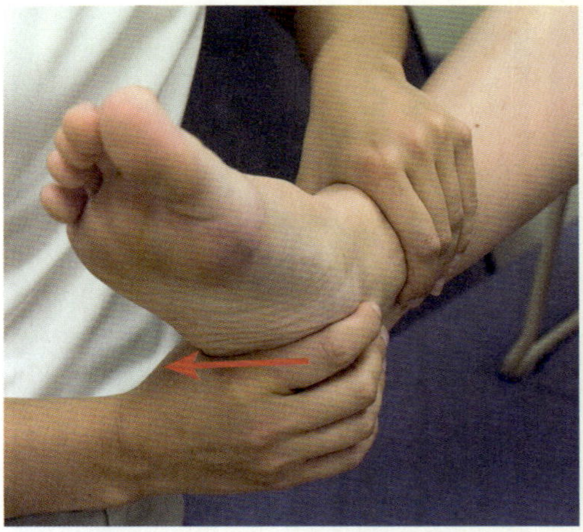
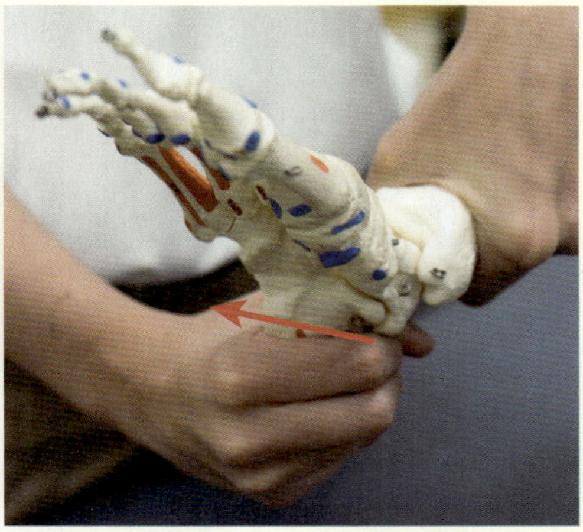

Cotton test는 발목격자 안에 있는 목말뼈의 가쪽변형 정도로 평가한다.

환자 자세	중립자세에서 발목과 함께 눕거나 짧게 앉는다.
검사자의 자세	한 손은 몸쪽에서 정강목말 관절선으로 해서 발목격자를 잡아 먼쪽 종아리를 안정화 시킨다. 그러나 먼쪽 정강종아리 인대결합은 압박하지 않는다. 반대쪽 손은 발꿈치뼈와 목말뼈를 잡는다.
평가 절차	힘은 목말뼈의 가쪽으로 움직이도록 한다.
양성 반응 검사	맞은 편에 목말뼈의 가쪽 변형이 증가한다. 통증[6]
의미	먼쪽 정강종아리 인대결합의 삠
논평	관절경 검사에 의한 정강종아리 인대결합의 삠라는 확실한 진단과 양성반응 검사(cotton test)는 연관성이 있다.[6]
근거	문헌에 없음

관절 움직임 (Joint Play) 6-4

먼쪽 정강종아리 관절 활성 (Distal Tibiofibular Joint Play)

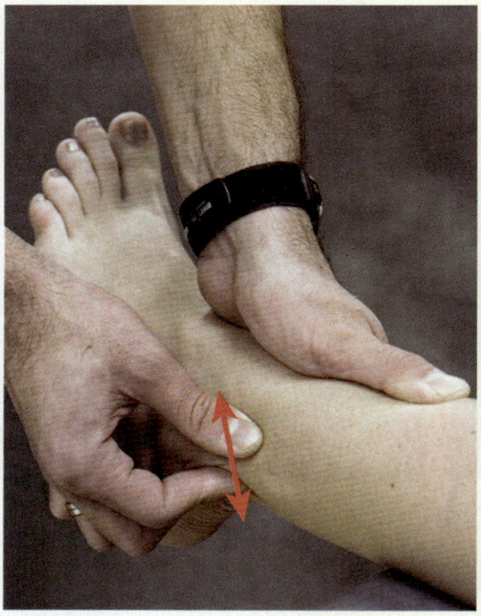

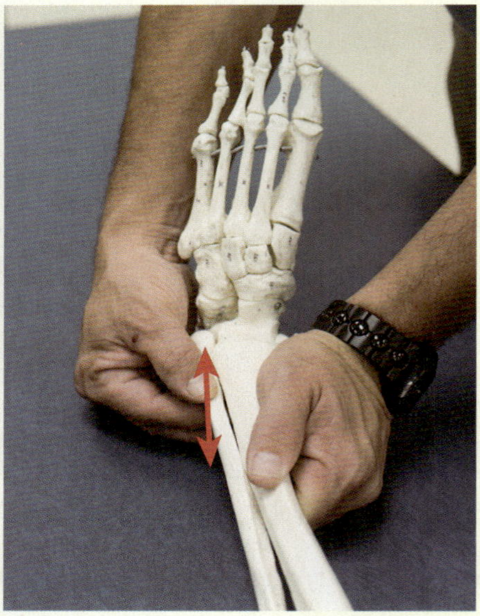

이 관절 운동 검사는 먼쪽 정강종아리 인대결합의 앞뒤 운동정도로 확인한다.

환자 자세	발목을 편안하게 발바닥굽힘을 하여 눕거나 짧게 앉는다.
검사자의 자세	종아리뼈 가쪽복사를 잡고 정강뼈를 안정화시킨다.
평가 절차	압박이 명백하게 종아리뼈가 앞쪽으로 움직이고 상대적으로 정강뼈는 뒤쪽으로 배열된다.
양성 반응 검사	인대결합에서 통증이 발생하거나 아프지 않은 다리의 움직임이 증가한다.
의미	먼쪽 정강종아리 인대결합의 삠
변형	먼쪽 종아리뼈는 움직이는 정도에 기초하여 가쪽에서 쥐어짜는 듯한 압박을 받는다.
논평	통증은 움직임이 증가할 때보다 인대결합 외상에서 더 많이 발생된다.
근거	문헌에 없음

신경학적 검사 (Neurological Assessment)

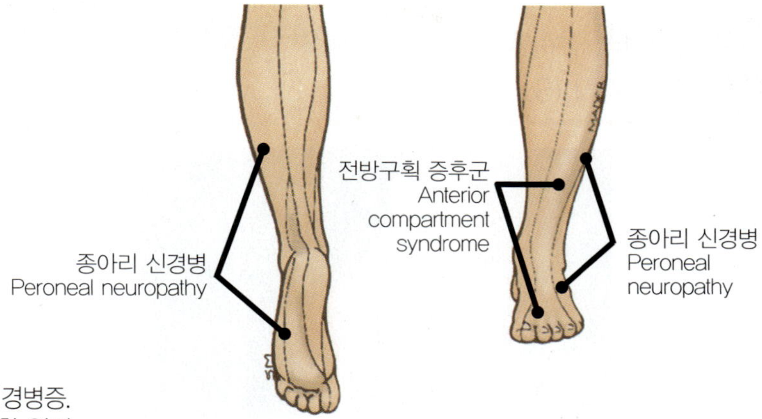

그림 6-6 ■ 발목과 종아리의 국소신경병증. 이들 결과는 다리의 신경학적 선별과 또한 일치되어야 한다.

혈관 검사 (Vascular Assessment)

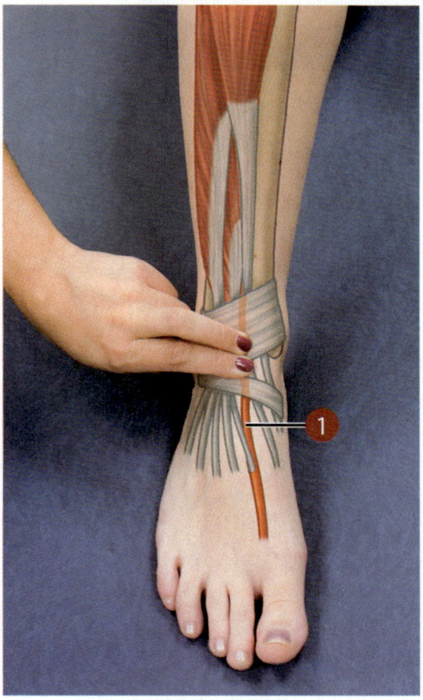

1 발등동맥 (dorsalis pedis artery)

특수 검사 (Selective Tissue Test)

특수 검사 (Selective Tissue Test) 6-2
압축 검사 (Squeeze Test)

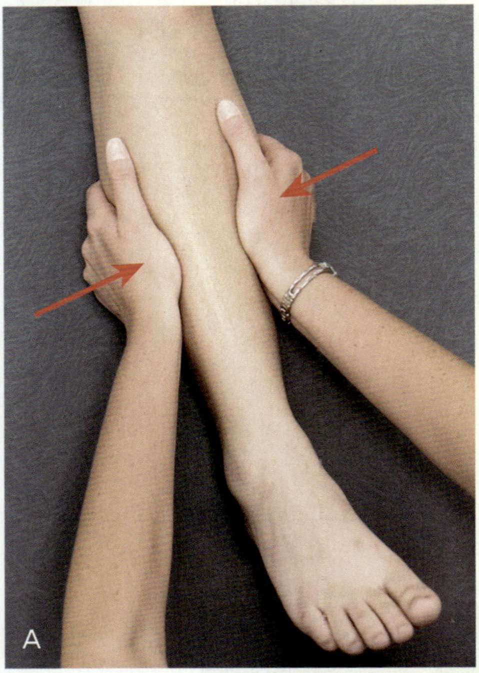

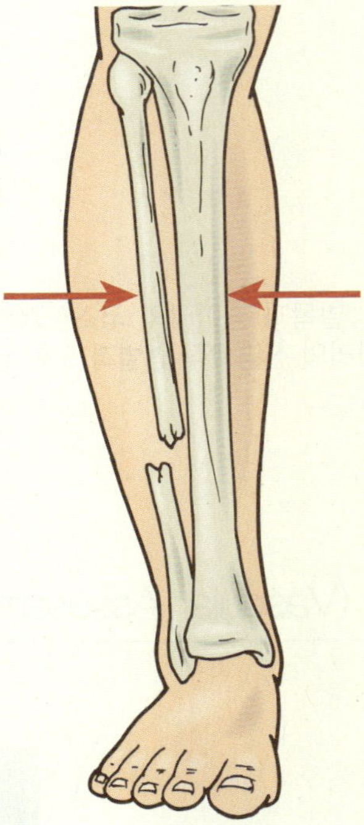

종아리뼈 (fibular)골절이나 인대손상이 포함된 삠을 확인하는 검사. 압력은 통증부위에서 떨어진 곳에서 횡방향으로 적용한다.

환자 자세	무릎은 펴고 누운자서
검사자의 자세	손상된 다리 옆이나 앞; 검사자의 손은 통증부위로부터 떨어진 곳에서 정강뼈와 종아리뼈의 뒤를 컵 모양으로 잡는다.
평가 절차	종아리뼈와 정강뼈에 압력을 주는데, 통증이나 다른 증상이 일어나지 않는다면, 점진적으로 더 많은 압력을 가한다.
양성 반응 검사	통증이 생기는데, 특히 압박부위에서 떨어진 곳에서 생긴다.
의미	(A) 종아리뼈의 횡단 골절 또는 피로 골절로 통증이 종아리뼈체를 따라 생길때 (B) 인대손상이 포함된 통증이 먼쪽 경종아리뼈 관절에 있을때
논평	검사할 때 순간적으로 너무 많은 압력을 주지 않도록 해야 한다. 압력은 점진적으로 적용해야 한다. 인대결합 삠의 다른 임상적 결과를 표시하는 것에 직면할 지라도 검사는 드물게 양성이다. 이것은 제한적으로 유용하다.

특수 검사 (Selective Tissue Test) 6-2

압축 검사 (Squeeze Test) –계속

근거

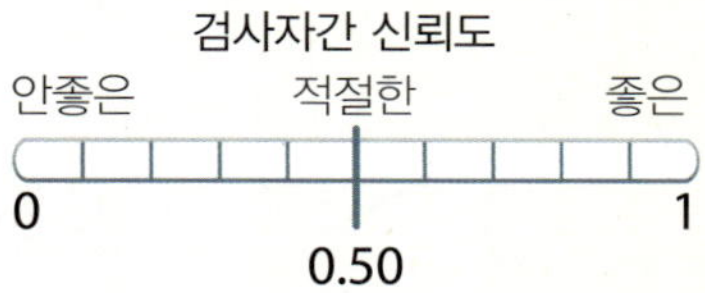

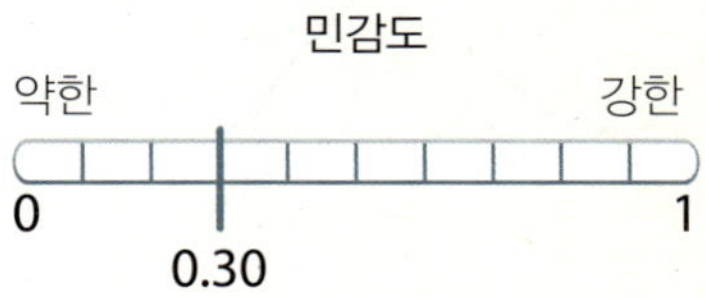

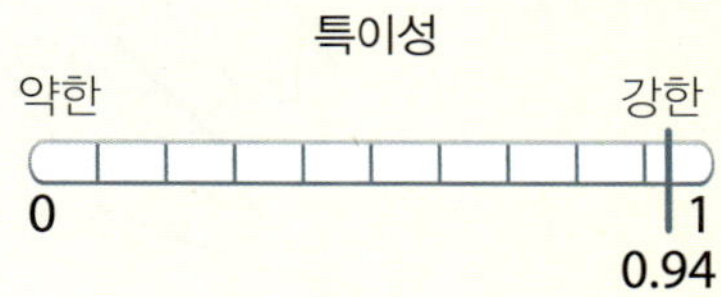

LR+: 4.62

LR–: 0.75

Box 6-1

변형된 오타와 발목 규칙 (Ottawa Ankle Rules)

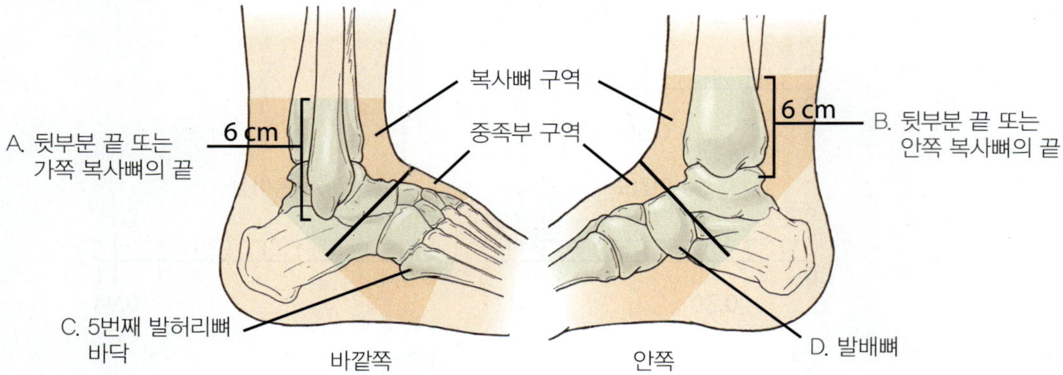

설명

오타와 발목 규칙은 환자가 방사선 촬영을 적용시키고자 할 때 확실히 하기 위한 평가 기준을 제공한다.

방사선 추천 기준

환자가 손상이 있은 후 즉각적으로 그리고 검사실에 들어올 때 4걸음 걷지 못하는 경우.
A 또는 B 구역을 촉진하는 동안 통증이 있다면, 발목 방사선 촬영을 해야한다.
C 또는 D 구역을 촉진하는 동안 통증이 있다면, 발 방사선 촬영을 해야한다.

변형

A 와 B 구역은 안쪽과 가쪽의 중심선을 넘어 통증이 있는것으로 변화된다.

근거

오타와 발목 규칙은 골절을 놓치지 않게 높은 민감도로 고안되었고, 성인의 골격에 적용될 때 높은 음성 예측값을 가지고 있다. 만약 규칙을 따르면 골절을 놓치지 않을 것이다. 규칙의 보수적 방법은 상대적으로 낮은 특이도 (0.26–0.48)를 나타내고, 많은 환자들은 방사선 확인결과 골절이 없는 경우가 있다. 변형된 방법은 복사뼈 통증의 위치와 관련되어, 특이도는 0.42–0.59로 상향된다.

특수 검사 (Selective Tissue Test) 6-3

아킬레스힘줄 파열을 검사하는 톰슨 검사

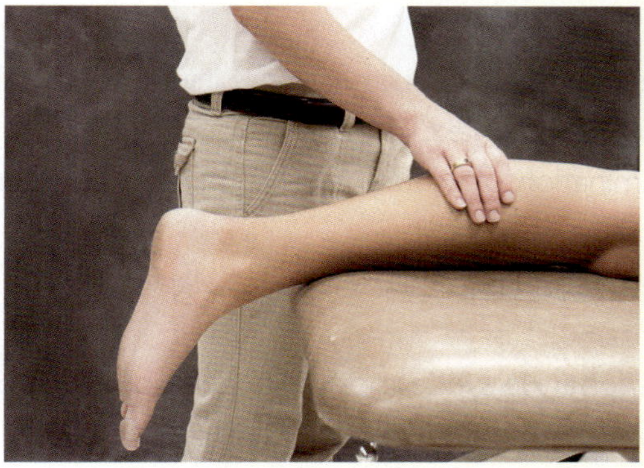

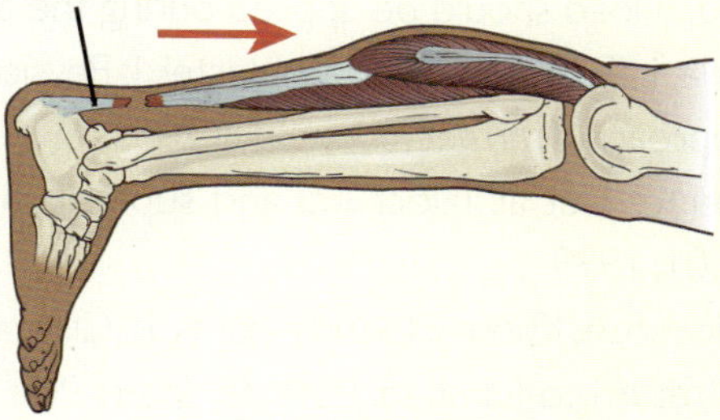

아킬레스힘줄 파열을 검사하는 톰슨 검사. 아킬레스힘줄이 정상일 때는 종아리 근육을 압축 (squeezing)하면 약간 발바닥굽힘이 생긴다. 톰슨 검사의 양성반응은 종아리를 압박해도 발에서 움직임이 없는 것이다. 이것은 아킬레스힘줄 파열을 의미한다.

환자 자세	엎드려 누운 자세, 테이블의 가장자리에서 발을 내린 상태
검사자의 자세	환자의 옆에 서서 한손으로 종아리 근육의 근복 (muscle belly)을 잡는다.
평가 절차	환자의 종아리 근육을 압착하는 동안 발에서 발바닥굽힘이 생기는지 관찰한다.
양성 반응 검사	종아리를 압착할 때, 발에서 발바닥굽힘이 생기지 않는다.
의미	아킬레스힘줄의 파열
근거	민감도 / 특이성 (아래 참조)

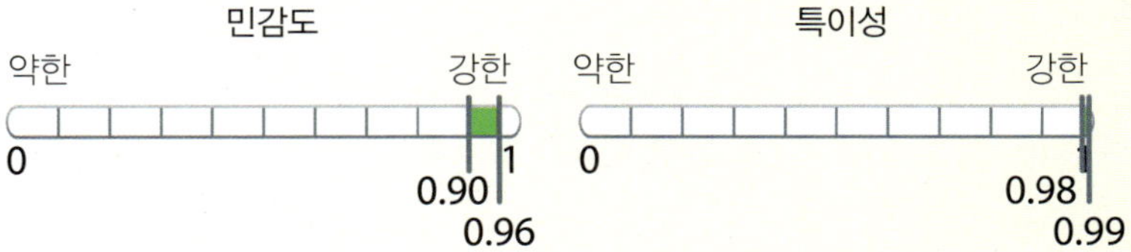

LR+: 48.00–90.00 LR−: 0.04–0.10

참고문헌 (REFERENCES)

1. Lynch, SA: Assessment of the injured ankle in the athlete. *J Athl Train*, 37:406, 2002.
2. Corazza, F, et al: Mechanics of the Anterior Drawer test at the ankle: the effects of ligament viscoelasticity. *J Biomech*, 38:2118, 2005.
3. Tohyama, H, et al: Anterior Drawer test for acute anterior talofibular ligament injuries of the ankle: how much load should be applied during the test? *Am J Sports Med*, 31:226, 2003.
4. Vela, L, Tourville, TW, and Hertel, J: Physical examination of acutely injured ankles: an evidence-based approach. *AthlTher Today*, 8:13, 2003.
5. Hertel J, et al: Talocrural and subtalar instability after lateral ankle sprain. *Med Sci Sports Exer*, 31: 1501, 1999.
6. Alonso, A, Khoury, L, and Adams, R: Clinical tests for ankle syndesmosis injury: reliability and prediction of return to function. *J Orthop Sports Pnys Ther*, 27:276, 1998.
7. Beumer, A, Swierstra, BA, and Mulder, PG: Clinical diagnosis of syndesmotic ankle instability: evaluation of stress tests behind the curtains. *Acta Orthop Scand*, 73:667, 2002.
8. Leddy, JJ, et al: Prospective evaluation of the Ottawa ankle rules in a university sports medicine center: with a modification to increase specificity for identifying malleolar fractures. *Am J Sports Med*, 26: 158, 1998.
9. Gravel, J, et al: Prospective validation and head-to-head comparison of 3 ankle rules in a pediatric population. *Ann Emerg Med*, 54:534, 2009.
10. Bachmann, LM, et al: Accuracy of Ottawa ankle rules to exclude fractures of the ankle and mid-foot: systematic review. *Br J Med*, 326:417, 2003.
11. Leddy, JJ, et al: Prospective evaluation of the Ottawa ankle rules in a university sports medicine center. With a modification to increase specificity for identifying malleolar fractures. *Am J Sports Med*, 26: 158, 1998.

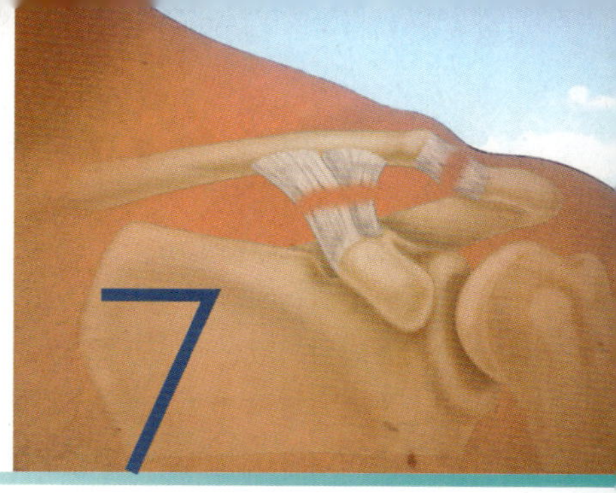

CHAPTER 7

무릎 병리 (Knee Pathologies)

무릎부상의 임상 검사 (Clinical Examination of Knee Injuries)

검사흐름도 (Examination Map)

병력

과거 의학적 병력
현재 상태의 과거력
손상기전

기능적 평가

보행분석

시진

기능검사
둘레측정

앞쪽 구조물의 시진
무릎뼈
무릎힘줄
넙다리네갈래근
정강넙다리 정렬상태
정강거친면

안쪽 구조물의 시진
일반적인 안쪽면
안쪽넓은근

가쪽 구조물의 시진
일반적인 가쪽 구조물
종아리뼈머리
정강뼈의 뒤쪽 처짐
젖힘

뒤쪽 구조물의 시진
뒤넙다리근군
다리오금
- 베이커 물혹

촉진

앞쪽 구조물의 촉진
무릎뼈
무릎힘줄
정강거친면
넙다리근힘줄
넙다리네갈래근
- 안쪽넓은근
- 넙다리곧은근
- 가쪽넓은근

빗근

안쪽 구조물의 촉진
안쪽반달과 관절선
안쪽곁인대
안쪽 넙다리융기와 위관절융기
안쪽 정강뼈 고원
거위발힘줄과 윤활주머니
반힘줄근
두덩정강근

가쪽 구조물의 촉진
관절선
종아리뼈머리
가쪽곁인대
오금근
넙다리두갈래근
엉덩정강띠

뒤쪽 구조물의 촉진
다리오금
뒤넙다리근군

다음 페이지에 계속 150

- 넙다리두갈래근
- 반막모양근
- 반힘줄근

주머니속 부기와 주머니밖 부기의 진단

관절과 근기능 검사

각도계
굽힘
폄

능동관절운동범위
굽힘
폄

도수근력 검사
넙다리근
뒤넙다리근
빗근
수동관절운동범위
굽힘
폄

관절 안정성 검사

부하 검사
앞쪽 불안정
- 앞당김 검사
- 라크만검사
- 엎드린자세에서 라크만검사

뒤쪽 불안정
- 뒤당김 검사
- 갓프레이검사

안쪽 불안정
- 외반검사: 0° 굽힘
- 외반검사: 25° 굽힘

관절 움직임 진단
몸쪽 정강종아리 인대결합

신경학적 검사

아래쪽 ¼ 평가
온종아리신경

혈관 검사

먼쪽 모세혈관의 충만
먼쪽 맥박
뒤쪽 정강동맥
발등 동맥

병리학적 특수 검사

평면 무릎 삠
안쪽곁인대
- 외반검사

가쪽곁인대
- 내반검사

앞십자인대
- 앞당김 검사
- 라크만검사
- 엎드린자세에서 라크만검사
- 넙다리근능동검사

무릎 회전 불안정
앞가쪽 회전 불안정
- 피봇시프트 검사

저크검사
슬로컴당김 검사
크로스오버검사
슬로컴 ALRI 검사
굽힘-회전 당김 검사
앞안쪽 회전 불안정
- 슬로컴 당김 검사
- 크로스오버검사
- 라크만검사
- 외반검사

뒤가쪽 회전 불안정
- 가쪽돌림검사
- 가쪽돌림 전반슬검사
- 뒤가쪽 당김 검사
- 리버스 피봇시프트 검사
- 동적 뒤 시프트 검사

연골파열
맥머레이검사
어플레이 압박/뽑기 검사
테살리검사

뼈연골 병변
윌슨 (Wilson)검사

엉덩정강띠 마찰 증후군
노벨 (Nobel) 압박 검사
Ober 검사
오금근 힘줄질환
정강넙다리관절 탈구

병력 (History)

표 7-1 통증 위치에 따른 외상

	통증의 위치			
	가쪽	앞면	안쪽	뒷면
연부조직	가쪽곁인대 삠 가쪽관절주머니 삠 위 정강종아리 인대결합 삠 가쪽 무릎뼈 지지띠 긴장* 넙다리두갈래근 삠 넙다리두갈래근 힘줄염 오금힘줄염 엉덩정강띠 마찰 증후군 가쪽반달 파열	앞십자인대 삠 (무릎 속에서 통증이 나타남) 무릎뼈 힘줄염* 무릎힘줄 파열* 무릎뼈 윤활낭염* 무릎넙다리관절 기능부전* 넙다리근 타박 지방체 긴장* 넙다리힘줄 파열*	안쪽곁인대 삠 안쪽 관절주머니 삠 안쪽 무릎뼈 지지띠 긴장* 거위발 윤활낭염 또는 힘줄염 반힘줄근 삠 반힘줄근 힘줄 삠 반막모양근 힘줄염 안쪽반달 파열	뒤십자인대 삠 뒤쪽 관절주머니 삠 장딴지근 삠 뒤넙다리근 삠 오금힘줄 삠 오금 물혹 안쪽/가쪽 반달 파열 (뒤쪽 뿔)
뼈	종아리뼈머리 골절 뼈연골 파열 박리성 뼈연골염 가쪽 넙다리융기 타박 소아환자의 뼈끝 골절	무릎뼈 골절 정강뼈고원 골절 신딕-요한슨-라젠병* 오스굿-슐라터 병 (사춘기)* 무릎뼈 탈구 또는 아탈구* 연골연화증	뼈연골 골절 박리성 뼈연골염 안쪽 넙다리융기 타박 안쪽 정강뼈고원 타박	

*제 8장 참조

ACL (anterior cruciate ligament) = 앞십자인대; IT (iliotibial) = 엉덩정강; LCL (lateral collateral ligament) = 가쪽곁인대; MCL (medial collateral ligament) = 안쪽곁인대; PCL (posterior cruciate ligament) = 뒤십자인대.

표 7-2 무릎손상의 기전과 연조직손상의 결과

무릎에 부가되는 힘	인장력	압박력
외번	안쪽구조물: 안쪽곁인대, 안쪽관절주머니, 거위발근군, 안쪽반달	가쪽반달
내번	가쪽구조물: 가쪽곁인대, 가쪽관절주머니, 엉덩정강띠, 넙다리두갈래근	안쪽반달
정강뼈 앞쪽전위	앞십자인대, 엉덩정강띠, 가쪽곁인대, 안쪽곁인대, 안쪽과 가쪽 관절주머니	안쪽과 가쪽 관절주머니
정강뼈 뒤쪽전위	뒤십자인대, 반달넙다리인대, 오금근, 안쪽과 가쪽 관절주머니	안쪽과 가쪽 관절주머니
정강뼈 안쪽돌림	앞십자인대, 앞가쪽관절주머니, 뒤안쪽관절주머니, 뒤가쪽관절주머니, 가쪽곁인대	앞십자인대, 앞가쪽관절주머니, 뒤안쪽관절주머니, 뒤가쪽관절주머니, 가쪽곁인대
정강뼈 가쪽돌림	뒤가쪽관절주머니, 앞안쪽관절주머니, 안쪽곁인대, 뒤십자인대, 가쪽곁인대, 앞십자인대	뒤가쪽관절주머니, 앞안쪽관절주머니, 안쪽곁인대, 뒤십자인대, 가쪽곁인대, 앞십자인대
젖힘	앞십자인대, 뒤관절주머니, 뒤십자인대	앞십자인대, 뒤관절주머니, 뒤십자인대
과다굽힘	앞십자인대, 뒤십자인대	앞십자인대, 뒤십자인대

ACL (anterior cruciate ligament) = 앞십자인대; IT (iliotibial) = 엉덩정강; LCL (lateral collateral ligament) = 가쪽곁인대; MCL (medial collateral ligament) = 안쪽곁인대; PCL (posterior cruciate ligament) = 뒤십자인대.

시진 (Inspection)

시진소견 (Inspection Findings) 7-1
체형의 분류 (Classifications of body Types)

	정상	외반슬	내반슬	전반슬
	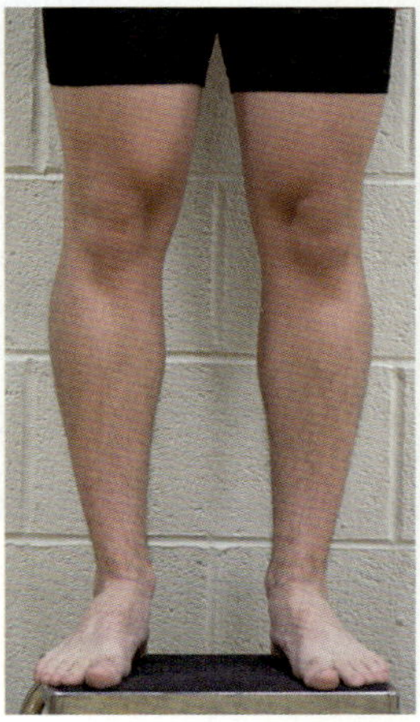	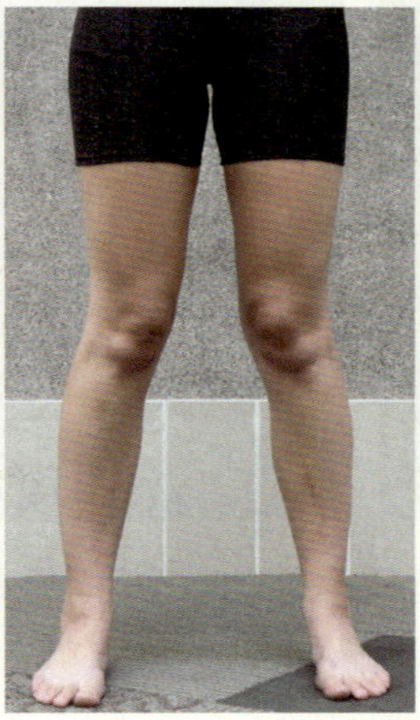	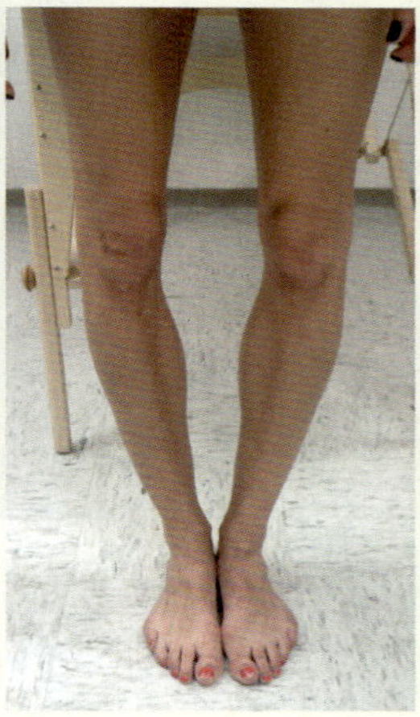	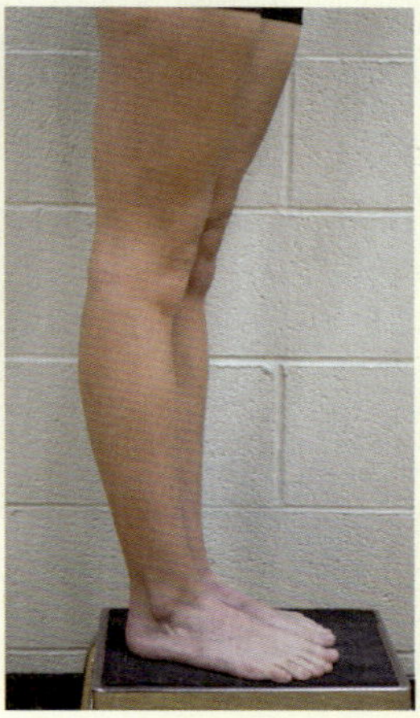
특징		정강뼈가 넙다리뼈에 비해 5° 이상 안쪽으로 각이 형성	정강뼈가 넙다리뼈에 비해 5° 이상 가쪽으로 각이 형성	정강넙다리 폄이 0° 이상
원인		가쪽반달의 변성 엉덩이 비정상	안쪽반달의 변성 엉덩이 비정상	앞십자인대 또는 뒤십자인대 파열
결론		가쪽 관절구조물의 압박력 증가 외측 반월상 연골의 퇴행성변형 안쪽 관절구조물의 인장력 증가 회내 증가/장기화 정강뼈 안쪽돌림 무릎뼈 위치: 안쪽 넙다리뼈 안쪽돌림	가쪽 관절구조물의 인장력 증가 안쪽 관절구조물의 압박력 증가 반월상연골의 변형 발의 회외 증가 정강뼈 가쪽돌림 무릎뼈 위치: 가쪽 넙다리뼈 가쪽돌림	앞십자인대 또는 뒤십자인대 삠 증가 무릎뼈와 넙다리뼈 사이의 압박력 증가

ACL (anterior cruciate ligament) = 앞십자인대; PCL (posterior cruciate ligament) = 뒤십자인대.

특수 검사 (Selective Tissue Test) 7-1

둘레측정 (Girth Measurements)

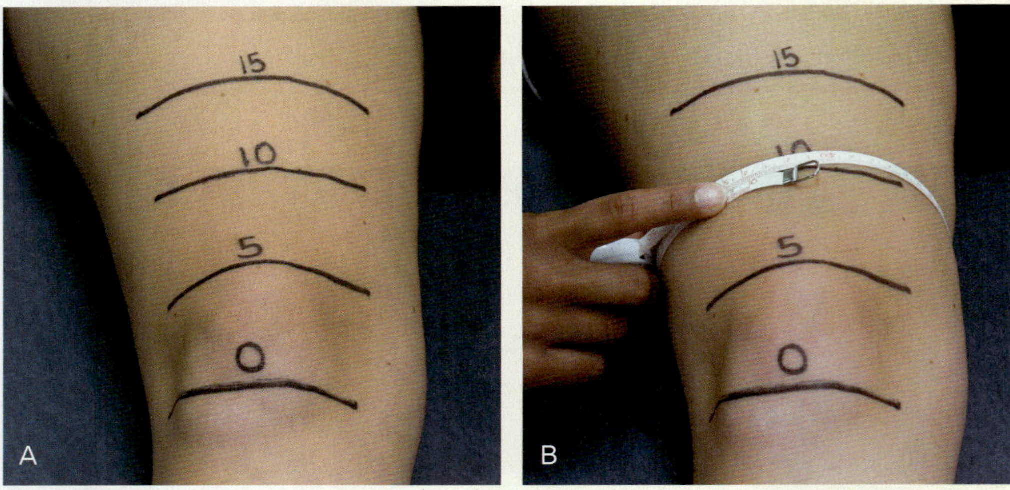

무릎 둘레는 관절선과 관절선의 위와 아래를 측정한다. 관절선 둘레를 먼저 측정을 하고 그 다음에 넙다리근을 일정한 간격으로 측정한다.

환자 자세	누운자세 또는 선자세 (매번 동일자세로 측정한다)
검사자의 자세	환자 곁에 선다.
평가 절차	관절선을 0 cm 표시를 한다. 관절선 위 5 cm, 10 cm, 15 cm 간격의 둘레를 측정한다. 관절선 아래 15 cm 둘레를 측정한다.
양성 반응 검사	양측 비교시 ±1 cm의 차이
의미	손상된 부위의 관절선 둘레 증가: 부기 손상된 부위의 근육 들레 감소: 위축
변형	키가 큰 사람은 둘레가 크고, 키가 작은 사람은 둘레가 작게 측정
논평	정확한 결과를 얻기위한 특정 표준화가 필요 (예, 환자의 동일 자세, 동일 측정 부위) 사용측 다리의 근육 둘레가 비사용측 다리의 둘레보다 근육이 더 크다. 부기가 옮겨진 경우에는 발목과 장딴지 둘레를 측정해야 한다. 전반적으로 근력과 둘레 사이에는 약한 중등도의 관계가 있다.
근거	검사자간 신뢰도: 안좋은 / 적절한 / 좋은 — 0, 0.72, 0.97, 1 검사자내 신뢰도: 안좋은 / 적절한 / 좋은 — 0, 0.82, 1.00, 1

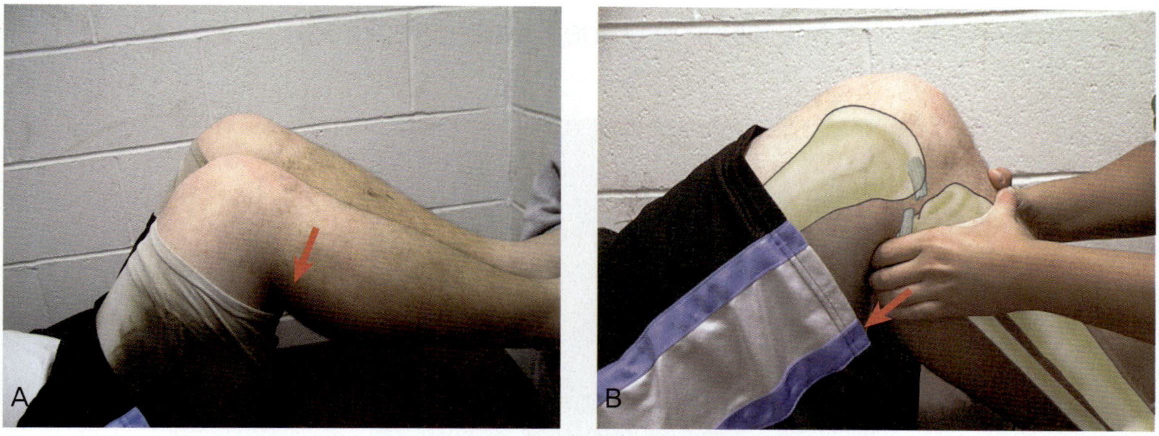

그림 7-1 ■ (A) 뒤십자인대 결손을 의미하는 정강뼈 뒤쪽 처짐. 정강뼈가 아랫방향으로 전위되어 있음. (B) 정강뼈의 뒤쪽 전위는 뒤십자인대 파열을 의미함.

촉진 (PALPATION)

앞쪽 구조물의 촉진 (Palpation of the Anterior Structures)

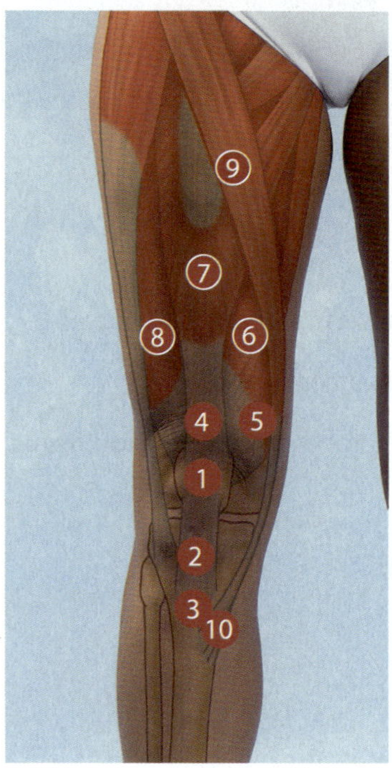

1 무릎뼈 (Patella)

2 무릎힘줄 (Patellar tendon)

3 정강뼈 거친면 (Tibial tuberosity)

4 넙다리근힘줄 (Quadriceps tendon)

5 넙다리 네갈래근 (Quadriceps muscle group)

6 안쪽넓은근 (Vastus medialis (oblique fibers))

7 안쪽넓은근 (Vastus medialis)

8 대퇴직근 (Rectus femoris)

9 가쪽넓은근 (Vastus lateralis)

10 넙다리빗근 (Sartorius)

11 거위발힘줄 (Pes anserine tendon)

안쪽 구조물의 촉진 (Palpation of the Medial Structures)

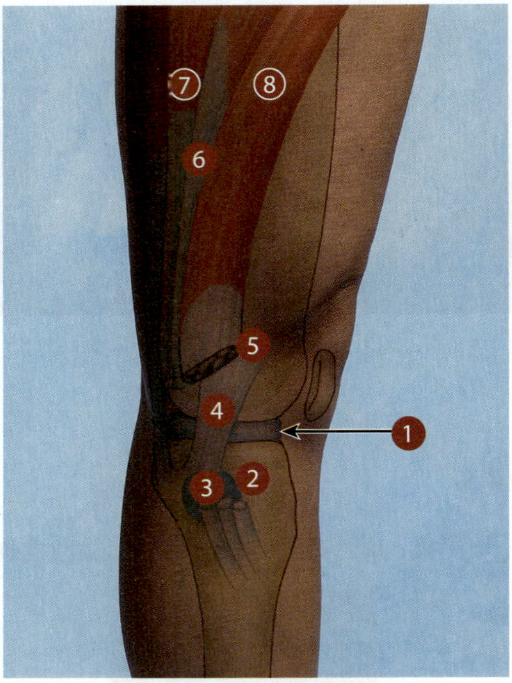

1 안쪽 반달연골과 관절선 (Medial meniscus and joint line)

2 안쪽곁인대 (Medial tibial plateau)

3 안쪽 넙다리융기와 위관절융기 (Pes anserine tendon and bursa)

4 안쪽 정강뼈 고원 (Medial collateral ligament)

5 거위발힘줄과 윤활주머니 (Medial femoral condyle and epicondyle)

6 반힘줄근 (Gracilis)

7 두덩정강근 (Semitendinosus tendon)

가쪽 구조물의 촉진 (Palpation of the Lateral Structures)

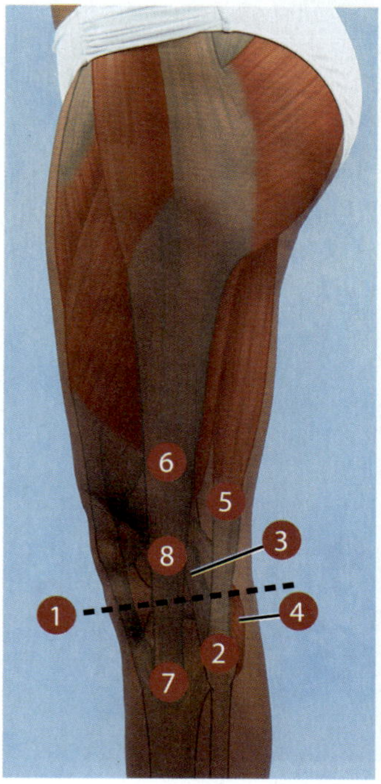

1 관절선 (Joint line)

2 정강뼈머리 (Fibular head)

3 가쪽 곁인대 (Lateral collateral ligament)

4 오금근 (Popliteus)

5 넙다리두갈래근 (Biceps femoris)

6 엉덩정강띠 (Iliotibial band)

7 Gerdy 거친면 (Gerdy's tubercle)

8 가쪽 넙다리 관절융기 (Lateral femoral condyle)

뒤쪽 구조물의 촉진 (Palpation of the Posterior Structures)

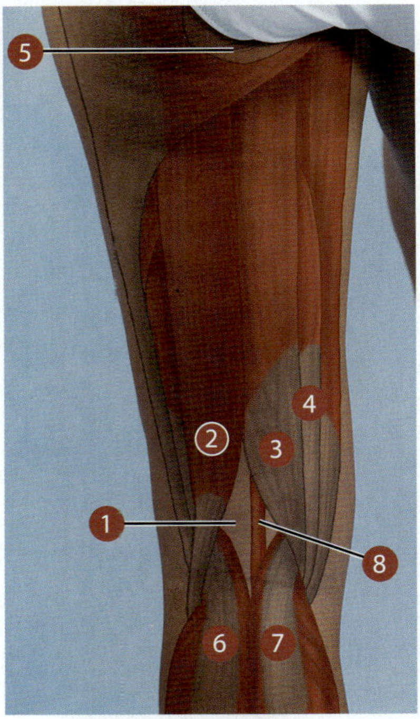

1 다리오금 (Popliteal fossa)

2 뒤넙다리근군 (Biceps femoris)

3 무릎 가쪽 면과 반막모양근 (Semimembranosus)

4 반힘줄근 (Semitendinosus)

5 궁둥뼈결절 (Ischial tuberosity)

6 장딴지근의 가쪽 머리 (Lateral head of the gastrocnemius)

7 장딴지근의 안쪽 머리 (Medial head of the gastroc)

8 오금동맥 (Popliteal artery)

Determination of Intracapsular Versus Extracapsular Swelling

특수 검사 (Selective Tissue Test) 7-2

관절주머니 내 부기를 알아보는 스윕검사

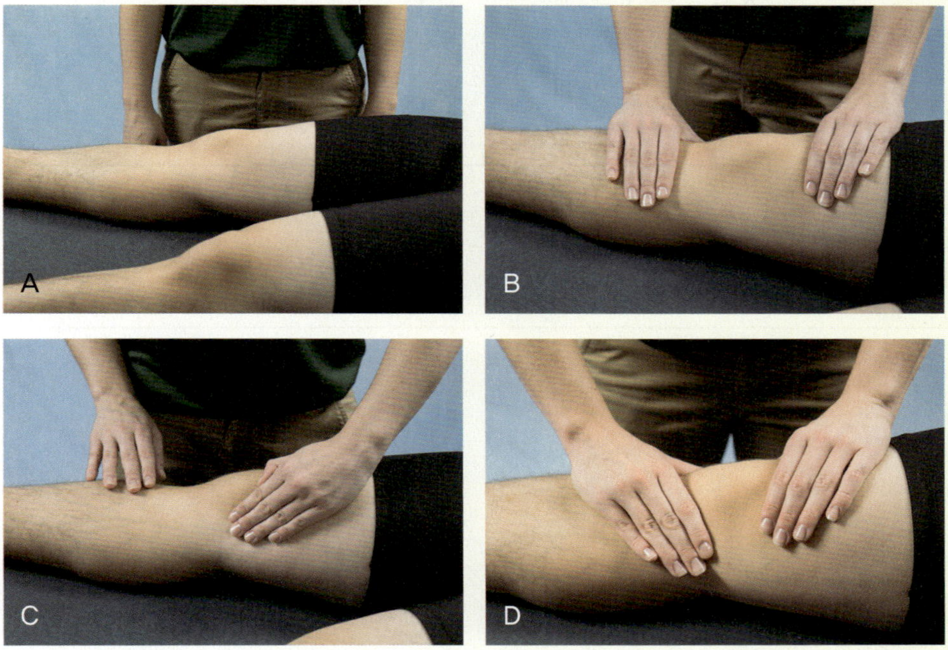

관절주머니속 부기를 확인하는 스윕 (sweep) 검사

환자 자세	무릎을 편 상태에서 누운 자세
검사자의 자세	환자 곁에 선다.
평가 절차	(A) 무릎 안쪽에 부기가 있음 (B) 부기는 몸쪽과 가쪽으로 짠다. (C) 무릎이 정상 외형으로 회복된다. (D) 무릎의 가쪽면에서 압박을 가하면, 안쪽부위가 즉시 부풀어 오른다.
양성 반응 검사	가쪽부위에 압박을 가하면, 무릎 안쪽에 부기가 형성된다.
의미	관절주머니속 부기는 앞십자인대 손상, 뼈연골 골절, 윤활주머니염, 반달연골손상, 무릎뼈 탈구를 의심할 수 있다.
변형	만약 부기가 무릎 가쪽부위에 더 많다면, 가쪽 무릎부터 검사를 해야 한다.

특수 검사 (Selective Tissue Test) 7-2

관절주머니 내 부기를 알아보는 스윕검사 –계속

근거

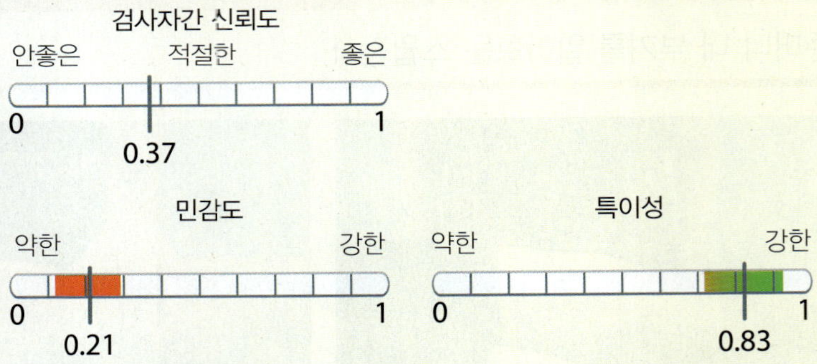

LR+: 0.61–1.53–2.44

LR–: 0.80–0.97–1.10

특수 검사 (Selective Tissue Test) 7-3
뜬느낌 검사 (Ballotable Patella)

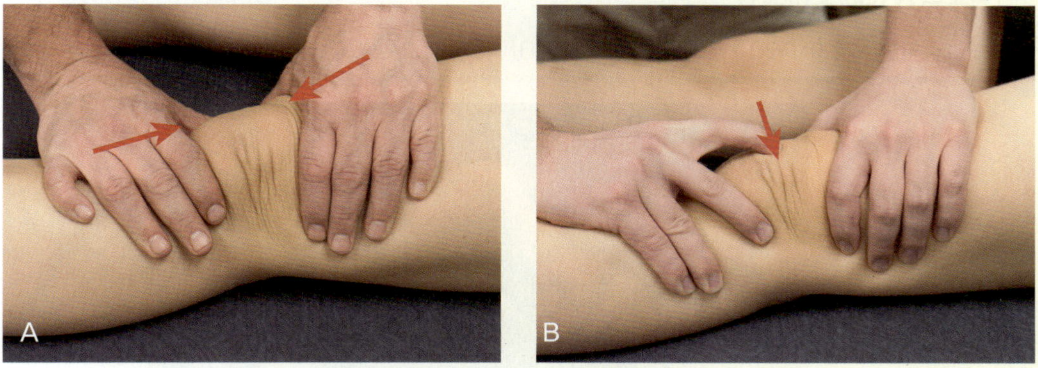

지나치게 활액이 많으면, 무릎뼈를 아래쪽으로 이동시킨다. 무릎 삼출이 있으면 무릎을 펼 때 무릎뼈를 넙다리고랑 위에서 떠 있게 할 것이다.

환자 자세	무릎은 펴고 넙다리근은 이완시킨다.
검사자의 자세	검사하고자 하는 다리 옆에 선다.
평가 절차	(A) 위쪽에 있는 손은 무릎의 위쪽 부위에서 무릎뼈를 향해 아랫방향으로 밀고, 반대쪽 손은 무릎의 아래쪽 부위에서 무릎뼈를 향해 위쪽으로 밀어 올린다. (B) 손가락은 무릎뼈를 무릎뼈고랑 쪽으로 밀어 누르는데 사용한다.
양성 반응 검사	무릎뼈를 누른 후에 다시 튀어나오지 않는다.
의미	관절주머니속 부종
논평	빠르게 시작하는 무릎 부종은 골절 또는 십자인대 삠과 관련된다.
근거	

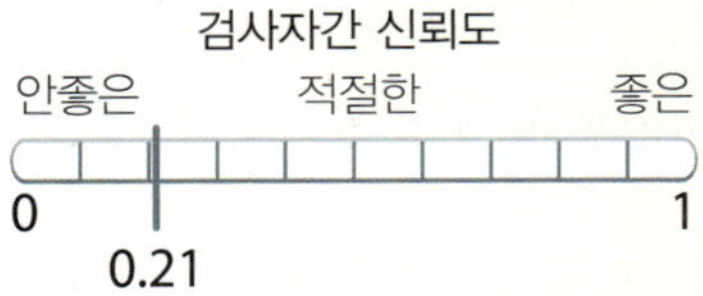

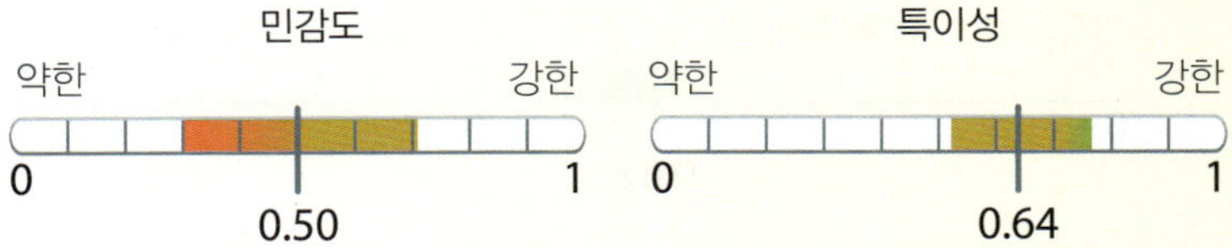

LR+: 0.65–1.45–2.24

LR−: 0.50–0.76–1.01

관절과 근기능 검사 (Joint and Muscle Function Assessment)

각도측정 (Goniometry) 7-1
무릎 굽힘/폄 (Knee Flexion/Extension)

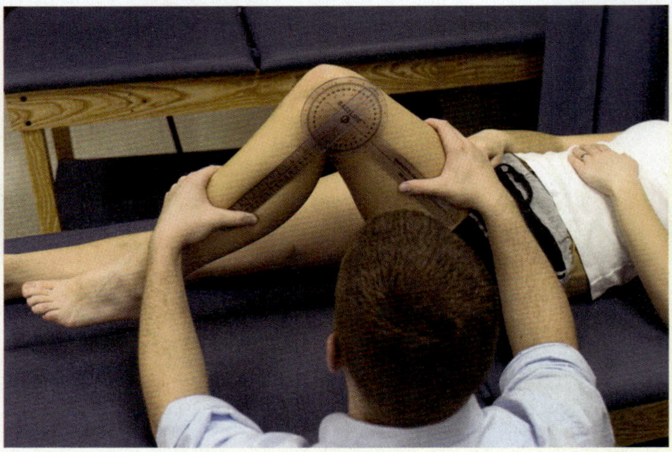

굽힘 (0°에서 135~145°)/폄 (0~10°)

환자 자세	누운 자세. 무릎 굽힘과 폄은 누운 자세에서 측정하고 먼쪽 넙다리뼈 아래에 받침대를 두고 검사할 수 있다.
각도계 정렬	
축	넙다리뼈 가쪽위관절융기 위쪽 중앙점
몸쪽 팔	넙다리뼈의 중앙선을 지나며 큰볼기와 일치
먼쪽 팔	종아리뼈의 중앙선을 지나며 가쪽복사와 일치
논평	무릎굽힘은 엎드린 자세에서 측정하고 넙다리곧은근의 길이를 측정하기 위해 동일한 자세에서 검사를 한다.

근거

검사자간 신뢰도

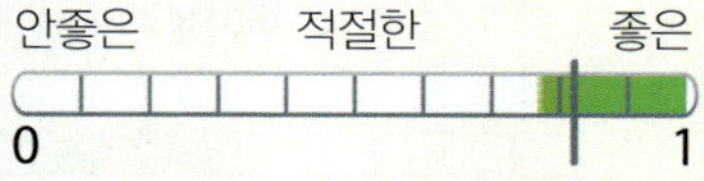

검사자내 신뢰도

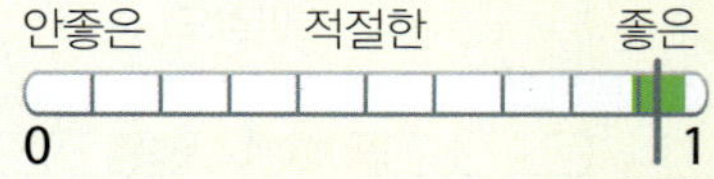

도수근력 검사 (Manual Muscle Testing)

도수근력 검사 (Manual Muscle Test) 7-1
무릎 폄 (Knee Extension)

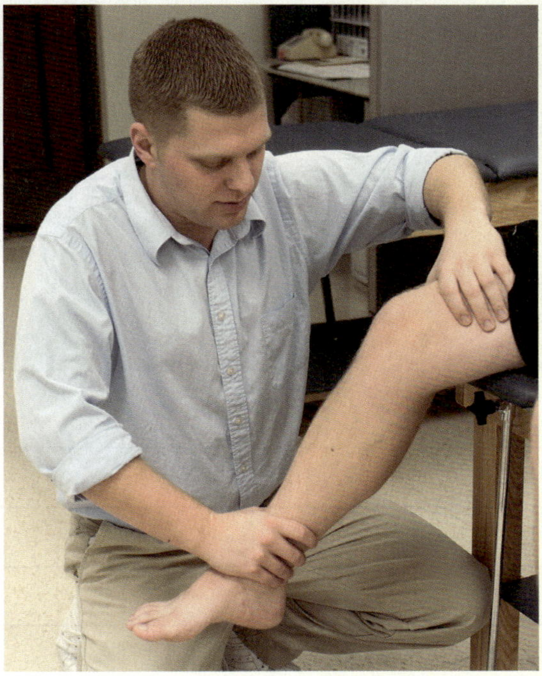

환자 자세	앉은 자세
시작 자세	무릎은 굽힌 자세
안정화	넙다리 먼쪽.
저항	정강뼈 먼쪽, 발목에 가까운 쪽
주된 작용근 (신경지배)	가쪽넓은근 (L2, L3, L4) 안쪽넓은근 (L2, L3, L4) 중간넓은근 (L2, L3, L4) 넙다리곧은근 (L2, L3, L4)
2차 작용근 (신경지배)	없음
보상/대체	발바닥굽힘, 엉덩이폄

도수근력 검사 (Manual Muscle Test) 7-2
무릎 굽힘 (Knee Flexion)

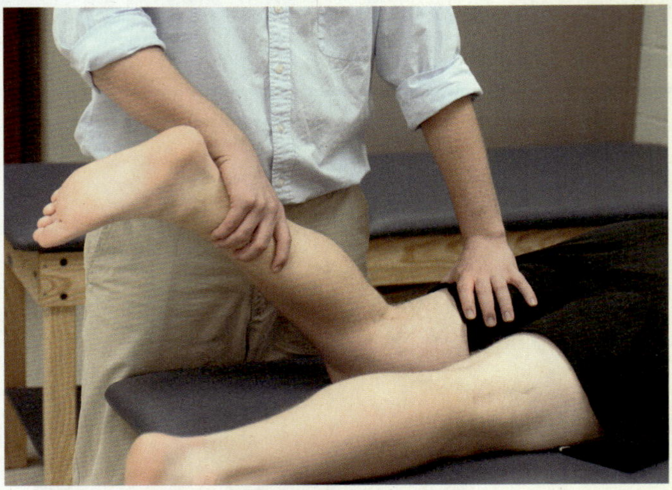

환자 자세	엎드린 자세
시작 자세	무릎은 편 자세
안정화	넙다리뼈
저항	정강뼈 먼쪽
주된 작용근 (신경지배)	*넙다리두갈래근* : 긴머리-정강신경 (S1, S2, S3) 짧은머리-온종아리신경 (L5, S1, S2) *반막모양근* : 정강신경 (L5, S1) *반힘줄근* : 정강신경 (L5, S1, S2)
2차 작용근 (신경지배)	장딴지근
보상/대체	엉덩이굽힘, 발바닥굽힘
논평	다리를 안쪽으로 회전하는 것은 반막모양근과 반힘줄근이 작용할 것이다. 다리를 가쪽으로 회전하는 것은 넙다리두갈래근이 작용할 것이다.

도수근력 검사 (Manual Muscle Test) 7-3
넙다리빗근(단독) (Isolating the Sartorius)

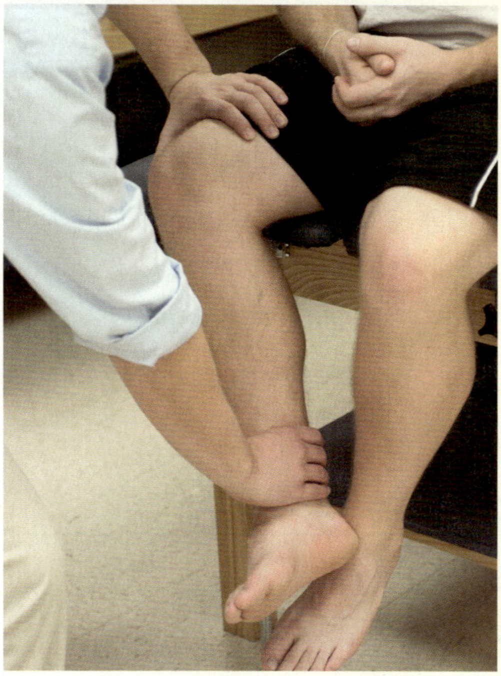

환자 자세	앉은 자세
시작 자세	검사하고자 하는 다리의 발꿈치를 테이블 끝에 앉은 자세에서 반대쪽 거퇴관절의 앞쪽 위로 넘긴다.
안정화	아래 저항을 보시오.
저항	정강뼈 먼쪽과 안쪽발목의 안쪽부위 운동사는 엉덩이굽힘, 엉덩이벌림, 엉덩이가쪽돌림, 무릎굽힘가 되지 않도록 저항하면서 환자에게 반대편 정강뼈 위로 발꿈치를 밀어올리도록 한다.
주된 작용근 (신경지배)	넙다리빗근 (L2, L3)
2차 작용근 (신경지배)	뒤넙다리근, 엉덩이가쪽돌림근, 두덩정강근, 엉덩이굽힘근
보상/대체	엉덩이가쪽돌림 또는 벌림없이 엉덩이굽힘을 하는 것은 넙다리곧은근과 엉덩허리근에 의해 이루어진다.

수동적 관절운동범위 (Passive Range of Motion)

표 7-3 무릎 관절주머니 패턴과 끝느낌 (Knee Capsular Pattern and End-Feels)

관절주머니 패턴 : 굽힘, 폄	
끝느낌	
폄	단단함 : 뒤쪽 관절주머니의 신장; 앞십자인대; 뒤십자인대
굽힘	부드러움 : 종아리 세 갈래근과 뒤넙다리근 사이의 연부조직 접근 단단함 : 넙다리곧은근의 신장
정강뼈 안쪽 돌림	단단함 : 관절주머니 신장; 가쪽곁인대; 엉덩정강근막띠
정강뼈 바깥 돌림	단단함 : 관절주머니 신장; 안쪽곁인대; 가쪽곁인대; 거위발 힘줄

관절 안정성 검사 (Joint Stability Tests)

부하 검사 (Stress Testing)

전면 불안정 검사 (Tests for Anterior Instability)

부하 검사 (Stress Test) 7-1

앞십자인대 불안정을 알아보는 앞당김 검사

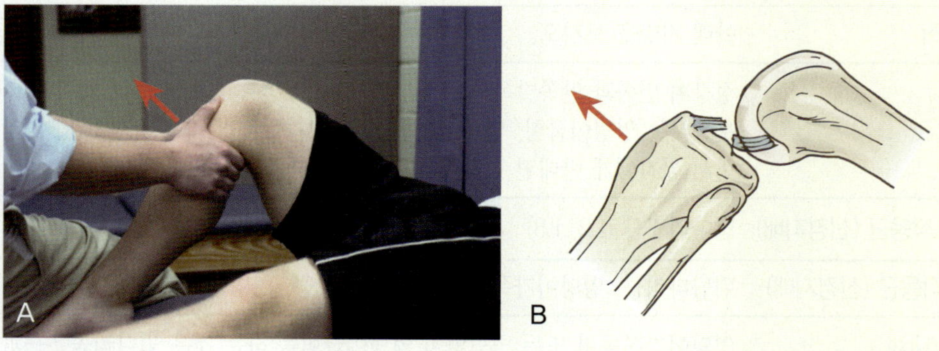

(A)앞십자인대의 느슨함을 알아보는 앞당김 검사. (B)양성인 경우에 정강뼈의 전위 조형. 앞당김 검사는 관절내 역할을 확인하기 위해서도 사용될 수 있다.

환자 자세	누운 자세 엉덩이굽힘 45°와 무릎굽힘 90°
검사자의 자세	검사자는 손상측 무릎 앞의 테이블에 앉아서 무릎 관절선 바로 아래의 정강뼈를 잡는다. 엄지손가락은 무릎힘줄의 양옆에 관절선을 따라 위치시킨다. 집게손가락은 뒤넙다리 힘줄을 촉진하는데 사용한다.

부하 검사 (Stress Test) 7-1

앞십자인대 불안정을 알아보는 앞당김 검사 -계속

평가 절차	정강뼈는 앞쪽으로 당겨진다.
양성 반응 검사	반대쪽과 비교했을 때 정강뼈의 앞쪽 전위가 증가하거나 단단한 끝느낌이 없을 때
의미	앞십자인대의 앞안쪽다발의 삠 또는 앞십자인대의 완전파열
변형	환자는 뒤십자인대 손상이 의심될 수 있는 뒤처짐이 없도록 앉는다. 검사자의 무릎사이에서 환자의 하지가 고정되도록 무릎을 꿇고 앉는다. 정강뼈가 앞쪽으로 전위된다.
논평	뒤넙다리근군은 적절한 검사결과를 얻기 위해 이완시켜야 한다. 무릎을 너무 많이 굽히면 정강뼈고원과 반달연골의 뒤쪽 뿔이 넙다리융기와 부딪히기 때문에 위음성 (false-negative)결과가 나타날 것이다.
근거	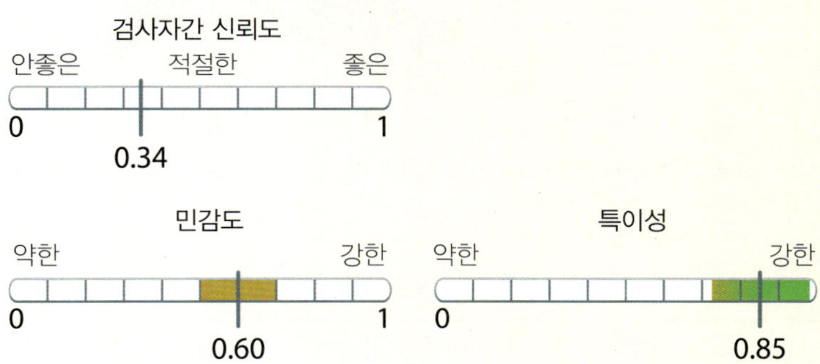

LR+: 2.86–9.50–16.14

LR−: 0.22–0.52–0.83

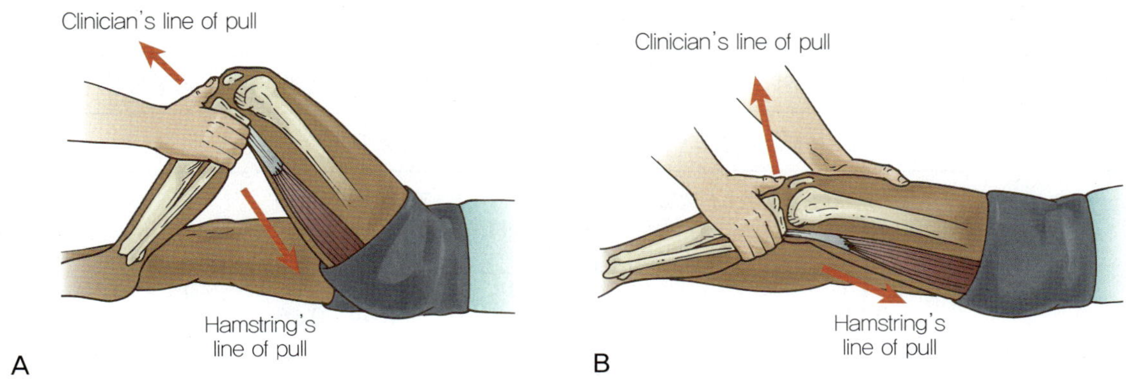

그림 7-2 ■ (A)앞당김 검사 (B)라크만검사의 역학. (A)정강뼈를 뒤로 당기는 뒤넙다리근군을 잡아당기는 당김 검사를 하는 동안 당겨지는 선은 반대방향이 되며, 이것이 양성 결과를 양성이 아닌 것으로 나타나게 한다.(B)라크만검사를 할 때 관절의 위치는 뒤넙다리근이 잡아당기는 벡터 방향을 변화시킨다. 따라서 위음성 결과가 나타나게 한다.

부하 검사 (Stress Test) 7-2
앞십자인대 느슨함을 알아보는 라크만검사

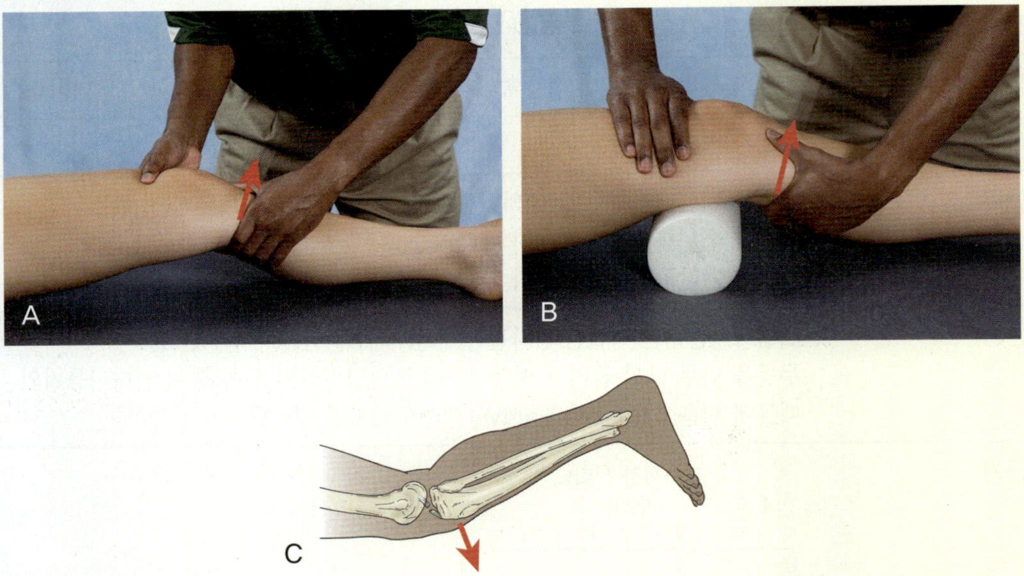

(A) 라크만검사와 (B) 라크만검사의 변형. (C)앞십자인대 결손이 있는 경우 정강넙다리 전위의 모형.

환자 자세	누운 자세 무릎은 수동적으로 20°~25° 굽힌다.
검사자의 자세	한손은 정강거친면 둘레의 정강뼈를 잡고 다른 한 손은 융기주변의 넙다리뼈를 잡는다.
평가 절차	검사자는 다리의 두게를 지지하면서 무릎을 20°~25° 굽힌다. 넙다리뼈를 뒤쪽으로 압박하여 고정시키면서 정강뼈를 앞으로 잡아당긴다.
양성 반응 검사	반대쪽과 비교했을 때 정강뼈의 앞쪽 전위가 증가하거나 단단한 끝느낌이 없을 때
임상결과	앞십자인대의 삠,
대체	위 그림 B에서 보듯이 무릎 아래 수건을 말아서 댄 다음 넙다리뼈를 고정시킨다.
견해	부하 검사 7-3 엎드린자세에서 라크만검사를 참조하라.
근거	

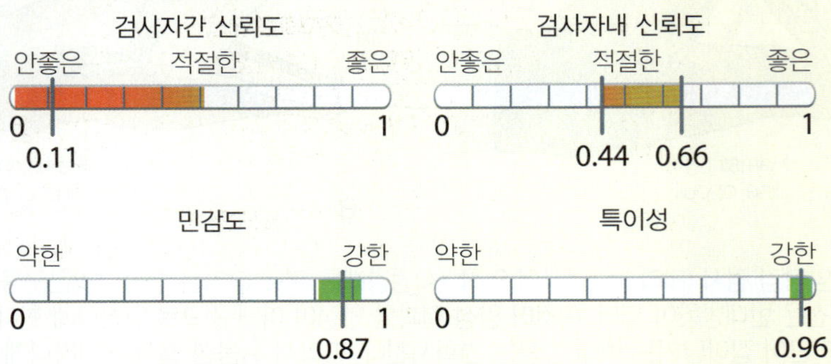

LR+: 4.16–28.00–51.86 LR−: 0.07–0.15–0.23

ACL (anterior cruciate ligament) = 앞십자인대

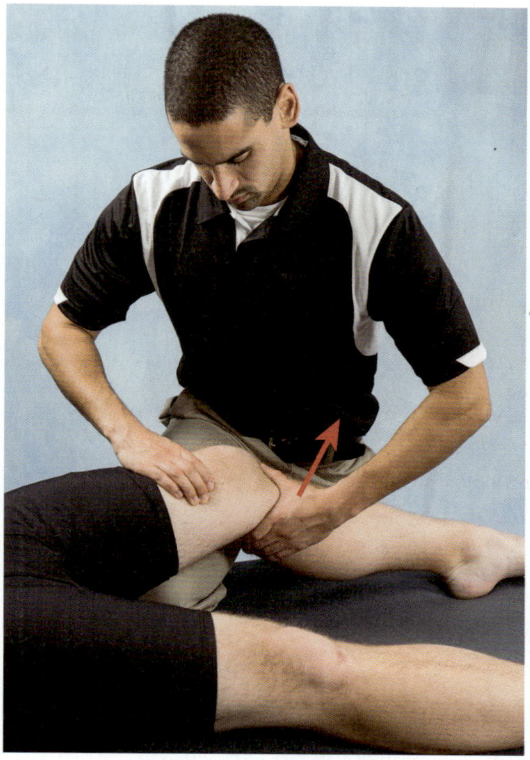

그림 7-3 ■ 라크만 검사의 변형

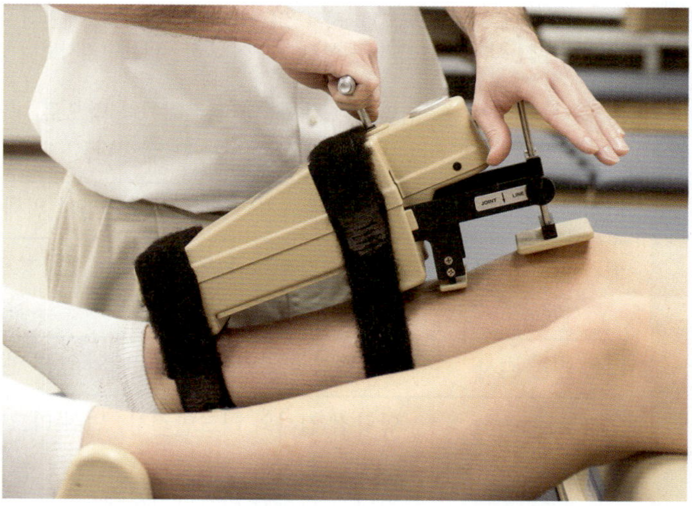

그림 7-4 ■ KT-2000을 이용한 앞십자인대 검사

부하 검사 (Stress Test) 7-3
엎드린 자세에서 라크만검사 (Prone Lachman Test)

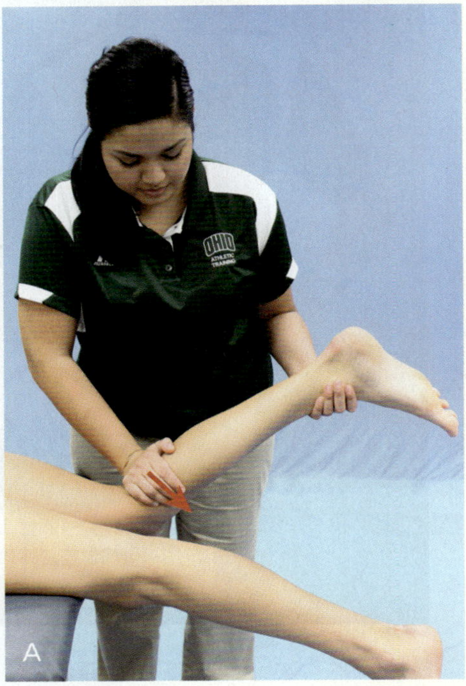

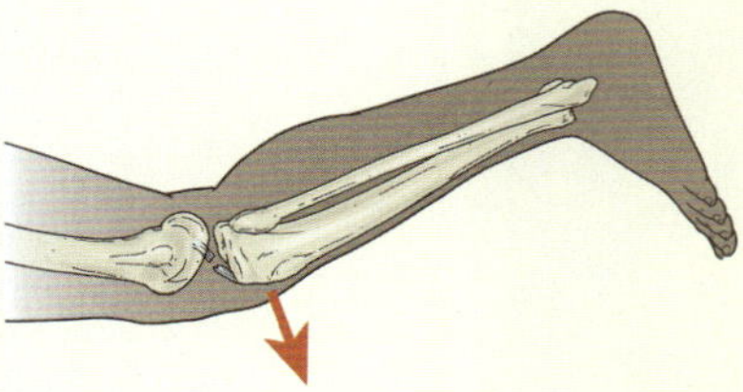

B

엎드린 자세에서 라크만검사를 하는 것은 앞십자인대와 뒤십자인대 느슨함에 의해 유발되는 정강뼈의 앞쪽활주를 검사하는 것으로 손이 작거나 다리가 큰 환자에게 실시하는 라크만검사보다 더 쉽게 검사를 할 수 있다.

환자 자세	엎드린 자세, 다리는 테이블 밖으로 내민다. 무릎은 수동적으로 30° 굽힌다.
검사자의 자세	검사자는 환자의 발목을 지지하기 위해 환자의 다리쪽에 선다.
평가 절차	뒤쪽 정강뼈의 몸쪽부위를 아랫방향으로 압력을 가함으로써 정강뼈의 앞쪽 전위가 있는지를 확인한다.
양성 반응 검사	반대쪽과 비교했을 때 정강뼈의 앞쪽 전위가 증가하는 것은 앞십자인대 삠을 의미한다.
의미	앞당김 검사와 라크간검사, 변형 라크만검사에서 양성반응은 앞십자인대 삠을 의미한다. 앞당김 검사와 라크간검사에서 양성이고 변형 라크만검사에서 음성이면 뒤십자인대 삠을 의기한다.
근거	민감도: 약한 0 — 강한 1; 0.62 특이성: 약한 0 — 강한 1; 0.89 LR+: 5.64 LR−: 0.43

ACL (anterior cruciate ligament) = 앞십자인대; PCL (posterior cruciate ligament) = 뒤십자인대.

부하 검사 (Stress Test) 7-4
뒤십자인대 느슨함을 알아보는 뒤당김 검사

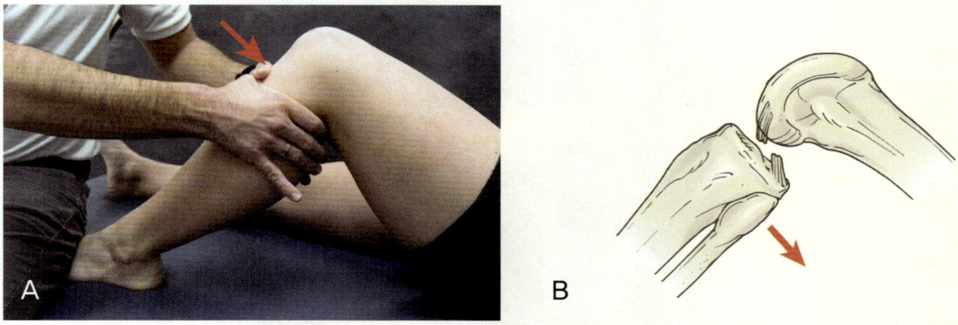

뒤십자인대 불안정을 알아보는 뒤당김 검사. (A) 정강뼈는 넙다리뼈를 기준으로 뒤쪽으로 움직인다. (B) 넙다리뼈를 기준으로 정강뼈의 이동은 뒤십자인대의 파열을 의미한다. 뒤당김 검사는 관절의 뒤쪽구조물의 역할을 측정하는데 사용하기도 한다.

환자 자세	누운 자세 엉덩이는 45° 굽히고 무릎은 90° 굽힌다.
검사자의 자세	손상된 무릎 앞쪽의 검사 테이블에 앉는다. 환자의 정강뼈를 중립 위치로 고정시킨다.
평가 절차	검사자는 무릎힘줄의 양쪽 끝부위 위의 관절선을 따라 손가락을 위치시키고 무릎 관절선 바로 아래의 정강뼈를 잡는다. 몸쪽 정강뼈를 뒤쪽으로 민다.
양성 반응 검사	반대쪽과 비교했을 때 정강뼈의 뒤쪽 전위가 증가하거나 단단한 끝느낌이 없을 때
의미	뒤십자인대의 삠
변형	무릎의 뒤가쪽모서리 손상을 확인하기 위해 무릎을 30° 굽힌 자세에서 뒤당김 검사를 실시한다. 당김 검사는 정강뼈를 안쪽과 가쪽으로 회전을 시키면서 실시한다. 뒤십자인대 단독 파열인 경우에는 정강뼈를 안쪽으로 회전하면서 당김 검사를 할 때 정강뼈 전위가 작을 것이다.
논평	무릎을 90° 뿐 아니라 30°에서 비손상된 무릎과 비교할 때 뒤쪽 전위의 증가는 뒤가쪽모서리 손상을 의미한다. 무릎을 90°와 30°에서 비손상된 무릎과 비교할 때 뒤쪽 전위의 증가는 뒤십자인대 손상을 의미한다.

근거

LR+: 1.93–7.33–13.00 LR−: 0.09–0.17–0.29

PCL (posterior cruciate ligament) = 뒤십자인대.

특수 검사 (Selective Tissue Test) 7-4

뒤십자인대 불안정을 알아보는 갓프레이 (Godfrey) 검사

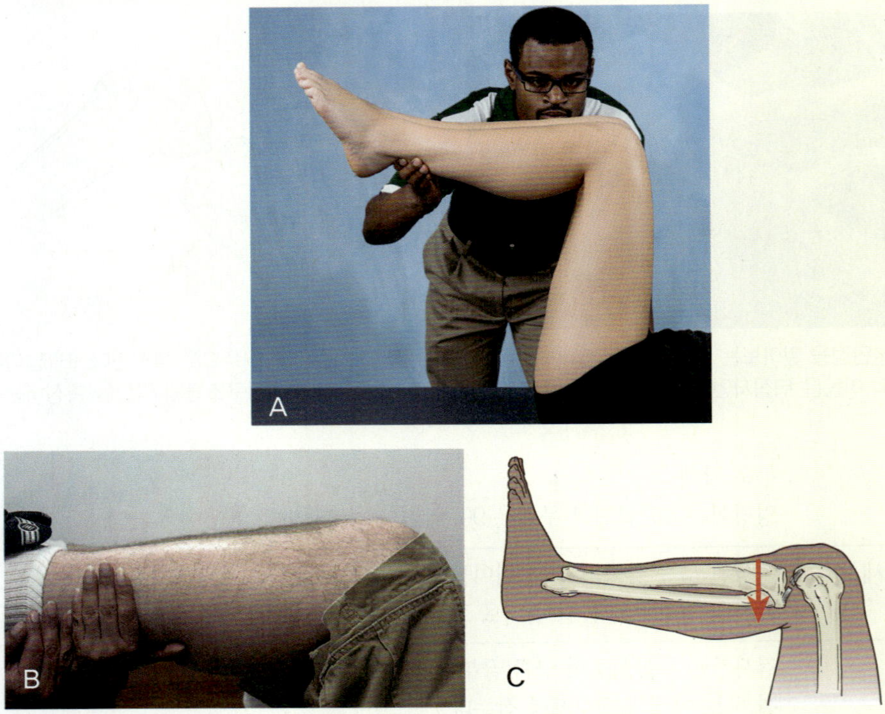

뒤십자인대 느슨함을 알아보는 갓프레이 검사. 왼쪽 정강뼈가 아래쪽으로 전위됨을 확인하라.

환자 자세	무릎을 편 채로 누운 자세
검사자의 자세	환자 곁에 선다.
평가 절차	환자의 다리를 들어 올리고 무릎을 90° 굽혀서 잡는다. 정강거친면 높이를 확인한다.
양성 반응 검사	정강거친면의 한쪽이 뒤쪽으로 전위
의미	뒤십자인대의 삠
변형	환자와 같은 평면 모서리를 무릎뼈와 정강뼈 사이에 대어 줌으로써 뒤처짐을 더 잘 확인할 수 있다. 환자에게 저항에 버티게한다. 몸쪽 정강뼈의 앞쪽 전위는 뒤십자인대의 손상을 의미한다.
논평	하지를 가능한 한 먼 부위를 고정시킨다. 왜나하면 정강뼈 몸 쪽에서 뒤처짐을 예방하도록 지지하기 때문이다. 보조자는 먼쪽 다리를 잡는데 활용한다.
근거	민감도: 약한 0 — 강한 1; 0.79–1.00 특이성: 약한 0 — 강한 1; 1.00 LR−: 0.21

전면 불안정 검사 (Tests for Medial Instability)

부하 검사 (Stress Test) 7–5

안쪽곁인대 불안정을 알아보는 외번 검사

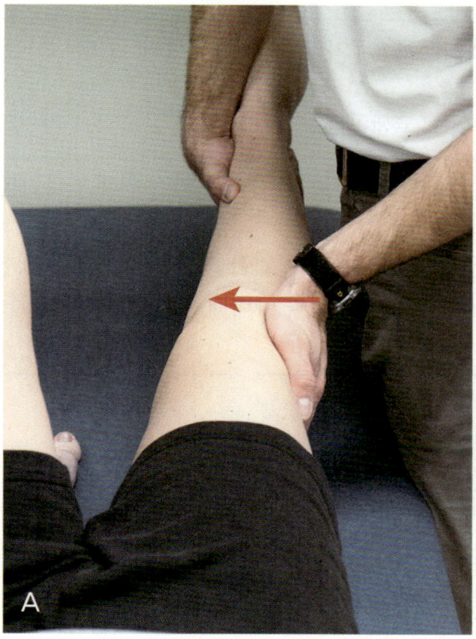

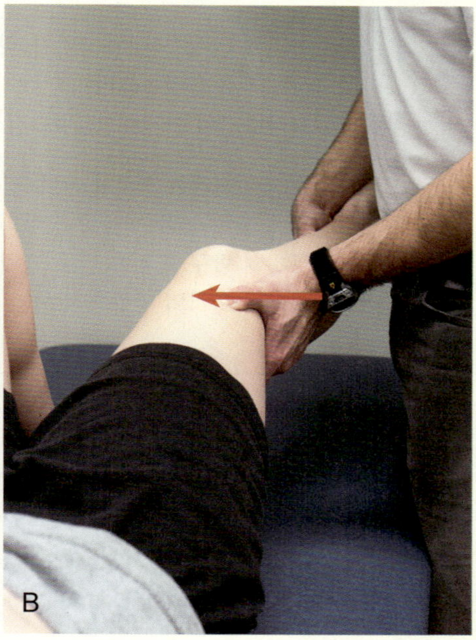

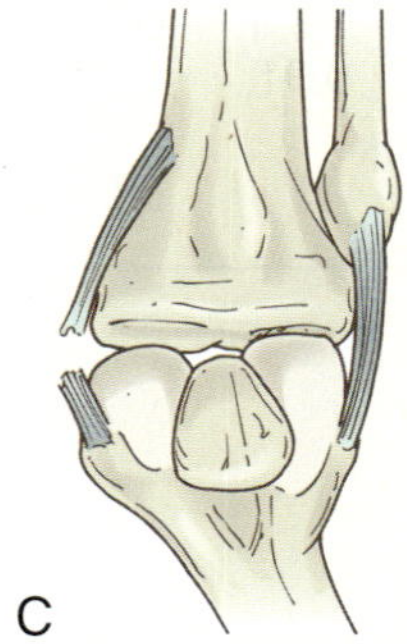

(A) 안쪽관절주머니와 십자인대 모두의 손상을 알아보기 위해서는 무릎을 완전히 편 자세에서 실시하는 외반검사와 (B) 안쪽곁인대 손상만을 알아보기 위한 무릎 25°굽힌 자세에서의 외반검사, (C)관절선 내부를 보여주는 모형.

환자 자세	테이블의 끝부분에 손상된 다리가 오도록 하여 누운 자세
검사자의 자세	손상된 사지 곁에 선다. 한손은 먼쪽 정강뼈의 안쪽 부위를 잡고, 다른 한 손은 가쪽 관절선을 따라 무릎을 잡는다. 안쪽 관절주머니와 다른 구조물을 평가하기 위해 무릎은 완전하게 편다. 안쪽곁인대 손상만을 평가하기 위해 무릎은 25° 굽힌다.
평가 절차	먼쪽 정강뼈를 가쪽으로 움직이면서 무릎에 외반력을 가한다.
양성 반응 검사	비손상측에 비해 느슨함 증가, 끝지점에서의 느낌 감소, 통증
의미	완전한 신전: 안쪽곁인대와 안쪽 관절주머니의 삠, 또한 십자인대와 먼쪽 넙다리 뼈끝

부하 검사 (Stress Test) 7-5
안쪽곁인대 불안정을 알아보는 외번 검사 -계속

	골절을 의심할 수도 있다. 25° 굽힘: 안쪽곁인대 삠
변형	환자의 근육을 이완시키기 위해 넙다리를 테이블의 옆쪽 모서리 너머로 무릎을 굽힌 상태에서 올려놓는다. 환자다리의 안정화를 위해 검사자의 몸통에 댈 수 있다.
논평	완전 신전에서 검사할 때, 뒤넙다리근군이 짧아지는 것을 방지하기 위해 넙다리를 테이블 위에 올려 놓을 것을 권장한다. 무릎뼈 탈구 또는 아탈구 병력이 있는 환자들은 외반검사를 하기 이전에 수행한다. 정강뼈 회전의 영향을 피하기 위해 먼쪽의 손은 먼쪽 다리대신 발끝에 안정화를 시킬 수 있다.
근거	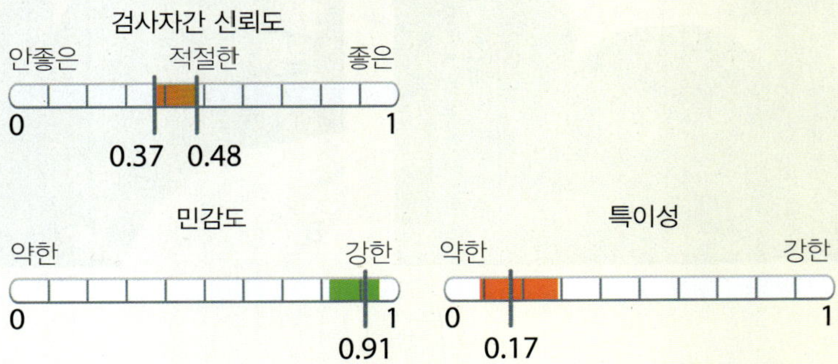 LR+: 1.93-7.33-13.00 LR-: 0.09-0.17-0.29

MCL (medial collateral ligament) = 안쪽곁인대.

부하 검사 (Stress Test) 7-6
가쪽곁인대 불안정을 알아보는 외번 검사

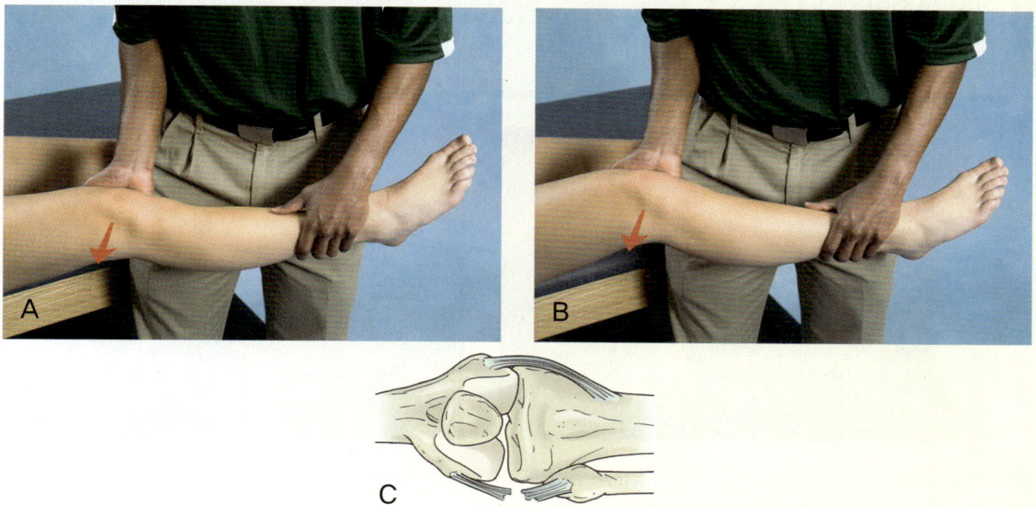

(A)가쪽관절주머니 손상을 알아보기 위해서는 무릎을 완전히 편 자세에서 실시하는 내반검사와 (B)가쪽곁인대 손상만을 알아보기 위한 무릎 25°~30° 굽힌 자세에서의 내반검사. (C)관절선 내부를 보여주는 모형

환자 자세	테이블의 끝부분에 손상된 다리가 오도록 하여 누운 자세
검사자의 자세	테이블 위에 앉는다. 한손은 먼쪽 정강뼈의 가쪽 부위를 잡고, 다른 한 손은 안쪽 관절선을 따라 무릎을 잡는다. 가쪽 관절주머니와 다른 구조물을 평가하기 위해 무릎은 완전하게 편다. 가쪽곁인대 손상만을 평가하기 위해 무릎은 25° 굽힌다.
평가 절차	먼쪽 정강뼈를 안쪽으로 움직이면서 무릎에 내반력을 가한다.
양성 반응 검사	비손상측에 비해 느슨함 증가, 끝지점에서의 느낌 감소, 통증
의미	완전한 신전: 가쪽곁인대와 가쪽 관절주머니, 십자인대, 관련 구조물의 삠, 또한 관절의 회전불안정과 먼쪽 넙다리 뼈끝 골절을 의심할 수도 있다. 25° 굽힘: 가쪽곁인대 삠
변형	누운 자세. 내반검사를 하는 동안 환자의 넙다리를 벌려서 안정성과 이완성을 좋게 하도록 한 후 선다.
논평	검사를 하는 동안 엉덩이 가쪽돌림이 되지 않도록 한다. 내반력은 모든 검사 자세에서 인대와 수직으로 가해져야 한다.
근거	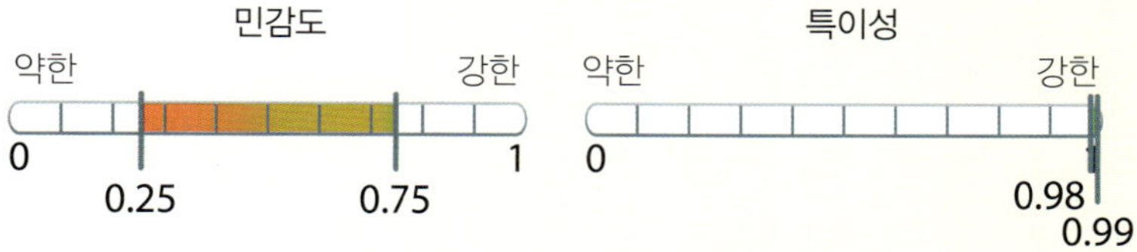

LR+: 25.00–37.50
LR−: 0.26–0.76

LCL (lateral collateral ligament) = 가쪽곁인대.

관절 운동성 평가 (Joint Play Assessment)

관절 움직임 (Joint Play) 7-1
몸쪽 정강종아리 인대결합

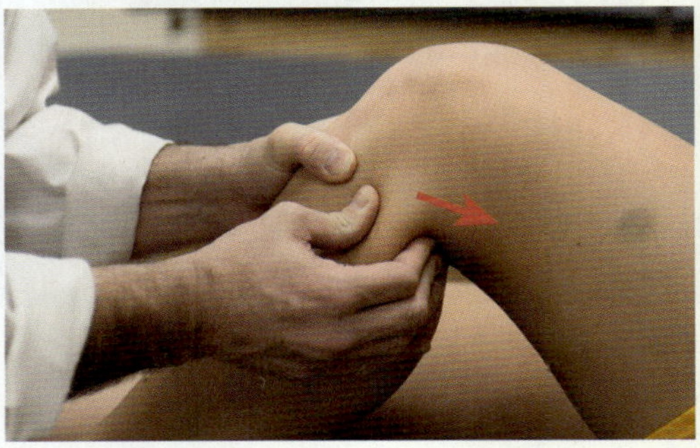

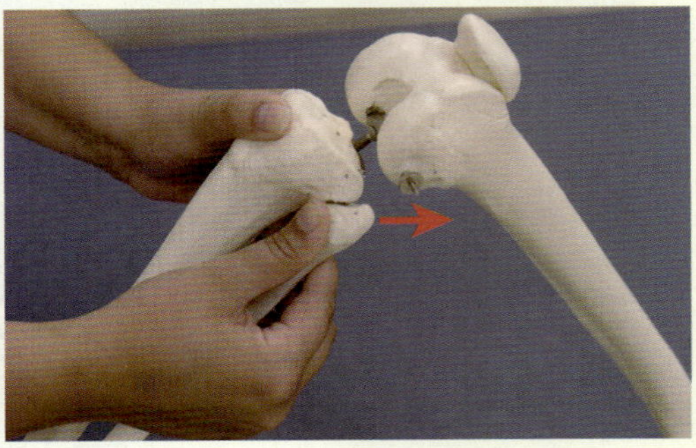

종아리뼈머리는 앞/뒤 안정성을 결정하기 위해 다루어져야 한다.

환자 자세	무릎을 약 90°가 되도록 수동적으로 굽힌 후 누운 자세
검사자의 자세	손상 측 옆에 선다.
평가 절차	한 손은 정강뼈를 잡고 다른 한 손은 종아리뼈머리를 잡는다. 정강뼈를 고정하는 동안 검사자는 종아리뼈머리를 앞쪽으로 전위시키고 뒤쪽으로 전위시켜 본다.
양성 반응 검사	정강뼈에 대해 종아리뼈의 지나친 움직임이나 움직임 없음을 비손상측과 비교하고 검사하는 동안 통증이 발생한다.
의미	종아리뼈의 앞쪽 이동은 몸쪽 뒤정강종아리인대 손상을 의미하며, 종아리뼈의 뒤쪽 이동은 몸쪽 정강종아리 인대결합의 앞정강종아리인대 불안정을 의미한다. 저운동성은 몸쪽 및 먼쪽의 관절역학을 변화시킬 수 있다.
논평	온종아리신경 손상은 몸쪽 정강종아리 인대결합의 삠와 흔히 관련된다.
근거	결론이 없거나 관련자료 없음.

신경학적 검사 (Neurological Assessment)

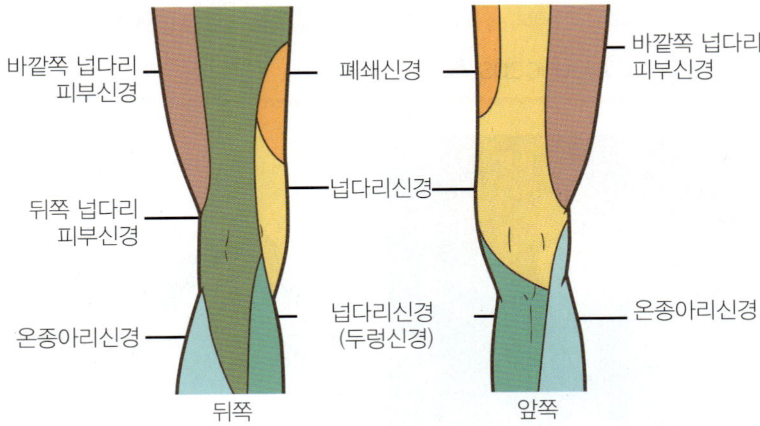

그림 7-5 ■ 무릎의 국소 신경병증. 이 소견들은 하지 신경 사분면과 연관지어야 한다.

특수 검사 (Selective Tissue Tests)

특수 검사 (Selective Tissue Test) 7–5

넙다리근 능동 검사 (Quadriceps Active Test)

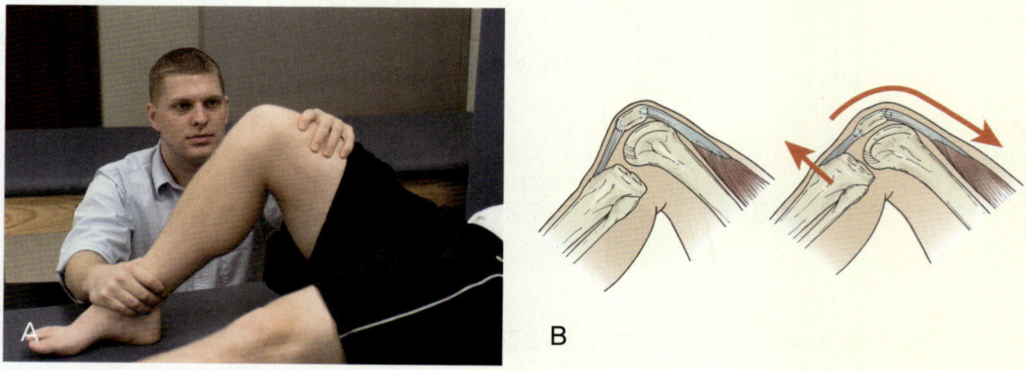

A B

뒤정강뼈 처짐(posterior tibial Sag)이 있는 경우, 넙다리네갈래근 근군의 수축은 정강뼈가 정상적인 휴식 시 위치로 다시 이동하게 한다.

환자 자세	무릎을 90° 구부려 누운 자세
검사자의 자세	환자의 측면 한 손은 먼쪽 정강뼈를 잡고, 반대 손은 먼쪽 넙다리뼈를 잡는다.
평가 절차	(A) 환자의 무릎신전을 저항하면서 넙다리근을 수축하여 발을 앞으로 밀도록 요구한다. 검사자는 정강뼈의 앞쪽 전위를 확인한다.
양성 반응 검사	(B) 넙다리뼈에 대해 정강뼈의 앞쪽전위
의미	뒤십자인대의 2° 또는 3° 삠
논평	검사결과의 해석은 손상 정도가 심하거나 만성적인 뒤십자인대 손상이 있는 경우 더 정확해 진다.
근거	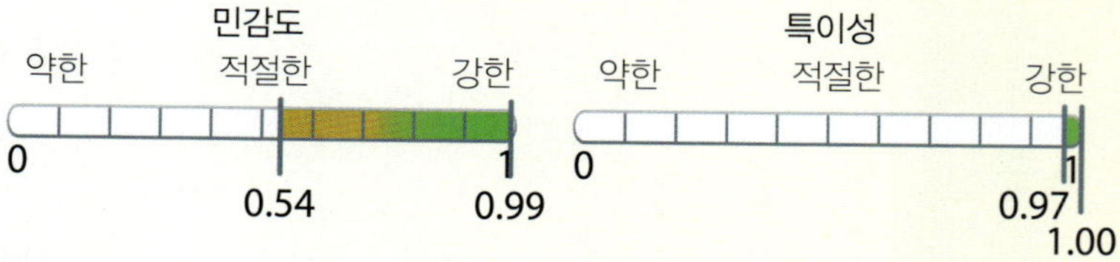

LR+: 18.00 LR−: 0.01–0.47

특수 검사 (Selective Tissue Test) 7-6

무릎 회전불안정을 알아보는 슬로컴 당김 검사

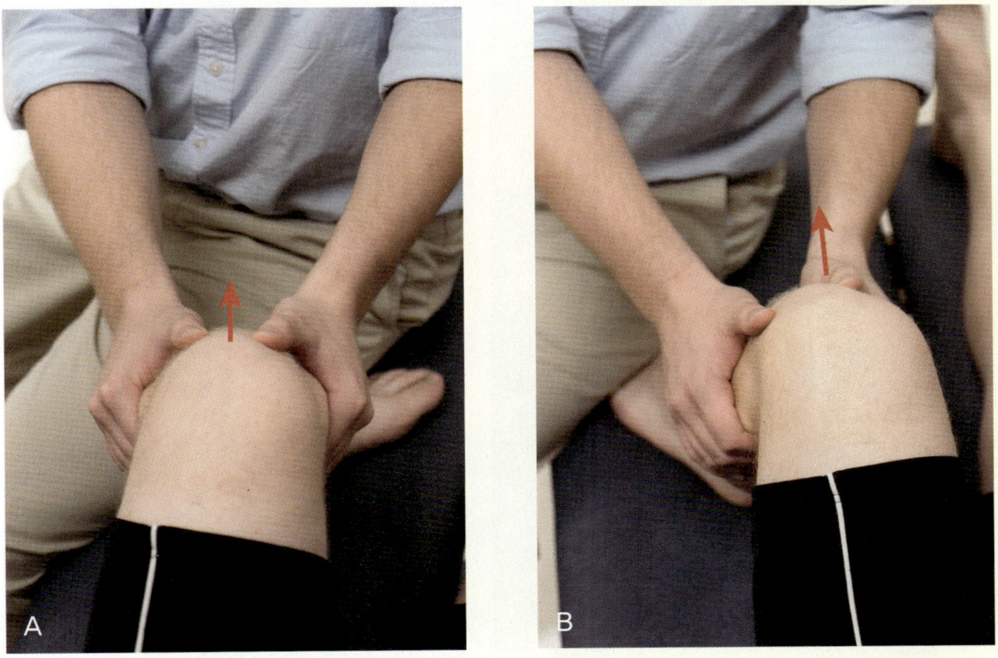

(A)슬로컴 당김 검사는 가쪽 관절주머니를 분리시키기 위해 정강뼈를 안쪽으로 회전시키고, 안쪽 관절주머니를 분리시키기 위해 정강뼈를 가쪽으로 회전시킨다.

환자 자세	무릎을 90° 구부려 누운 자세
검사자의 자세	환자의 발 위에 앉는다. (A) 앞가쪽주머니 불안정을 알아보기 위해 정강뼈를 안쪽으로 25°까지 회전시킨다. (B) 앞안쪽주머니 불안정을 알아보기 위해 정강뼈를 가쪽으로 15°까지 회전시킨다.
평가 절차	정강뼈를 앞쪽으로 당긴다.
양성 반응 검사	반대 쪽과 비교할 때 정강뼈의 앞쪽 전위가 증가되거나 단단한 끝느낌이 없을 때
의미	(A) 앞가쪽 불안정: 앞십자인대, 앞가쪽주머니, 가쪽곁인대, 엉덩정강띠, 오금근힘줄, 뒤가쪽복합체, 가쪽반달의 손상 (B) 앞안쪽 불안정: 안쪽곁인대, 앞안쪽주머니, 앞십자인대, 뒤안쪽주머니, 거위발, 안쪽반달의 손상
논평	정강뼈의 지나친 회전은 관절 공간 (joint space)에서 반달연골의 모서리 때문에 위음성 검사가 될 수 있다.
근거	결론이 없거나 관련자료 없음

ACL (anterior cruciate ligament) = 앞십자인대; IT (iliotibal) = 엉덩정강; LCL (lateral collateral ligamnet) = 가쪽곁인대; MCL (medial collateral ligament) = 안쪽곁인대.

특수 검사 (Selective Tissue Test) 7-7

무릎 회전불안정을 알아보는 크로스오버 검사

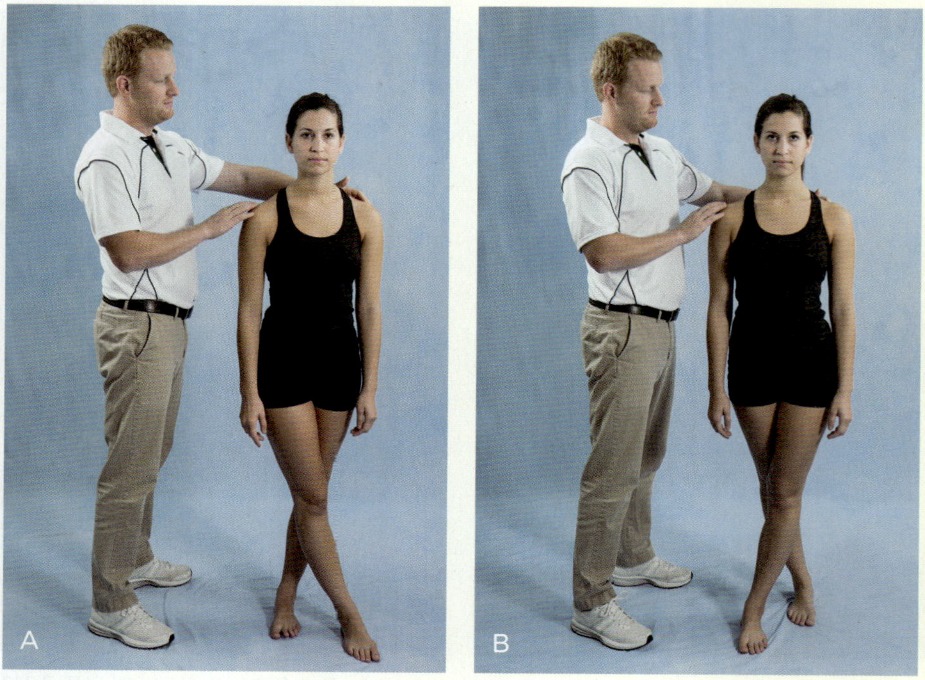

크로스오버 검사: (A)손상된 다리의 앞쪽으로 발을 내딛어 앞가쪽 회전불안정을 확인한다.(B)손상된 다리의 뒤쪽으로 발을 내딛어 앞안쪽 회전불안정을 확인한다. 환자의 왼쪽 다리를 검사하고 있다.

환자 자세	손상된 다리에 체중을 딛고 선 자세
검사자의 자세	환자의 앞에 선다.
평가 절차	(A) *앞가쪽 불안정* : 손상되지 않은 다리를 앞쪽으로 교차하여 내딛으며, 몸통을 진행방향으로 향하게 한다. 체중 실는 다리는 고정되도록 한다. (B) *앞안쪽 불안정* : 손상되지 않을 다리를 뒤쪽으로 교차하여 내딛으며, 몸통을 진행방향으로 향하게 한다. 체중 실는 다리는 고정되도록 한다.
양성 반응 검사	환자는 통증과 불안정, 걱정을 호소한다.
의미	(A) *앞가쪽 불안정* : 가쪽 관절주머니 불안정 (B) *앞안쪽 불안정* : 안쪽 관절주머니 불안정
논평	이 검사는 더 기능적 평가인 커팅 능력 평가에 앞서 사용될 수 있다.
근거	결론이 없거나 관련자료 없음.

ALRI (anterior lateral rotatory instability) = 앞가쪽 회전불안정; AMRI (anterior medial rotatory instability) = 앞안쪽 회전불안정.

특수 검사 (Selective Tissue Test) 7-8

무릎 앞-바깥쪽 불안정성 저크 검사를 위한 피봇 시프트 검사

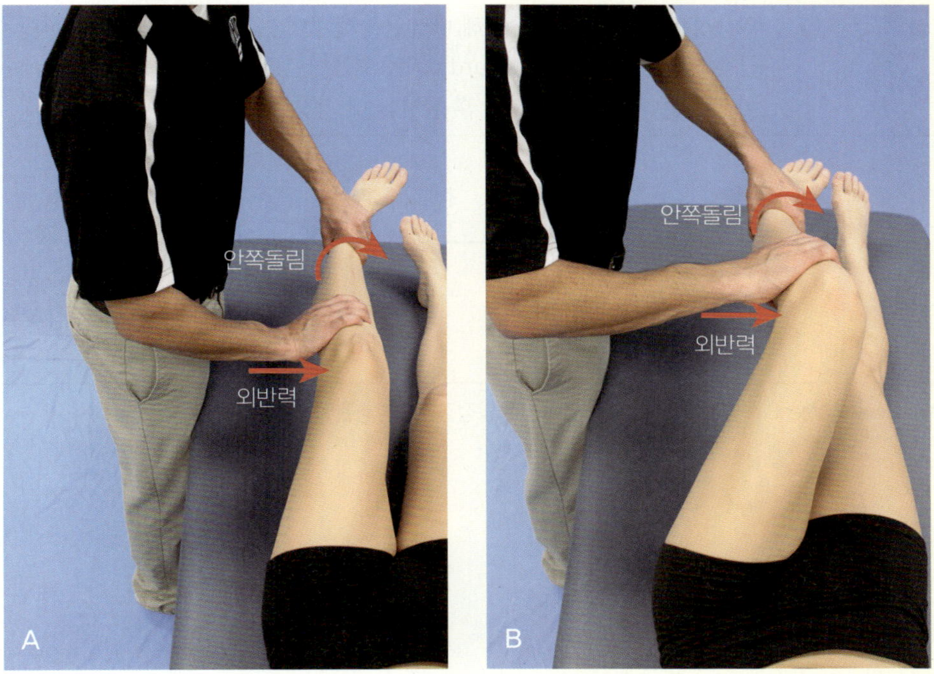

양성이 나올 경우, 피봇 시프트 (가쪽 피봇 시프트) 검사는 방향전환 하는 기능적 동작을 수행하는 동안 느껴지는 넙다리뼈에 대해 정강뼈의 부분탈구/맞춤 (정복)을 재현한다.

환자 자세	엉덩 관절을 수동적으로 30° 굽혀 바로누운 자세
검사자의 자세	환자의 바깥에 서서, 환자의 정강이와 발목을 잡고 정강뼈를 안쪽 돌림으로 20°를 유지한다. 무릎은 시상면상에서 완전히 펴지도록 한다 (A). 반대 손으로는 정강종아리관절의 윗부분의 바깥쪽을 잡고, 안쪽돌림의 힘을 증가시킨다.
평가 절차	안쪽돌림을 유지하는 동안, 천천히 굽히면서 무릎에 외반력을 적용시킨다 (B). 결과를 정확히 알기 위해, 환자는 테스트를 하는 동안 이완된 상태를 유지해야 한다.
양성 반응 검사	넙다리뼈에 대해 정강이뼈의 위치는 다리가 30~40° 범위에서 굽혀져서 감소된다. 저크 검사: 무릎을 펴는동안, 동일한 각도에서 앞쪽에서 맞춰지는 것 (정복)을 느낀다.
영향	앞십자인대, 앞바깥쪽 관절주머니, 가쪽곁인대, 넙다리두갈래근, 오금근, 뒤바깥쪽 관절주머니
변형	**저크 검사**는 가쪽 피벗 시프트 테스트의 수정된 검사이다. 환자의 엉덩이는 45°까지 굽히게 하고, 무릎은 90°까지 굽히게 한다. 무릎을 펴면서 외반력과 안쪽 돌림 힘을 적용시킨다.

특수 검사 (Selective Tissue Test) 7-8

무릎 앞-바깥쪽 불안정성 저크 검사를 위한 피봇 시프트 검사 -계속

논평

위음성 결과를 산출하기 위해 반달연골의 관여가 관절가동범위를 제한할 수 있다.
근육 보호 기전(muscle guarding)은 위음성결과를 초래할 수 있다.
이 검사는 환자를 마취시킨 후 실시할 때 가장 정확하다.

근거

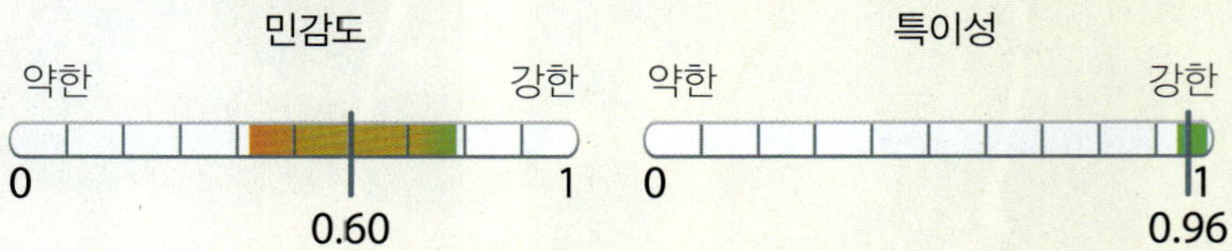

LR+: 7.45–26.29–45.13   LR−: 0.51–0.61–0.71

ACL (anterior cruciate ligament) = 앞십자인대; IT (iliotibal) = 엉덩정강; ROM = 관절운동범위 (range of motion)

특수 검사 (Selective Tissue Test) 7-9

앞가쪽 회전불안정을 알아보는 슬로컴 검사

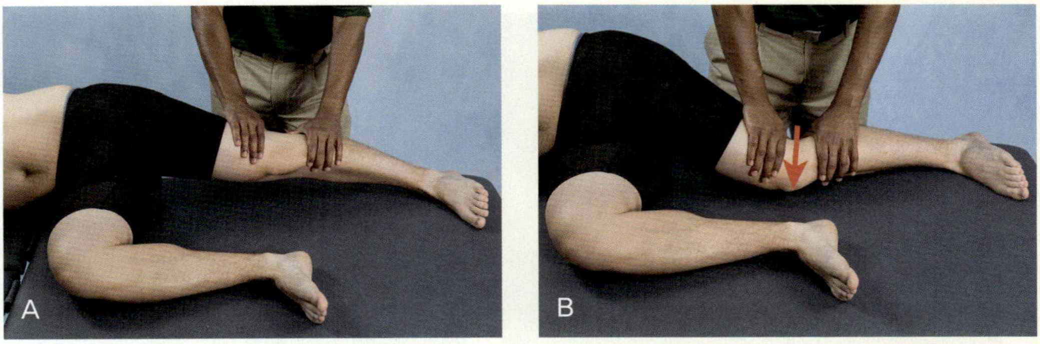

외반검사의 변형검사인 슬로컴 검사는 정강뼈의 안쪽돌림을 증가시켜 정강뼈 고원의 아탈구를 유발한다.

환자 자세	(A) 손상되지 않은 쪽으로 눕는다. 손상되지 않은 다리는 엉덩이와 무릎을 굽히고, 손상된 다리 앞에 놓는다. 손상된 엉덩이를 가쪽으로 회전시킨다. 손상된 다리는 안정성을 유지하기 위해 테이블에 발의 안쪽을 대고 뻗는다.
검사자의 자세	환자 뒤쪽에 서서 넙다리 먼쪽과 종아리 몸쪽에 있는 무릎을 잡는다.
평가 절차	(B) 무릎에 외반력을 가하여 무릎이 30~50° 굽혀지도록 한다.
양성 반응 검사	덜컹거리는 소리나 가쪽 정강뼈 고원이 아탈구되는 듯한 불안정, 통증
의미	앞십자인대, 가쪽곁인대, 앞가쪽주머니, 활꼴인대복합체, 넙다리두갈래근힘줄, 엉덩정강띠
논평	근육은 위음성 결과를 유발시킬 수 있다. 이 검사는 검사의 끝지점에서만 증상이 나타나기 때문에 주의깊게 시행되어야 한다.
근거	결론이 없거나 관련자료 없음.

ALRI (anterior lateral rotatory instability) = 앞가쪽 회전불안정; AMRI (anterior medial rotatory instability) = 앞안쪽 회전불안정.

특수 검사 (Selective Tissue Test) 7–10

앞가쪽 회전불안정을 알아보는 굽힘–회전 당김 검사

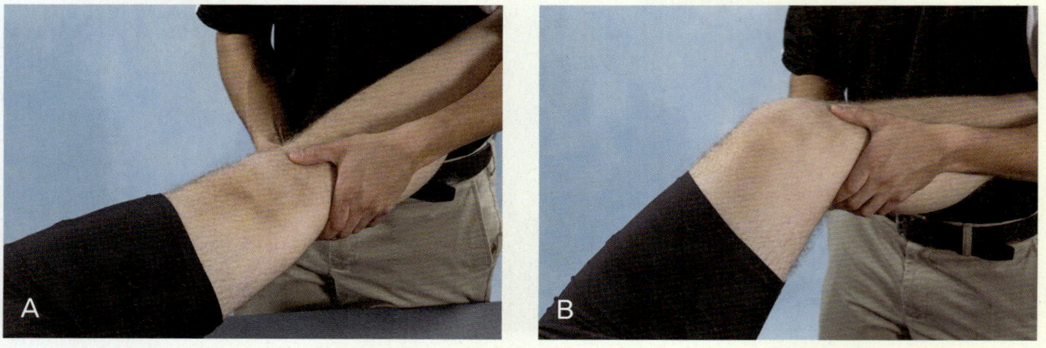

굽힘–회전 당김 검사는 닫힌사슬에서 보는 것처럼 정강뼈 위에서 넙다리뼈가 스스로 재배열이 되도록 젖힌다.

환자 자세	누운 자세 검사자는 장딴지와 발목을 들어올려 무릎이 약 25°가 되도록 구부린다. 체중이 무거운 환자는 검사자의 팔과 몸통사이에 정강뼈 끼워 지지한다.
검사자의 자세	손상된 무릎의 가쪽 멀리하여 선다.
평가 절차	정강뼈를 넙다리뼈의 뒤쪽으로 누른다.
양성 반응 검사	넙다리뼈가 정강뼈 위에서 앞쪽으로 안쪽으로 회전을 하면서 재배열이 된다.
의미	앞십자인대, 가쪽곁인대, 앞가쪽주머니, 활꼴인대복합체, 넙다리두갈래근힘줄
변형	무릎을 천천히 굽히면서 정강뼈를 따라 외반력과 축방향 압력을 가한다.
근거	민감도: 약한 0 – 1 강한; 0.38 특이성: 약한 0 – 1 강한; 0.96 LR+: 3.00 LR−: 0.65

ACL (anterior cruciate ligament) = 앞십자인대; LCL (lateral collateral ligament) = 가쪽곁인대.

특수 검사 (Selective Tissue Test) 7-11

무릎 뒤가쪽불안정을 알아보는 가쪽돌림검사 (다이알검사)

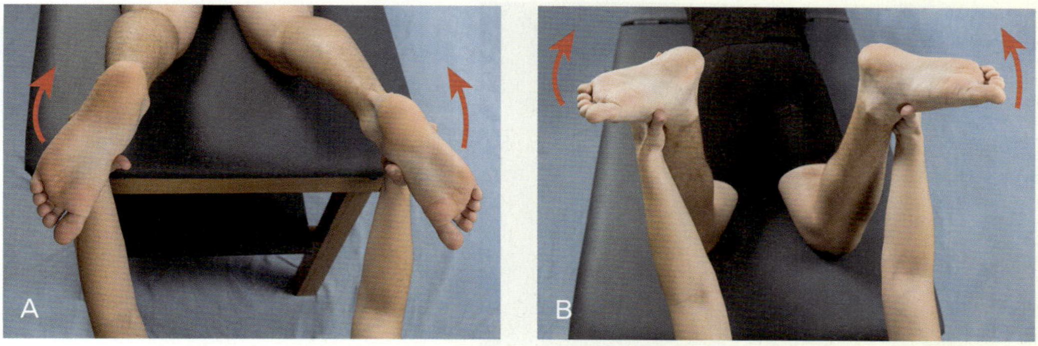

(A)무릎굽힘 30°와 (B)무릎굽힘 90°에서 무릎의 뒤가쪽불안정을 알아보는 가쪽돌림검사 (다이알검사).

환자 자세	엎드리거나 누운자세
검사자의 자세	환자의 발쪽에 선다.
평가 절차	무릎을 30° 구부린다. 발의 안쪽 가장자리에 기준점을 두고 환자의 다리를 강하게 가쪽회전을 시킨다. 넙다리에 비해 발의 바깥돌림된 위치를 확인하고 손상되지 않은 쪽과 비교한다. 그런다음 무릎을 90°굽혀서 반복측정한다. 검사 동안 양쪽 무릎을 동시에 실시해야 한다.
양성 반응 검사	반대 쪽과 비교할 때 가쪽돌림이 10° 이상 크게 증가한다.
의미	무릎굽힘 90°는 차이가 없지만 30°에서 차이가 있음: 뒤가쪽모서리 손상. 30°와 90° 모두가 차이가 있음: 뒤십자인대, 뒤가쪽 구조물, 뒤가쪽모서리의 손상. 무릎굽힘 30°는 차이가 없지만 90°에서 차이가 있음: 뒤십자인대 손상.
변형	이 검사는 환자가 누운자세에서 실시할 수 있다. 각도계를 이용하여 가쪽돌림 각도를 측정할 수 있다.
논평	반대 쪽과 비교해야 한다.
근거	결론이 없거나 관련자료 없음.

PCL (posterior cruciate ligament) = 뒤십자인대.

특수 검사 (Selective Tissue Test) 7–12

가쪽돌림 전반슬 검사

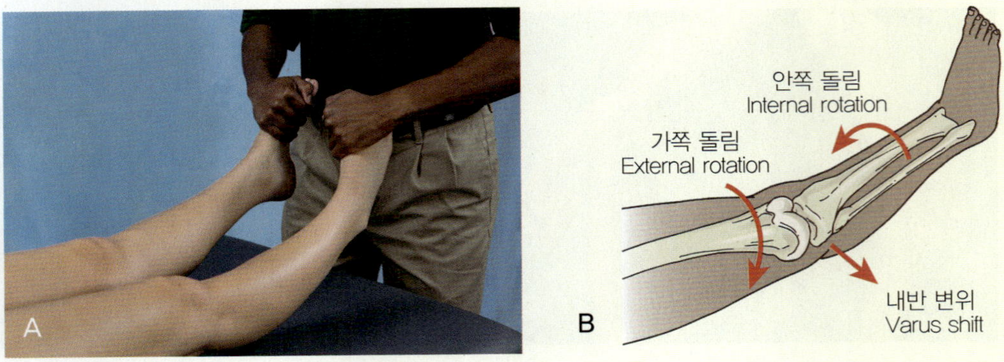

이 검사는 무릎을 젖힐 때 발생되는 넙다리뼈의 가쪽돌림 각을 측정하는 것이다.

환자 자세	누운 자세
검사자의 자세	엄지발가락/가운데 발의 먼쪽을 잡고 선다.
평가 절차	검사자는 환자의 다리가 테이블로부터 12인치 떨어질 때까지 들어올린다. 양쪽 무릎의 정렬상태를 확인한다.
양성 반응 검사	젖힘, 넙다리뼈의 가쪽돌림, 내반정렬에서 양쪽 무릎간 큰 차이 발생
의미	뒤가쪽모서리 손상 뒤십자인대 삠 뒤가쪽 회전불안정
변형	발꿈치를 잡으면서 무릎을 40° 구부린다. 반대 손으로 무릎의 뒤가쪽을 잡는다. 가쪽돌림과 젖힘을 확인하면서 무릎을 수동적으로 편다.
근거	민감도 / 특이성 (아래 그림 참조)

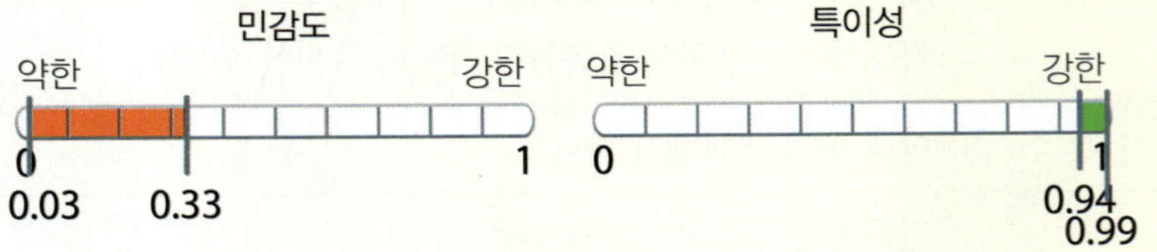

LR+: 3.00–5.50 LR−: 0.71–0.98

ACL (anterior cruciate ligament) = 앞십자인대

특수 검사 (Selective Tissue Test) 7-13

뒤가쪽/뒤안쪽 당김 검사

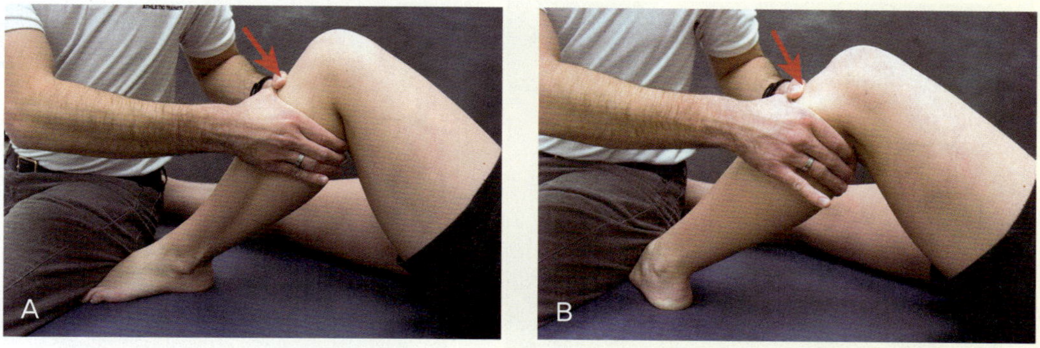

변형 뒤당김 검사는 무릎의 뒤가쪽모서리 손상을 확인하기 위한 검사이다.

환자 자세	엉덩이를 45° 굽히고 무릎을 80° 구부려 누운 자세 (A) 정강뼈를 가쪽으로 15° 회전 (뒤가쪽 검사) (B) 정강뼈를 안쪽으로 15° 회전 (뒤안쪽 검사)
검사자의 자세	검사하고자 하는 발 위에 앉는다. 양 손을 몸쪽 정강뼈에 잡는다.
평가 절차	몸쪽 정강뼈에 뒤쪽 압력을 가한다.
양성 반응 검사	가쪽 넙다리융기에 비해 가쪽 (뒤가쪽) 또는 안쪽 (뒤안쪽) 정강융기의 가쪽돌림이 반대 쪽에 비해 증가
의미	(A) 정강뼈가 가쪽으로 15° 회전 (뒤가쪽검사) 뒤가쪽모서리와 뒤십자인대 손상 뒤가쪽 회전불안정 (B) 정강뼈가 안쪽으로 15° 회전 (뒤안쪽검사) 뒤십자인대 파열, 빗인대, 안쪽곁인대, 뒤안쪽주머니, 반막모양근
변형	뒤가쪽 당김 검사는 가끔 무릎을 90° 굽혀서 실시할 수 있다. 이 검사는 테이블 밖으로 무릎을 내민 후 앉게 한 다음 실시할 수 있다.
논평	정강뼈의 지나친 회전은 반달연골 파열이 있는 경우 위음성일 수 있다.
근거	결론이 없거나 관련자료 없음.

PCL (posterior cruciate ligament) = 뒤십자인대.

특수 검사 (Selective Tissue Test) 7-14

리버스 피봇시프트 검사

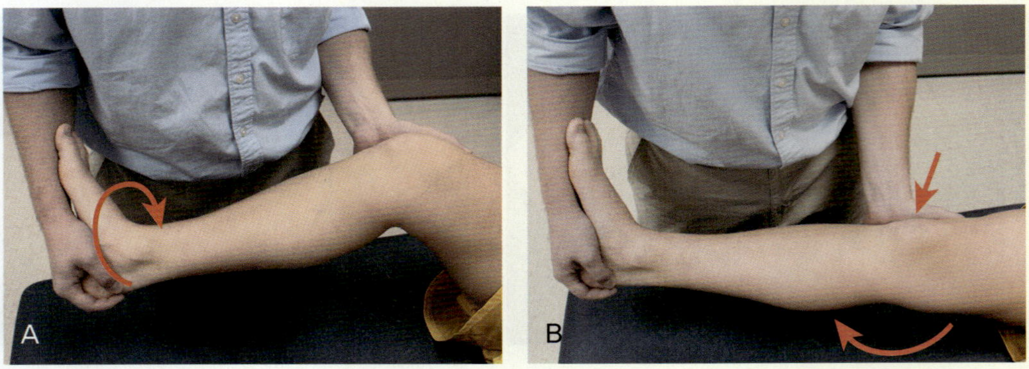

리버스 피봇시프트 검사는 뒤십자인대 또는 뒤가쪽모서리 손상을 확인하게 위해 사용한다.

환자 자세	누운 자세
검사자의 자세	손상된 다리 옆에 선다.
평가 절차	(A) 환자의 무릎을 굽히면서 정강뼈를 가쪽으로 회전시킨다. (B) 환자의 무릎을 수동적으로 펴면서 무릎에 외반력을 가한다.
양성 반응 검사	넙다리뼈에 대해 정강뼈에서 덜컹하는 소리 발생
의미	뒤가쪽 회전불안정 또는 뒤가쪽모서리 손상.
논평	이 검사는 마취한 상태에서 검사를 한다면 35%가 양성일 것이다.
근거	민감도 (약한 0 – 1 강한): 0.26 특이성 (약한 0 – 1 강한): 0.95 LR+: 5.20 LR−: 0.78

특수 검사 (Selective Tissue Test) 7-15
역동적 뒤 시프트 검사

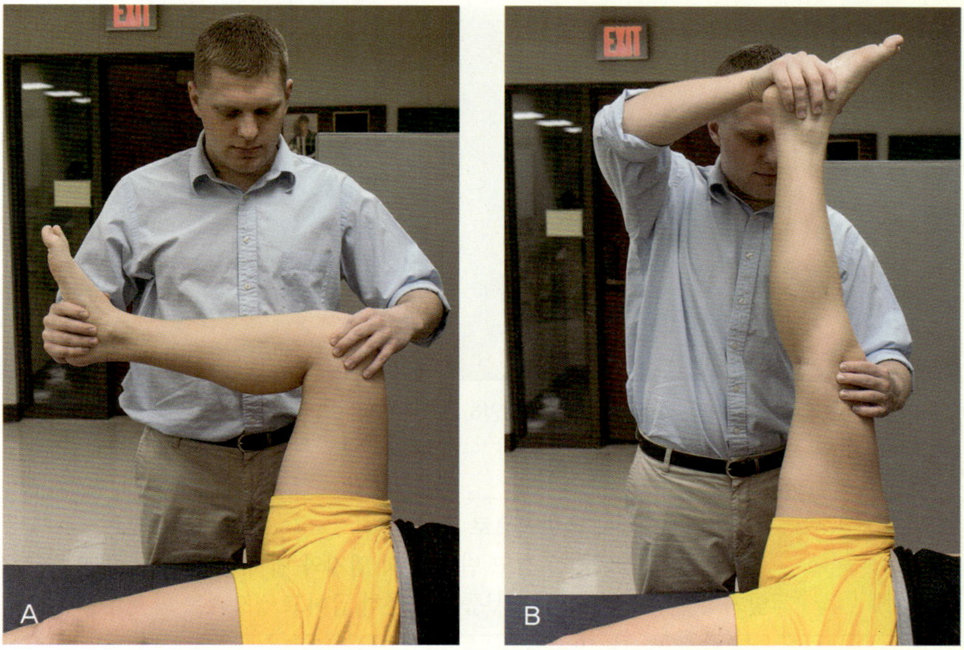

뒤가쪽불안정이 있는 경우, 가쪽 정강뼈고원은 무릎을 구부리면 아탈구되고 무릎을 펴면 감소된다.

환자 자세	누운 자세
검사자의 자세	손상된 다리 옆에 선다.
평가 절차	(A) 환자의 엉덩이와 무릎을 90°까지 수동적으로 굽힌다. (B) 그런 다음 무릎을 수동적으로 편다.
양성 반응 검사	무릎이 완전 신전에 가까워지면 덜컹하는 소리나 경련이 발생하는 것은 정강뼈가 아탈구되는 것을 의미한다.
의미	뒤가쪽 불안정
논평	무릎을 굽히면서 정강뼈가 넙다리뼈에 대해 뒤쪽으로 아탈구된다. 무릎을 펴는 동안 덜컹하는 소리에 주의하라.
근거	민감도 / 특이성

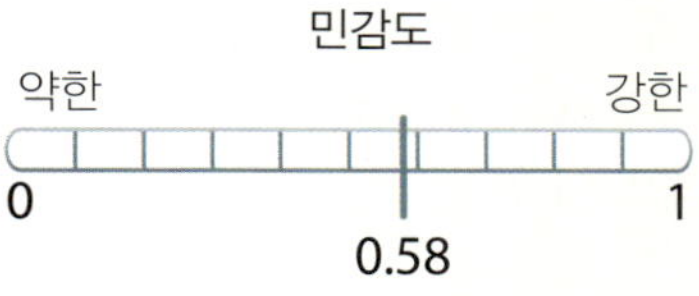

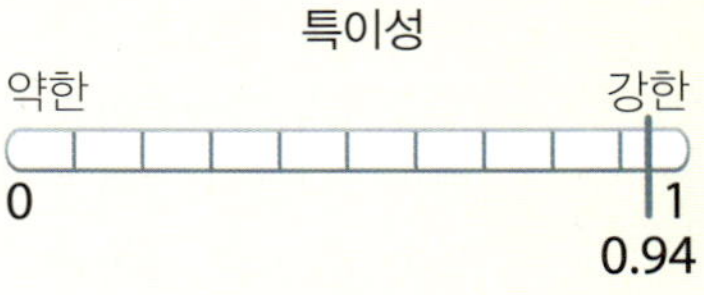

LR+: 9.67 LR−: 0.45

특수 검사 (Selective Tissue Test) 7–16

반달연골 손상을 알아보는 맥머레이 검사

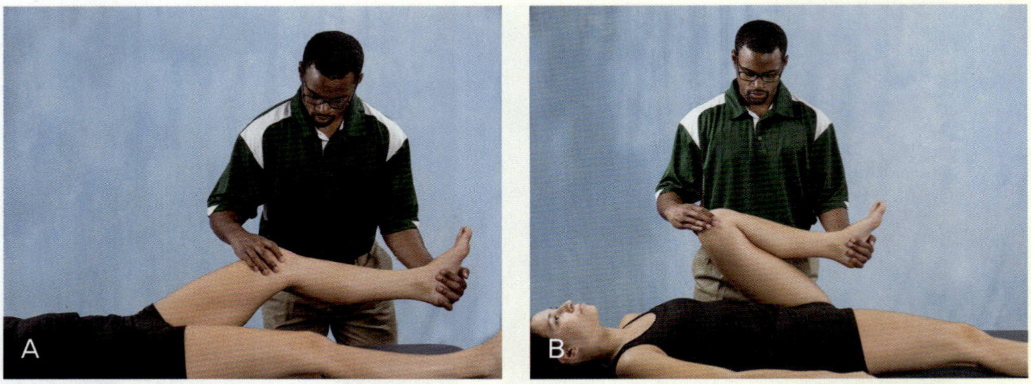

맥머레이 검사는 반달연골 특히, 뒤쪽 뿔의 마찰을 확인하기 위한 검사이다.

환자 자세	누운 자세
검사자의 자세	손상된 다리 옆에서 발쪽으로 멀리 선다. (A) 한 손으로 하지를 잡고 반대 손의 엄지와 인지로 무릎힘줄의 양쪽 옆을 앞안쪽과 앞가쪽 관절선에 놓는다. 무릎을 충분히 굽히고 정강뼈는 회전시킨다.
평가 절차	*1단계 :* 정강뼈를 중립상태로 유지하면서 관절운동범위내 무릎을 굽히면서 외반력을 가한다. 그런 다음 무릎을 완전히 펴면서 내반력을 가한다. *2단계 :* 정강뼈를 안쪽으로 회전시키고 관절운동범위내 무릎을 굽히면서 외반력을 가한다. 그런 다음 무릎을 완전히 펴면서 내반력을 가한다. *3단계 :* 정강뼈를 가쪽으로 회전시키고 관절운동범위내 무릎을 굽히면서 외반력을 가한다. 그런 다음 무릎을 완전히 펴면서 내반력을 가한다.
양성 반응 검사	펑하는 느낌, 째깍하는 소리, 잠김현상이 있거나 반달연골에서 발생하는 통증, 보행 중 발생하는 유사한 느낌
의미	반달연골 파열
변형	정강뼈를 내반력과 외반력을 가하면서 안쪽돌림과 가쪽돌림을 하는 등의 복잡한 변형을 할 수 있다.
논평	급성 손상시에는 이 검사를 수행하기에 관절운동범위가 작을 것이다. 완전한 굽힘은 반달연골의 뒤쪽 뿔을 검사하기 위해 필요하다. 무릎뼈의 연골연화증 또는 무릎뼈의 부적절한 이동은 반달연골 파열과 연관되어 째깍거리는 소리가 발생하게 되어 위양성 결과가 나타날 수 있다. 안쪽반달보다 가쪽반달 파열이 민감성이 더 좋다. 검사를 수행하는 해석과 방법에 따라서 이 검사의 유용함에 관한 다양한 견해가 있을 수 있다.

특수 검사 (Selective Tissue Test) 7-16

반달연골 손상을 알아보는 맥머레이 검사 –계속

근거

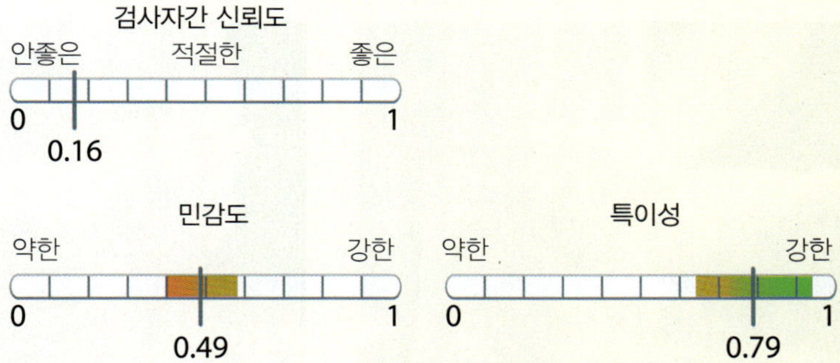

LR+: 2.17–5.20–8.20 LR−: 0.51–0.61–0.71

ROM = 관절운동범위 (range of motion)

특수 검사 (Selective Tissue Test) 7-17

반달 손상을 알아보는 어플레이 압박검사와 신연 검사

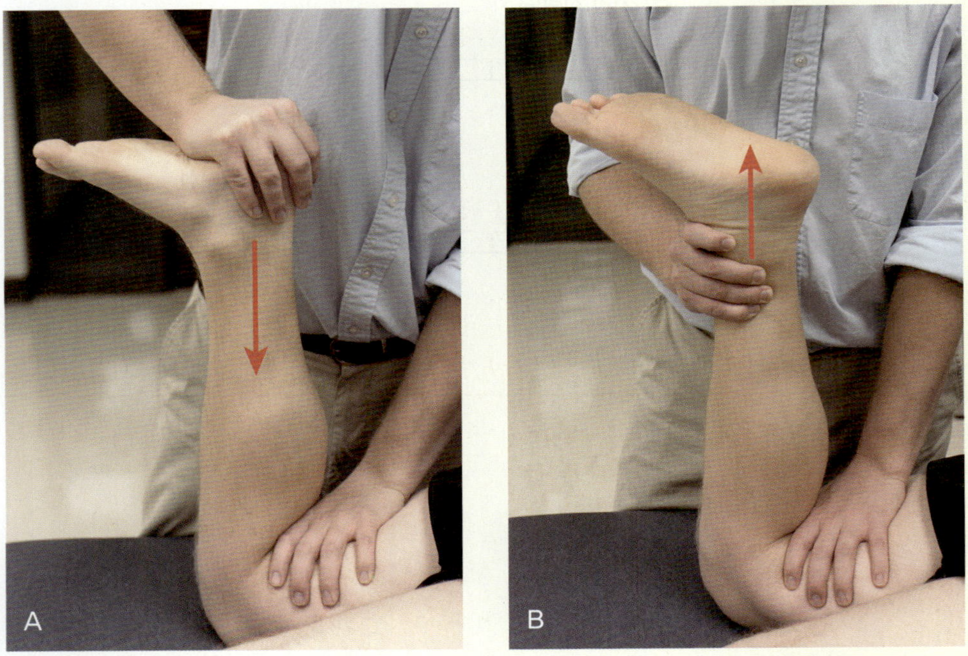

(A)압박을 하는 동안 반달연골은 정강뼈와 넙다리뼈 사이에 끼여 통증을 발생한다.(B)신연을 하는 동안 관절 인대는 스트레스를 받는다. 또한 정강뼈가 넙다리뼈로부터 멀어지기 때문에 압박하는 동안에 발생된 통증은 줄어들게 된다.

환자 자세	무릎을 90° 구부려 누운 자세
검사자의 자세	손상 측 옆에 선다.
평가 절차	(A) *압박검사 :* 운동사는 발꿈치의 바닥부위에 압력을 가하고 정강뼈를 안쪽과 가쪽으로 회전을 하면서 정강뼈에 축방향으로 압력을 가한다. (B) *신연 검사 :* 운동사는 하지를 잡고 넙다리융기에 가까운 곳을 고정시킨다. 정강뼈를 안쪽과 가쪽으로 회전시키면서 정강뼈를 넙다리뼈로부터 잡아당긴다.
양성 반응 검사	압박을 하는 동안 통증이 발생하고 신연을 하는 동안 통증은 감소하거나 없어진다.
임상결과	반달연골 파열
견해	이 검사를 하기 위해서는 무릎을 90° 굽힌다. 신연을 하는 동안이나 압박과 신연을 하는 동안 통증이 있는 것은 곁인대 손상과 관절주머니 손상, 십자인대 손상을 의미할 수 있다.
근거	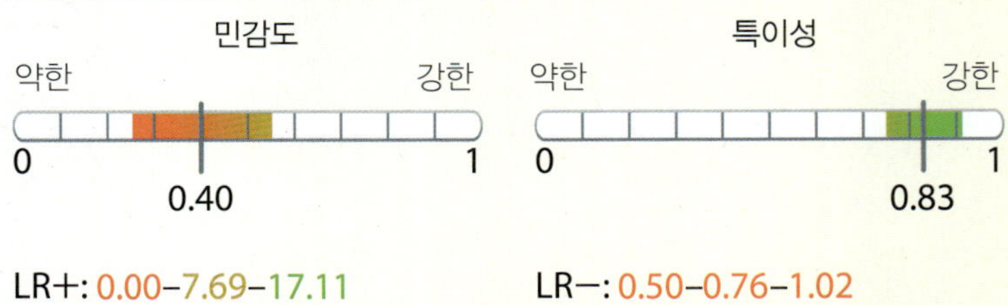

특수 검사 (Selective Tissue Test) 7-18

반달연골 파열을 알아보는 테살리 (Thessaly) 검사

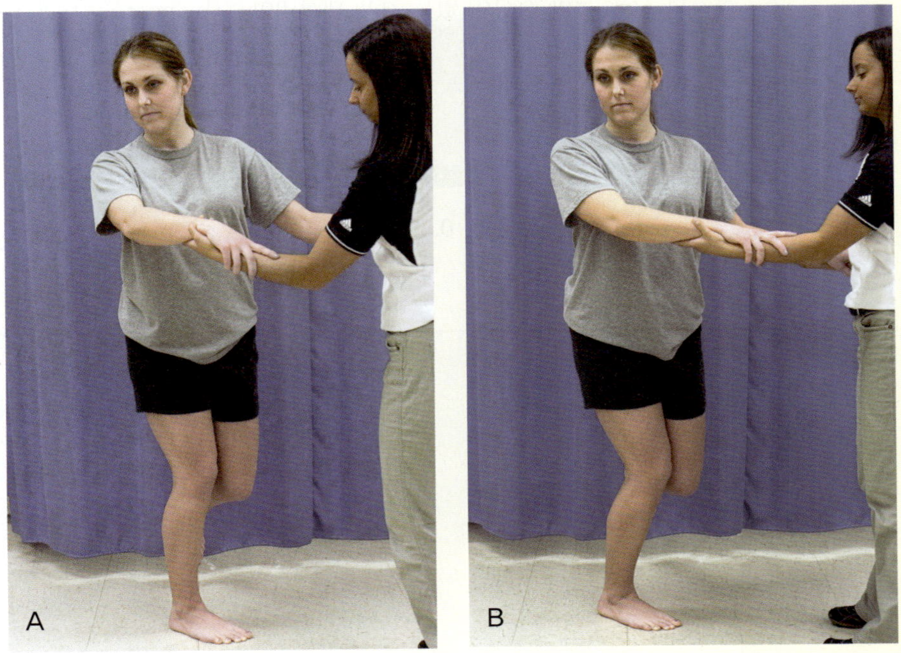

체중을 지탱하면서 넙다리뼈를 안쪽회전과 가쪽회전을 시키는 테살리검사는 반달연골 파열을 확인하기 위한 검사이다.(A) 환자는 무릎을 5° 구부려 고정된 발을 회전시킨다. 다시 (B) 무릎을 20° 구부려 발을 회전시킨다.

환자 자세	손상된 다리 쪽으로 맨발로 선다. 반대쪽 무릎은 약 45° 굽힌다.
검사자의 자세	환자의 앞에 서서 환자의 어깨를 잡아준다..
평가 절차	손상되지 않은 쪽을 먼저 검사하고 나서 실시한다. *1차 시도* 환자의 무릎을 5° 구부리게 한다. 정강뼈 위에서 넙다리뼈를 안쪽과 가쪽으로 회전시킨다. 3회 반복한다. *2차 시도* 환자의 무릎을 20° 구부리게 한다. 정강뼈 위에서 넙다리뼈를 안쪽과 가쪽으로 회전시킨다. 3회 반복한다.
양성 반응 검사	관절선 불편함 잠김현상 또는 잡아당기는 증상 호소
의미	안쪽 또는 가쪽반달 병변이며 통증 부위와 잡아당기는 느낌에 의존

특수 검사 (Selective Tissue Test) 7-18
반달연골 파열을 알아보는 테살리 (Thessaly) 검사 –계속

논평

환자의 ACL 동반 손상이 있는 경우 테살리아검사(Thessaly test)의 진단 값이 감소한다.

근거

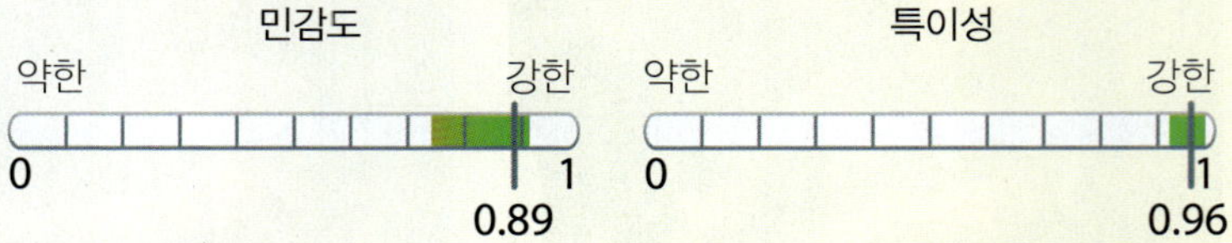

LR+: 9.23–20.25–37.84

LR–: 0.09–0.12–0.29

특수 검사 (Selective Tissue Test) 7-19

무릎의 뼈연골 결손을 알아보는 윌슨검사

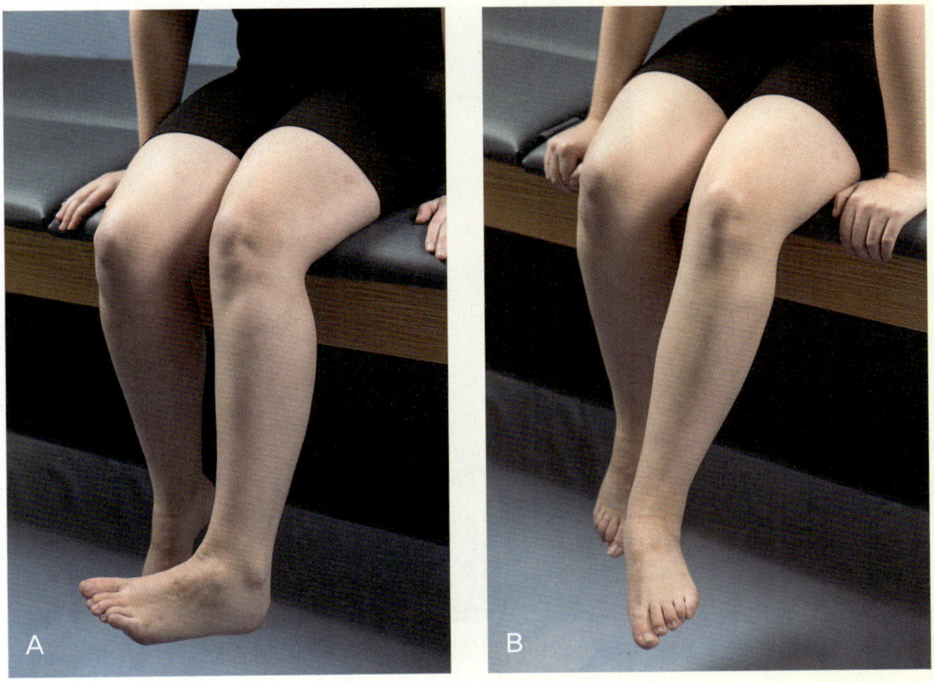

(A)정강뼈를 안쪽으로 회전하면서 무릎을 편다. 통증이 있을 때 환자는 정강뼈를 가쪽으로 회전시킨다. 박리성뼈연골염(OCD)이 있는 경우에는 가쪽돌림을 하는 동안 통증이 없어진다.

환자 자세	무릎을 90° 굽히고 앉는다.
검사자의 자세	환자의 앞에 선다.
평가 절차	(A) 정강뼈를 가쪽돌림을 하면서 환자의 무릎을 능동적으로 펴게 한다. 움직임을 멈추도록 하여 통증을 경험한 위치에서 일정시간 유지하게 한다. (B) 만약 통증이 있다면 무릎의 굽힘 각도를 유지한 채 정강뼈를 가쪽으로 회전하도록 지시한다.
양성 반응 검사	정강뼈를 안쪽돌림을 하면서 펴는 동안 통증을 발생하며 정강뼈를 가쪽으로 회전하는 동안 통증이 줄어든다.
의미	안쪽 넙다리융기의 융기사이 부위에서 뼈연골 결손 또는 박리성뼈연골염
근거	결론이 없거나 관련자료 없음.

OCD (osteochondral defect) = 뼈연골 결손.

특수 검사 (Selective Tissue Test) 7-20

엉덩정강띠 마찰증후군을 알아보는 노블 압박검사-레니 검사 (Renne's Test)

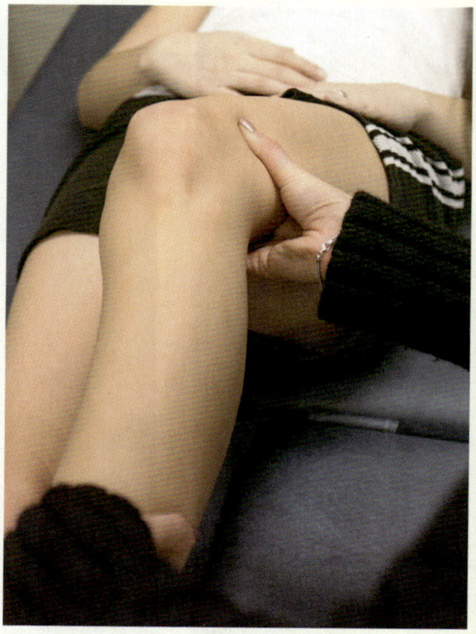

무릎을 수동적으로 움직이면서 가쪽 넙다리융기의 엉덩정강띠를 압박한다. 염증이 있다면 통증이 발생할 것이다.

환자 자세	무릎을 굽혀서 누운 자세
검사자의 자세	검사하고자 하는 다리의 가쪽에 선다. 엄지손가락으로 관절선 위를 누르거나 가쪽 넙다리융기 위쪽을 압박한다. 반대쪽 손은 하지를 움직인다.
평가 절차	가쪽 넙다리융기에 압박을 하면서 무릎을 수동적으로 굽히고 편다.
양성 반응 검사	엄지손가락 아래에서 통증이 발생하는 것은 주로 무릎이 30°에 가까워지면 발생한다.
의미	엉덩정강띠 염증이나 윤활낭염, 가쪽 넙다리융기의 염증
변형	**레니 검사**는 노블 압박검사의 반대이다. 손상된 다리로 서게 하여 무릎을 구부리게 하지만, 가쪽 넙다리융기에 압박을 가하지는 않는다.
근거	결론이 없거나 관련자료 없음.

IT (iliotibal) = 엉덩정강.

참고문헌 (REFERENCES)

1. Kastelein, M, et al: Diagnostic value of history taking and physical examination to assess effusion of the knee in traumatic knee patients in general practice. *Arch Phys Med Rehabil*, 90:82, 2009.
2. Hislop, HJ, and Montgomery, J: *Muscle Testing: Techniques of Manual Examination*. Philadelphia, PA: W.B. Saunders, 2002, p 187.
3. Davies, H, Unwin, A, and Aichroth, P: The posterolateral corner of the knee: anatomy, biomechanics and management of injuries. *Injury*, 35:68, 2004.
4. Wind, WM, Bergfeld, JA, and Parker, RD: Evaluation and treatment of posterior cruciate ligament injuries. *Am J Sports Med*, 32:1765, 2004.
5. Indelicato, PA: Isolated medial collateral ligament injuries of the knee. *J Am Acad Ortho Surg*, 3:9, 1995.
6. Stannard, JP: Medial and posteromedial instability of the knee: evaluation, treatment, and results. *Sports Med Arthrosc Rev*, 18:1263, 2010.
7. Cosgarea, AJ, and Jay, PR: Posterior cruciate ligament injuries: evaluation and management. *J Am Acad Orthop Surg*, 9:297, 2001.
8. Stannard, JP, et al: The posterolateral corner of the knee: repair versus reconstruction. *Am J Sports Med*, 33:881, 2005.
9. Covey, DC: Injuries of the posterolateral corner of the knee. *J Bone Joint Surg*, 83(A):106, 2001.
10. Loomer, RL: A test for posterolateral rotatory instability. *Clin Orthop*, 235, 1995.
11. Davies, H, Unwin, A, and Aichroth, P: The posterolateral corner of the knee: anatomy, biomechanics and management of injuries. *Injury*, 35:68, 2004.
12. LaPrade, RF, Ly, TV, and Griffith, C: The external rotation recurvatum test revisited: reevaluation of the sagittal plane tibiofemoral relationship. *Am J Sports Med*, 36:709, 2008.
13. Hughston, JC, and Norwood, LA: The posterolateral drawer test and external rotational recurvatum test for posterolateral rotatory instability of the knee. *Clin Orthop*, 147:82, 1980.
14. Chen, FS, Rokito, AS, and Pitman, MI: Acute and chronic posterolateral rotatory instability of the knee. *J Am Acad Orthop Surg*, 8:97, 2000.
15. Cosgarea, AJ, and Jay, PR: Posterior cruciate ligament injuries: evaluation and management. *J Am Acad Orthop Surg*, 9:297, 2001.
16. Karachalios, T, et al: Diagnostic accuracy of a new clinical test (the Thessaly test) for early detection of meniscal tears. *J Bone Joint Surg*, 87A:955, 2005.
17. Mirzatolooei, F, et al: Validation of the Thessaly test for detecting meniscal tears in anterior cruciate deficient knees. *Knee*, 17:221, 2010.

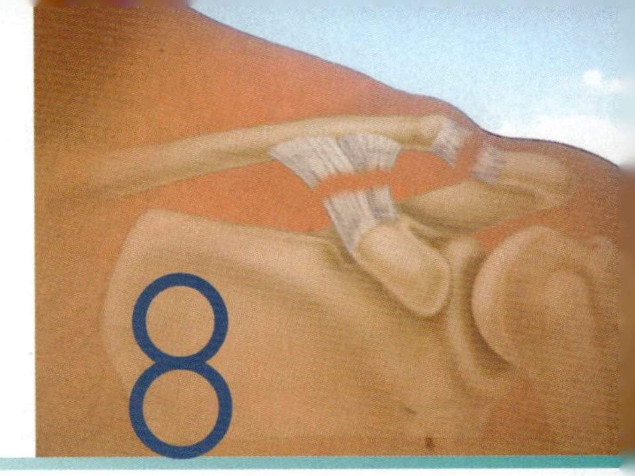

CHAPTER 8

무릎-넙다리뼈의 병리 (Patellofemoral Pathologies)

무릎-넙다리뼈 관절의 임상 검사 (Clinical Examination of the Patellofemoral Joint)

검사흐름도 (Examination Map)

병력

과거병력
현재 상태의 병력

기능적 평가

보행분석

시진

무릎뼈 정렬
정상
무릎뼈 고위
무릎뼈 저위
벌어짐 (squinting)
개구리 눈 모양 (Frog eyed)

무릎뼈 방향
안쪽/가쪽 활주
회전
앞쪽/뒤쪽 기울기
안쪽/가쪽 기울기

하퇴의 자세
내반슬
외반슬
전반슬

Q 각
무릎힘줄
Tubercle Sulcus angle
다리길이 차이
발의 자세

촉진

전방구조물의 촉진
정강뼈결절
무릎힘줄
무릎 활액낭
- 피하 무릎하
- 심부 무릎하

지방패드
무릎뼈 관절면
대퇴활차
상무릎낭
안쪽무릎넙다리인대
안쪽무릎지지대
활액낭주름
가쪽무릎지지대
거위발건
엉덩정강근막띠

관절과 근기능 검사

각측정
무릎 굽힘
무릎 폄

다음 페이지에 계속 200

능동적 운동범위
무릎 굽힘
무릎 폄
무릎뼈 주행

도수 근력 검사
넙다리네갈래근
뒤넙다리근
봉공근 sartorius

수동적 운동범위
굽힘
폄

관절 안정성 검사

부하 검사 (stress test)
무릎의 주요 인대 검사

관절 움직임 평가
무릎뼈 안쪽 활주
무릎뼈 가쪽 활주
무릎뼈 경사
무릎뼈 회전

신경학적 검사

Lower Quarter screen
총비골신경

혈관 검사

먼쪽 모세혈관 refill

먼쪽 맥박
후정강뼈 동맥
발등 동맥

병리학적 특수 검사

부정정렬을 동반한 무릎넙다리통증

무릎넙다리 불안정성
불안유발 검사
급성 무릎뼈 탈구

부정정렬을 동반하지 않는 무릎넙다리통증

무릎넙다리 건병증
Apophysitis
Osgood-Schlatter' disease
Sinding-Larsen-Johansson disease
무릎넙다리 점액낭염
활액낭 주름 (추벽)

외상성
무릎뼈 골절
무릎힘줄 파열

병력 (History)

표 8-1 반월상 연골판과 무릎뼈 통증을 감별하는 주관적 소견들.

병력	반월상 연골판	무릎뼈
발생시기	보통 급성의 비틀리는 부상	때때로 전방에 직접적인 가격, 보통은 과사용이나 훈련의 잘못으로 인하여 점진적
증상부위	안쪽이나 가쪽 관절선	넓게, 대부분의 경우 전방
잠김증상	무릎을 완전히 펼 수 없는 진정한 일시적 잠김증상	잠김 (locking)없는 catching, 고정 이후의 뻣뻣함, 그러나 진정한 잠김은 아님
체중 부하	체중부하와 동시에 날카로운 통증	체중부하시 통증이 올 수 있으나, 흔히 저녁이나 밤까지 이어지는 통증
Cutting 스포츠	뒤틀리는 동작에서 통증	통증이 약간 있을 수 있으나, 날카롭지 않고 cutting동작과 명확하게 관계되지 않음.
쭈그려앉기	완전히 쭈그릴 때 통증, 오리걸음 불가	쭈그렸다가 일어나거나 내려가기 위해 폄할 때 통증
무릎 꿇기	연골판에 무게가 가지 않으므로 아프지 않다.	무릎뼈 앞박으로 통증
점프	회전력이나 뒤틀림없이 중량부하	폄근에 스트레스 가해져, 착지 시 통증 유발
계단이나 언덕	연골판 압박을 유발하여, 계단 올라가며 무게가 실려서 무릎 굴곡할 때 통증	중력과 연관된 충격이 무릎넙다리 스트레스를 증가시키므로 내려갈 때 무릎뼈 부하와 통증을 더 유발
앉기	통증 없음	비정상적인 관절연골에 견인-압박효과가 결여되어 경직감과 통증 유발

시진 (Inspection)

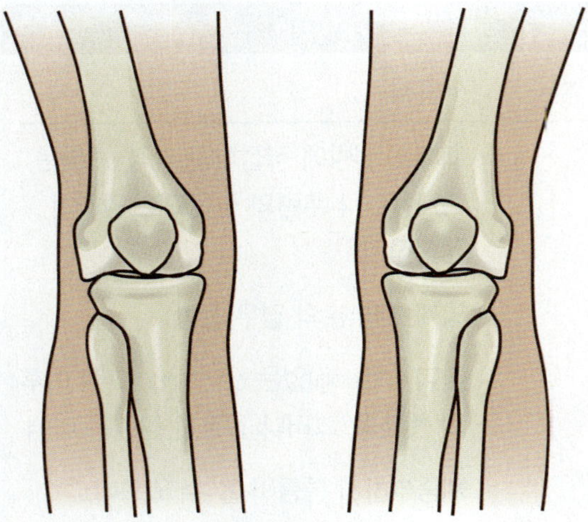

그림 8-1 ■ 무릎을 폄하였을 때 정상적인 무릎뼈 정렬

시진소견 (Inspection Findings) 8-1

무릎뼈 정렬 (Patellar Alignment)

	무릎뼈 고위	무릎뼈 저위	사시 무릎뼈	개구리눈 모양 무릎뼈
	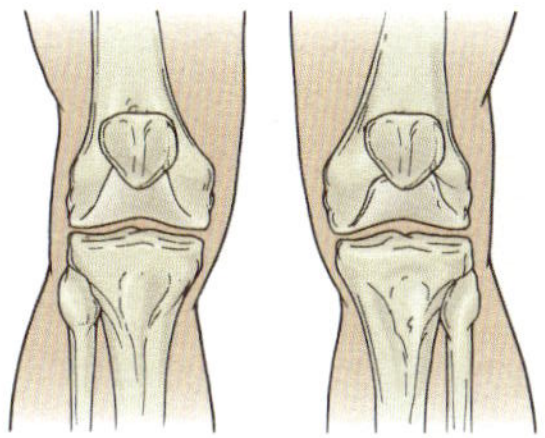	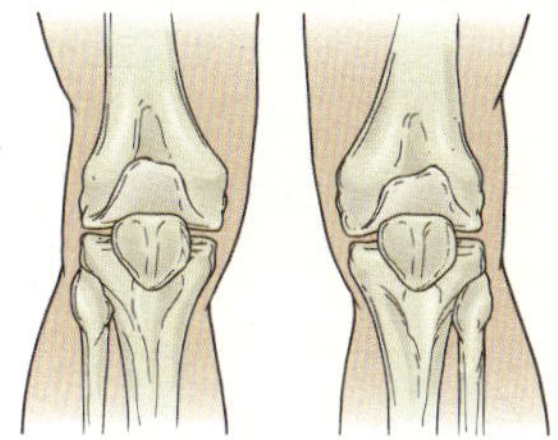	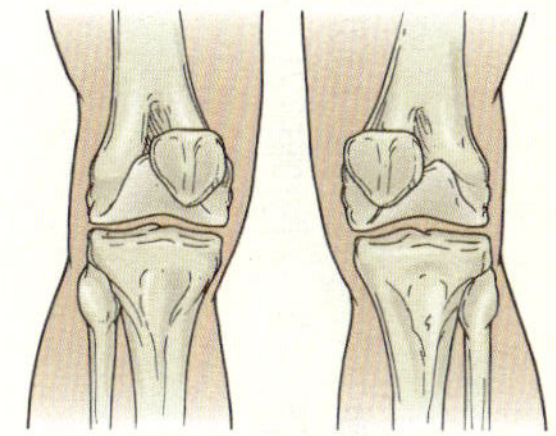	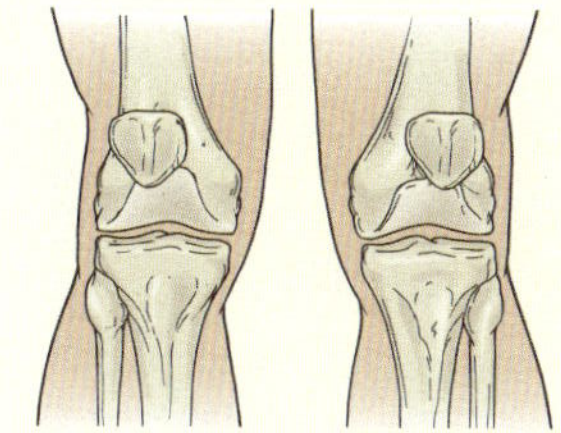
정의 (Description)	높이 놓여 있는 무릎뼈 : Camel sign을 볼 수 있다.	낮게 놓여있는 무릎뼈	안쪽으로 위치한 무릎뼈	높이 그리고 가쪽으로 위치한 무릎뼈
가능한 원인 (Potential Causes)	태생적으로 긴 무릎힘줄	태생적으로 짧은 무릎힘줄 수술후 또는 부상 후의 관절 섬유화	대퇴전염 (anteversion), 정강뼈의 안쪽돌림, 수술 후 또는 부상 후의 관절 섬유화	대퇴후염 (retroversion), 정강뼈의 바깥돌림
결과 (Consequences)	무릎뼈 움직임의 증가, 넙다리네갈래근의 근력 감소, 무릎을 구부렸을 때 대퇴무릎뼈의 압박력 증가	무릎뼈 활주 감소, 경대퇴 운동범위 감소, 넙다리네갈래근 근력 감소, 무릎 굽힘 시 대퇴무릎관절의 압박력 증가	Q각의 증가, 안쪽지지대의 팽팽함, 무릎뼈의 병적주행, 대퇴무릎관절의 압박력의 변화, 보상적으로 정강뼈의 바깥돌림	무릎뼈의 가쪽활주 증가, 가쪽 지지대의 팽팽함, 무릎뼈의 병적주행, 넙다리네갈래근 근력감소, 무릎 굽힘 시 대퇴무릎관절 압박력의 증가

ROM = 관절운동범위 (range of motion)

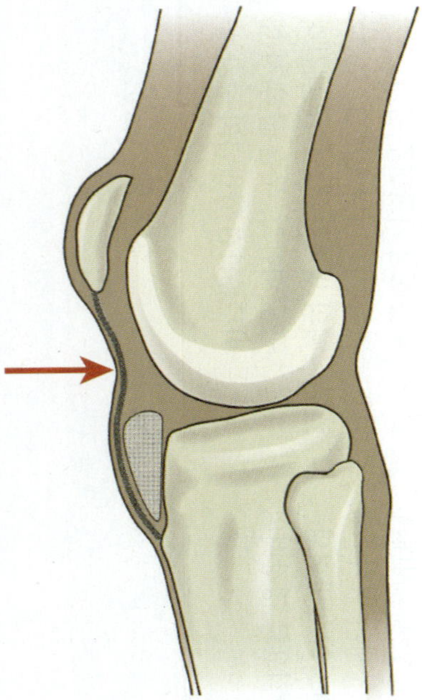

그림 8-2 ■ "Camel 징후" 무릎뼈고위증 (patella alta)의 임상적인 적응증. 측면에서 볼 때, 무릎뼈의 높은 이동으로 지방패드가 노출되고, 두개의 혹 (double hump)을 형성한다.

시진소견 (Inspection Findings) 8–2

무릎뼈의 방향 (Patellar Orientation)

안쪽/가쪽 무릎뼈 활주	무릎뼈 회전	앞/뒤 무릎뼈 경사	안쪽–가쪽 무릎뼈 경사
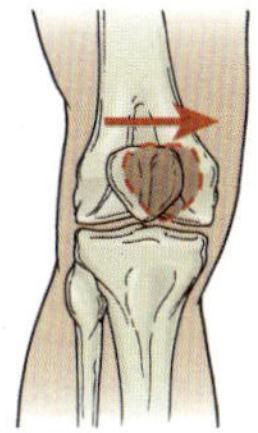	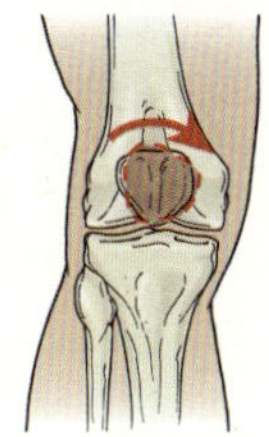	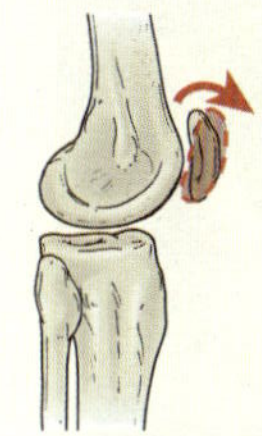	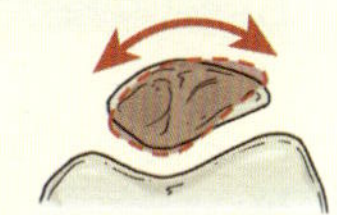
정의 (Description)			
전면에서 무릎뼈의 위치	전면에서 종방향 (상단극과 하단극을 이은) 의 회전	시상면에서의 회전	수평면 (transverse plane)에서의 회전
정렬의 평가 (Evaluation of Alignment)			
무릎뼈는 안쪽과 가쪽 대퇴과의 중간에 위치해야 한다. 무릎뼈의 이동한 방향으로 전이가 기술된다. 관절 움직임 8–1 을 참조.	무릎뼈의 축은 위앞엉덩뼈가시(ASIS)를 향해야한다. 장축이 ASIS의 가쪽으로 향한다면, 무릎뼈는 가쪽으로 회전한 것이고, 그 반대의 경우도 가능.	무릎을 펴하고 넙다리네갈래근이 이완되었을때 하단극이 만져져야한다. 상단극이 침몰되고 하단극이 만져진다면 무릎뼈가 전면으로 회전된 것이다	관절 움직임 8–2를 참조

ASIS (anterior superior iliac spine) = 위앞엉덩가시.

특수 검사 (Selective Tissue Test) 8-1
Q 각의 측정 (Q-Angle Measurement)

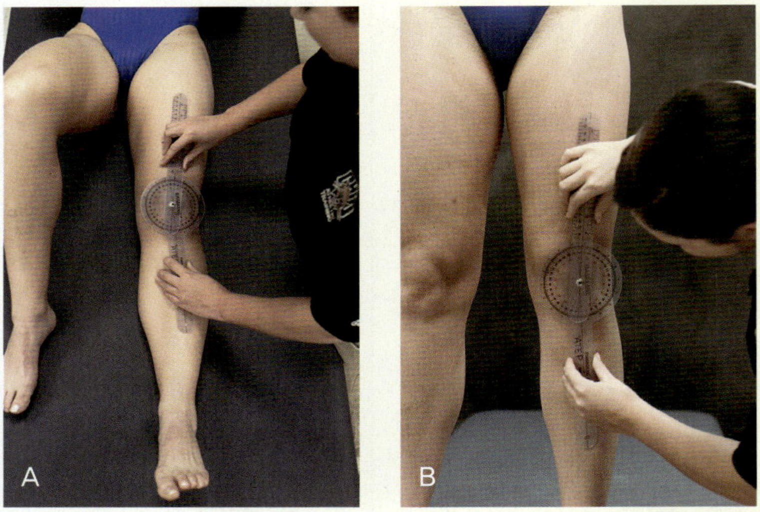

무릎을 편한 상태에서 Q각을 측정 A) 체중부하없이 B)체중부하하고 : 위앞엉덩뼈가시 (ASIS), 무릎뼈 중심, 정강뼈결절 등의 해부학 지표들을 사용하여 각도계로 측정한다.

환자 자세	(A) 무릎을 완전히 펴고 발목은 중립위, 발가락은 위를 향하게 누워서 서있는 자세와 같게 한다. 발의 위치를 표준화하면 이 검사의 신뢰도를 높일 수 있다. (B) 발을 어깨 넓이로 벌리고 선다.
검사자의 자세	측정하고자 하는 쪽 다리 옆에 선다.
평가 절차	먼저 위앞엉덩뼈가시, 무릎뼈의 중심, 정강뼈결절을 표시한다. 무릎뼈의 중심에 각드계의 중심을 위치한 후, 한쪽 끝을 위앞엉덩뼈가시와 무릎뼈를 잇는 선위에 고정시키고, 다른 한쪽을 무릎뼈와 정강뼈결절을 잇는 선 위로 움직이면서 측정한다.
양성 반응 검사	Q 각이 남자 13° 여자 18° 이상
의미	무릎뼈를 가쪽으로 주행하게 하는 가쪽방향의 힘이 증가한다.
변형	넙다리네갈래근을 등척적으로 수축시키고 Q각을 다시 측정한다. 두 측정 간에 차이가 있으면 무릎뼈 주행 이상을 의심할 수 있다. 무릎을 30° 굽힘하여 무릎뼈가 대퇴활차 중심에 오게 한 상태에서 Q각을 측정할수도 있다.
논평	선상태에서 측정한 Q각이 하지의 임상적 정렬을 더 잘 반영한다. 환자를 눕힌 상태에서 Q각을 측정하였다면, 위에 설명한 대로 서서 다시 한번 측정한다. 살짝 구부린 자세에서 측정한 Q각이 서있거나 많이 앉은 자세에서 쟀을때 보다 작아야 한다. 방사선적으로 Q각을 측정해보면, 임상적인 측정은 흔히 각을 과평가한다.

특수 검사 (Selective Tissue Test) 8-1

Q 각의 측정 (Q-Angle Measurement) -계속

근거

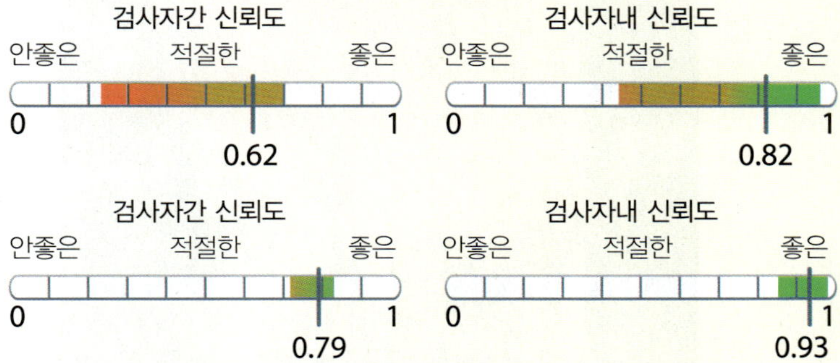

ASIS (anterior superior iliac spine) = 위앞엉덩가시.

표 8-2 구조적 이상 및 이로 인한 결과적 힘과 생역학적인 변화들

정렬	결과적 힘과 생역학적 변화
내반슬	안쪽대퇴정강뼈관절면에 가해지는 압력증가 가쪽 정강뼈대퇴 연부조직과 가쪽곁인대 (LCL)에 가해지는 장력 무릎뼈에 안쪽 방향으로 힘을 가하는 넙다리네갈래근 가쪽 관절면의 압박력 가쪽무릎지지물의 늘어남 (stretching)
외반슬	가쪽대퇴정강뼈 관절면에 가해지는 압력 증가 안쪽정강뼈넙다리뼈인대에 가해지는 견인력 무릎뼈에 가쪽방향으로 힘을 가하는 넙다리네갈래근 안쪽 소관절면과 여분관절면의 압박력 안쪽무릎지지물의 늘어남
증가된 Q각이나 이완된 안쪽 지지물들	무릎뼈의 가쪽 주행 가쪽 관절면에 압박력 안쪽 무릎뼈지지물의 늘어남
감소된 Q각이나 이완된 가쪽 지지물들	무릎뼈의 안쪽 주행 안쪽 관절면이나 여분 관절면의 압박력 가쪽 무릎뼈지지물의 늘어남
전반슬	최종 무릎 폄에서 감소된 압박력

촉진 (PALPATION)

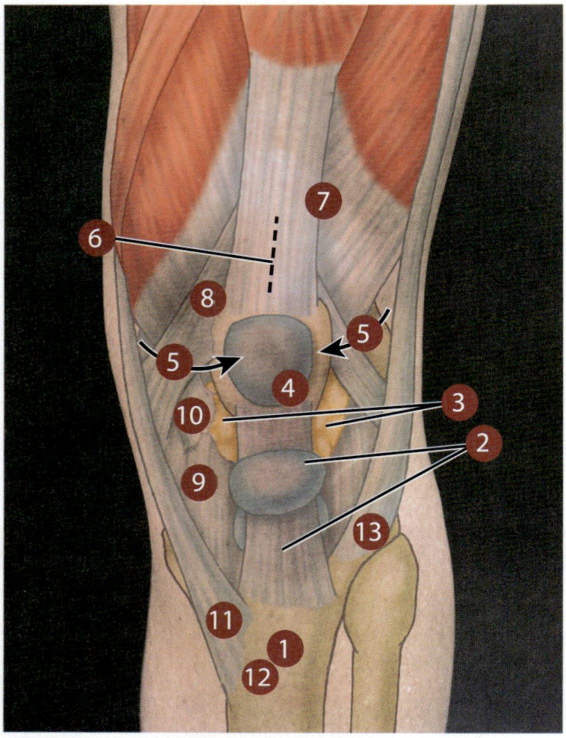

1 정강뼈 결절 (Tibial tuberosity)

2 무릎힘줄과 활액낭 (Patellar tendon and bursae)

3 지방패드 (Fat pads)

4 무릎뼈와 활액낭 (Patella and bursae)

5 무릎뼈 관절면 (Patellar articulating surface)

6 대퇴 활차 (Femoral trochlea)

7 상무릎 활액낭 (Suprapatellar bursa)

8 안쪽무릎넙다리인대 (Medial patellofemoral ligament; MPFL)

9 막과 낭구조 (Retinacular and capsular structures)

10 활막 주름 (추벽 synovial plica)

11 거위발 근육군 (Pes anserine muscle group)

12 복재신경의 무릎아래가지 (Infrapatellar branch of the saphenous nerve)

13 엉덩정강근막띠 (Iliotibial band)

관절 운동성 평가 (Joint Play Assessment)

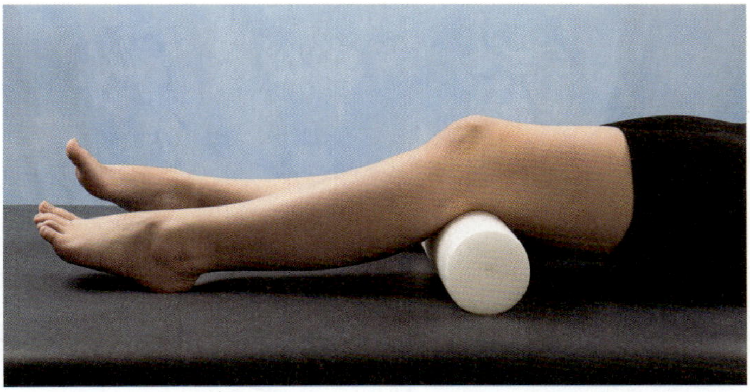

그림 8-3 ■ 무릎활주 검사 시의 환자의 자세. 무릎은 30° 구부리고, 환자는 넙다리네갈래근을 이완하도록 한다.

관절 움직임 (Joint Play) 8–1

안쪽과 가쪽 무릎뼈 활주 검사 (Medial and Lateral Patellar Glide)

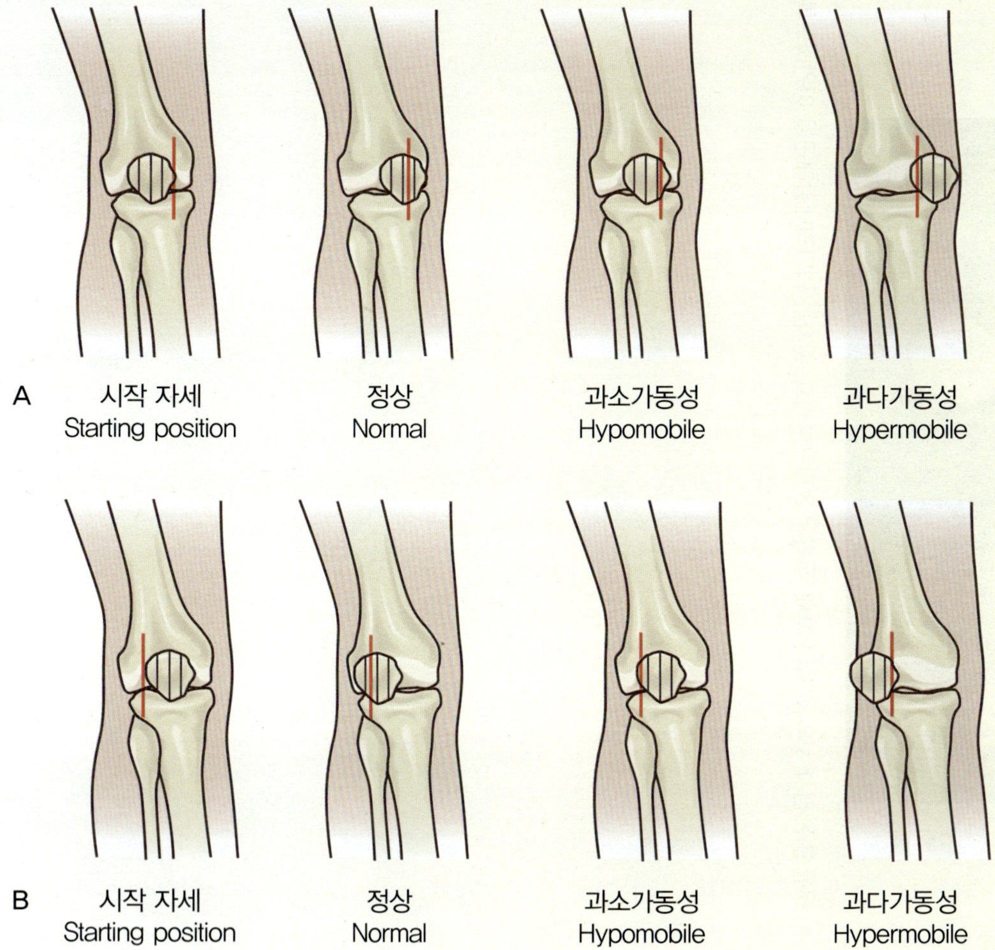

안쪽 (A)과 가쪽 (B) 무릎뼈 활주 검사를 할 때, 무릎뼈를 4등분하여 본다. 4등분선에 근거하여 활주정도를 측정한다.

관절 움직임 (Joint Play) 8–1

안쪽과 가쪽 무릎뼈 활주 검사 (Medial and Lateral Patellar Glide) –계속

환자 자세	무릎을 30° 구부리도록 무릎 밑에 베게를 받치고 눕는다.
검사자의 자세	환자의 가쪽에 선다
평가 절차	(A) 안쪽활주 : 가쪽 지지대와 기타 연부조직에 스트레스를 가하면서 무릎뼈를 안쪽으로 움직여 본다 (B) 가쪽활주 : 안쪽 지지대, VMO, 안쪽 관절낭에 스트레스를 가하면서 무릎뼈를 가쪽으로 움직여본다.
양성 반응 검사	*안쪽활주* : 무릎뼈의 1/4이나 2/4 (대략 무릎뼈 폭의 반) 정도 안쪽으로 활주하여야한다. 1/4이하로 움직이면 과소가동성. 2/4 이상 움직이면 과다가동성을 의미한다. *가쪽활주* : 정상 가쪽 움직임은 0.5~2.0 /4 정도이다. 이보다 적으면 과소가동성, 이보다 크면 과다가동성을 의미한다.
의미	*안쪽활주* : 과소가동성 : 가쪽지지대나 엉덩정강근막띠의 단단함 (tightness) 과다가동성 : 가쪽 지지구조의 이완 *가쪽활주* : 과소가동성 : 안쪽지지대, 특히 안쪽 무릎넙다리인대의 단단함 과다가동성 : 안쪽지지대의 이완
논평	가쪽활주 검사 시에 환자가 무릎뼈 탈구나 부분탈구의 발생에 대한 불안감을 보일 수 있다. 가쪽과다가동성은 무릎뼈 탈구의 성향을 제공한다. 안쪽과다가동성 보다 안쪽과소가동성이 더 흔하다.
근거	문헌상 존재하지 않거나 결정적이지 못하다. 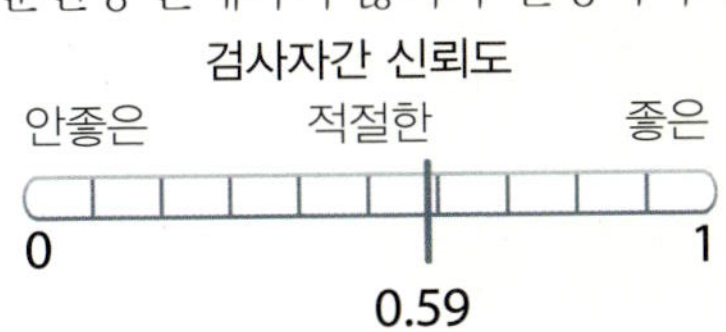 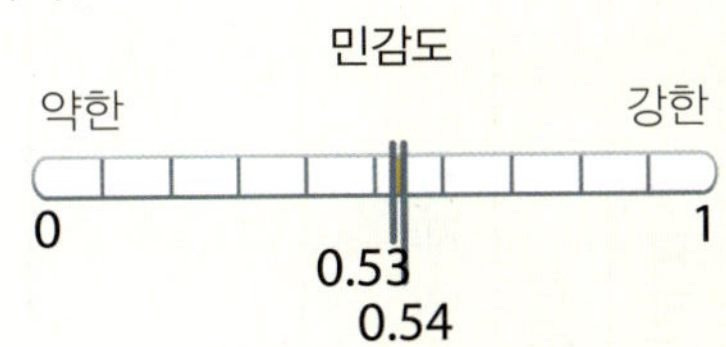 LR+: 1.74–1.96

IT (iliotibal) = 엉덩정강; VMO (oblique fibers of the vastus medialis) = 안쪽넓은근의 사선 섬유

관절 움직임 (Joint Play) 8-2

무릎뼈 기울기 검사 (Patellar Tilt Assessment)

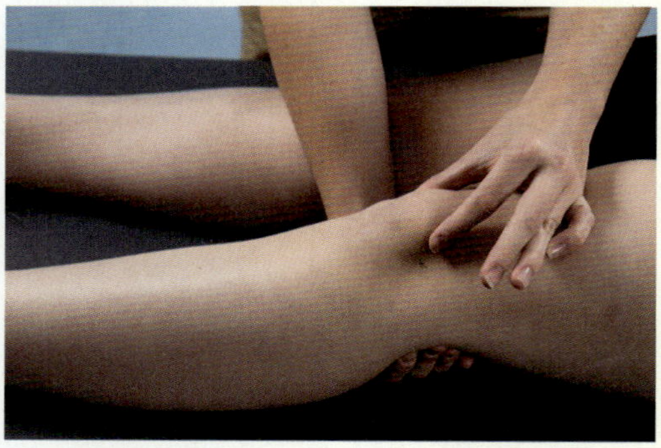

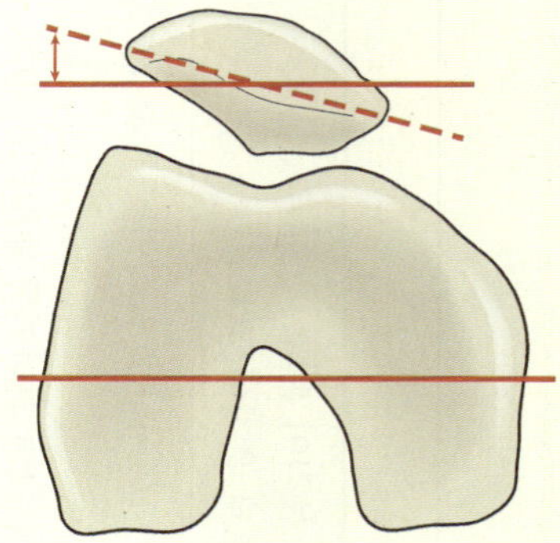

무릎뼈 기울기 검사는 정중시상 (midsagittal) 축에서 무릎뼈의 회전을 평가한다.

환자 자세	무릎을 펴고 누워서 넙다리관절돌기와 테이블이 평행하도록 한다.
검사자의 자세	환자의 가쪽에 선다.
평가 절차	엄지손가락과 집게손가락으로 무릎뼈를 잡고, 가쪽면을 들어올리면서 안쪽면을 누른다.
양성 반응 검사	정상적으로는 0~15°정도 들린다. 15° 이상 들리면 과다가동성 가쪽 기울기이고, 0°이하면 과소가동성 가쪽 기울기 이다.
의미	0°이하의 기울기는 가쪽지지대의 단단함을 의미하고, 안쪽활주 과소가동성에서 흔히 볼 수 있다. 15° 이상의 기울기는 전방통증의 성향을 제공한다.
근거	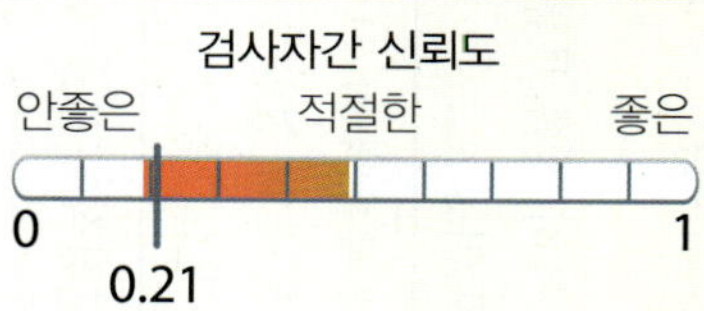 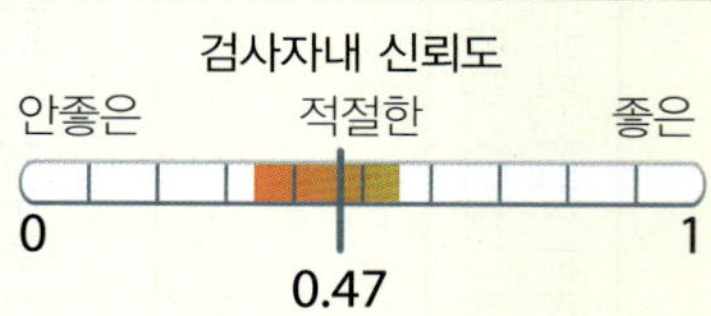

특수 검사 (Selective Tissue Tests)

특수 검사 (Selective Tissue Test) 8-2

무릎뼈 부분탈구/탈구 확인을 위한 불안유발검사

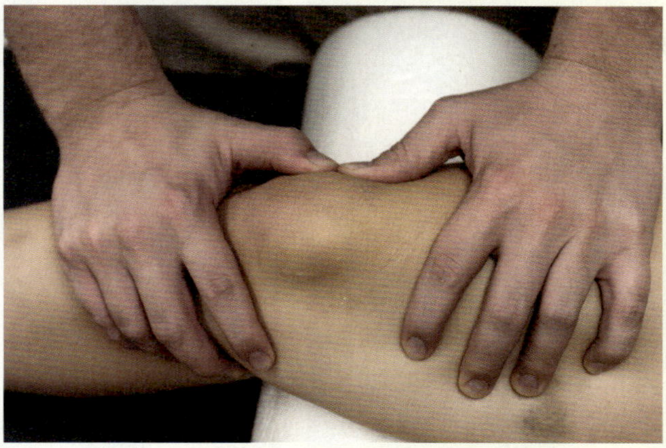

좌측무릎의 무릎뼈 탈구를 위한 불안유발검사. 검사자는 무릎뼈의 가쪽으로 민다. 환자가 근수축을 하거나 탈구될 것 같은 불안감을 보이면 양성이다.

환자 자세	무릎을 펴고 눕는다.
검사자의 자세	환자 측면에 선다
평가 절차	실제 탈구가 일어나지 않도록 조심하면서, 검사자는 무릎뼈 가능한한 가쪽으로 민다.
양성 반응 검사	무릎뼈의 탈구를 막기위하여 환자가 넙다리네갈래근을 강하게 수축, 말 또는 얼굴표정으로 불안감을 표현
의미	무릎뼈의 부분탈구나 탈구의 요인이 되는 안쪽지지대의 이완
변형	안쪽 무릎넙다리인대만을 구별하여 특이도 (specificity)를 높이기 위해서, 무릎뼈의 가쪽 그리고 먼쪽으로 민다. Fairbank **유발검사**는 환자의 무릎을 수동적으로 30도 구부리고 시행한다. 통증 또는 불안감이 나오는 지점까지 무릎을 수동적으로 펴하는 동안 무릎뼈에 가쪽방향으로 힘을 가한다.
근거	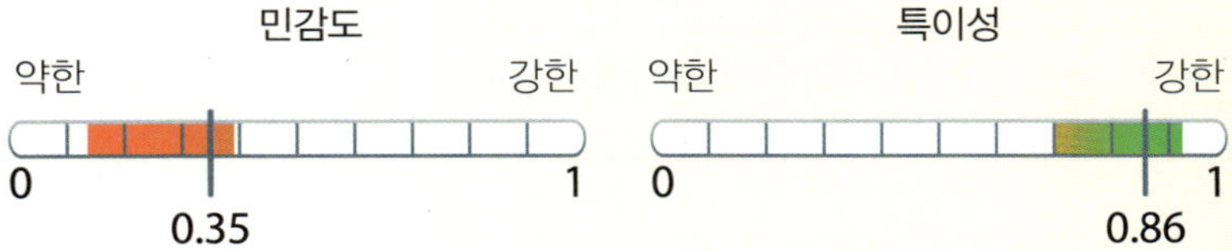

LR+: 0.90–1.20–2.90 LR–: 0.79–0.90–1.01

특수 검사 (Selective Tissue Test) 8-3

안쪽 활막 주름을 위한 검사

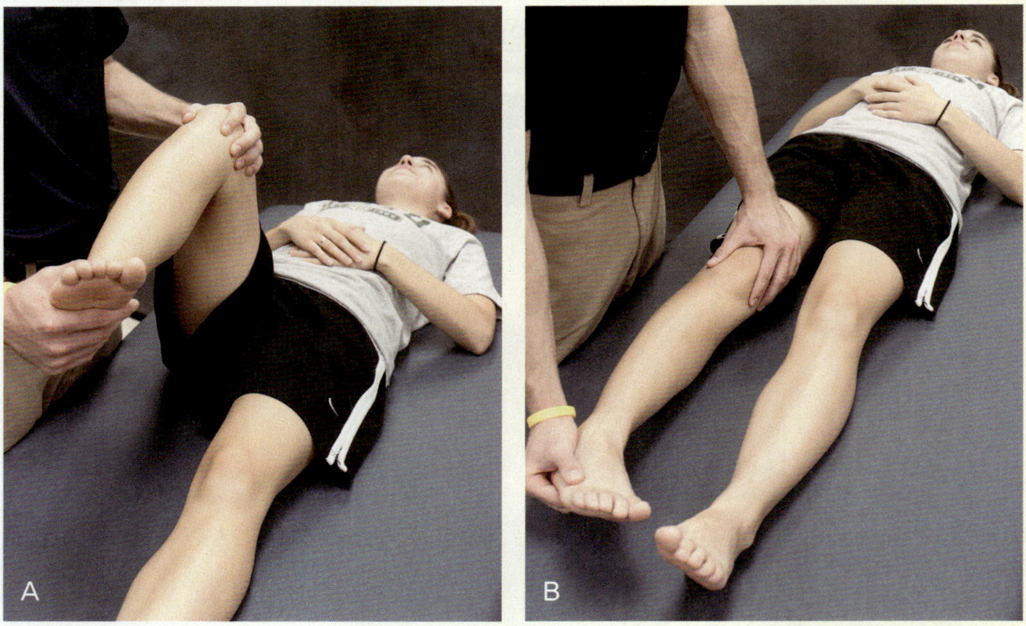

양성 검사는 환자의 증상을 유발한다. 활막주름이 넙다리관절돌기 (대퇴과, femoral condyle)를 지나갈 때 검사자가 느낄수 있다.

환자 자세	무릎을 구부리고 눕거나 앉아서 시행
검사자의 자세	검사하는 쪽에 선다
평가 절차	(A) 무릎을 90°로 구부리고 정강뼈의 안쪽돌림한 상태에서, 검사자는 앞안쪽의 관절낭을 만지면서 무릎뼈를 안쪽으로 수동적으로 이동시킨다 (B) 정강뼈는 안쪽돌림된 상태에서, 90°에서 0° 사이에서 무릎을 폈다가 구부린다.
양성 반응 검사	환자가 증상을 호소 특별히 60~45° 굽힘 범위에서 활막주름이 넙다리관절돌기를 지날 때 검사자가 활막주름을 느낄 수 있다.
의미	증상이 있는 안쪽 활막 주름
근거	문헌상으로는 없거나 결정적이지 못하다.

특수 검사 (Selective Tissue Test) 8-4

안쪽 활막 주름을 위한 Stutter 검사

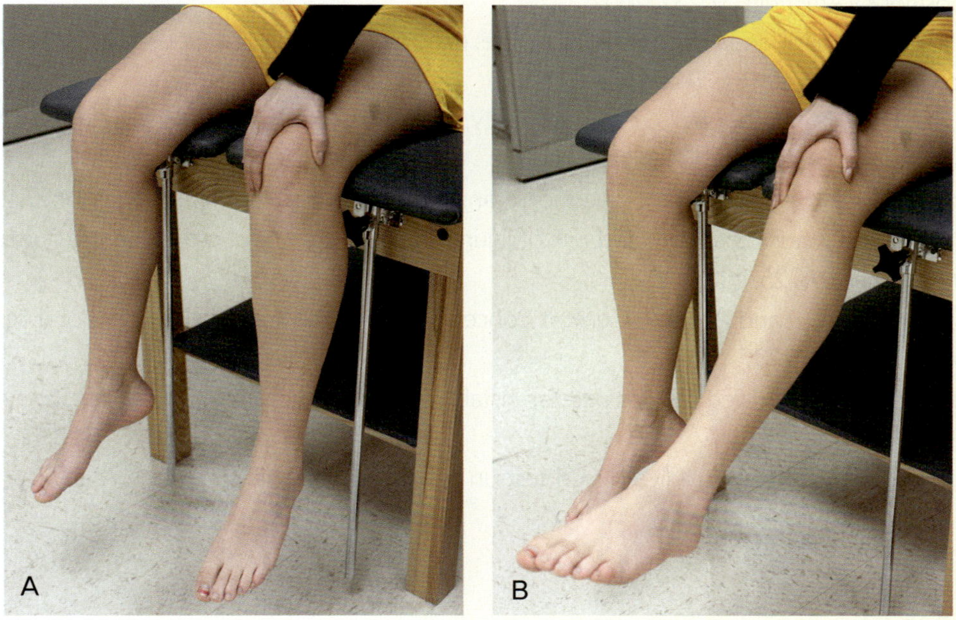

환자가 무릎을 폄함에 따라 검사자는 무릎뼈의 불규칙한 움직임 (stutter)을 느낄 수있다. 활막주름이 안쪽넙다리관절돌기에 부딪힐 때 무릎뼈 움직임의 일시적인 중단을 유발할 수 있다.

환자 자세	(A) 테이블 끝에 무릎을 구부리고 앉는다
검사자의 자세	검사하는 쪽에 서서, 관절면을 압박하지 않도록 주의하면서 한 손을 가볍게 무릎뼈 위에 얹는다
평가 절차	(B) 환자는 서서히 무릎을 편다
양성 반응 검사	40~60° 사이에서 안쪽 넙다리관절돌기 위에서 불규칙한 움직임이나 stuttering 발생
의미	안쪽 활막 주름
근거	문헌상으로는 없거나 결정적이지 못하다.

참고문헌 (REFERENCES)

1. Livingston, LA, and Spaulding, SJ: OPTOTRAK measurement of the quadriceps angle using standardized foot positions. *J Athl Train*, 37:252, 2002.
2. Guerra, JP, Arnold, MJ, and Gajdosik, RL: Q angle: effects of isometric quadriceps contraction and body position. *J Orthop Sport Phys Ther*, 19:200, 1992.
3. Smith, TO, Hunt, NJ, and Donell, ST: The reliability and validity of the Q-angle: a systematic review. *Knee Surg Sports Traumatol Arthrosc*, 16:1068, 2008.
4. Greene, CC, et al: Reliability of the quadriceps angle measurement. *Am J Knee Surg*, 14:97, 2001.
5. Rauh, MT, et al: Quadriceps angle and risk of injury among high school cross-country runners. *J Orthop Sports Phys Ther*, 37:725, 2007.
6. Bicos, J, Fulkerson, JP, and Amis, A: Current concepts review: the medial patellofemoral ligament. *Am J Sports Med*, 35:484, 2007.
7. Tanner, SM, et al: A modified test for patellar instability: the biomechanical basis. *Clin J Sport Med*, 13:327, 2003.
8. Nijs, J, et al: Diagnostic value of five clinical tests in patellofemoral pain syndrome. *Man Ther*, 11:69, 2006.

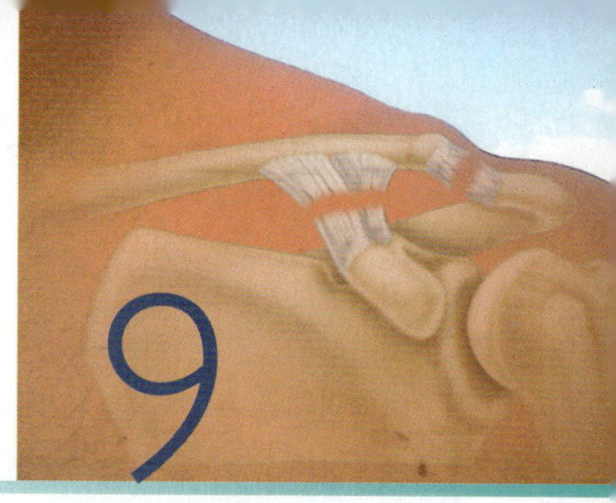

CHAPTER 9

골반과 대퇴의 병리 (Pelvis and Thigh Pathologies)

골반과 대퇴의 임상 검사 (Clinical Examination of the Pelvis and Thigh)

검사흐름도 (Examination Map)

병력

과거 의학적 상태
현재 상태의 병력
손상기전

기능적 평가

보행분석

시진

엉덩관절의 각도
경사각도
회전각도

앞쪽 구조물
굽힘근군

안쪽 구조물
모음근군

가쪽 구조물
장골릉
Nelaton선

뒤쪽 구조물
위뒤엉덩뼈가시
큰볼기근
뒤넙다리근군
정중 엉치뼈능

다리길이 차이

촉진

안쪽 구조물
두덩정강근
긴모음근
큰모음근
짧은모음근

앞쪽 구조물
두덩뼈
샅고랑 인대
위앞엉덩뼈가시
아래앞엉덩뼈가시
넙다리빗근
넙다리곧은근

가쪽 구조물
장골릉
넙다리근막긴장근
중간볼기근
엉덩정강근막띠
큰돌기
대전자점액주머니

뒤쪽 구조물
정중 엉치뼈능
위뒤엉덩뼈가시
큰볼기근
궁둥뼈결절

다음 페이지에 계속 218

좌골점액주머니
좌골신경
뒤넙다리근

관절과 근기능 검사

각도 측정
굽힘
폄
벌림
모음
안쪽돌림
가쪽돌림

능동관절운동범위
굽힘
폄
벌림
모음
안쪽돌림
가쪽돌림

도수 근력 검사
엉덩관절 굽힘 (엉덩허리근)
무릎관절 폄 (넙다리곧은근)
엉덩관절 폄
벌림
모음
안쪽돌림
가쪽돌림

수동관절운동범위
굽힘
- Thomas 검사
- 엉덩관절 굽힘 구축 검사
- Ely 검사

폄
벌림
모음
안쪽돌림
가쪽돌림

관절 안정성 검사

부하 검사
해당사항 없음

관절 운동 평가
수동관절운동범위

신경학적 검사

하사분원 스크린 검사
궁둥뼈신경
넙다리신경

혈관 검사

먼쪽 모세혈관 재충만 시간
먼쪽 맥박
후정강뼈동맥
족배동맥

병리학적 특수 검사

장골릉 타박상
근육 삠
뒤넙다리근 삠

넙다리네갈래근 타박상
넙다리머리뼈끝분리증
엉덩정강근막띠 마찰 증후군
레그-칼베-페르테스 병
대퇴경 스트레스 골절
퇴행성 엉덩관절 변화
관절테두리 파열
엉덩관절 아탈구

운동선수 탈장
치골골염
궁둥구멍근 증후군
스냅핑 엉덩관절 증후군
내재적 원인
외재적 원인
관절내적 원인

점액주머니염
큰돌기 점액주머니염
좌골 점액주머니염
엉덩허리근 점액주머니염

병력 (History)

표 9-1 통증 위치에 따른 외상*

	통증의 위치			
	내측	앞면	외측	뒷면
연부조직	내전근 좌상 박근 좌상	대퇴직근 좌상 장요근 좌상 봉공근 좌상 치골결합 삠 대퇴직근 또는 장요근의 건염 고관절 삠 관골순 파열 장골대퇴점액낭염 림프성 부종/감염	대전자점액낭염 중둔근 좌상 소둔근 좌상 신경 압박	좌골점액낭염 슬괵근 좌상 대둔근 좌상 신경 압박
뼈	내전근 견열골절 스트레스성 골절	치골골절 관절염 스트레스 골절	장골능 타박 고관절 기능장애 스트레스 골절	천장관절 병리 스트레스 골절

*육안으로 확인할 수 있는 손상은 배제시킴

시진 (Inspection)

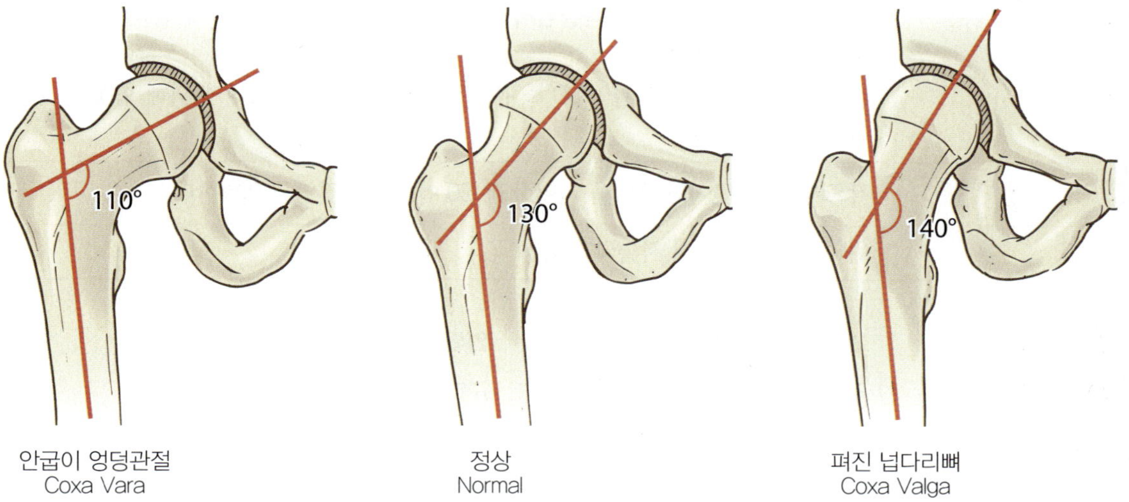

그림 9-1 ■ 엉덩관절 경사각의 편위

특수 검사 (Selective Tissue Test) 9-1

회전 각도에 대한 임상적 결정

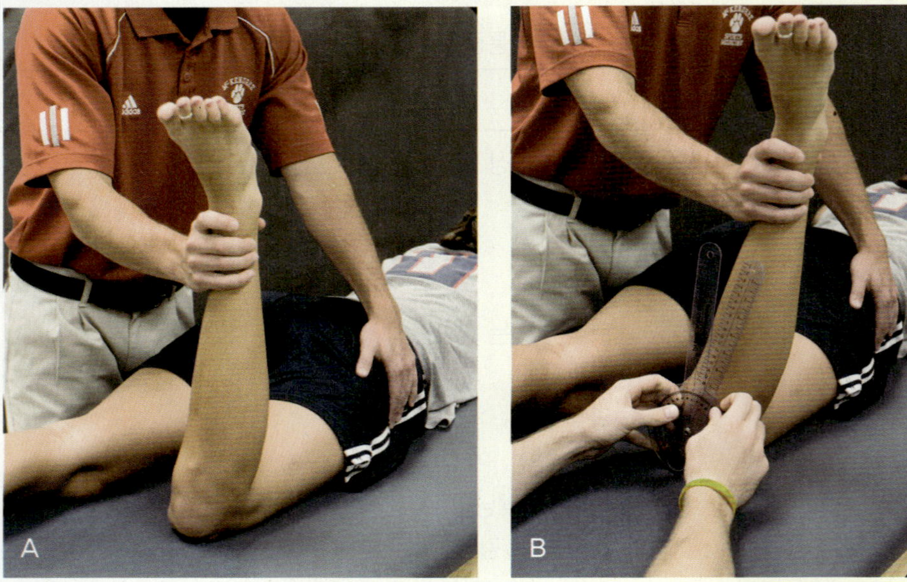

이 절차는 두 사람의 임상가에 의해 가장 쉽게 수행되는 방법이다. 한 사람은 다리를 움직이고, 다른 사람은 테이블과 수직되게 종아리의 각도를 각도계로 측정한다.

환자 자세	환자는 엎드린 상태에서 평가받을 무릎관절을 90°로 굽힌다.
검사자의 자세	두 사람의 검사자를 추천한다.
	검사자 1: 검사받는 다리의 반대측에 위치한다. 한 손으로 큰돌기를 촉진하고 다른 손으로 하지를 움직인다. 검사자 2: 각도기의 고정팔을 테이블에 수직되게 굽혀진 무릎관절의 먼쪽에 붙인다.
평가 절차	(A) 검사자 1은 큰돌기가 최대한 툭 튀어나올 때까지 종아리를 안쪽으로 바깥쪽으로 움직이면서 넓적다리를 안쪽돌림시킨다. 이것은 넙다리뼈머리가 테이블의 상단과 평행하다는 것을 의미한다. (B) 검사자 2는 무릎관절이 90°를 유지하고 있는 동안, 종아리에 의해 형성된 각도를 측정한다.
양성 반응 검사	각도가 15° 미만이면 후염을 의미하고, 20°이상이면 전염을 의미한다.
의미	위의 양성 검사에서 서술되었음.
근거	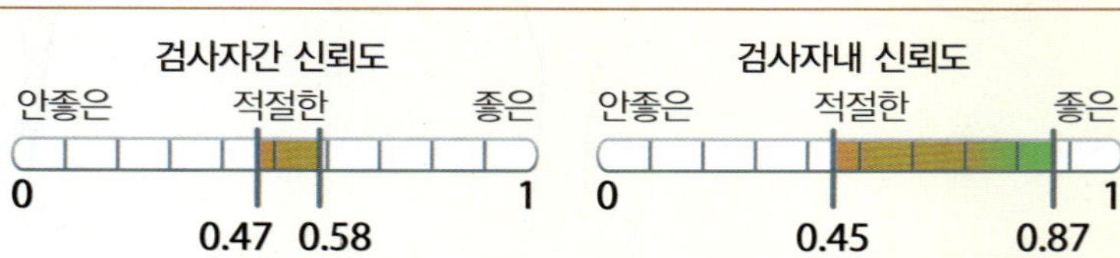

촉진 (PALPATION)

내쪽 구조물에 대한 촉진 (Palpation of the Medial Structures)

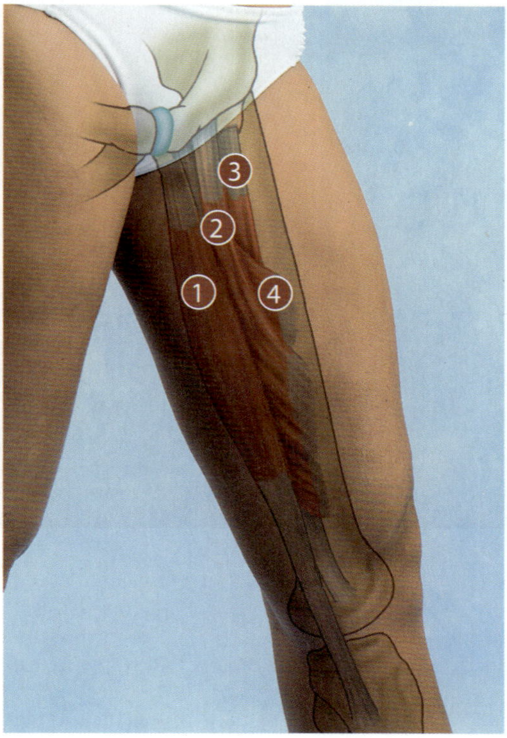

1 두덩정강근 (Gracilis)

2 긴모음근 (Adductor longus)

3 큰모음근 (Adductor magnus)

4 짧은모음근 (Adductor brevis. Continue to palpate superiorly to locate the pectineus)

앞쪽 구조물에 대한 촉진 (Palpation of the Anterior Structures)

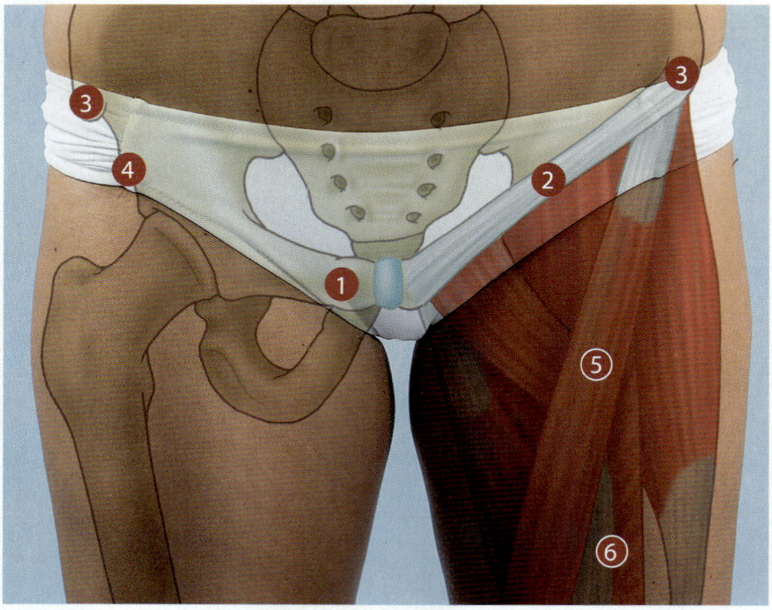

1 두덩뼈 (Pubic bone)

2 샅고랑인대 (Inguinal ligament)

3 위앞엉덩뼈가시 (Anterior superior iliac spine)

4 아래앞엉덩뼈가시 (Anterior inferior iliac spine)

5 넙다리빗근 (Sartorius)

6 넙다리곧은근 (Rectus femoris)

가쪽 구조물에 대한 촉진 (Palpation of the Lateral Structures)

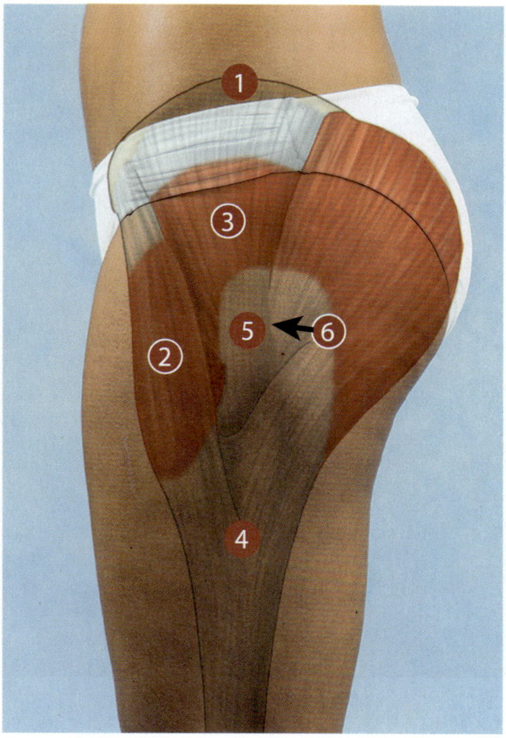

1 장골릉 (Iliac crest)

2 넙다리근막긴장근 (Tensor fasciae latae)

3 중간볼기근 (Gluteus medius)

4 엉덩정강근막띠 (IT band)

5 큰돌기 (Greater trochanter)

6 대전자점액주머니 (Trochanteric bursa)

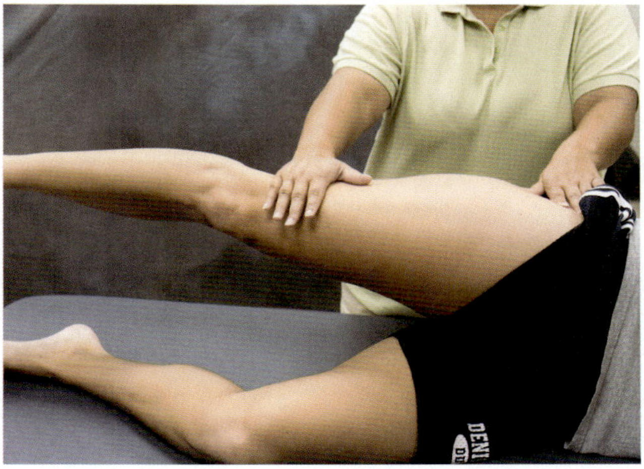

그림 9-2 ■ 촉진하는 동안 중간볼기근을 고정하기 위한 환자 자세. 만약 환자가 엉덩관절을 가볍게 벌림하면 중간볼기근을 좀 더 명확하게 촉진할 수 있다.

뒤쪽 구조물에 대한 촉진 (Palpation of the Posterior Structures)

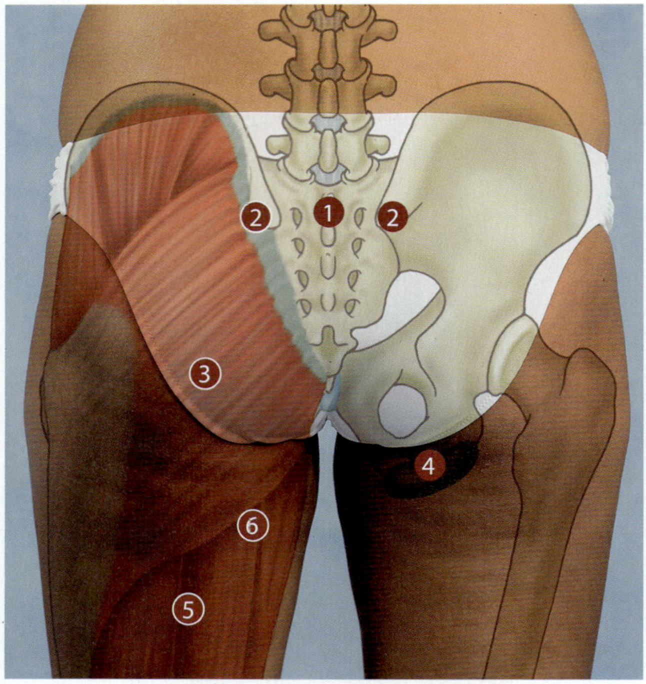

1 정중 천골릉 (Median sacral crests)

2 위뒤엉덩뼈가시 (Posterior superior iliac spine)

3 큰볼기근 (Gluteus maximus)

4 좌골결절과 점액주머니 (Ischial tuberosity and bursa)

5 좌골신경 (Sciatic nerve)

6 뒤넙다리근 (Hamstring muscles)

관절과 근기능 검사 (Joint and Muscle Function Assessment)

각도측정 (Goniometry) 9–1

굽힘과 폄 (Flexion and Extension)

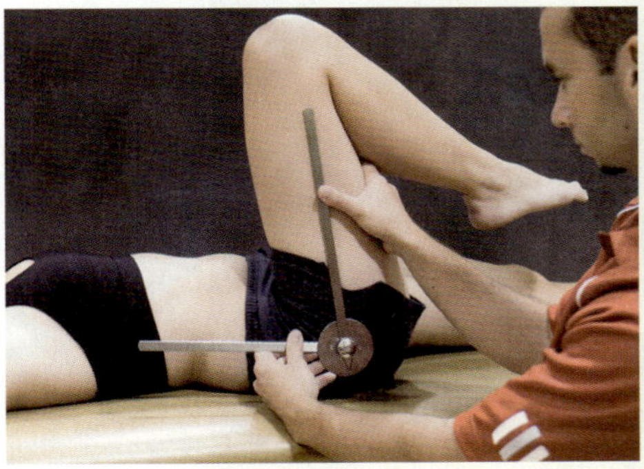

굽힘 (0~120°)

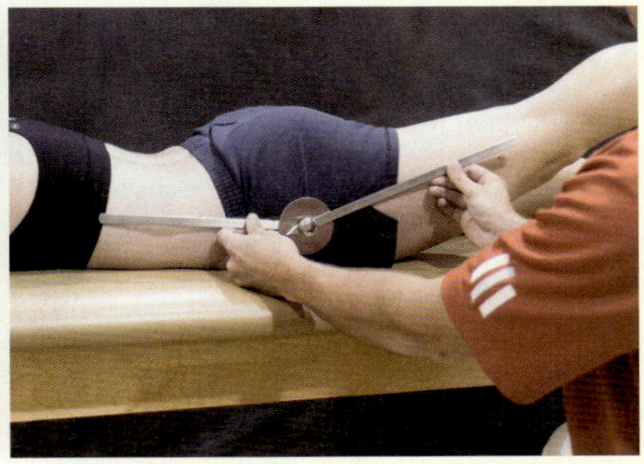

폄 (0~30°)

환자 자세	바로 누운 자세	엎드린 자세.

각도계 정렬

축	초점은 큰돌기 위에 위치한다.
몸쪽 팔	고정팔은 골반의 정중선 위에 위치한다.
먼쪽 팔	운동팔은 넙다리의 장축 위에 위치하고, 바깥쪽위관절융기를 먼쪽 기준으로 한다.
논평	엉덩관절 굽힘을 측정하는 동안 무릎관절의 굴곡을 허용한다. 엉덩관절 굽힘은 뒤넙다리근 길이를 측정하기 위해 무릎관절을 폄한 상태에서도 측정할 수 있다. 엉덩관절 폄을 측정할 때는 몸통이 폄되는 것을 방지하기 위해 골반을 안정화시킨다. 이것은 다른 사람의 도움을 필요로 한다. 엉덩관절의 폄은 넙다리곧은근 길이를 측정하기 위해 무릎관절을 굽힘한 상태에서도 측정할 수 있다.

근거

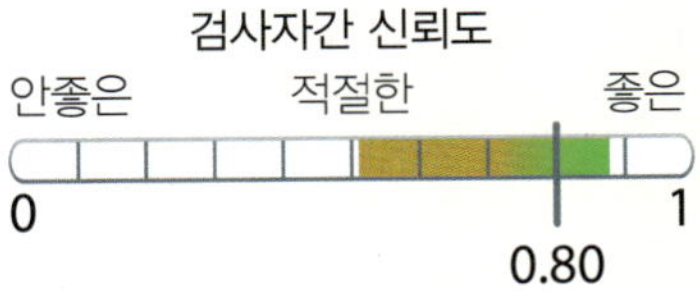

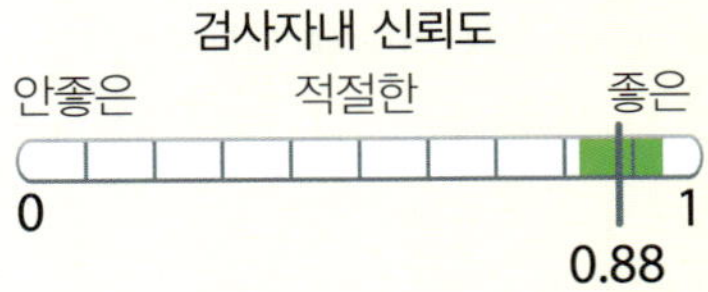

각도측정 (Goniometry) 9-2

엉덩관절 모음과 벌림 (Hip Abduction and Adduction)

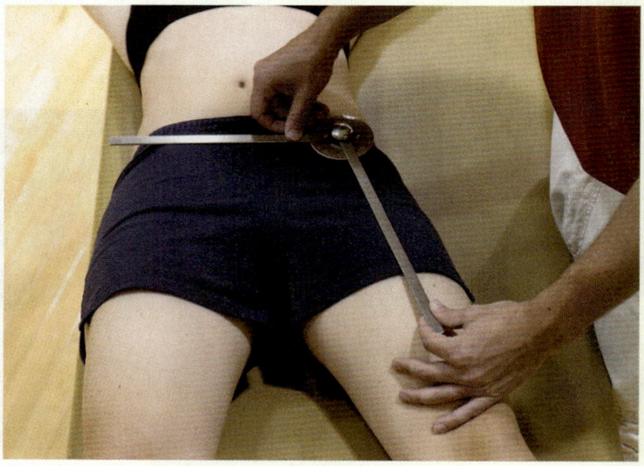

벌림 0~45° 모음 0~30°

환자 자세	바로누운 자세	바로누운 자세; 반대측 다리는 벌림시킨다.
각도계 정렬		
축	초점은 ASIS (위앞엉덩뼈가시) 위에 위치한다.	
몸쪽 팔	고정팔은 반대측 ASIS 위에 위치한다.	
먼쪽 팔	운동팔은 넙다리의 장축 위에 위치하고, 무릎뼈 중앙부를 먼쪽 기준으로 한다.	
논평	측정기의 시작점은 90°이다. 측정은 이 지점에 상대적이다. 엉덩관절 모음의 끝은 골반이 가쪽으로 기울어지는 시점이다.	
근거	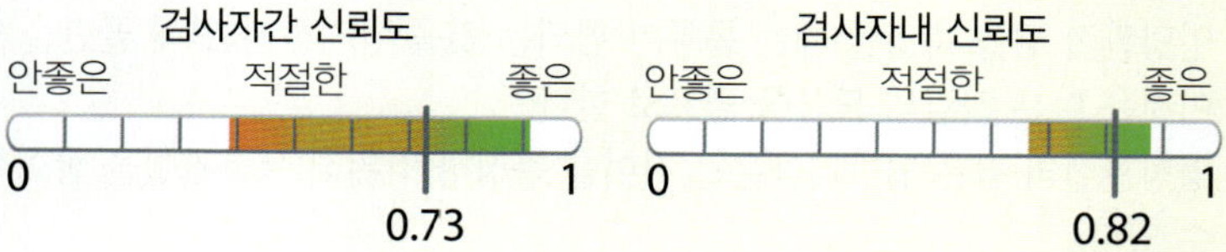	

ASIS (anterior superior iliac spine) = 위앞엉덩뼈가시

각도측정 (Goniometry) 9-3
엉덩관절의 안쪽돌림과 가쪽돌림 (Hip Internal and External Rotation)

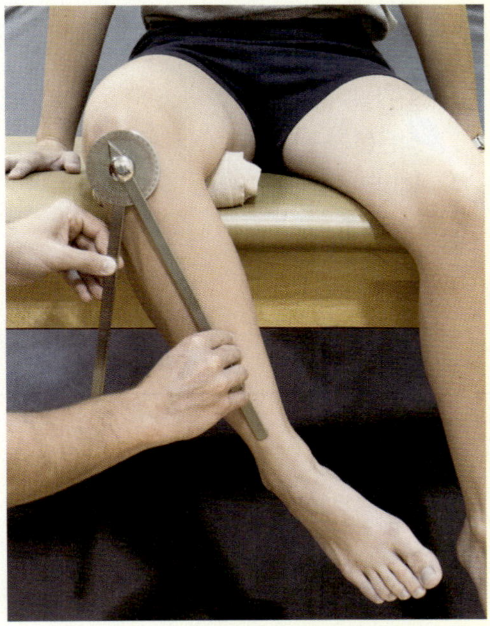

안쪽돌림 0~45° 가쪽돌림 0~45°

환자 자세	앉은 자세 테이블 상단과 넙다리가 평행하도록 넙다리뼈 먼쪽부 아래쪽에 쿠션을 받친다.
각도계 정렬	
축	초점은 무릎뼈 중심 위에 위치한다.
몸쪽 팔	고정팔은 지면과 수직되게 위치한다.
먼쪽 팔	운동팔은 넙다리의 장축 위에 위치하고, 발목관절 중심을 먼쪽 기준으로 한다. 엉덩관절 모음의 끝은 골반이 가쪽으로 기울어지는 시점이다.
근거	검사자간 신뢰도: 안좋은 – 적절한 – 좋은 (0–1): 0.69 검사자내 신뢰도: 안좋은 – 적절한 – 좋은 (0–1): 0.90

표 9-2 움직임에 따른 엉덩관절의 작용 근육

굽힘	벌림	안쪽돌림
중간볼기근 (앞쪽섬유) 작은볼기근 엉덩근 큰허리근 작은허리근 넙다리곧은근 넙다리빗근	큰볼기근 (하부섬유) 중간볼기근 작은볼기근 넙다리빗근	짧은모음근 긴모음근 큰모음근 중간볼기근 (전방섬유) 작은볼기근
폄	**모음**	**가쪽돌림**
넙다리두갈래근 큰볼기근 중간볼기근 (후방섬유) 반막양근 반건양근	짧은모음근 긴모음근 큰모음근 큰볼기근 (상부섬유) 두덩정강근 두덩근	아래쌍동이근 위쌍동이근 중간볼기근 (후방섬유) 바깥폐쇄근 속폐쇄근 궁둥구멍근 넙다리네갈래근 넙다리빗근

도수근력 검사 (Manual Muscle Tests)

도수근력 검사 (Manual Muscle Test) 9-1

엉덩허리근 (엉덩관절 굽힘)

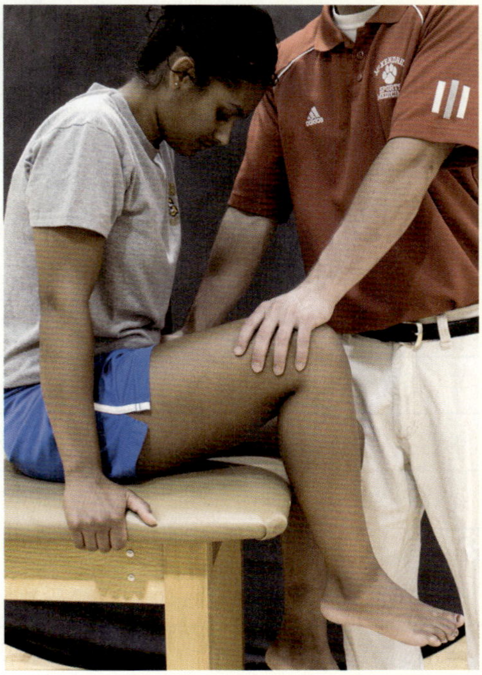

환자 자세	앉은 자세, 약간 앞으로 기댄 자세 환자는 테이블을 약하게 손으로 잡는다.
시작 자세	무릎은 테이블의 가장자리 위에서 굽힘시킨다.
안정화	ASIS 위
저항	무릎관절 직상방에 있는 먼쪽 대퇴의 전면
주된 작용근 (신경지배)	엉덩허리근 (L1, L2, L3, L4)
2차 작용근 (신경지배)	넙다리곧은근 (L2, L3, L4) 봉공근 (L2, L3)
대체	환자는 넙다리곧은근의 기여를 최대화하기 위해 뒤로 기대려고 한다.
논평	엉덩관절 굽힘근을 측정하기 위한 최선의 자세에 대한 합의점은 아직 없는 상태이다.

ASIS (anterior superior iliac spine) = 위앞엉덩뼈가시

도수근력 검사 (Manual Muscle Test) 9-2

엉덩관절 폄 (Hip Extension)

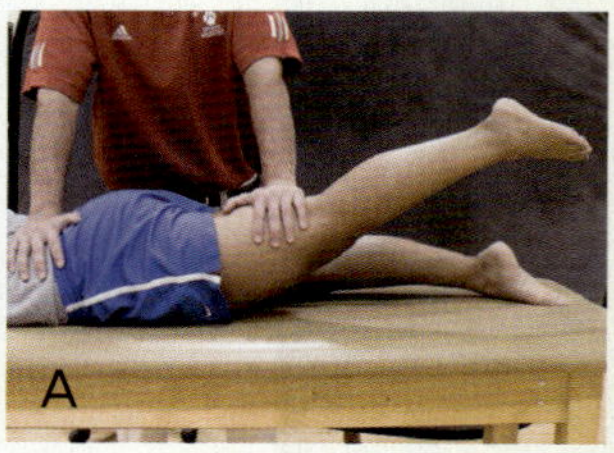

뒤넙다리근과 큰볼기근 (A)

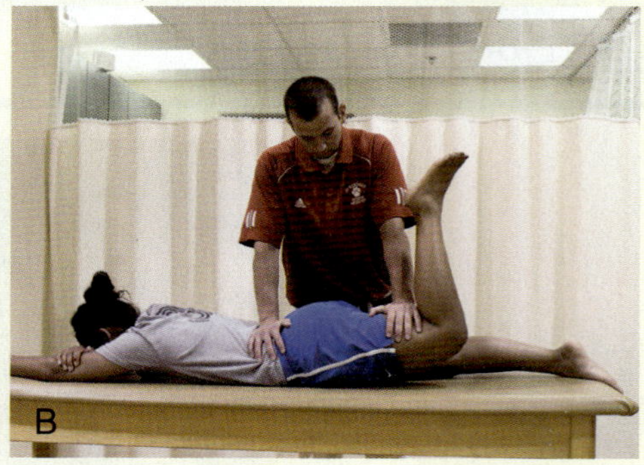

큰볼기근 (B)

환자 자세	엎드린 자세	엎드린 자세
시작 자세	무릎관절 폄	무릎관절 90° 굴곡
안정화	골반 후면	골반 후면
저항	슬와 몸쪽	먼쪽 대퇴 후면
주된 작용근 (신경지배)	뒤넙다리근 (L4, L5, S1, S2, S3) 큰볼기근 (L5, S1, S2)	큰볼기근 (L5, S1, S2)
2차 작용근 (신경지배)	해당사항 없음	뒤넙다리근 (L4, L5, S1, S2, S3)
대체	몸통 폄	몸통 폄
논평	무릎관절 폄 시 있던 통증이 무릎관절을 굽힘할 때 감소한다면 뒤넙다리근이 원인임을 의미한다. 저항성 무릎관절 굽힘을 시행해서 확진할 수 있다.	해당사항 없음

도수근력 검사 (Manual Muscle Test) 9–3

엉덩관절 모음과 벌림 (Hip Adduction and Abduction)

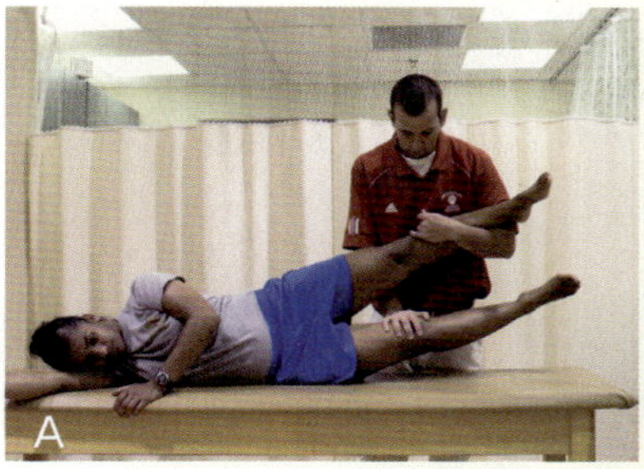

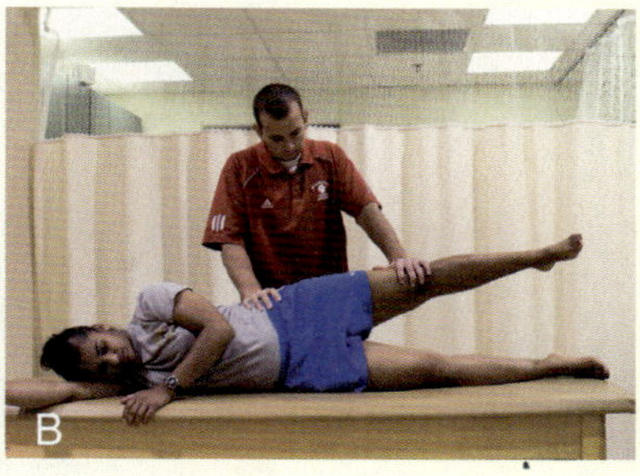

	모음 (A)	벌림 (B)
환자 자세	검사쪽 다리를 아래쪽에 위치시키고, 옆으로 누운 자세	검사쪽 다리를 위쪽에 위치시키고, 옆으로 누운 자세
시작 자세	무릎관절 폄 반대쪽 다리는 검사자가 받친다.	무릎관절 약간 굽힘
안정화	골반과 몸통은 환자 스스로 고정한다.	골반과 몸통은 환자 스스로 고정한다.
저항	무릎관절 몸쪽인 대퇴의 안쪽 위	넙다리뼈 가쪽융기
주된 작용근 (신경지배)	큰모음근 (L2, L3, L4, L5, S1) 긴모음근 (L2, L3, L4) 짧은모음근 (L2, L3, L4) 두덩정강근	중간볼기근 (L4, L5, S1) 작은볼기근 (L4, L5, S1)
2차 작용근 (신경지배)	큰볼기근 (하부섬유) (L5, S1, S2) 두덩근 (L3, L4)	넙다리근막긴장근 (L4, L5, S1) 넙다리빗근 (L2, L3)
대체	해당사항 없음	엉덩관절 굽힘
논평		넙다리근막긴장근은 엉덩관절을 약간 굽힘했을때 더 활동적이다. 중간볼기근은 곧게 다리를 벌림했을때 더 활동적이다.

도수근력 검사 (Manual Muscle Test) 9-4
엉덩관절 안쪽돌림과 가쪽돌림

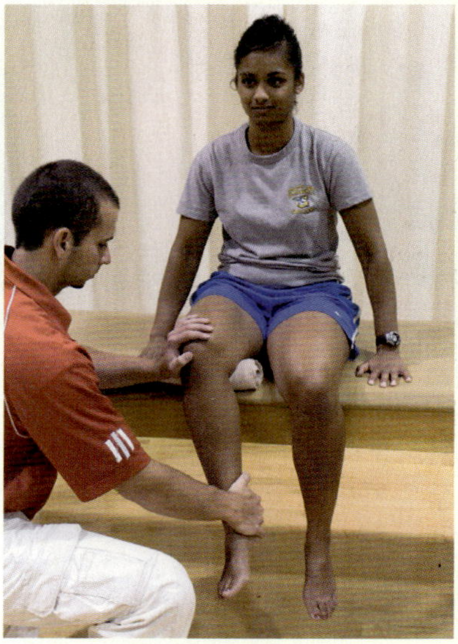

	안쪽돌림	가쪽돌림
환자 자세	무릎관절을 굽힘시켜 테이블 가장자리에 앉은 자세 무릎관절이 테이블 상단과 나란하게 되도록, 대퇴 먼쪽부 밑을 쿠션 등으로 받쳐 준다.	무릎관절을 굽힘시켜 테이블 가장자리에 앉은 자세 무릎관절이 테이블 상단과 나란하게 되도록, 대퇴 먼쪽부 밑을 쿠션 등으로 받쳐 준다.
시작 자세	엉덩관절은 45° 안쪽돌림 한다.	엉덩관절은 45° 바깥돌림 한다.
안정화	환자는 테이블 위에 손을 뻗어 몸통을 고정시킨다.	환자는 테이블 위에 손을 뻗어 몸통을 고정시킨다.
저항	검사받는 다리의 종아리 먼쪽부 가쪽면	검사받는 다리의 종아리 먼쪽부 안쪽면
주된 작용근 (신경지배)	작은볼기근 (L4, L5, S1) 넙다리근막긴장근 (L4, L5, S1) 중간볼기근 (앞쪽섬유) (L4, L5, S1)	속폐쇄근 (L5, S1, S2) 바깥폐쇄근 (L3, L4) 넙다리네모근 (L4, L5, S1) 궁둥구멍근 (S1, S2) 위 · 아래 쌍자근 (L4, L5, S1) 큰볼기근 (L5, S1, S2)
2차 작용근 (신경지배)	긴모음근 (L2, L3, L4) 큰모음근 (L2, L3, L4, L5, S1) 짧은모음근 (L2, L3, L4) 반막양근 (L5, S1) 반건양근 (L5, S1, S2)	넙다리빗근 (L2, L3) 넙다리두갈래근 (장두) (S1, S2, S3) 큰허리근 (L1, L2, L3, L4)
대체	몸통 가쪽 굽힘	무릎관절 굽힘

특수 검사 (Selective Tissue Test) 9–2

중간볼기근 약화를 위한 Trendelenburg 검사

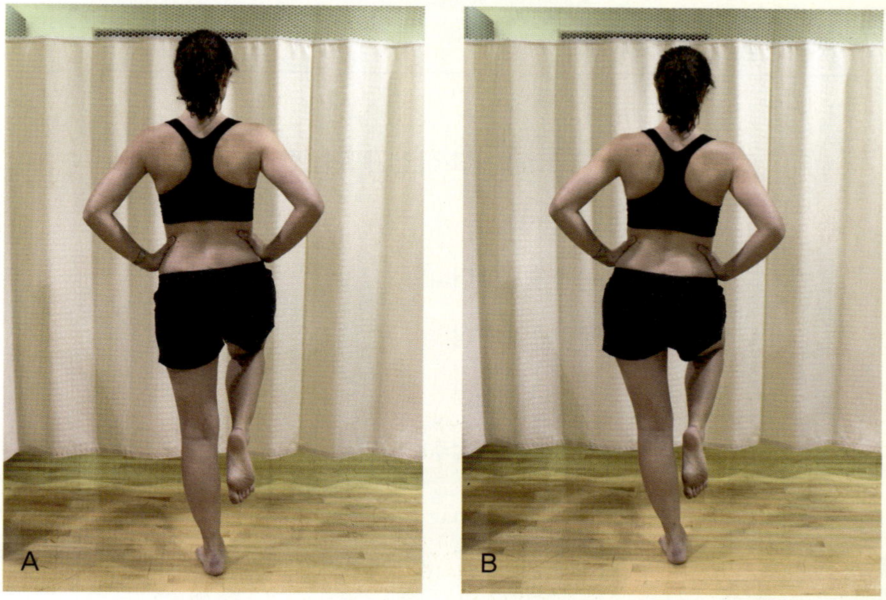

환자에게 이환된 다리로만 서있도록 한다 (A). 중간볼기근의 약화가 나타나면, 이환된 다리의 반대측 골반이 내려간다 (B).

환자 자세	양쪽 발에 체중이 균등하게 분포되도록 선다. 환자의 바지를 장골릉이나 PSIS가 보이도록 내린다.
검사자의 자세	환자 뒤쪽
평가 절차	환자는 검사받지 않는 다리를 들어올린다.
양성 반응 검사	골반은 비체중부하된 다리 쪽으로 내려간다.
의미	선자세에서 몸통을 지탱하는 중간볼기근의 기능 부전은 근육의 약화를 의미한다.
변형	피로가 약화를 증가시킬 수 있으므로, 반복된 검사가 필요할 수 있다.
논평	근육 약화는 신경근의 눌림이나 상둔신경의 손상으로 인해 야기될 수 있다.
근거	

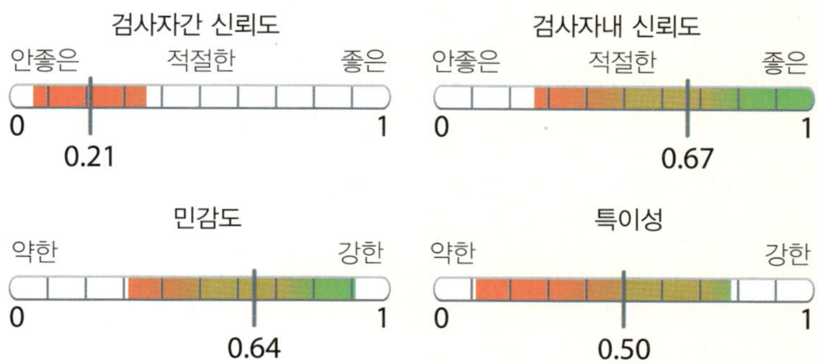

LR+: 2.17–3.50–19.14 LR−: 0.11–0.50–0.78

수동적 관절운동범위 (Passive Range of Motion)

표 9-3 엉덩관절 관절주머니 패턴 (Capsular Pattern)과 관절의 끝느낌 (End-Feels)

관절주머니 패턴 : 안쪽돌림, 벌림, 굽힘, 폄

관절끝느낌	
굽힘	단단함 또는 부드러움: 연조직 접근 또는 햄스트링 긴장
벌림	단단함: 모음근의 신장
모음	단단함: 벌림근과 관절주머니의 신장
안쪽돌림	단단함: 가쪽돌림근의 신장
가쪽돌림	단단함: 안쪽들림근의 신장
폄	단단함: 엉덩허리근과 관절주머니의 신장

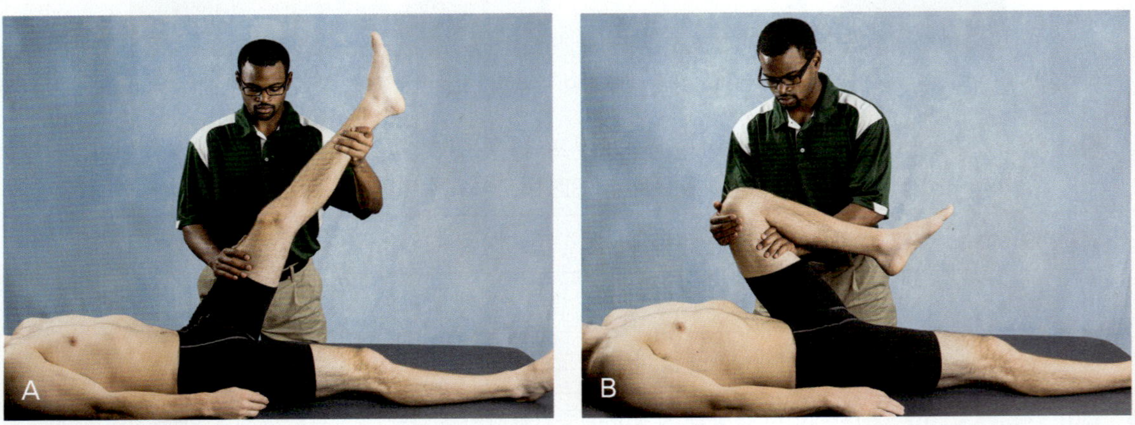

그림 9-3 ■ 수동적 엉덩관절 굽힘: (A) 무릎관절 폄 상태; (B) 무릎관절 굽힘 상태. 이러한 움직임은 먼쪽 대퇴 뒤쪽에서 압력을 가한 상태에서도 반복되어져야 된다. 무릎관절을 폄한 상태에서 엉덩관절의 굽힘 자세 (A)는 하지직거상 검사에서의 유발기에 해당되어 궁둥뼈 신경 증상을 나타낼 수도 있다 (10장에 설명).

특수 검사 (Selective Tissue Test) 9-3

엉덩관절 굽힘근의 긴장과 넙다리곧은근의 구축 검사를 위한 Thomas 검사

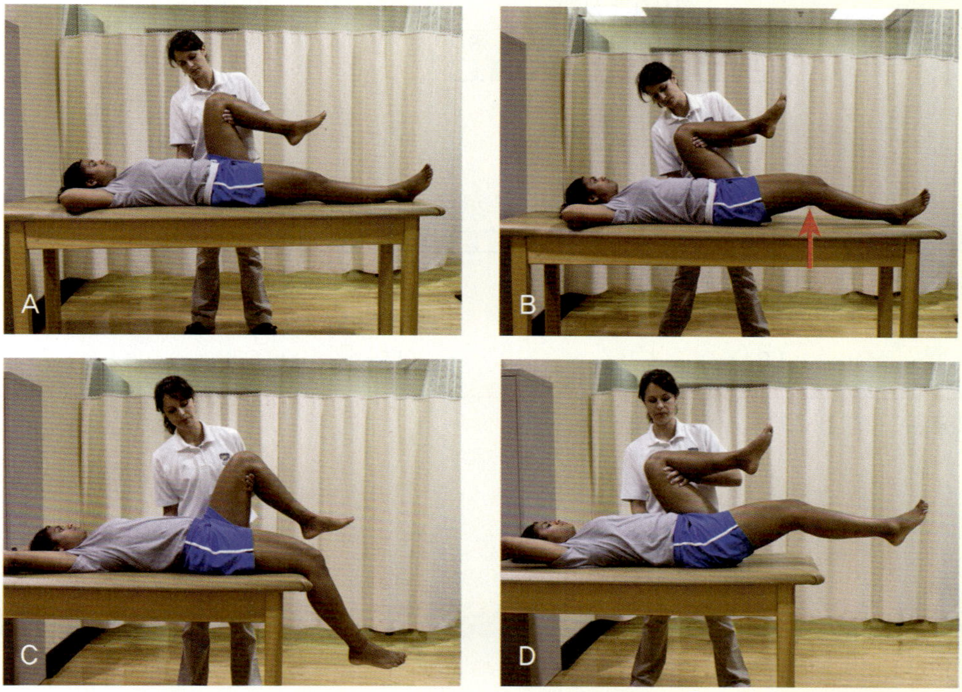

엉덩관절 굽힘근의 긴장을 위한 Thomas 검사. 환자의 우측이 검사받는 다리이다.(A) 좌측 넙다리곧은근의 긴장; (B) 좌측 엉덩허리근군의 긴장. 넙다리곧은근 구축 검사 (Thomas 검사의 변형). (C) Thomas 검사의 변형, 환자의 검사받는 다리의 무릎이 테이블 밖에 위치한다.(D) 엉덩관절 굽힘근의 긴장은 반대측 엉덩관절과 무릎관절의 굽힘을 야기한다.

환자 자세	TT: 테이블 위에 엎드린 자세 RFCT: 테이블의 끝에 무릎을 굽히고 누운 자세
검사자 자세	환자의 옆에 선다.
평가 절차	검사자는 한 손을 허리뼈의 전만각과 테이블 윗면 사이에 위치시킨다. 무릎관절의 굽힘을 허용하면서 한쪽 다리를 환자의 가슴쪽으로 수동적으로 굽힘시킨다. 반대측 다리 (검사받는 다리)는 테이블 위에 평평하게 위치시킨다.
양성 검사 결과	(A) 하지가 펴된다. (B) 이환된 다리가 테이블에서 떨어진다.
의미	(A) 넙다리곧은근의 긴장 (B) 엉덩허리근군의 긴장
변형	엉덩관절의 자세는 각도계로 측정할 수 있다.
참고	환자가 다리를 가슴쪽으로 당기기위해 팔을 이용하여 수동적으로 엉덩관절과 무릎관절을 굴곡할 수 있다. 허리뼈 편평도의 정도는 허리뼈 아래에 손을 위치시켜서 측정할 수 있다.

다음 페이지에 계속

특수 검사 (Selective Tissue Test) 9-3

엉덩관절 굽힘근의 긴장과 넙다리곧은근의 구축 검사를 위한 Thomas 검사 –계속

근거

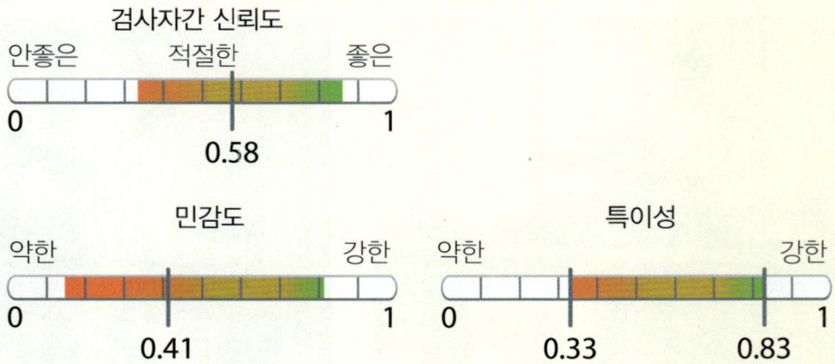

LR+: 0.16–3.35

LR−: 0.12–0.52

RFCT= 넙다리곧은근 구축 검사; TT=Thomas 검사.

특수 검사 (Selective Tissue Test) 9-4

Ely 검사

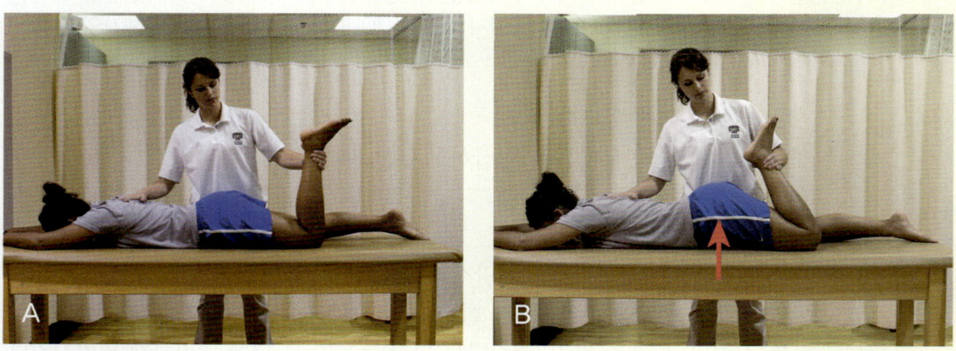

엉덩관절 굽힘근 긴장을 위한 Ely 검사 (A). 무릎관절의 수동적 굽힘이 엉덩관절의 굽힘을 일으켜, 테이블에서 떨어지게 된다 (B).

환자 자세	엎드린 자세
검사자의 자세	환자의 옆에 선다.
평가 절차	무릎관절을 환자의 둔부쪽으로 수동적으로 굽힘시킨다.
양성 반응 검사	검사받는 쪽의 엉덩관절이 굽힘하게 되어, 테이블에서 떨어지게 된다.
의미	넙다리곧은근의 긴장
근거	문서상으로는 아직 결정된 사항 없음.

특수 검사 (Selective Tissue Test) 9-5

엉덩정강근막띠 긴장도를 위한 Ober 검사

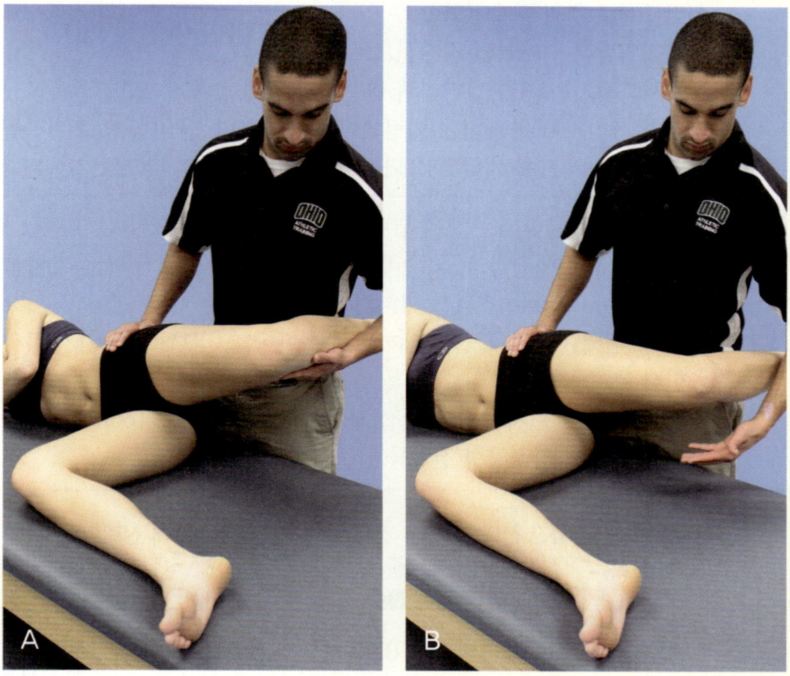

전통적인 Ober 검사. 허위양성 (false-positive) 결과를 제거하기 위해서, 넙다리근막긴장근은 큰돌기에 방해되지 않도록 해야 한다. 무릎의 수평을 넘어 모음되지 않을 때, 양성 결과가 나타난다.

환자 자세	검사하고자 하는 다리의 반대쪽으로 눕게 한다. 무릎은 90° 굽힘하고 반대 엉덩관절 (지면에 놓인 다리)은 몸통과 골반의 안정화를 위하여 45° 굽힘 한다. 손상된 다리의 무릎은 90° 굽힘 한다. *변형된 Ober 검사 :* 손상된 다리의 무릎을 펌한다.[3]
검사자의 자세	환자의 뒤에 선다. 한손은 환자의 골반을 잡아 안정화한다. 반대 손은 검사를 위한 다리의 먼쪽 정강뼈의 안쪽부위를 잡는다.
평가 절차	(A) 넙다리근막긴장근이 큰돌기에 방해되지 않도록 하기 위하여 환자의 엉덩관절을 수동적으로 벌림하고 폄한다. (B) 그런 다음 엉덩관절을 테이블쪽으로 수동적 모음을 한다.
양성반응 검사	정상: 넙다리가 수평을 넘어 모음된다. 최소 긴장: 넙다리가 수평까지 모음된다. 최대 긴장: 다리가 수평까지 모음되지 않는다.
의미	엉덩정강근막띠의 긴장, 엉덩정강근막띠 마찰증후군과 무릎뼈 가쪽부정렬 모두 또는 어느 하나를 가지고 있는 환자에게서 유병률.

다음 페이지에 계속

특수 검사 (Selective Tissue Test) 9-5

엉덩정강근막띠 긴장도를 위한 Ober 검사 -계속

변형

각도계로 결과를 수치화할 수 있다. 고정팔은 양쪽 위앞엉덩뼈가시로 정렬시키고, 움직임팔은 넙다리의 정중선으로 정렬시킨다.

경사측정기는 가쪽 넙다리뼈 관절융기 위에 놓을 수 있다.

만약 다리가 0°에 대하여 벌림되어 유지된다면, 음의 값으로 기록된다.

만약 다리가 0°를 지나 모음되어 유지된다면, 양의 값으로 기록된다.

논평

무릎을 90° 굽힘하는 것은 넙다리 신경 (13장의 넙다리 신경 신장 검사 참조)과 무릎의 안쪽 구조물에 긴장을 줄 수 있다. 적절한 골반 안정화 (몸통가쪽굽힘제한)는 거짓음성 (false-negative) 결과를 피하기 위하여 중요하다.

Ober 검사는 벌림 각을 작게하여 수행한다; 그러므로, 두 가지 검사 모두가 수행되어야 한다.[5]

골반 위치의 편차는 엉덩관절 모음에 대한 뼈 차단 (bony block)을 유도할 수 있고, 그것 때문에 거짓양성 결과를 산출할 수 있다.[6]

근거

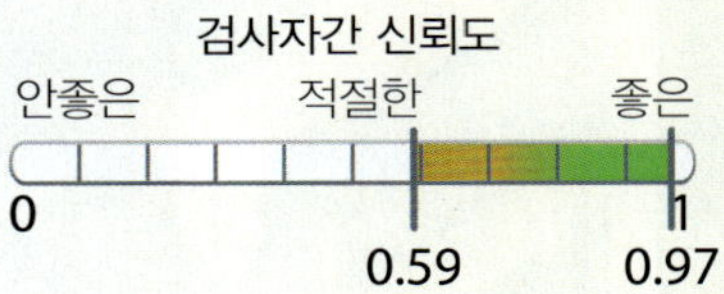

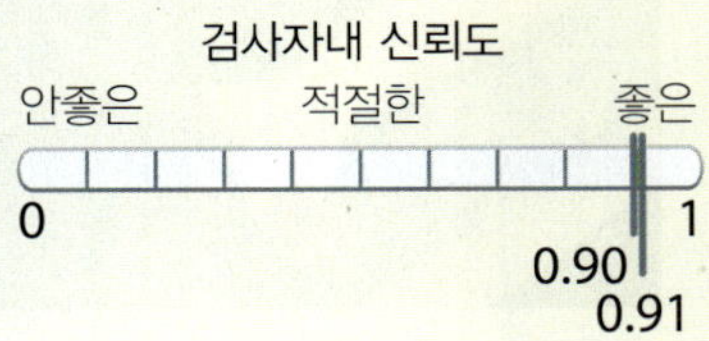

ASIS = anterior inferior iliac spine; IT = iliotibial

특수 검사 (Selective Tissue Test) 9-6

전면 충돌 검사 (Anterior Impingement Test)

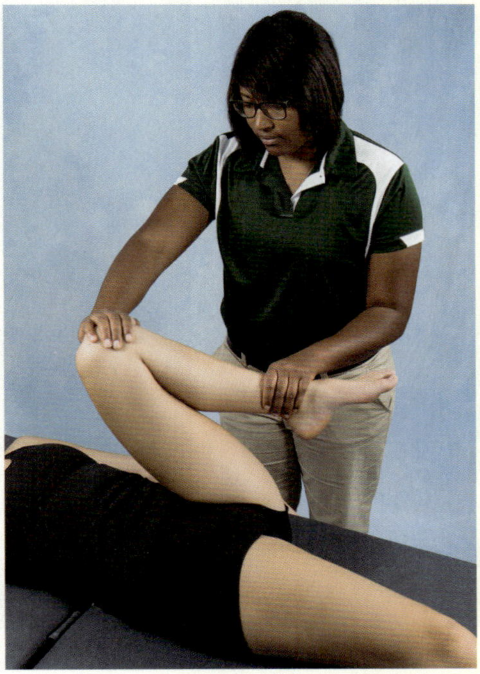

이 검사는 넙다리뼈에 축성 하중을 주면서 엉덩관절의 운동범위 내에서 엉덩관절을 움직여서 시행한다. 특정 위치에서의 통증은 관절면의 결손이나 관절테두리 파열을 의미한다.

환자 자세	누운 자세
검사자의 자세	환자의 옆에 위치하고, 환자의 엉덩관절과 무릎관절을 최대한 굽힘시킨다.
평가 절차	검사자는 관절면을 압박하기 위해 넙다리뼈간을 따라 아랫방향으로 압박한다. 다양한 굽힘각도에서 넙다리는 안쪽돌림과 가쪽돌림이 된다.
양성 반응 검사	엉덩관절에서 통증이나 증상이 재현된다.
의미	대퇴비구 충돌증후군 비구순 파열
근거	민감도 0.90 / 특이성 0.50

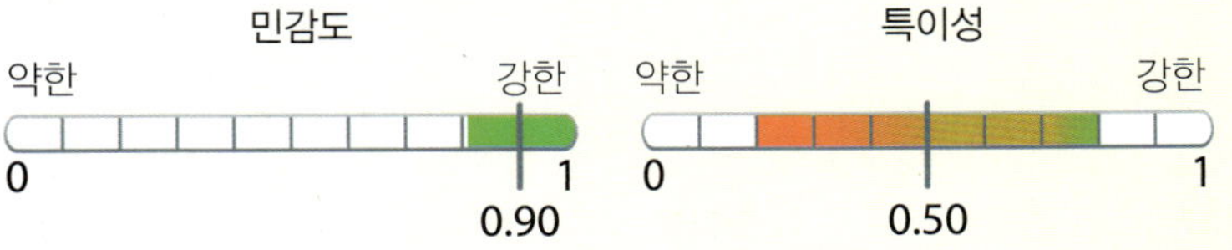

LR+: 1.01–1.32–2.42　LR−: 0.05–0.20–0.58

특수 검사 (Selective Tissue Test) 9-7

엉덩관절 마찰 검사 (엉덩관절 사분면 검사)

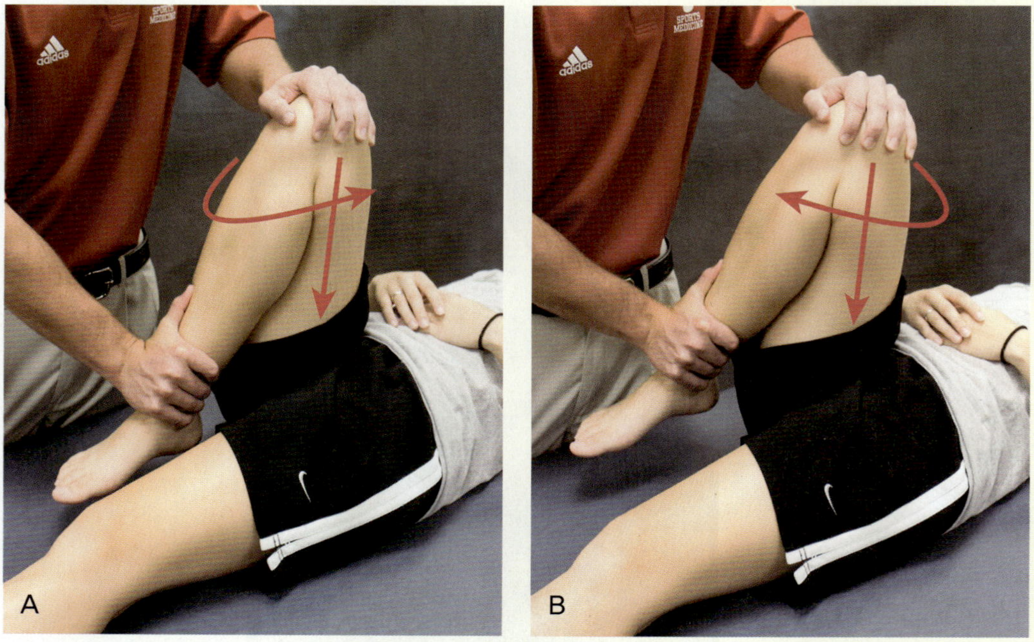

이 절차는 넙다리뼈에 종축의 부하가 작용하는 동안 관절운동범위를 통하여 엉덩관절을 움직이는 것이다. 특정한 위치에서의 통증은 관절면 또는 관절테두리 파열의 적응증일 수 있다.

환자 자세	바로누운자세
검사자의 자세	환자의 측면
평가 절차	검사자는 관절면을 압박하기 위하여 넙다리뼈의 몸통을 아래쪽으로 압력을 적용해야 한다. 넙다리뼈는 엉덩관절 굽힘의 여러 각도에서 (A)안쪽과 (B) 가쪽으로 돌림된다.
양성반응 검사	엉덩관절에 통증 또는 증상이 재생된다.
의미	넙다리뼈 또는 절구 (acetabulum)의 관절연골에서 결함 가능성 (예, 뼈연골 결함, 관절염) 관절테두리 파열
근거	

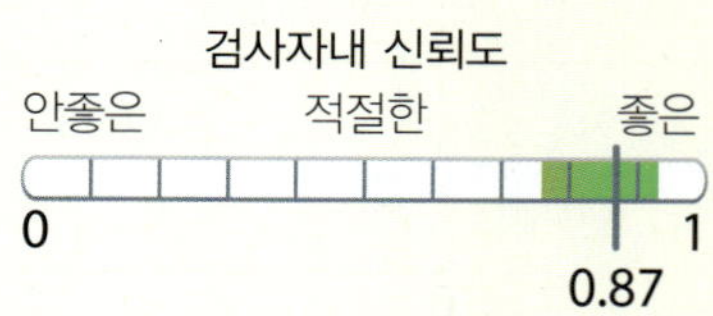

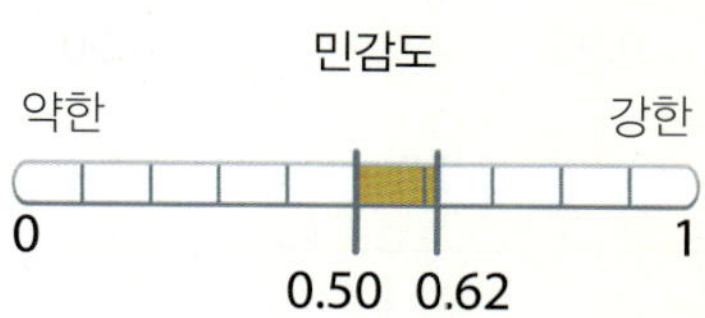

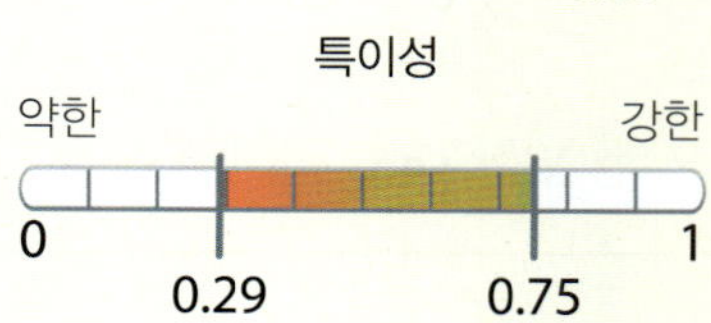

LR+: 0.70–2.48

LR−: 0.51–1.72

참고문헌 (REFERENCES)

1. Tonnis, D, and Heinecke, A: Current concepts review–Acetabular and femoral anteversion: relationship with osteoarthritis of the hip. *J Bone Joint Surg Am*, 81:1747, 1999.
2. Winters, MV, et al: Passive versus active stretching of hip flexor muscles in subjects with limited hip extension: a randomized clinical trial. *Phys Ther*, 84:800, 2004.
3. Herrington, L, Rivett, N, and Munro, S: The relationship between patella position and length of the iliotibial band as assessed using Ober's test. *Man Ther*, 11:182, 2006.
4. Reese, NB, and Bandy, WD: Use of an inclinometer to measure flexibility of the iliotibial band using the Ober test and modified Ober test: differences in the magnitude and reliability of measurements. *J Orthop Sports Phys Ther*, 33:326, 2003.
5. Gajdosik, RL, Sandler, MM, and Marr, HL: Influence of knee positions and gender on the Ober test for length of the iliotibial band. *Clin Biomech (Bristol, Avon)*, 18:77, 2003.
6. Boyle, KL, and Demske, JR: Management of a female with chronic sciatica and low back pain: a case report. *Physiother Theory Pract*, 25:44, 2009.

SECTION 3
몸통 검사 (Torso Examination)

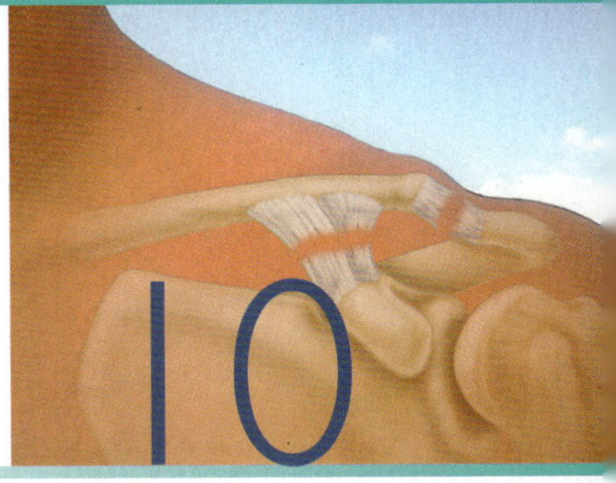

CHAPTER 10

허리 · 엉치의 병리 (Lumbosacral Pathologies)

허리뼈의 임상적인 검사 (Clinical Examination of the Lumbar Spine)

검사흐름도 (Examination Map)

병력

과거 의학적 병력
정신건강상태

현재 상태의 병력
통증의 위치
신경근증후군
증상의 별병과 심각성

기능적 평가

보행관찰
전신 움직임
자세

시진

보행
움직임
자세

일반적인 시진
관상면 만곡
시상면 만곡
피부 표식

허리뼈의 시진
척추앞굽음 만곡
선 자세
척추세움근 긴장
Faun's beard

촉진

허리뼈의 촉진
가시돌기
■ 계단변형
척추주위근

엉치뼈와 골반의 촉진
정중엉치뼈능선
엉덩뼈능선
위뒤엉덩뼈가시
볼기근
궁둥뼈결절
큰돌기
궁둥신경
두덩결합

다음 페이지에 계속 244

관절과 근기능 검사

각도측정
굽힘
폄
가쪽 굽힘
돌림

능동적 관절운동범위
굽힘
폄
가쪽 굽힘
돌림

도수근력 검사
굽힘
폄
돌림
골반 올림 (elevation)

수동적 관절운동범위
굽힘
폄
돌림
미끄럼 운동

관절 안정성 검사

관절 움직임 평가
Spring 검사

특수 검사

신경근 충돌을 위한 검사
Valsalva
Milgram
Kernig
Straight leg raise
Well straight leg raise
Slump 검사
Quadrant 검사

신경학적 검사

Lower quarter screen

병리학적 특수 검사

척추관 협착증

추간판 병변
Femoral nerve stretch 검사
Tension 징후

분절의 불안정성
척추세움근의 좌상
후관절기능이상

척추병증
척추증
척추앞전위증
■ Sigle leg stance 검사

엉치엉덩관절 기능이상
Fabere 징후
Patrick's 검사
Gaenslen's 검사
Long sit 검사

병력 (History)

표 10-1 일상생활 동안에 나타나는 척추 통증의 결과

활동	결과
굽힘 동작	통증은 굽힘 운동에 의해 초기에 나빠질 수 있다.
앉은 자세	통증은 굽힘 운동에 의해 초기에 나빠질 수 있다.
앉은 자세에서 일어나기	이런 움직임은 추간판의 변화를 초래한다. 날카로운 통증은 추간판 장애를 의미한다.
일어선 자세	척추는 폄되며, 통증은 폄 운동에 의해 초기에 나빠질 수 있다.
걷기	보행 속도가 증가함에 따라 척추 폄의 정도도 증가된다.
엎드린 자세	척추는 거의 완전히 폄 자세를 취하게 된다.
바로 누운 자세	딱딱한 지면 위에 눕게되면 폄이 유지된다. 부드러운 지면 위에 누우면 척추가 굽힘된다.

특수 검사 (Selective Tissue Test) 10-1

Hoover 검사

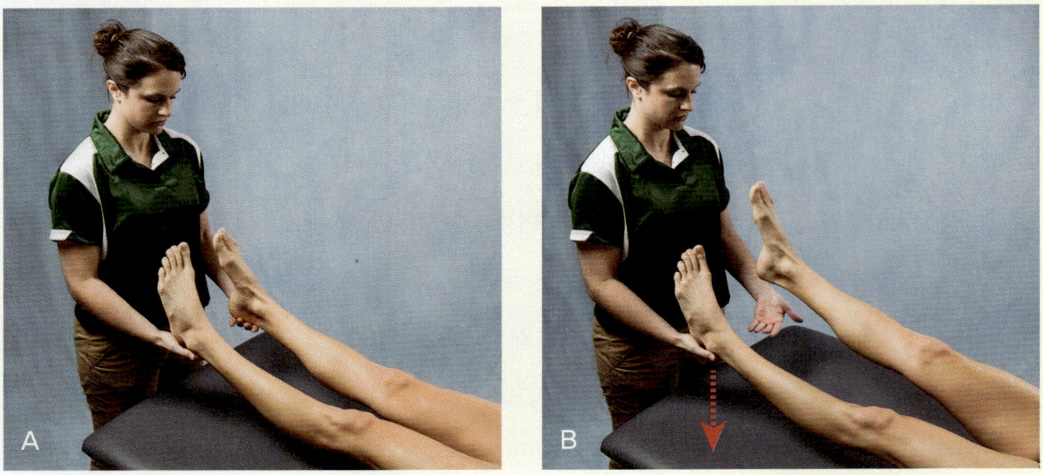

Hoover 검사는 환자가 실제로 검사하는 동안 스스로 노력을 하고 있는지를 확인할 때 이용된다. 검사에서 양성은 환자가 꾀병을 부리고 있는 것을 의미한다.

환자 자세	바로 누운 자세
검사자의 자세	환자의 발쪽에 서서, 환자의 양쪽 발꿈치를 하나씩 한손으로 잡는다 (A).
평가 절차	환자는 능동적으로 환측 다리의 뻗은 발올림검사 (straight leg raising test)를 한다.
양성 반응 검사	환자는 자신의 다리를 들어올리려 하지 않고, 검사자는 건측 다리쪽에서 자신의 손바닥을 누르는 압박 느낌을 느끼지 못한다 (B).
의미	환자는 검사를 수행할 의도가 없다 (즉, 꾀병)
논평	Hoover 검사의 현대의 임상적 사용은 꾀병을 앓고 있는 환자를 식별하는 것이지만, 본래 목적은 경증의 편마비 환자를 진단하는 것이었다. 일반적으로 한쪽에 약화가 있는 환자는 양성반응을 나타내지만 꾀병은 양성반응이 나타나지 않는다.
근거	문헌에 없거나 불확실함

시진 (Inspection)

특수 검사 (Selective Tissue Test) 10-2

척주옆굽음증 검사 (Adams 앞쪽 굽힘 검사)

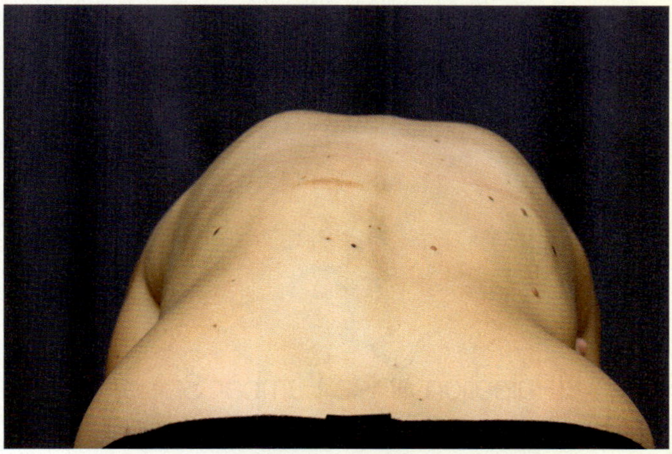

환자가 척주를 굽히고 있는 동안의 척주 뒤쪽면; 좌측 등뼈에는 볼록 튀어나온 돌출이 존재하는지를 체크한다.

환자 자세	환자는 팔을 앞으로 뻗고 선 자세를 취한다.
검사자의 자세	환자의 앞쪽이나 뒤쪽에 앉는다.
평가 절차	환자는 앞쪽으로 몸을 굽히고, 양 팔을 다리 앞쪽으로 내려 놓는다.
양성 반응 검사	등허리와 흉곽 (rib-cage)의 측면에서 비대칭적인 돌출이 관찰된다.
의미	척주옆굽음증이 존재하지만, 굽힘 동안에 사라진다면, 기능적 척주옆굽음증을 의미한다. 환자가 서있을 때와 몸을 앞으로 굽힐 때에도 척주옆굽음증이 나타났다면, 이를 구조적 척주옆굽음증이라 부른다. 다리길이의 불일치로 인해 거짓양성 (false positive)이 발생할 수 있다. 골격 미성숙의 양성 결과는 추가적인 평가를 위해 의사에게 의뢰한다.
근거	

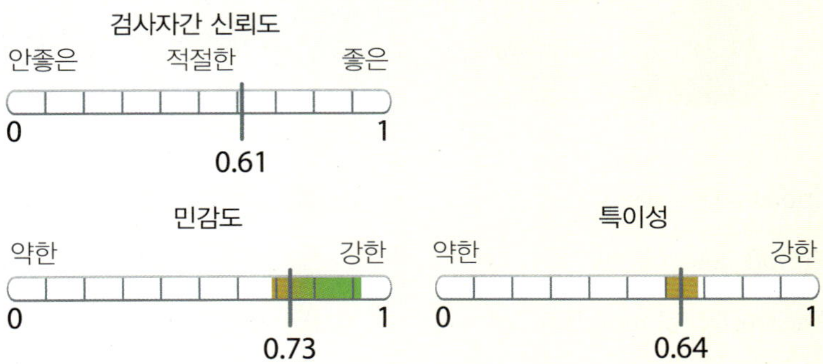

LR+: 2.28–2.29–2.30 LR–: 0.13–0.27–0.40

촉진 (PALPATION)

표 10-2 촉진하는 동안 뼈 기준점

구조물	기준점
허리뼈 몸통	같은 허리뼈의 아래쪽 절반 위에 가시돌기의 위쪽부분이 걸쳐있음.
L3 허리뼈	정상적인 신체에서는 배꼽 뒤쪽에 위치함.
L4 허리뼈	엉덩뼈능선과 같은 위치.
L5 허리뼈	일반적으로 양쪽 보조개가 나타나는 경계지점. 사람마다 차이가 남.
S2	위뒤엉덩뼈가시와 같은 위치.

허리뼈의 촉진 (Palpation of the Lumbar Spine)

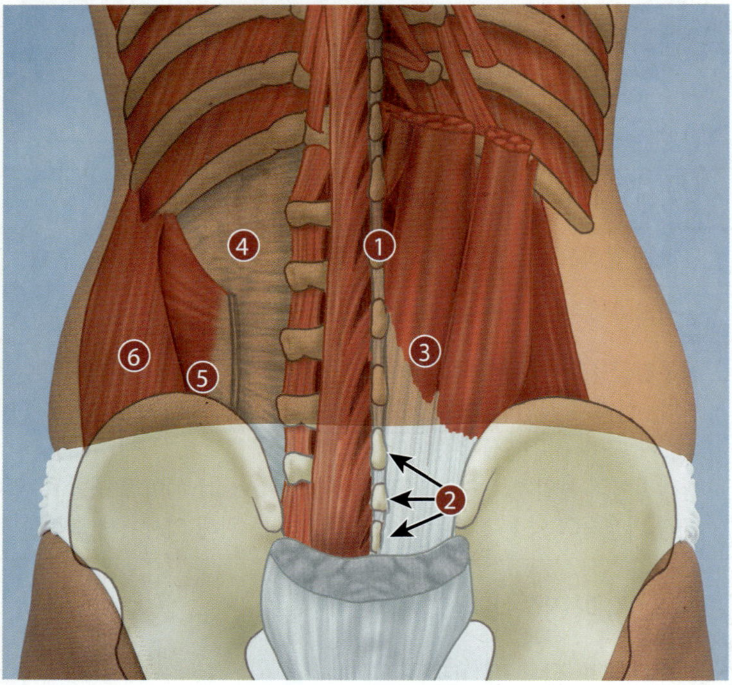

1 가시돌기 (Spinous processes)
2 계단변형 (Step-off deformity)
3 척추주위근 (Paravertebral muscles)
4 넓은등근 (Latissimus dorsi)
5 배속빗근 (Internal oblique)
6 배바깥빗근 (External oblique)

엉치뼈와 골반의 촉진 (Palpation of the Sacrum and Pelvis)

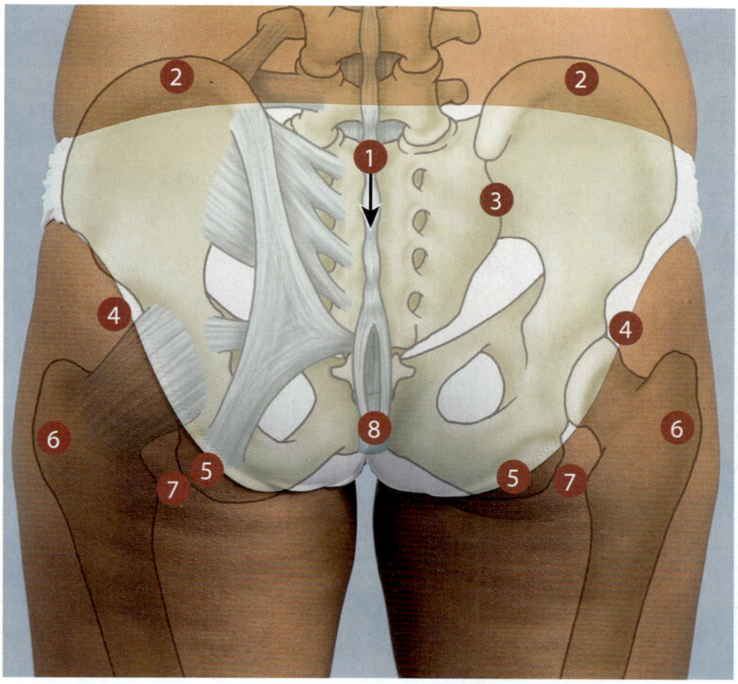

1 정중엉치뼈능선 (Median sacral crests)
2 엉치뼈능선 (Iliac crests)
3 위뒤엉덩뼈가시 (Posterior superior iliac spine)
4 볼기근 (Gluteals)
5 궁둥뼈결절 (Ischial tuberosity)
6 큰돌기 (Greater trochanter)
7 궁둥신경 (Sciatic nerve)
8 두덩결합 (앞쪽) (Pubic symphysis)

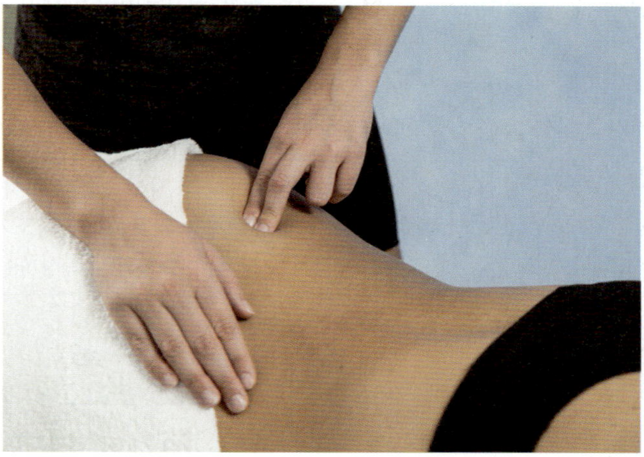

그림 10-1 ■ 위뒤엉덩뼈가시의 위치

관절과 근기능 검사 (Joint and Muscle Function Assessment)

각도측정 (Goniometry) 10–1

몸통 굽힘과 폄 (경사측정기)

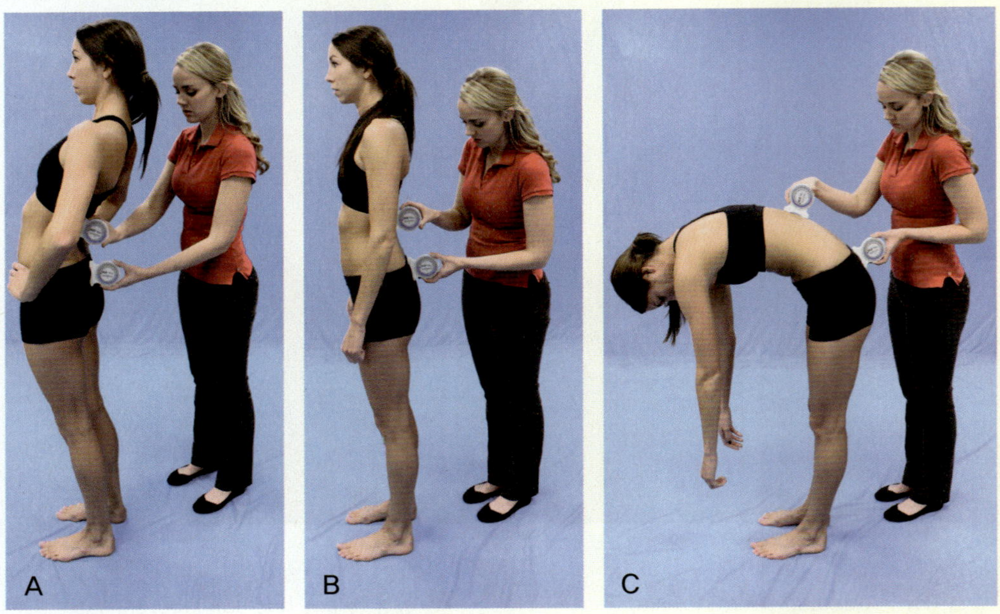

(A) 시작 자세 (B) 폄 (C) 굽힘

환자 자세 발을 어깨넓이로 하여 선다.

절차 PSIS에 일직선이 되게 척추의 중간부분에 첫 번째 경사측정기를 놓는다.
두 번째 경사측정기는 첫 번째보다 15cm 위쪽에 놓는다.
두 경사측정기를 0°에 맞춘다.

움직임 운동사가 경사측정기를 잡고 있는 동안 환자는 앞으로 굽힘한다.

최종 측정 굽힘 ROM은 위쪽 경사측정기 값에서 아래 경사측정기로부터 얻어진 값을 빼줌으로써 측정된다.
위쪽 경사측정기에서 얻어진 것은 엉덩이와 허리 움직임을 나타내며; 아래 경사측정기에서 얻어진 것은 엉덩이 움직임만을 나타낸다.

논평 이러한 기술은 하나의 경사측정기를 사용하여 수행될 수 있다: 앞으로 굽힘한 환자가 있다. 자세와 아래 각도계를 읽고, 아래 각도계를 몸쪽으로 이동하면 결과를 얻을 수 있다.
경사측정기를 사용하여 움직임 측정하는 것은 MRI에서 측정된 것과 높은 상관관계가 있다.[44]

근거

검사자간 신뢰도

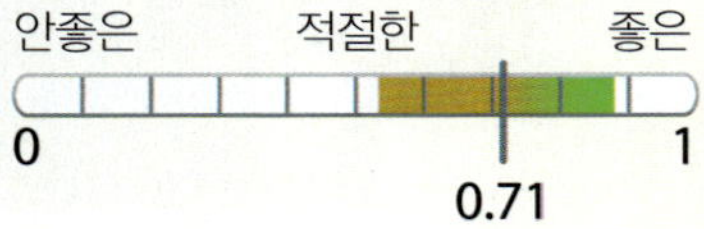

각도측정 (Goniometry) 10-2

가쪽굽힘 (경사측정기)

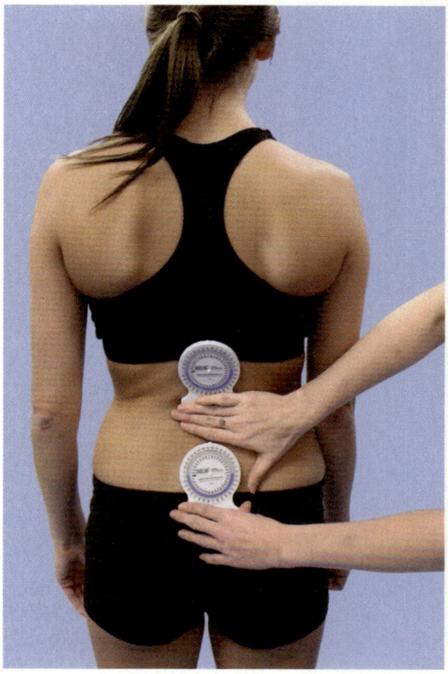

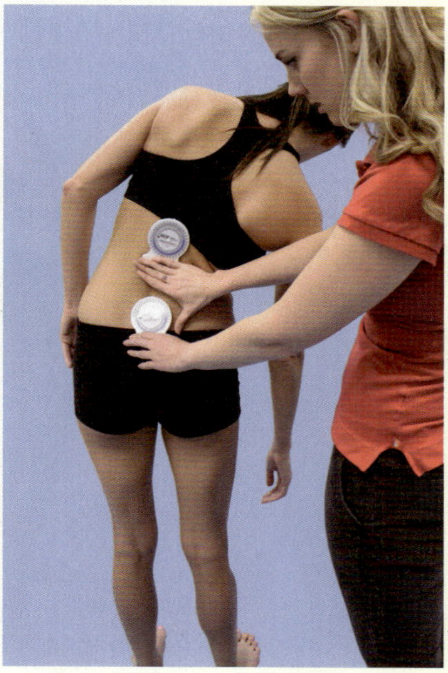

환자 자세	발을 어깨넓이로 하여 선다.
절차	엉치뼈 위에 하나의 경사측정기를 놓는다. 두 번째 경사측정기는 등허리뼈 연결부위에 놓는다 두 경사측정기를 0°에 맞춘다.
움직임	검사자가 경사측정기를 잡고 있는 동안 환자는 가쪽으로 굽힘한다.
최종 측정	가쪽굽힘 관절운동범위는 위쪽 경사측정기 값에서 아래 경사측정기로부터 얻어진 값을 빼줌으로써 측정한다.
근거	문헌에 없거나 불확실함.

능동적 관절운동범위 (Active Range of Motion)

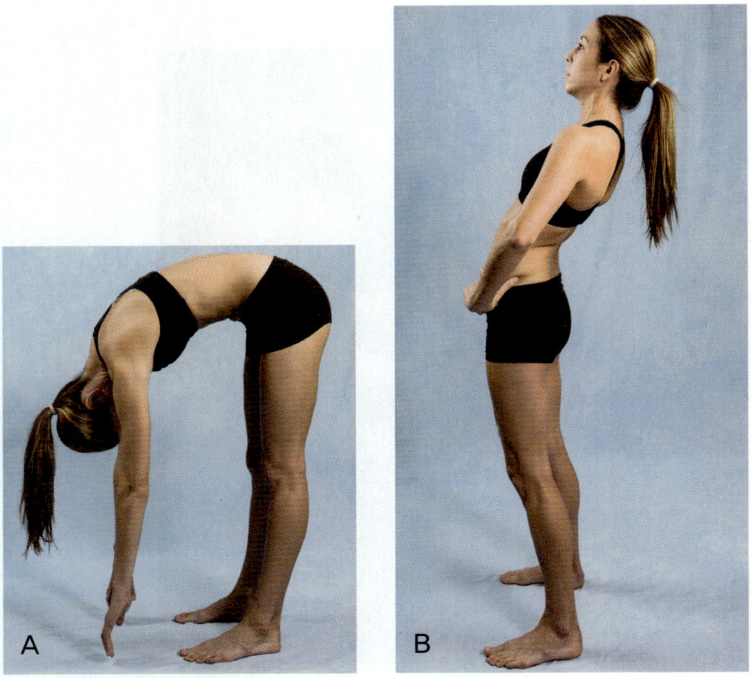

그림 10-2 ■ 능동적인 몸통 (A) 굽힘과 (B) 폄

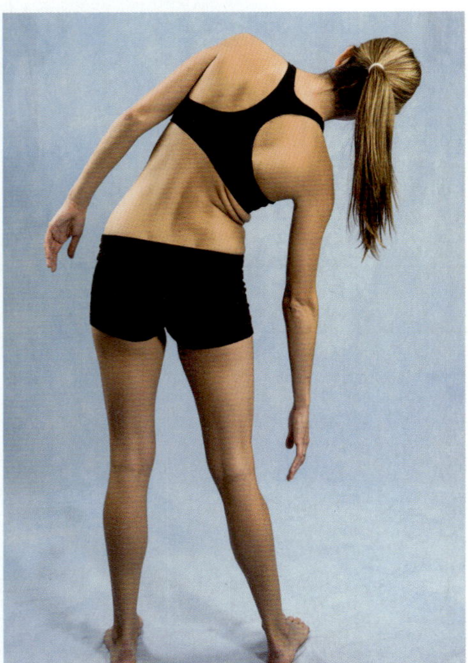

그림 10-3 ■ 중력을 이용한 능동적인 가쪽굽힘. 환자는 손가락을 지면바닥에 닿으려고 시도한다. 정상적인 분절 움직임을 관찰한다.

도수근력 검사 (Manual Muscle Tests)

도수근력 검사 (Manual Muscle Test) 10-1

몸통 굽힘근 (Trunk Flexors)

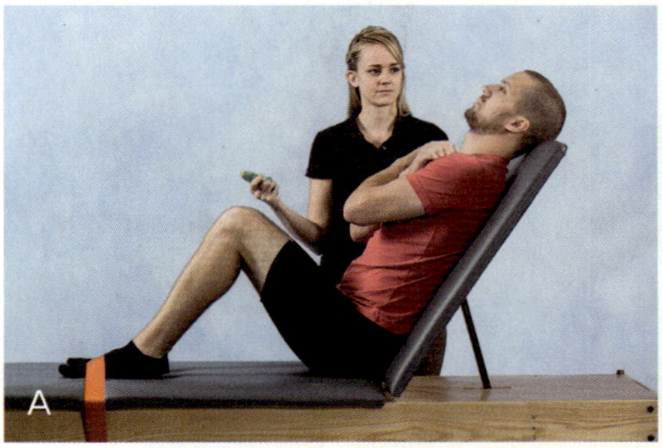

(A) 환자 자세

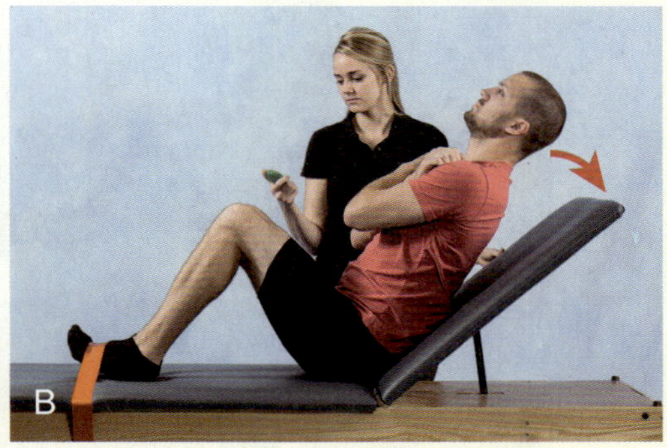

(B) 검사 자세

환자 자세	환자는 분리 테이블 또는 검사자에 의해 테이블에서 60° 각도로 몸통을 기대게 한다. 양쪽 엉덩관절과 무릎관절을 90° 굽힌다. 발은 끈 또는 검사자에 의해 고정시킨다. 양팔은 가슴 위로 교차시킨다.
검사 자세	검사자는 지지하고 있는 테이블을 아래로 낮춘다 (또는 지지대 제거). 환자가 자세를 유지할 수 있는 시간을 측정한다.
해석/정상규준	젊은 건강한 남성은 144±76초, 그리고 젊은 건강한 여성은 149±99초이며, 시간은 연령이 증가함에 따라 감소한다.[3] 다른 연구에서는 젊고 건강한 성인이 340±215 초가 평균으로 나타났다.[4]
검사한 근육	배곧은근 (Rectus abdominis), 엉덩관절 굽힘근, 배속빗근, 배바깥 빗근
근거	굽힘과 폄 지구력 비율이 >1.0 이면 불균형을 의미한다 (도수근력 검사 10-2 참조). 이 검사는 검사자 또는 끈을 이용하여 고정시키는 것과 관계없이 반복적인 신뢰도가 우수하다.

ASIS = anterior superior iliac spine

도수근력 검사 (Manual Muscle Test) 10-2

폄 지구력 검사 (Extension Endurance)

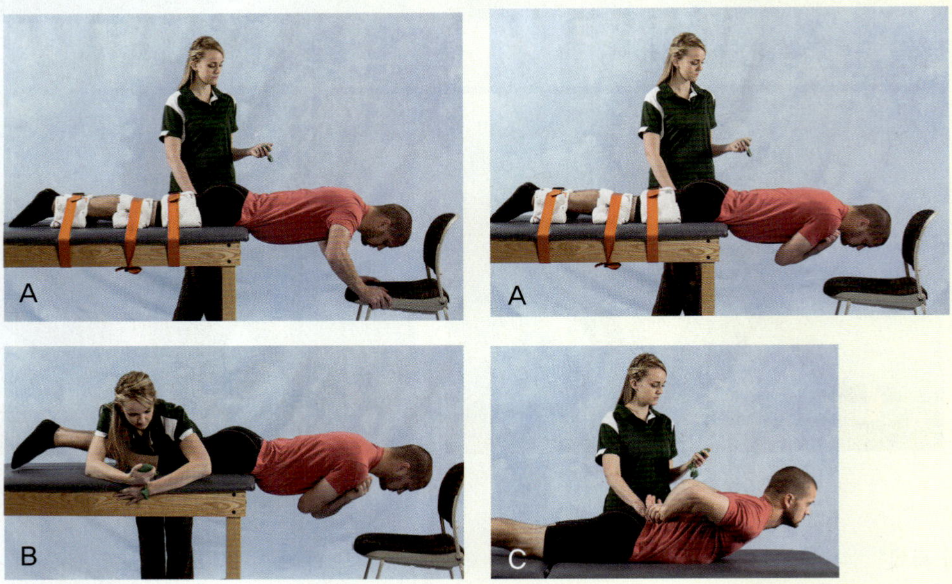

(A) Sorensen 검사 (B) Sorensen 검사의 변형 (C) 폄 지구력 검사

환자 자세	(A) Sorensen 검사에서, 환자는 테이블의 가장자리에 엉덩뼈능선의 위쪽을 일직선으로 하여 정렬시키고 몸통을 떨어뜨려 위치시킨다. 환자의 엉덩관절과 다리는 끈을 이용하여 고정시킨다.
검사 자세	양팔을 가슴위로 교차시키고, 환자에게 수평자세에서 상체를 들어 유지하도록 요구한다. 검사자는 환자가 자세를 유지할 수 있는 시간을 측정한다.
해석/정상규준	폄 지구력 감소는 요통의 지속 또는 증가와 관계된다.[5,6] 젊은 성인 남녀의 평균은 각각 146±51초, 189±60초이다.[3] 또 다른 광범위한 나이범위에 대한 연구에서 지구력 시간의 평균은 나이 증가에 따라 지구력이 감소되어, 113±46초로 나타났다.[7]
검사한 근육	허리엉덩갈비근 (Iliocostalis lumborum), 등엉덩갈비근 (Iliocostalis thoracis), 등가장긴근 (Longissimus thoracis), 등가시근 (Spinalis thoracis), 등반가시근 (Semispinalis thoracis), 뭇갈래근 (Multifidus), 돌림근 (Rotators), 넓은등근, 허리네모근 (Quadratus lumborum)
대체	엉덩관절 폄
변형	이 검사의 변형 (C)는, 환자의 손을 뒤 또는 옆에 놓고 엎드리게 한다. 환자는 가슴을 테이블에서 들어 올려 허리뼈를 약 30°로 폄하고 정지자세를 하도록 요구한다.

도수근력 검사 (Manual Muscle Test) 10–2

폄 지구력 검사 (Extension Endurance) –계속

논평

높은 체질량지수의 개인은 피로가 더욱 빨리 나타난다.[8]
만성요통을 가지고 있는 남성은 건강한 사람보다 빠르게 피로가 나타나, 보다 짧은 지속시간이 나타난다.
Sorensen의 좋은 검사–재검사 신뢰도는 비특이적 요통 증상을 가지고 있는 환자 (0.80)와 증상이 없는 환자 (0.77)에서 입증되었다.

근거

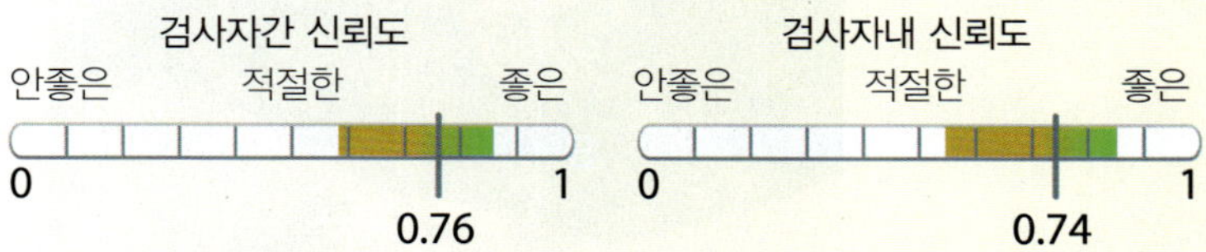

ASIS = anterior superior iliac spine

도수근력 검사 (Manual Muscle Test) 10-3

배가로근 (Transversus Abdominis)

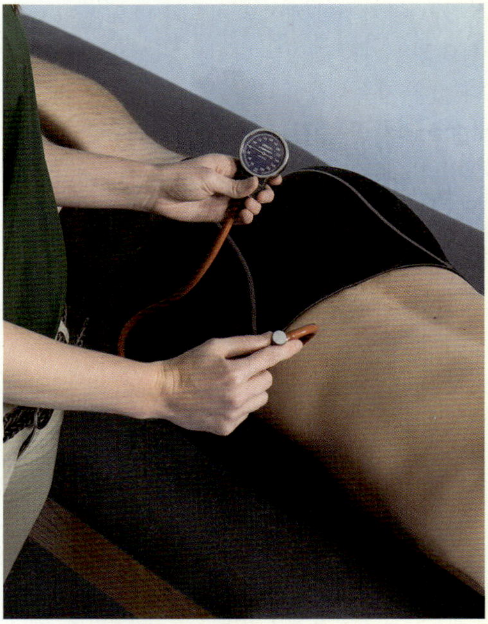

환자 자세	환자는 복부아래 혈압측정용 커프 또는 바이오피드백 측정용 유닛을 놓고 엎드린다. 압력을 70 mmHg로 팽창시킨다.
검사 자세	환자는 10초 동안 골반 움직임 없이 복부를 끌어당긴다. 압력의 감소를 기록한다.
해석	4 mm 감소 = 정상; 무능력은 요통의 발생과 관련하여 2 mm 감소.
검사한 근육	배가로근
대체	골반 움직임이 가능한 것은 주변의 근육에서 증가된 활성을 의미한다.
논평	배가로근의 부족한 능력은 만성요통과 관련되어 있다.[9]
근거	연구들에서 좋은 재현성 (0.47~0.82의 개체간 상관계수)을 제시하였고 받아들일 수 있는 구성타당도 (0.48~0.90의 개체간 상관계수)를 제시하였다.

ASIS = anterior superior iliac spine

도수근력 검사 (Manual Muscle Test) 10-4

가쪽 복부 근지구력 (Lateral Abdominals Endurance)

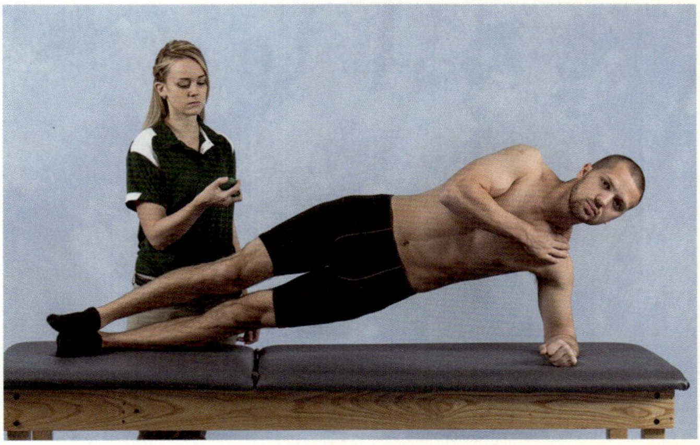

환자 자세	환자는 다리를 펴고 옆으로 눕고 팔꿉관절을 굽힘하여 신체를 편안하게 한다. 대신에, 환자는 무릎을 굽힘한다.
검사 자세	환자는 중립 (굽힘도 아닌 폄도 아닌)자세에서 척추를 유지하면서 골반을 테이블에서 들어올린다 – 측면 다리. 건측팔의 손은 가슴을 가로질러 반대쪽 어깨에 놓는다. 검사자는 환자가 이와 같은 자세를 유지하는 시간을 측정한다. 반대쪽도 동일하게 검사한다.
해석	오른쪽과 왼쪽에 대한 차이가 5%보다 크면 불균형이다. 건강한 남성이 자세 유지를 할 수 있는 평균은 94±34 (오른쪽)과 97±35 (왼쪽)초이고, 여성이 자세를 유지할 수 있는 평균은 72±31 (오른쪽)과 77±35 (왼쪽)초이다.[3]
검사한 근육	배속빗근, 배바깥빗근, 허리네모근
대체	엉덩관절 폄
근거	검사–재검사 신뢰도 (피험자 내):0.96~0.99[3]

ASIS = anterior superior iliac spine

도수근력 검사 (Manual Muscle Test) 10-5
골반올리기 (Pelvic Elevation)

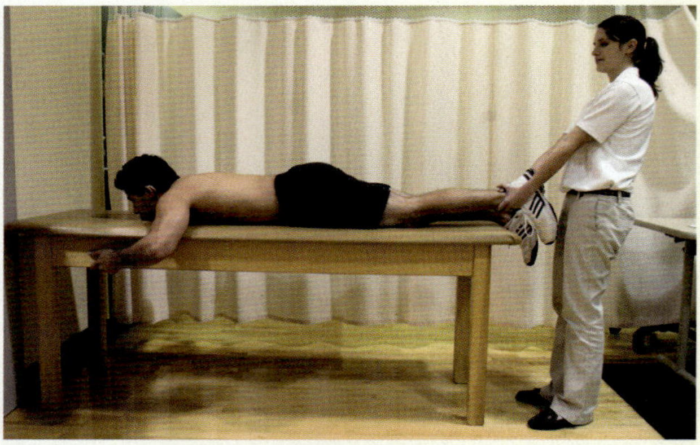

환자 자세	바로 누운 자세 또는 엎드린 자세
검사 자세	검사자는 환자 다리의 발목 위를 잡는다.
안정화	환자는 테이블의 모서리를 잡아 안정성을 유지한다.
저항	검사자는 세로저항 (longitudinal resistance)을 적용하여 다리를 잡아당긴다. 환자에게 그다음 골반을 "들어올리라고" 지시하고, 검사하고 있는 가쪽의 골반을 흉곽쪽으로 움직이기 위한 시도를 한다.
주된 작용근 (신경지배)	허리네모근 배바깥빗근 (T1–T12) 배속빗근 (T7–T12)
2차 작용근 (신경지배)	넓은등근 (환자의 팔을 굽힘과 함께) 허리엉덩갈비근 (신경근다발 : 분절)
대체	엉덩관절 굽힘 몸통 가쪽 굽힘 (복부) 팔을 잡아당김
논평	검사는 또한 환자가 서서 반대쪽 다리를 들어올림으로써 수행될 수 있다.

수동적 관절운동범위 (Passive Range of Motion)

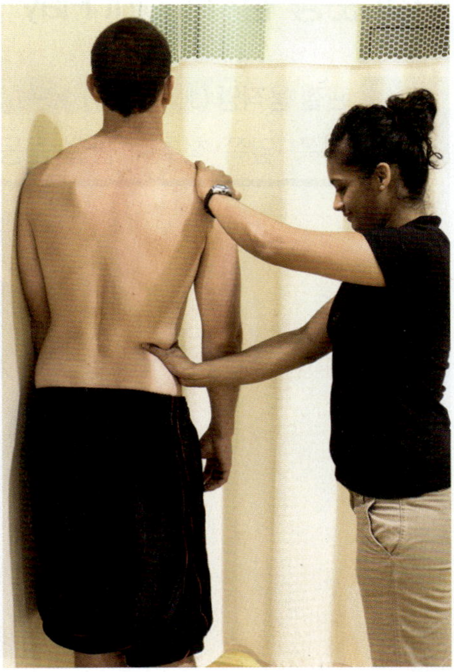

그림 10-4 ■ 수동적인 몸통 가쪽 미끄러짐. 검사자가 환자의 골반을 가쪽으로 움직이는 동안, 환자의 어깨는 벽에 고정되어야 한다.

관절 안정성 검사 (Joint Stability Tests)

관절 운동 검사 (Joint Play Tests)

관절 움직임 (Joint Play) 10-1

뒤쪽-앞쪽 척추뼈 관절 운동 (Spring 검사)

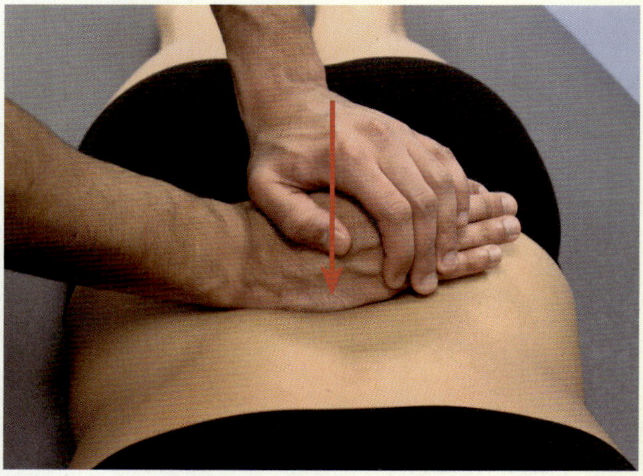

뒤쪽 – 앞쪽 관절 운동은 분절의 이동성을 평가하는데 사용.

환자 자세	엎드린 자세
검사자의 자세	선 자세에서, 검사할 가시돌기 위에 양손의 엄지를 댄다.
평가 절차	검사자는 조심스럽게 가시돌기를 앞쪽으로 누른다. 이때 spring과 같은 느낌을 느껴본다.
양성 반응 검사	척추뼈가 움직이지 않거나 통증이 발생한다.
의미	척추뼈 분절의 운동범위 저하나 운동범위 증가
근거	

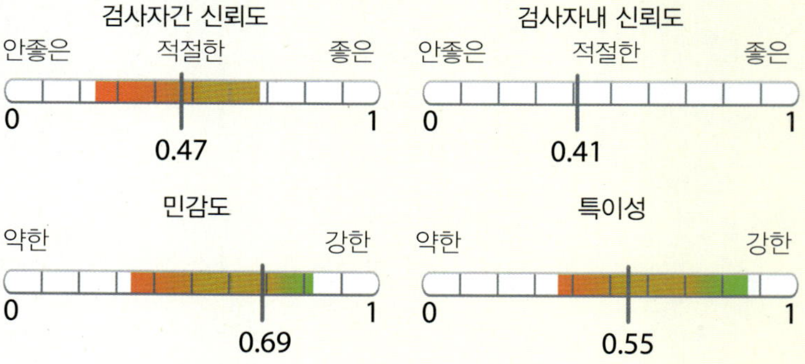

LR+: 1.13–1.79–2.63

LR–: 1.13–1.79–2.64

신경학적 검사 (Neurological Testing)

아래 운동신경병변에 대한 검사 (Tests for Lower Motor Neuron Lesions)

신경학적 검사 (Neurological Screening) 10–1

아래사분원 검사 (Lower Quarter Neurological Screen)

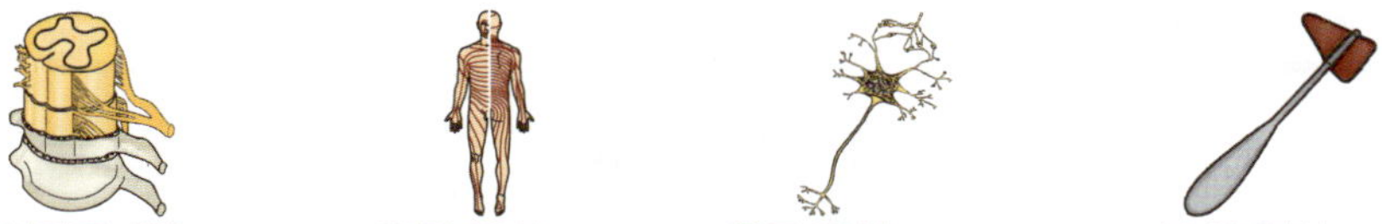

신경근레벨	감각 검사	운동 검사	반사 검사
L1 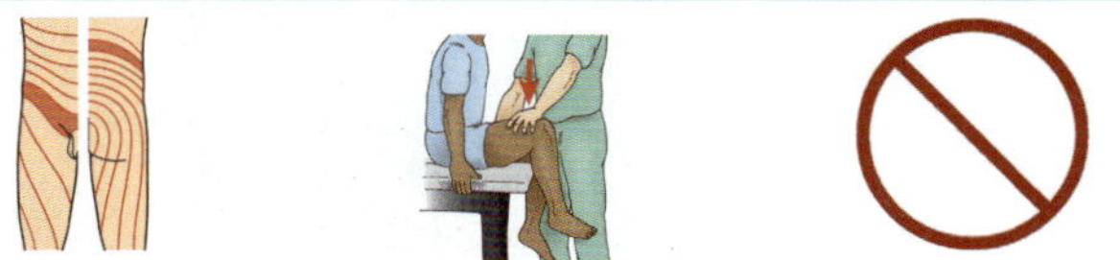	넙다리피부신경	허리신경얼기	없음
L2 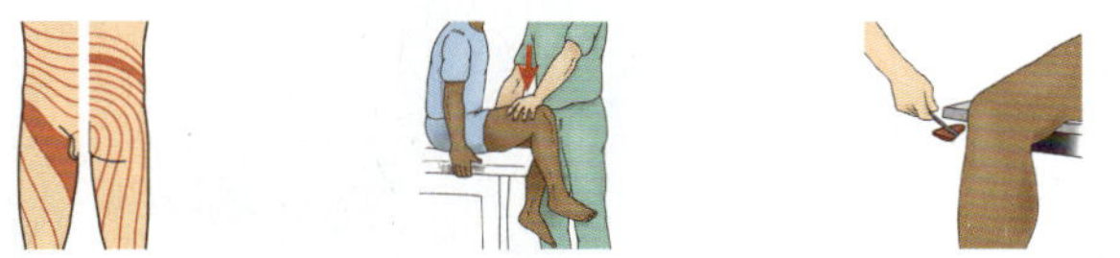	넙다리피부신경	허리신경얼기	넙다리신경 (일부)
L3 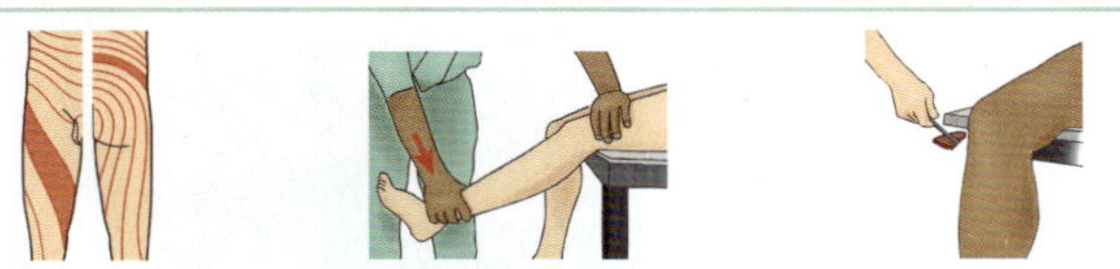	넙다리피부신경	넙다리신경	넙다리신경 (일부)
L4 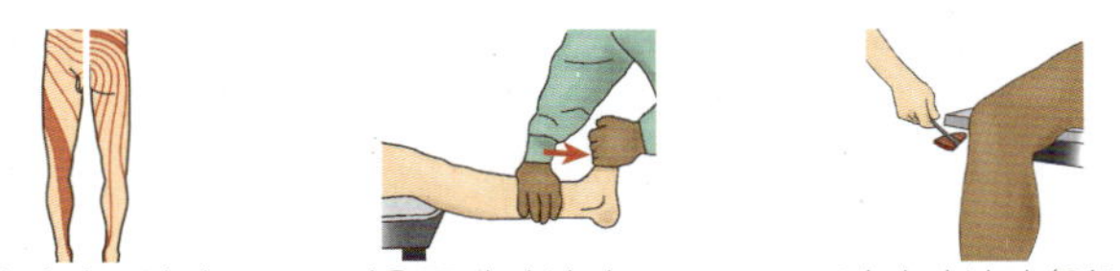	넙다리피부신경	깊은종아리신경	넙다리신경 (일부)
L5 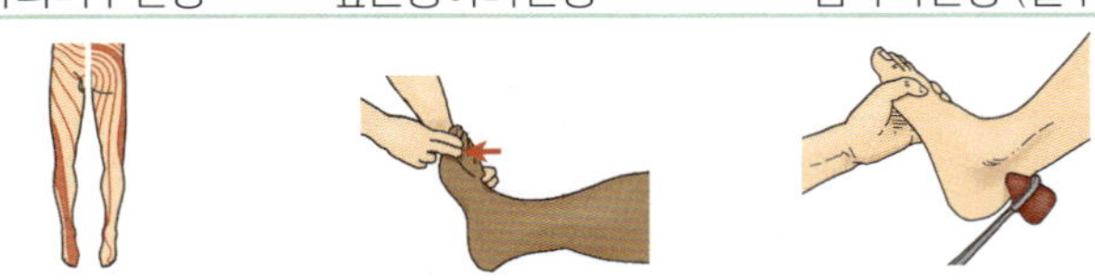	얕은종아리신경	깊은종아리신경	정강신경
S1 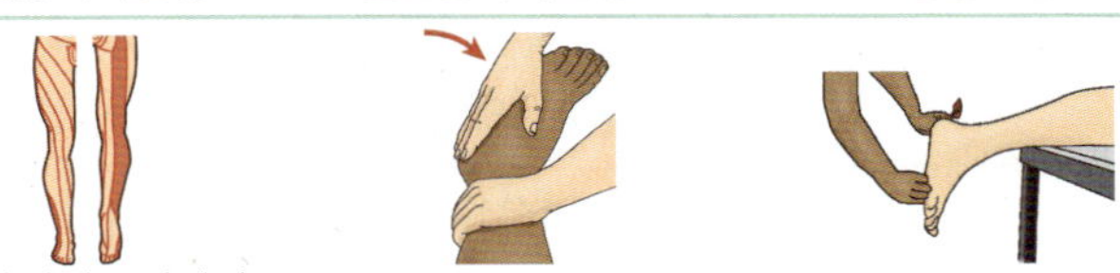	뒤넙다리피부신경과 장딴지신경	얕은종아리신경	정강신경
S2 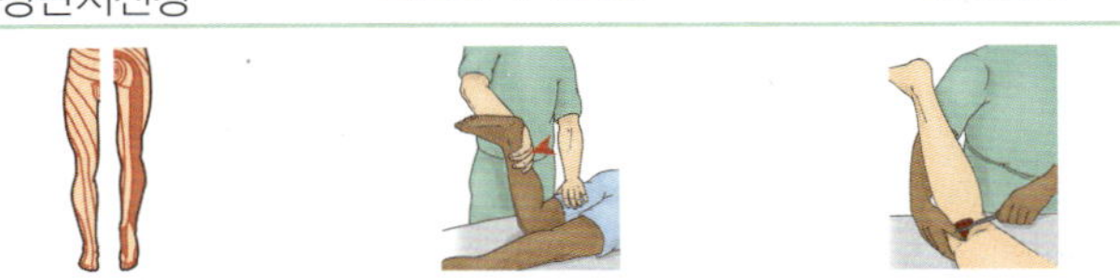	뒤넙다리피부신경	정강신경과 온종아리신경	정강신경

특수 검사 (Selective Tissue Tests)

신경근 충돌 검사 (Test for Nerve Root Impingement)

특수 검사 (Selective Tissue Test) 10-3

발살바 검사 (Valsalva Test)

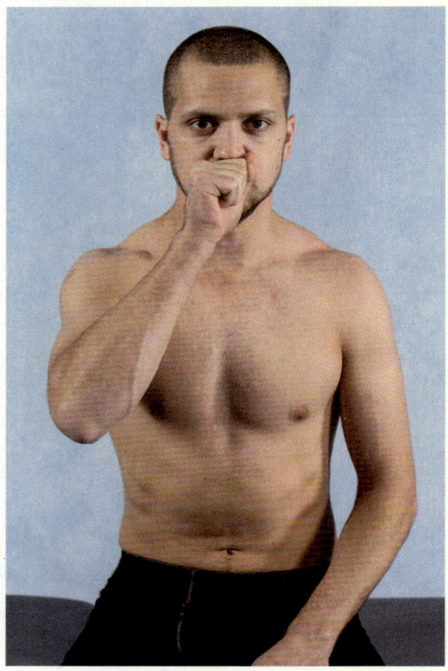

Valsalva 검사는 경막내압을 증가시키는 방법으로서, 기침이나 배변활동으로 일어나는 신경근 통증을 유발시키는 방법이다.

환자 자세	앉은 자세
검사자의 자세	환자의 앞쪽에서 팔을 뻗어 닿을 수 있는 범위 내에 선다.
평가 절차	배변을 수행하는 것처럼, 깊은 숨을 들여쉬고 그대로 멈춘다.
양성 반응 검사	척추 통증이나 신경근 통증이 증가한다.
의미	경막내압의 증가는 척주를 따라 어느곳에서라도 디스크탈출증, 종양, 뼈곁돌기등과 같은 공간점유병터에 의해 발생하는 통증을 유발시킨다.
변형	만약 환자가 배변하는 것을 당황해 하거나 불안해한다면, 입으로 풍선을 불 듯이 주먹쥔 손을 불어보도록 지시한다.
논평	환자가 배변을 자극하는 것에 대해 당혹스럽거나 불안해 하는 경우, 풍선을 팽창시키는 것처럼 닫힌 상태로 먼저 불어 넣도록 지시할 수 있다. 검사는 경막내압을 증가시켜, 맥박이 느려지고, 정맥순환이 나빠지고, 정맥압이 증가된다. 이런 것들은 실신을 유발할 수 있다.

특수 검사 (Selective Tissue Test) 10–3

발살바 검사 (Valsalva Test) –계속

근거

Cecin's sign

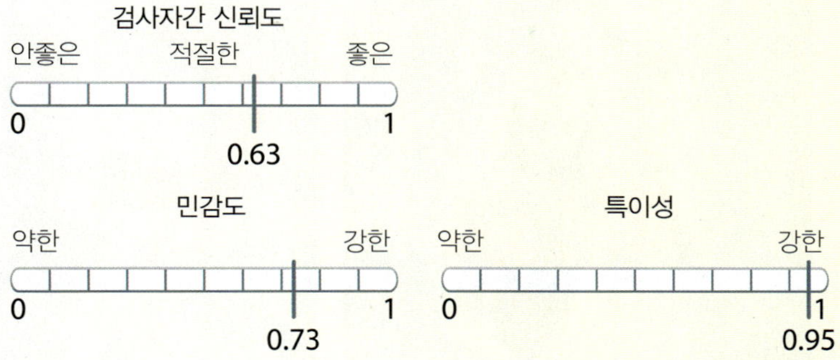

LR+: 14.60

LR–: 0.28

특수 검사 (Selective Tissue Test) 10-4

뻗은다리올림 검사 (Laségue 검사)

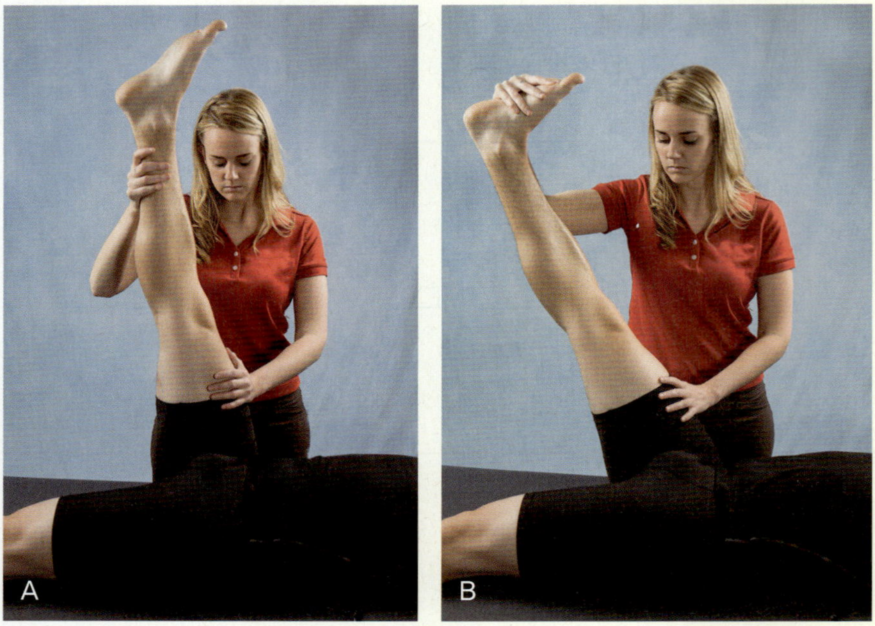

(A) 증상이 나타날 때까지 환측 엉덩관절을 굽힘시킨다.(B) 환측 엉덩관절을 약 10° 정도 폄시킨다 (증상이 사라질 때까지), 그런 다음 발목관절을 수동적으로 발등굽힘한다. 증상이 나타난다는 것은 경막로가 신장되었음을 의미한다.

환자 자세	바로 누운 자세
검사자의 자세	검사하는 다리 쪽 옆에 위치한다. 한손은 발꿈치를 잡고, 다른 손은 무릎 앞쪽에 배치하여, 검사 동안 무릎을 편상태로 유지시킨다.
평가 절차	무릎을 편 상태로 유지하는 동안, 검사자는 환자가 불편함을 호소하거나 완전한 ROM이 얻어질 때까지 엉덩관절을 굽힘하면서 다리를 들어올린다.
양성 반응 검사	*SLR :* 정상 ROM 끝지점 (70°굽힘)에 도달하기도 전에 환자는 통증을 호소한다. 통증의 양상은 검사 다리의 먼쪽으로 방사되고, 대개 통증은 허벅지 뒤쪽을 따라 장딴지와 발까지 방사된다. 30° 미만의 엉덩관절 굽힘에서 유도된 경우, 그 결과는 매우 중요한다.[11] *Well SLR :* 통증이나 증상의 재현을 반대의 측면에서 경험된다.
의미	*SLR :* 궁둥신경 자극/압박 엉덩관절이 70° 굽힘되기 전에 통증이 발생하면, 추간판 병변을 의미할 수 있다.[12] SLR의 민감도와 특이성은 L2-L4보다 L5-S1 신경근에서 유의하게 향상된다.[13] *Well SLR :* 디스크탈출과 같은 큰 공간점유병변
변형	통증이 발생하면, 통증이 멈추는 지점까지 다시 다리를 내린다. 검사자는 수동적으로 발목을 발등굽힘시키거나 목뼈를 굽힘시킨다. 이러한 굽힘기법은 경막을 신장시켜, 증상을 다시 유발한다. 만약 환자의 통증이 뒤넙다리근 긴장 때문에 일어난 것이라면, 이러한 기법으로 통증을 유발시킬 수 없을 것이다.

특수 검사 (Selective Tissue Test) 10-4

뻗은다리올림 검사 (Lasègue 검사) –계속

논평

SLR은 발목굴증후군 (tarsal tunnel syndrome)과 발바닥근막염 (plantar fasciitis)을 구별하는데 도움을 줄 수 있다. 발등굽힘이 되면 정강신경에 추가적인 스트레스가 나타난다. SLR은 그 다음 수행된다. 발바닥 근막에 추가적인 증가가 없이 좌상 때문에 정강신경의 죄임으로 증상이 증가한다.[15]

근거

Straight Leg Raise

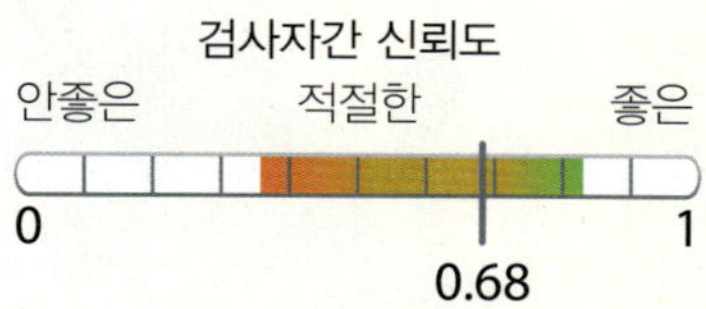

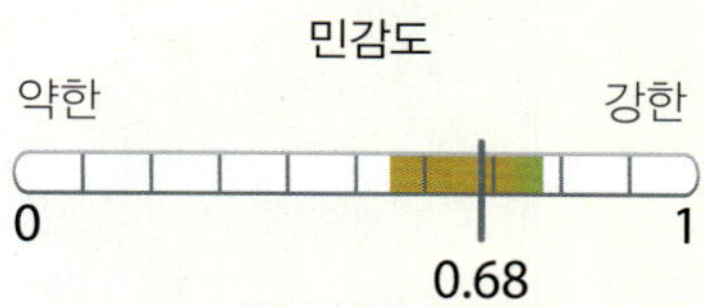

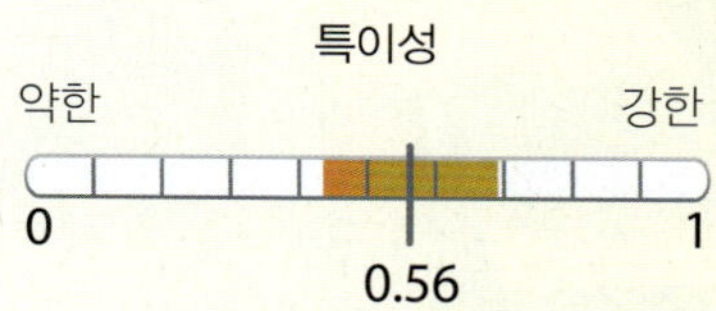

LR+: 0.72–4.68–8.63

LR−: 0.41–0.61–0.81

Well Straight Leg Raise

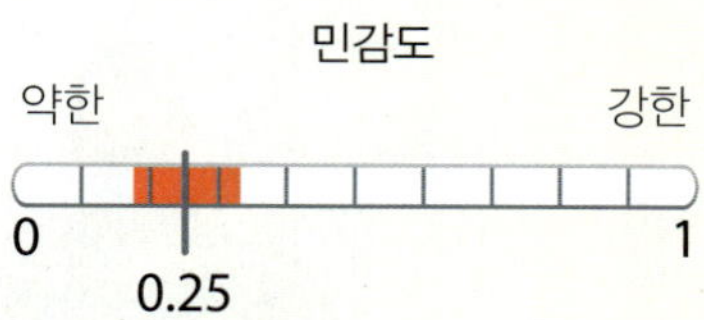

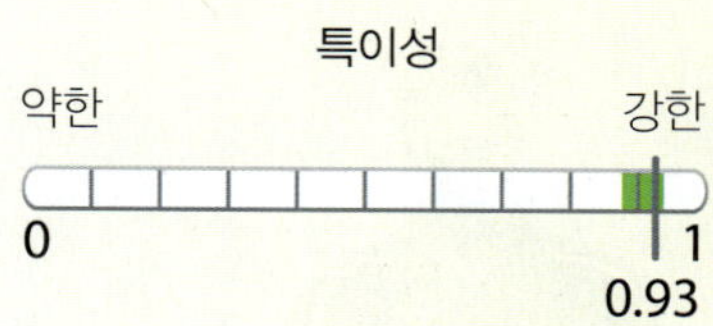

LR+: 1.83–2.33–3.36

LR−: 0.76–0.83–0.90

ROM (range of motion) = 관절운동범위.

특수 검사 (Selective Tissue Test) 10-5

Slump 검사

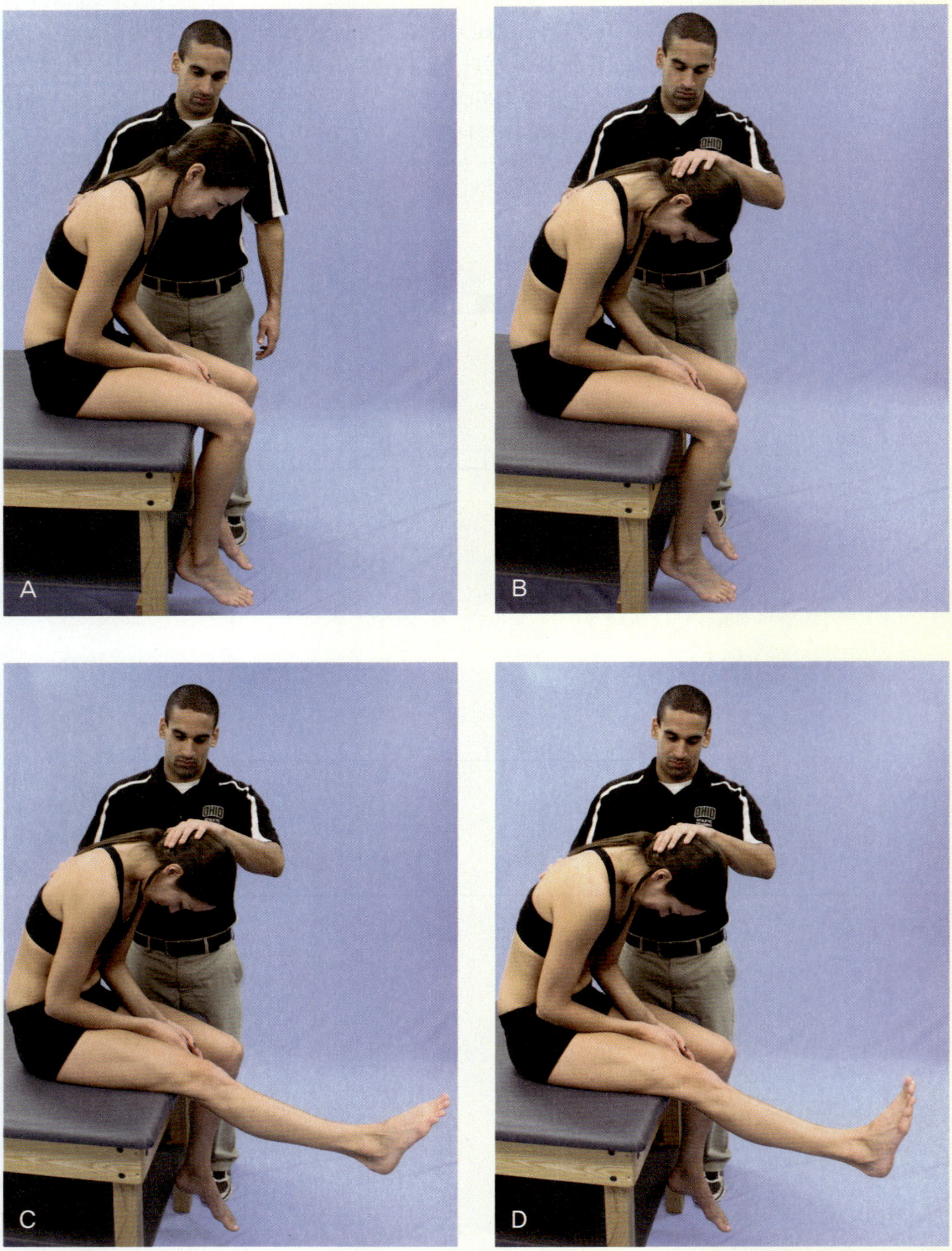

Slump 검사는 환자에게 증상을 유발하거나 완화하기 위하여 자세를 체계적으로 위치 변화시켜 신경과 신경근의 긴장을 더욱 증가시키기 위하여 설계되었다.

특수 검사 (Selective Tissue Test) 10-5

Slump 검사 –계속

환자 자세

테이블 가장자리 끝에 걸쳐 앉는다.

검사자의 자세

환자 옆에 위치한다.

평가 절차

증상이 유발될 때까지 다음과 같은 순서를 따른다.

1. 환자는 등허리뼈를 따라 몸을 앞쪽으로 구부정하게 하고, 어깨는 둥글게하고, 목뼈는 중립을 유지한다 (A). 그다음 몸통 굽힘의 과도한 압력을 적용시킨다.
2. 환자는 목뼈를 굽힘한다. 그런 다음 운동사는 환자의 이러한 자세를 유지시킨다 (B).
3. 무릎을 능동적으로 폄한다 (C).
4. 발목을 능동적으로 발등굽힘한다 (D).
5. 반대쪽도 2-4회 정도 반복해 준다.
6. 완화동작 (Alleviation maneuver): 증상이 유발되는 모든 단계에서, 자극하는 위치에서 약간 이완되고 긴장은 신경계의 다른 한쪽 끝에서 감소된다. 예를 들어, 무릎이 폄되면서 증상이 나타나면, 환자의 무릎은 약간 이완되고 목뼈는 폄된다. 환자의 무릎은 다시 폄된다. 이러한 예시에서 만약 증상이 다시 유발된다면 뒤넙다리 병리에 의한 것과는 다른 신경긴장이다.

양성 반응 검사

궁둥신경이나 다른 신경학적 증상의 발생

의미

경막내층, 척수 또는 신경근의 충돌

변형

대부분의 동작이 각각 다른 순서를 설명하는 많은 변형이 제안되었다.

근거

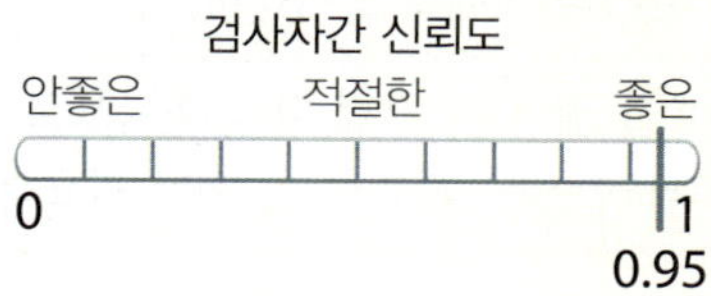

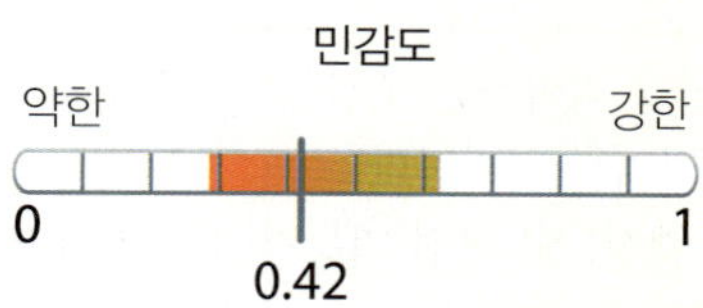

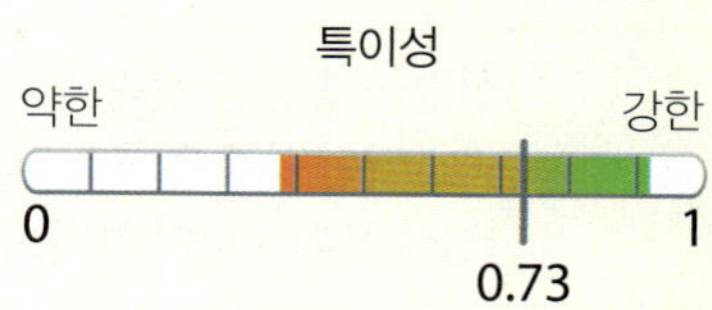

LR+: 1.33–2.66–10.70

LR–: 0.38–0.73–0.92

특수 검사 (Selective Tissue Test) 10-6

Quadrant 검사

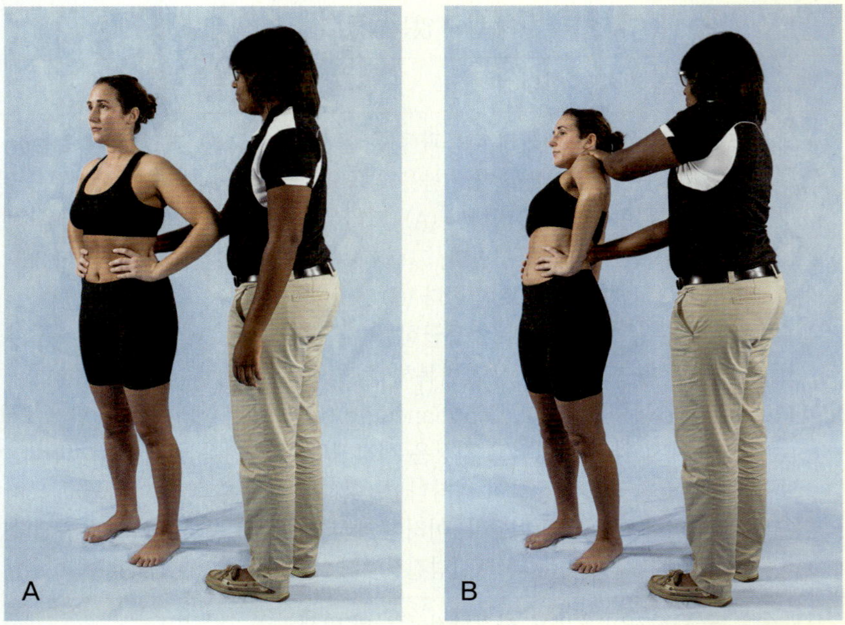

환자는 허리를 펴고 그 다음 같은 쪽으로 가쪽굽힘하고 돌림한다. 검사자는 그 위치를 강조하기 위하여 과도한 압력을 준다.

환자 자세	어깨넓이 만큼 양 발을 벌리고 선 자세를 취한다.
검사자의 자세	검사자는 환자 뒤쪽에 서서 환자의 어깨를 잡아준다.
평가 절차	환자는 할 수 있는 만큼 척추를 폄한다. 그런 다음 환측으로 가쪽굽힘과 돌림을 한다. 검사자는 어깨를 눌러주며 과도한 압력을 가한다. 이때 필요하다면 환자를 지지해준다.
양성 반응 검사	환자의 증상 재발
의미	신경근 통증은 허리뼈신경근을 압박하는 추간공의 압박을 의미한다. 국소적인 통증은 후관절의 병리를 의미한다. PSIS 부위에서의 분리되는 증상; S1 관절 기능장애를 의미할 수 있다.
근거	

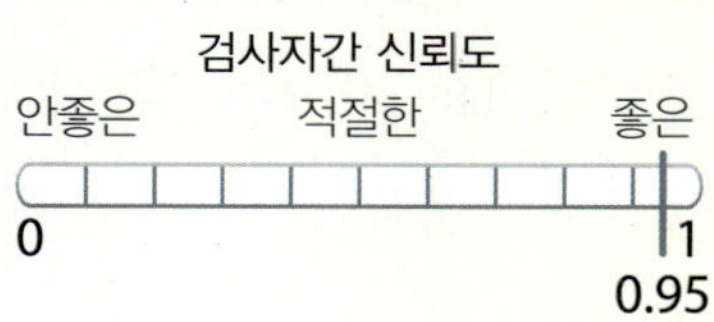

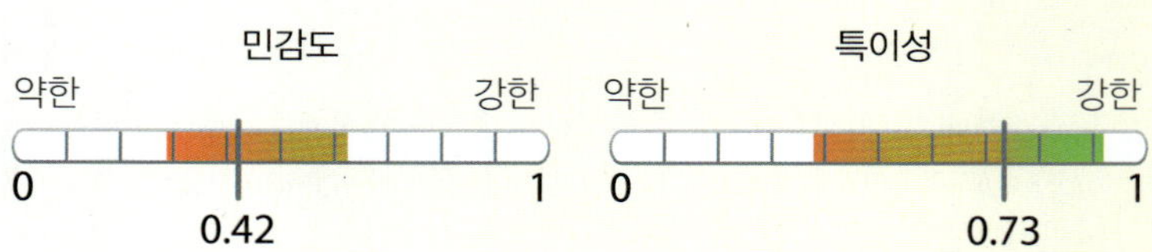

LR+: 1.33–2.66–10.70 LR−: 0.38–0.73–0.92

PSIS (posterior superior iliac spine) = 위뒤엉덩뼈가시; SI (sacroiliac) = 엉치엉덩.

추간판 병변 (Intervertebral Disc Lesions)

특수 검사 (Selective Tissue Test) 10–7

넙다리신경 신장 검사 (Femoral Nerve Stretch Test)

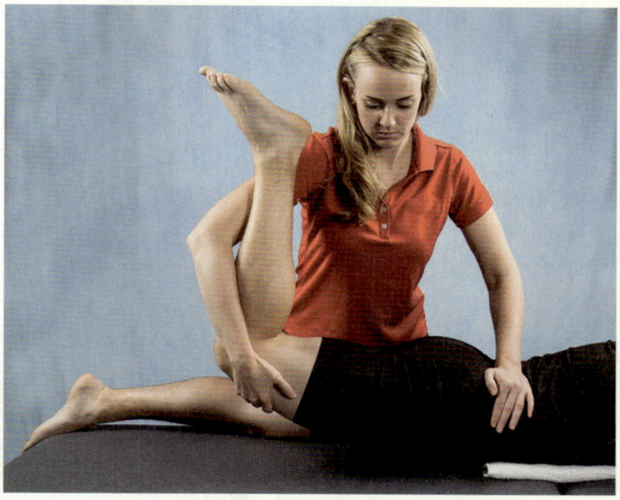

넙다리신경 (L2, L3, L4)은 환자 무릎을 수동적으로 굽힘시킴으로써 신장된다. 신경근 충돌되면 앞쪽 넙다리 또는 가쪽 넙다리에서 척수신경근통 (radicular pain)이 유발될 것이다.

환자 자세	복부 밑에 베개를 깔고 엎드린자세
검사자의 자세	환자 옆에 위치
평가 절차	검사자는 환자의 무릎을 수동적으로 굽힘한다.
양성 반응 검사	통증이 앞쪽과 가쪽 넙다리에서 발생한다.
의미	신경근 충돌은 L2, L3, L4 레벨에서 나타난다.
변형	넙다리신경은 환자가 무릎 굽힘을 유지하는 동안 수동적으로 엉덩관절을 폄 시킴으로써 추가적인 스트레스를 제공 할 수 있다. 만약 환자가 엎드려 눕지 못한다면, 검사는 골반을 안정화시킨 상태에서 옆으로 누워 수행될 수 있다.
논평	검사자는 통증을 유발시키는 넙다리네갈래근의 좌상이 있는지를 알아보기 위하여, 엉덩관절을 중립자세로 유지한채 무릎관절을 완전하게 굽힘시킨다. 이 검사는 넙다리네갈래근의 긴장 또는 손상 때문에 나타나는 거짓양성에 매우 관련성이 높다.
근거	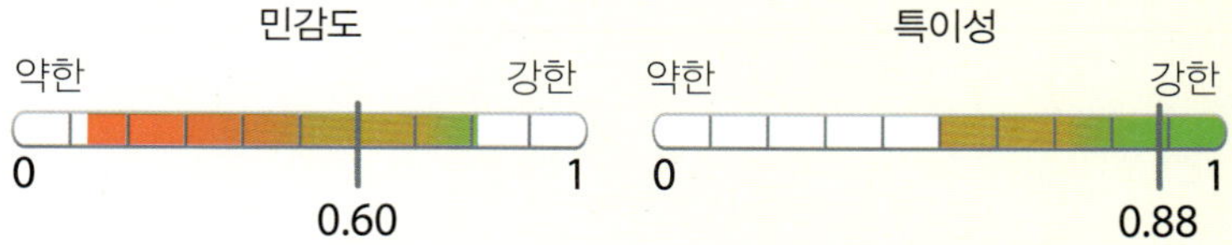 LR+: 0–5.83　LR−: 0.34–0.50–0.94

특수 검사 (Selective Tissue Test) 10-8

긴장징후 (Tension Sign)

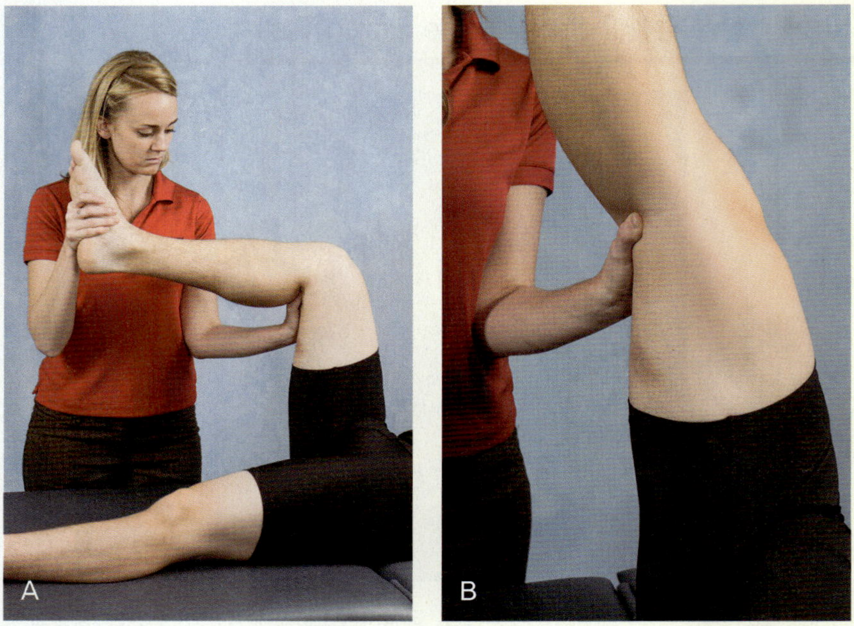

궁둥신경은 다리오금 (popliteal fossa)을 통하여 지나가는 신경을 촉진하는 동안 엉덩관절을 90° 굽힘시키고 환자의 무릎을 폄시킴으로써 신장된다.

환자 자세	바로 누운 자세
검사자의 자세	검사할 쪽의 환자 옆에 위치한다. 한손으로는 발꿈치를 잡고, 다른손으로는 넙다리를 잡는다.
평가 절차	엉덩관절과 무릎을 90° 굽힘시킨다. 검사자는 다리오금 부위를 지나가는 궁둥신경의 정강이뼈 부위를 촉진하면서, 할 수 있는데까지 무릎관절을 폄시킨다 (A).
양성 반응 검사	궁둥신경증후군과 함께 압통이 발생하며, 반대쪽과 비교해본다.
의미	궁둥신경의 자극
변형	변형된 기법 중의 하나가 활시위검사이다 (B). 검사자는 증상이 나타날 때까지 환자의 무릎관절을 폄시킨다. 그런 다음, 무릎관절을 약 20°로 굽힘하거나, 증상이 사라질 때까지 무릎관절을 굽힘한다. 그런 다음, 검사자는 궁둥신경의 정강이뼈 부위를 압박하여 증상을 유발시킨다.
근거	문헌에 없거나 불확실함.

특수 검사 (Selective Tissue Test) 10-9

Milgram 검사

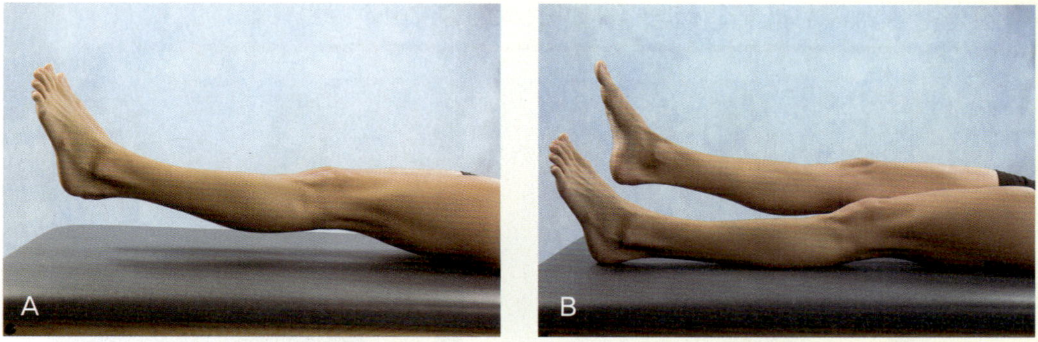

양쪽 다리를 들어올리는 것은 허리신경근에 압력을 증가시키기 위함이다. 추간판의 병변이 나타날 경우 한쪽 또는 양쪽 다리를 떨어뜨릴 것이다.

환자 자세	바로 누운 자세
검사자의 자세	환자의 발쪽에 위치
평가 절차	(A) 환자는 양쪽 다리를 펴고 테이블에서부터 2~6인치 높이로 들어 올린다. 그리고 30초 동안 이 자세를 유지한다.
양성 반응 검사	(B) 환자는 이 자세를 유지하지 못하거나, 다리를 들어올릴 수 없거나, 통증을 경험하게 된다.
의미	경막내압과 경막외압이 추간판으로 하여금 허리뼈 신경근을 압박하게 만든다.
근거	문헌에 없거나 불확실함

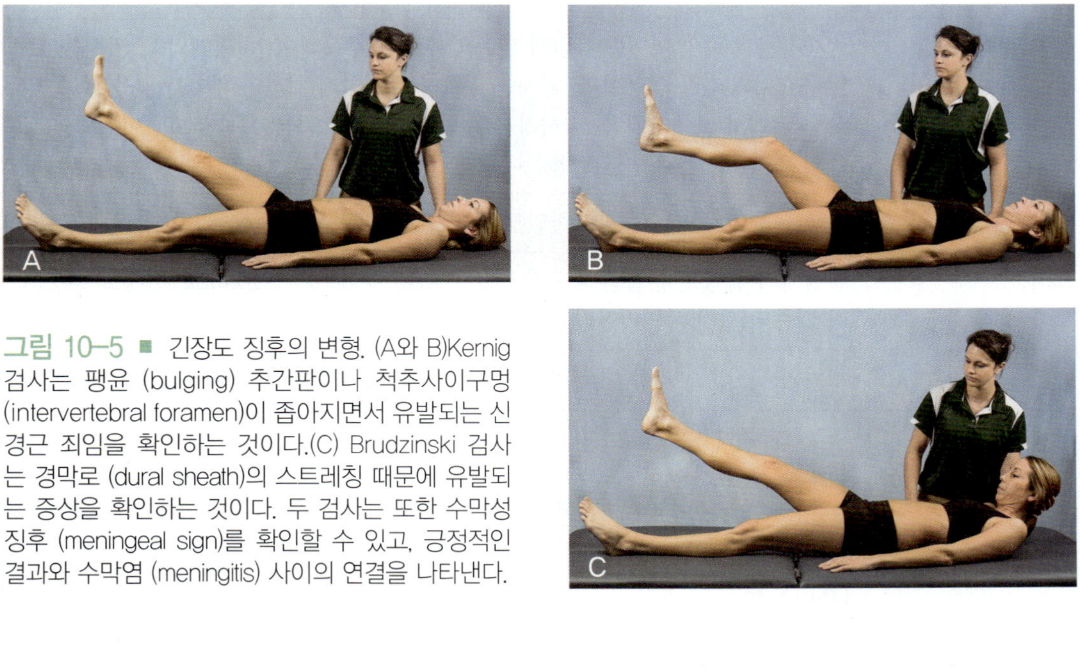

그림 10-5 ■ 긴장도 징후의 변형. (A와 B)Kernig 검사는 팽윤 (bulging) 추간판이나 척추사이구멍 (intervertebral foramen)이 좁아지면서 유발되는 신경근 죄임을 확인하는 것이다.(C) Brudzinski 검사는 경막로 (dural sheath)의 스트레칭 때문에 유발되는 증상을 확인하는 것이다. 두 검사는 또한 수막성 징후 (meningeal sign)를 확인할 수 있고, 긍정적인 결과와 수막염 (meningitis) 사이의 연결을 나타낸다.

분절의 불안정성 (Segmental Instability)

특수 검사 (Selective Tissue Test) 10–10

엎드린 자세에서의 불안정성 검사 (Prone Instability Test)

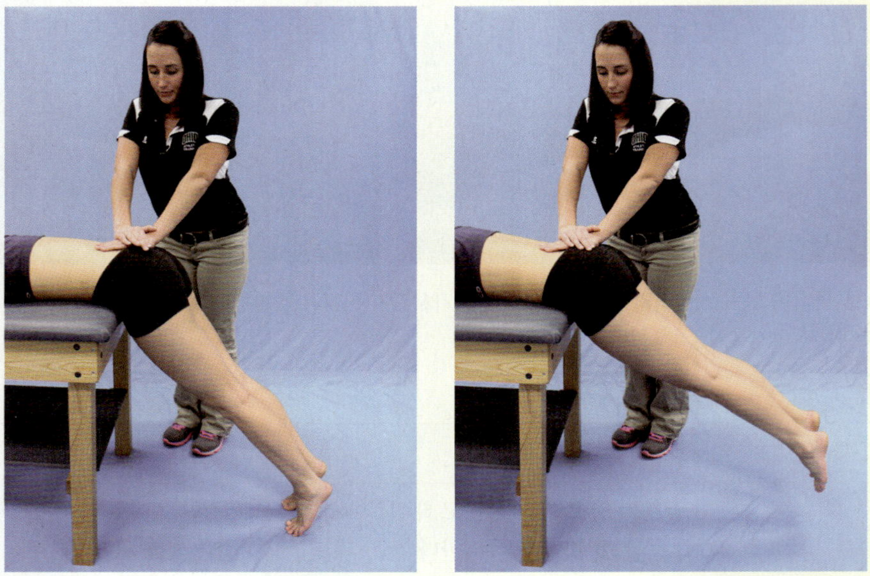

엎드린 자세에서의 불안정성 검사는 동적인 안정화의 영향력을 평가하는 것이다. 분절의 불안정성이 있는 경우에는, 외적인 안정화 힘이 적용되었을 때 환자의 증상이 감소될 것이다. 증상이 감소하는 환자는 척추 안정화 프로그램에 의해 알맞게 반응하는 경향이 있다.

환자 자세	환자는 테이블에 몸통을 놓고 엎드리며, 골반을 테이블에서 떨어뜨리고, 발은 지면에 놓는다.
검사자의 자세	환자의 측면에 위치
평가 절차	검사자는 통증의 어떠한 유발과 환측의 수준에 주목하여, 허리뼈의 각 가시돌기에 뒤–앞 (P–A)의 힘을 적용한다. 환자는 자세를 유지하기 위하여 테이블 옆을 잡고, 양쪽 발을 지면에서 들어올린다. 검사자는 증상의 어떠한 변화에 주목하여, 이전의 증상 수준에서 다시 뒤–앞의 힘을 적용한다.
양성 반응 검사	몸통 근육이 활성화 될 때, 불안정한 뒤–앞 미끄럼운동이 감소되어 증상이 일어난다.
의미	안정화의 활성은 분절의 과도한 가동 (hypermobile)을 보호하고, 안정화 운동의 효과가 입증되는 것을 의미한다.
변형	초기의 뒤–앞 미끄럼운동 수행은 환자가 테이블에 완전히 지지하게 하여 수행한다.
근거	

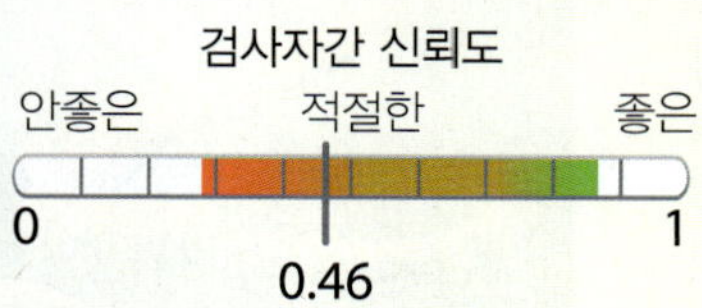

LR+: 1.70 LR–: 0.48

P–A = posterior to anterior

척추병증 (Spondylopathies)

특수 검사 (Selective Tissue Test) 10–11

한다리 서기 검사 (Single–Leg Stance Test)

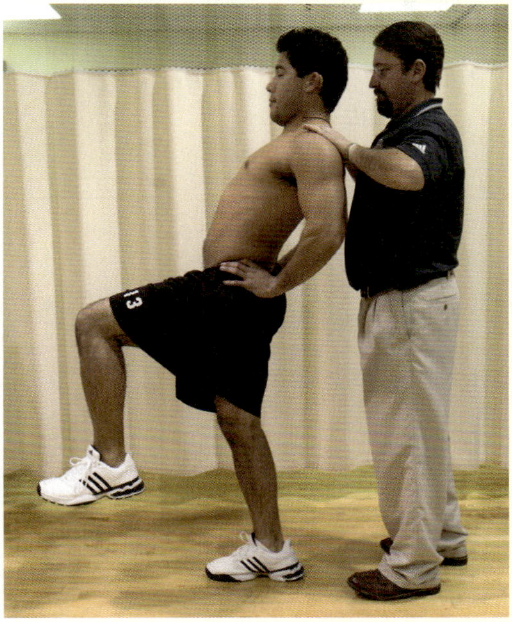

이러한 검사는 환자가 폄과 돌림의 자세를 함으로써 관절사이부분에 최고의 스트레스를 주는 자세를 나타낸다.

환자 자세	선 자세에서 체중을 양발로 균등하게 분배한다.
검사자의 자세	환자의 뒤쪽에 위치하고, 환자가 넘어질 때 지지를 해준다.
평가 절차	환자는 한발을 들어올리고, 그런 다음 몸통을 젖힘 한다. 검사자는 환자가 이러한 동작을 할 때 도와준다. 그리고 난후 반대쪽 다리도 반복한다.
양성 반응 검사	허리뼈나 엉치엉덩관절 부위에 통증이 나타난다.
의미	엉덩허리근이 척추뼈를 앞쪽으로 잡아당김으로써, 관절사이부분에 전단력이 가해지고, 통증이 유발된다.
변형	관절사이부분의 병변이 편측일 때는 반대쪽 다리를 들어올릴 때 통증이 유발된다. 관절사이부분의 병리가 양측일 때는 어느 다리를 들어올리던 간에 모두 통증이 발생한다. 이 검사는 일반적으로 PSIS와 엉치엉덩관절 부위에 통증을 일으킨다.

다음 페이지에 계속

특수 검사 (Selective Tissue Test) 10–11

한다리 서기 검사 (Single-Leg Stance Test) –계속

근거

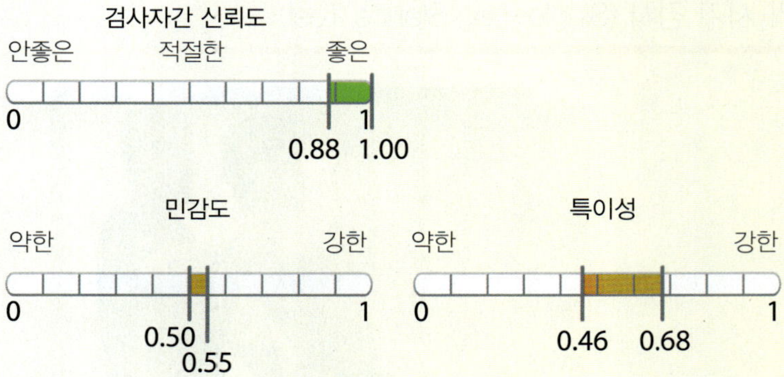

LR+: 1.02–1.56

LR−: 0.74–0.98

PSIS (posterior superior iliac spine) = 위뒤엉덩뼈가시; SI (sacroiliac) = 엉치엉덩.

특수 검사 (Selective Tissue Test) 10-12

엉치엉덩관절 압박 및 신연 검사

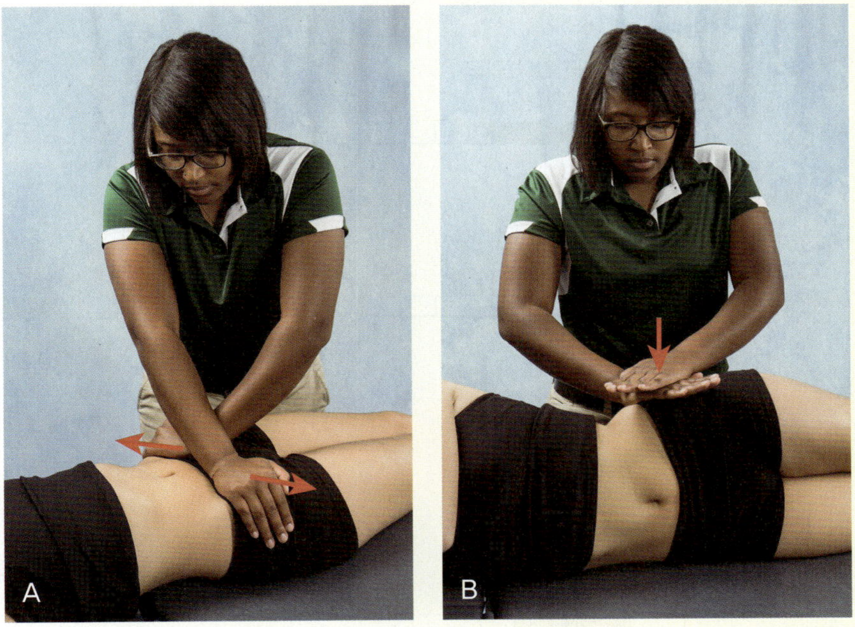

(A) 엉치엉덩관절 압박 검사. 양쪽 ASIS를 벌림으로써 엉치엉덩관절을 압박한다.(B) 엉치엉덩관절 신연 검사. ASIS를 압박함으로써 엉치엉덩관절을 신연시킨다. 신연검사는 양쪽 모두에서 수행되어야 한다.

환자 자세	*압박 :* 옆으로 누운 자세 *신연 :* 바로 누운 자세
검사자의 자세	*압박 :* 환자의 측면에 서서, 각각의 손을 반대쪽 ASIS 위에 놓는다. *신연 :* 환자 뒤쪽에 서서, 양손을 겹쳐 골반의 가쪽 부위에 올려 놓는다.
평가 절차	*압박 :* 검사자는 양쪽 ASIS를 벌리기 위하여 압박을 가하고, 그러면 SI관절이 압박된다. *신연 :* 검사자는 엉덩뼈의 앞쪽 부분을 아래쪽에서 압박함으로써, 엉치엉덩관절을 벌린다.
양성 반응 검사	엉치엉덩관절에서 통증이 발생한다.
의미	엉치엉덩관절 병리

다음 페이지에 계속

특수 검사 (Selective Tissue Test) 10-12

엉치엉덩관절 압박 및 신연 검사 –계속

근거

SI Compression

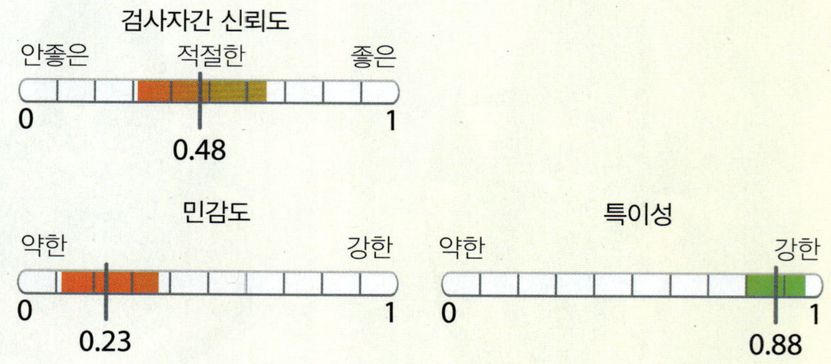

LR+: 1.04–2.04–8.90

LR–: 0.69–0.86–0.99

SI Distraction

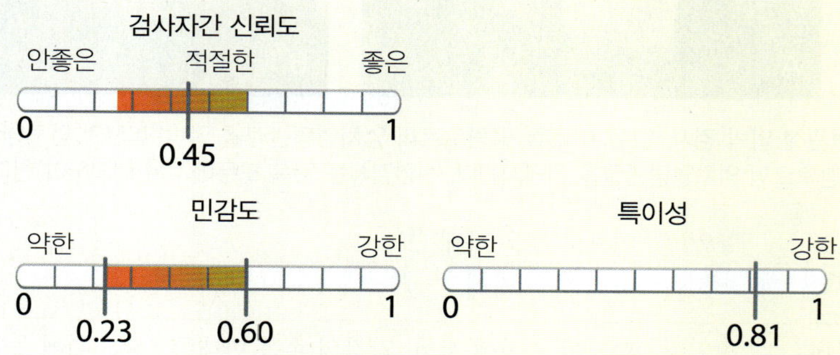

LR+: 1.21–3.15

LR–: 0.49–0.95

ASIS (anterior superior iliac spine) = 위앞엉덩뼈가시; PSIS (posterior superior iliac spine) = 위뒤엉덩뼈가시; SI (sacroiliac) = 엉치엉덩.

특수 검사 (Selective Tissue Test) 10-13

Faber (Patrick's) 검사

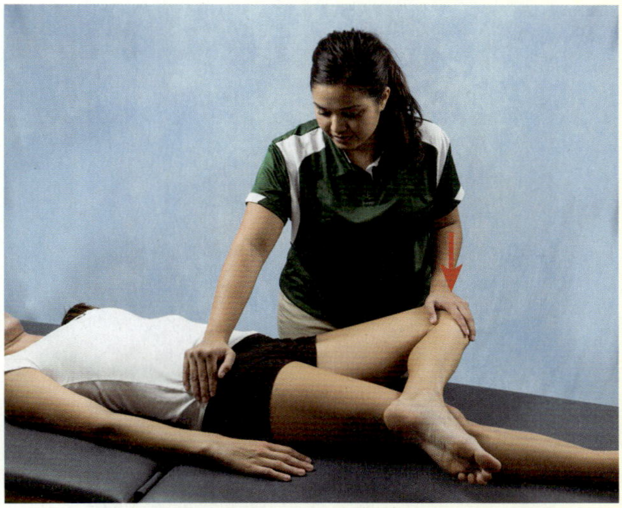

Faber (굽힘, 벌림, 가쪽돌림, 그리고 폄)는 엉덩관절이나 엉치엉덩관절의 병리를 위한 검사이다.

환자 자세	바로 누운 자세, 반대쪽 넙다리 위에 환측된 다리의 발을 올려놓는다.
검사자의 자세	환자 옆에 서서, 한손은 반대쪽 ASIS에, 그리고 다른 손은 굽힘된 무릎 위에 올려 놓는다.
평가 절차	검사자의 적용힘에 의해 하지가 완전 가쪽돌림 되어야 한다.
양성 반응 검사	엉치엉덩관절과 엉덩관절에서 통증이 발생한다.
의미	엉덩관절 앞쪽의 샅고랑부위에서 통증이 발생하면 엉덩관절 병리를 의미한다. 과도한 압력을 적용하는 동안 엉치엉덩관절 부위에 통증이 발생하면 엉치엉덩관절 병리를 의미한다.

근거

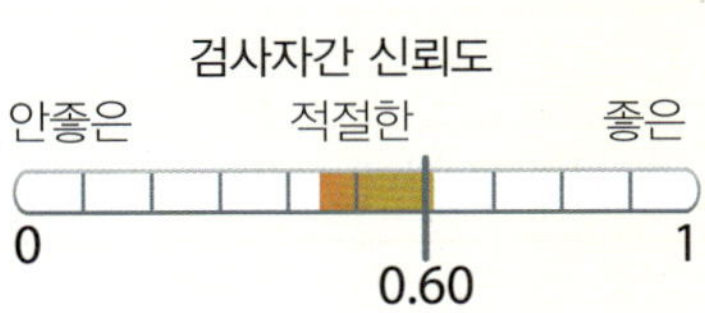

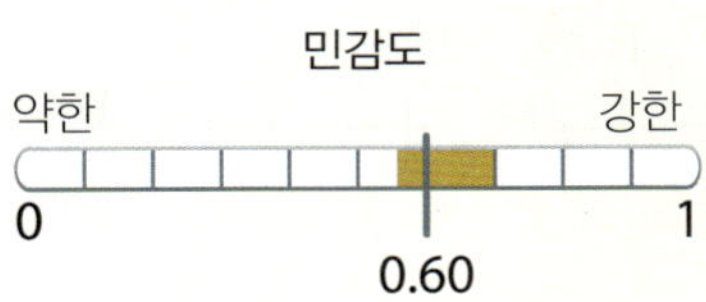

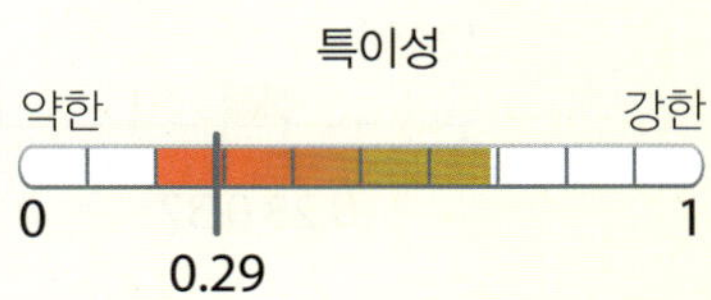

LR+: 0.82–1.08–1.53

LR−: 0.70–0.79–1.77

ASIS (anterior superior iliac spine) = 위앞엉덩뼈가시; SI (sacroiliac) = 엉치엉덩.

특수 검사 (Selective Tissue Test) 10–14

Gaenslen 검사

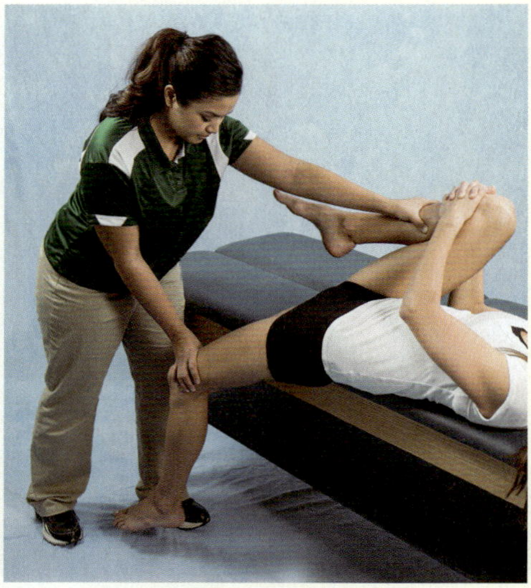

Gaenslen 검사는 엉치엉덩관절에 회전력을 가하는 검사이다.

환자 자세	환자는 테이블 가장지리 쪽에 바로 누운 자세
검사자의 자세	환자 옆에 선다
평가 절차	검사자는 환자를 테이블 가장자리 쪽으로 이동시킨다. 환자는 한쪽 무릎을 자신의 가슴 쪽으로 당긴다. 반대쪽 무릎은 테이블 밖을 벗어나야 한다. 환자가 안정성을 유지하는 동안, 검사자는 엉덩관절이 펌 될 수 있도록, 가까운쪽 다리에 압력을 가한다.
양성 반응 검사	엉치엉덩관절 부위에서 통증이 발생한다.
의미	엉치엉덩관절 병리
논평	검사를 하는 동안 허리뼈는 펌 되면 안 된다.
근거	

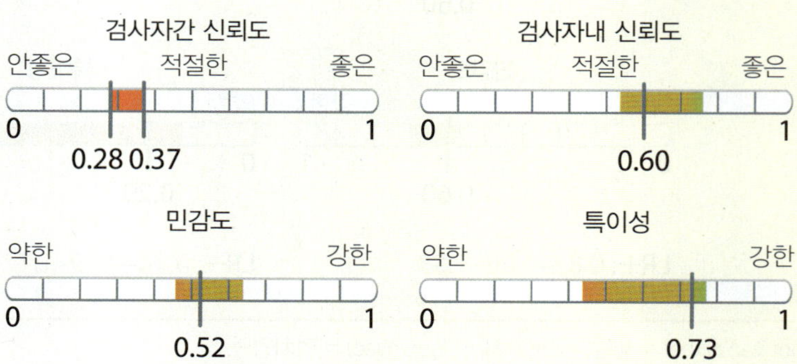

LR+: 1.13–1.78–2.20

LR−: 0.65–0.70–0.92

SI (sacroiliac) = 엉치엉덩

특수 검사 (Selective Tissue Test) 10-15

넙다리 트러스트 (Thigh Thrust) 검사

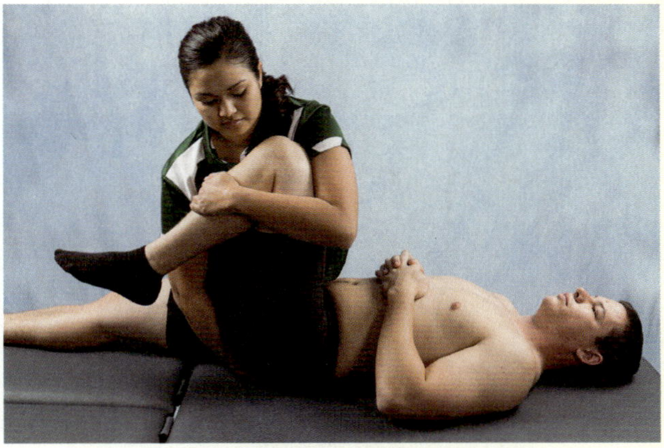

한손은 엉치뼈 기저부를 안정화시키고, 반대 팔은 엉치엉덩관절에 전단력을 만들기 위해 종축부하 방향의 넙다리에 놓는다.

환자 자세	바로누운자세 환자는 엉덩관절을 90° 굽힘하고, 무릎관절은 완전히 굽힌한다. 엉덩관절의 모음에 주의한다.
검사자의 자세	환자 반대편 측면에 서서 검사한다. 검사자의 한손은 엉덩이 아래쪽과 엉치뼈 기저부에 놓는다. 반대 손은 무릎에 놓는다.
검사 절차	아랫방향으로의 힘은 넙다리뼈를 통해서, 엉치엉덩관절 위에 종축부하와 토크를 만든다.
양성반응 검사	엉치엉덩관절 통증
의미	엉치엉덩관절 기능이상
근거	

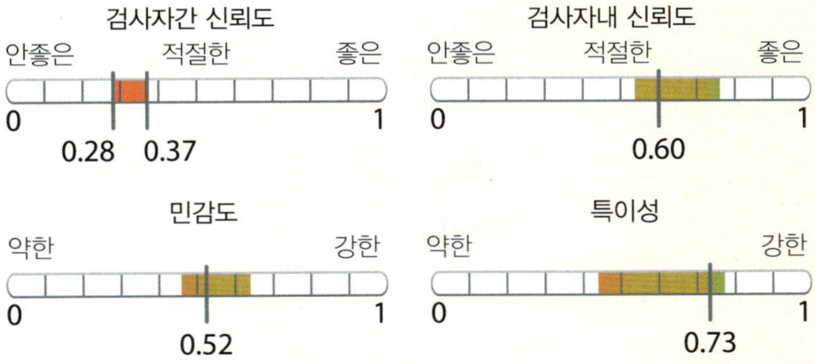

LR+: 1.13–1.78–2.20

LR−: 0.65–0.70–0.92

SI (sacroiliac) = 엉치엉덩

특수 검사 (Selective Tissue Test) 10–16

엉치뼈 트러스트 (Sacral Thrust)

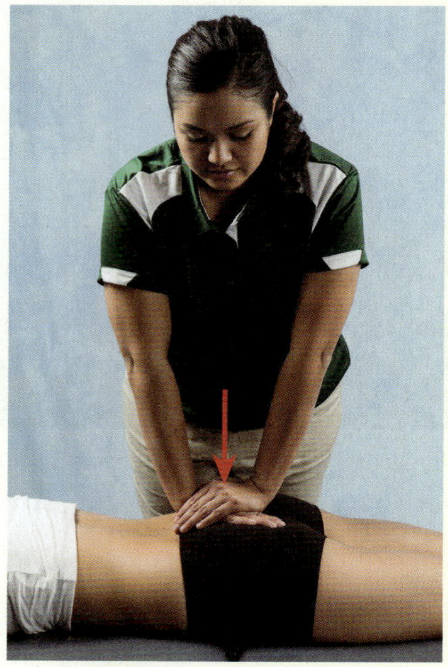

엉치뼈 트러스트 검사는 엉치엉덩관절 병리의 존재로 통증을 유발하기 위해 엉치엉덩관절의 앞쪽으로 힘을 가한다.

환자 자세	엎드린 자세
검사자의 자세	환자 옆에 선다. 한손은 엉치뼈 위에 놓고, 다른 손은 그 위에 놓는다.
검사 절차	앞쪽의 힘은 엉치뼈를 통하여 이루어진다.
양성반응 검사	엉치엉덩관절 통증
의미	엉치엉덩관절 기능이상
근거	

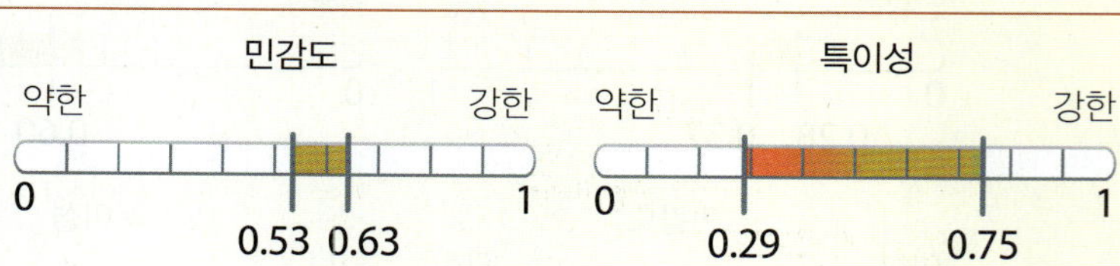

LR+: 0.75–2.52

LR−: 0.49–1.62

SI (sacroiliac) = 엉치엉덩

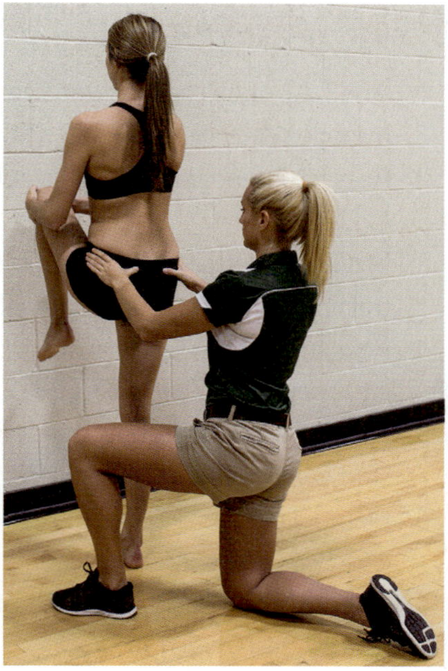

그림 10-6 ■ Gillet 검사. 엉치엉덩관절 움직임의 비정상을 평가하는 것으로, 두 엄지손가락이 정렬이 되도록하여, 엄지손가락을 각각의 위뒤엉덩뼈가시 (PSIS)에 놓는다. 환자는 그 다음 촉진하고 있는 반대쪽 엉덩관절을 굽힘한다. 엉덩관절 굽힘한 쪽에 있는 위뒤엉덩뼈가시는 앞쪽으로 약간 이동해야 한다. 양성반응 검사는 아래쪽으로 이동의 움직임이 없는 검사된 쪽의 위뒤엉덩뼈가시에 의해 표시된다. 검사는 양쪽에서 수행된다. 촉진에만 의존한 엉치엉덩관절 검사는 신뢰성이 부족하다.

참고문헌 (REFERENCES)

1. Arieff, AJ, et al: The Hoover sign: an objective sign of pain and/or weakness in the back or lower extremities. *Arch Neurol*, 5:673, 1961.
2. Reese, NB, and Bandy, WD: *Joint Range of Motion and Muscle Length Testing*. Philadelphia: W.B. Saunders Co., 2002.
3. McGill, SM, et al: Endurance times for low back stabilization exercises: clinical targets for testing and training from a normal database. *Arch Phys Med Rehabil*, 80:941, 1999.
4. Reiman, MP, et al: Comparison of different trunk endurance testing methods in college-aged individuals. *Int J Sports Phys Ther*, 7:533, 2012.
5. Handrakis, JP, et al: Key characteristics of low back pain and disability in college-aged adults: a pilot study. *Arch Phys Med Rehabil*, 93:1217, 2012.
6. Demoulin, C, et al: Spinal muscle evaluation using the Sorensen test: a critical appraisal of the literature. *Joint Bone Spine*, 73:43, 2006.
7. Adedoyin, RA, et al: Endurance of low back musculature: normative data for adults. *J Back Musculoskelet Rehabil*, 24:101, 2011.
8. Süüden, E: Low back muscle fatigue during Sorensen endurance test in patients with chronic low back pain: relationship between electromyographic spectral compression and anthropometric characteristics. *Electromyogr Clin Neurophysiol*, 48:185, 2008.
9. Ferriera, PH, et al: Changes in recruitment of transversus abdominis correlate with disability in people with chronic low back pain. *Br J Sports Med*, 44:1166, 2010.
10. Cecin, HA: Cecin's sign ("X" sign): improving the diagnosis of radicular compression by herniated lumbar discs. *Rev Bras Reumatol*, 50:44, 2010.
11. Gatt, CJ, et al: Impact loading of the lumbar spine during football blocking. *Am J Sports Med*, 25:317, 1997.
12. Fritz, JM: Lumbar intervertebral disc injuries in athletes. *Athletic Ther Today*, March 27, 1991.
13. Suri, P, et al: The accuracy of the physical examination for the diagnosis of midlumbar and low lumbar nerve root impingent. *Spine*, 36:63, 2011.
14. Rabin, A, et al: The sensitivity of the seated straight-leg raise test compared with the supine straight-leg raise test in patients presenting with magnetic resonance imaging evidence of lumbar nerve root compression. *Arch Phys Med Rehabil*, 88:840, 2007.
15. Coppieters, MW, et al: Strain and excursion of the sciatic, tibial, and plantar nerves during a modified straight leg raising test. *J Orthop Res*, 24:1883, 2006.
16. Nadler, SF, et al: The crossed femoral nerve stretch test to improve diagnostic sensitivity for the high lumbar radiculopathy: 2 case reports. *Arch Phys Med Rehabil*, 82:522, 2001.

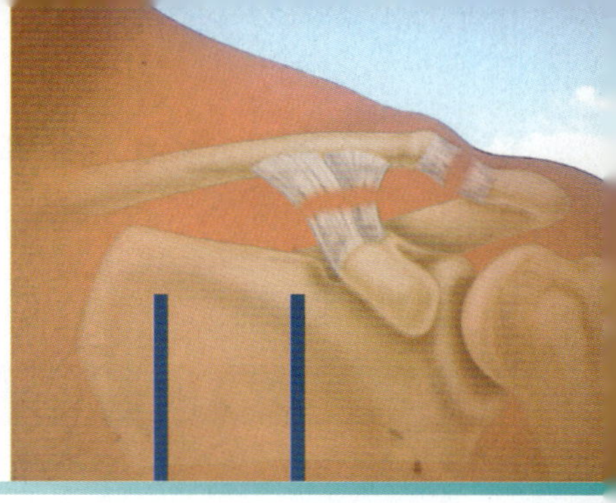

CHAPTER

목과 가슴의 병리 (Cervical and Thoracic Spine and Thorax Pathologies)

목과 가슴의 임상 검사 (Clinical Examination of the Cervical and Thoracic Spine and Thorax)

검사흐름도 (Examination Map)

병력

과거 의료병력
정신건강상태
현재상태의 병력
통증부위
주요증상

증상의 시작과 심각성
부상의 메카니즘
자세영향

기능적 평가

움직임과 자세

시진

가쪽구조의 검사
목의 만곡
머리가 앞쪽으로 나온 형태

앞쪽구조의 검사
어깨의 높이
머리의 위치
가슴의 형태

뒤쪽구조의 검사
양쪽의 연부조직 비교
Breathing patterns
Skin folds
Chest shape

촉진

목과 가슴의 앞쪽 촉진
목뿔뼈
방패연골
반지연골
목빗근
목갈비근
목동맥
림프절

뒤쪽과 가쪽의 척추 촉진
뒤통수뼈와 위목덜미선
가로돌기
가시돌기
등세모근

다음 페이지에 계속 284

어깨올림근

관절과 근기능 검사

각도측정
굽힘
폄
가쪽굽힘
돌림

AROM (능동적 운동범위)
굽힘
폄
가쪽굽힘
돌림

수기근육평가
굽힘
폄
가쪽굽힘
돌림

PROM (수동적 운동범위)
굽힘
폄
가쪽굽힘
돌림

관절 안정성 검사

관절 움직임 평가
스프링 검사
첫 번째 갈비뼈 가동성 검사

신경 검사

팔 신경 긴장검사
상부 쿼터 스크린
상부운동신경손상
- 바빈스키 검사
- 오펜하임 검사
- Beevor's sign

병리학적 특수 검사

목 신경근 병증
목 압박 검사
스펄링검사
목 당김검사
척추동맥검사

추간원반 손상
어깨 벌림 검사
발살바매뉴버 (chapter 10참조)

퇴행성 관절과 원반 질환
목 불안정성
후관절 기능장애
팔신경얼기 병인학
팔신경얼기 신장 검사

가슴문증후군
아드슨 검사
알렌 검사
갈비빗장증후군검사
루스 검사

등뼈병리
Scheuermann's 질환
갈비뼈 골절
- 갈비뼈 압박 검사
- 갈비연골 손상

가슴병리
지라 손상
신장 외상
심장 진탕 (commotio cordis)

주의: 목뼈 골절 및 탈구가 있는 경우 이 장에서 설명된 과정을 시행하지 않는다.

병력 (History)

표 11-1 목뼈 상태에 따른 주요 증상과 징후

목뼈척수병증	종양질환	상부목뼈인대 불안정성	척추동맥기능부족	염증과 전신병
손의 감각 장애	50보다 나이가 많음	뒤통수 부위 두통과 저림	쓰러짐 발작	체온 > 37℃
손의 내재성근육이 수척해짐	암과 관련 과거력	모든 방향에서 목의 운동범위의 심각한 제한	목의 움직임과 관련된 현기증과 어지러움	BP> 160/95 mmHg
불안보행	이유가 없는 체중 감소	목뼈척수병증의 증상	언어장애	안정시 맥박 > 100 bpm
과다반사	지속적인 통증 ; 침상안정에도 없어지지 않음		구음장애	피로
장/방광 장애	야간 통증		겹보임	
다분절약화/감각 변화			뇌신경 징후 양성	

표 11-2 손상 기전에 근거한 가능한 병리학

기전	병리학
굽힘	앞쪽 척추뼈 몸통과 추간원반의 압박 가시끝인대, 가시사이인대, 뒤세로인대, 황색인대의 삠 후관절면의 삠 뒤쪽 목척추 근육조직의 찢어짐
폄	앞세로인대의 삠 뒤쪽 척추뼈 몸통과 추간원반의 압박 후관절면의 압박 가시돌기의 골절 앞쪽 목척추 근육조직의 찢어짐
가쪽 굽힘	구부림쪽: 목척추 신경 뿌리의 압박 척추뼈 몸통과 추간원반의 압박 후관절면의 압박 구부림 반대쪽: 목척추 신경근의 늘림 가쪽인대들의 삠 후관절면들의 삠 목척추 근육조직의 찢어짐
돌림	디스크 외상 인대 삠 후관절면의 삠 또는 탈구 척추뼈 탈구
축성부하	척추뼈 몸통의 압박골절 추간원반의 압박
채찍질손상	목 불안정성 목근육 찢어짐 후관절 기능이상

촉진 (PALPATION)

목과 가슴의 앞쪽 촉진 (Palpation of the Anterior Neck and Thorax)

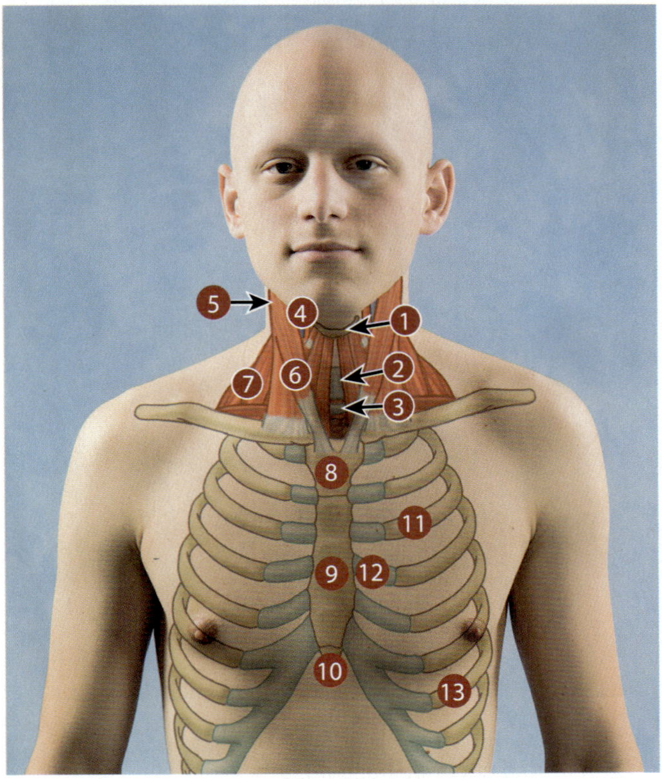

1 목뿔뼈 (Hyoid bone)

2 갑상연골 (thyroid cartilage)

3 반지연골 (cricoid cartilage)

4 목동맥 (Carotid artery)

5 림프절 (Lymph nodes)

6 목빗근 (Sternocleidomastoid)

7 목갈비근 (Scalenes)

복장뼈:

8 복장뼈자루 (manubium)

9 복장뼈몸통 (sternal body)

10 칼돌기 (xiphoid)

갈비뼈, 갈비연골 각각 촉진:

11 갈비뼈 (rib)

12 갈비연골 (costal carilage)

13 뜬갈비뼈 (floating ribs)

목과 가슴의 뒤쪽 촉진

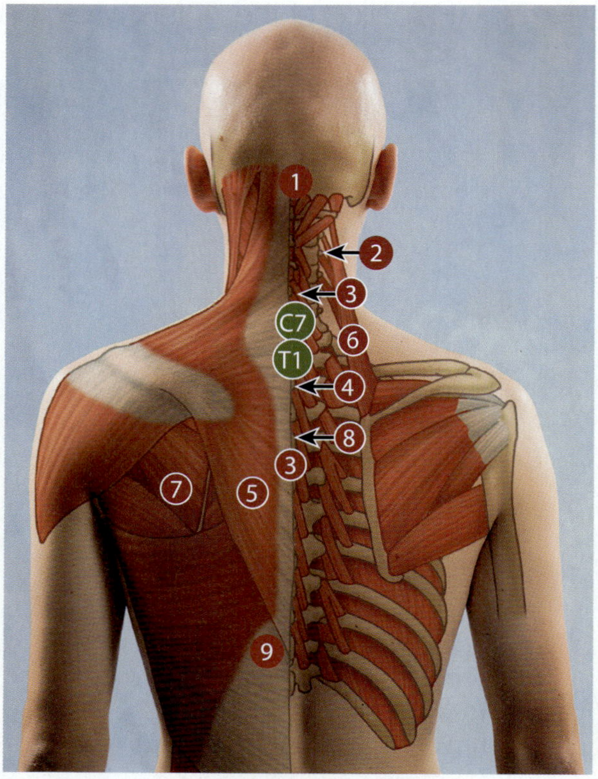

1 뒤통수뼈와 위목덜미선 (Occiput and superior nuchal line)

2 가로돌기 (Transverse process)

3 가시돌기 (Spinous process)

4 가시끝인대 (supraspinous ligaments)

5 등세모근 (Trapezius)

6 어깨올림근 (Levator scapulae)

7 어깨뼈 근육 (scapular muscle)

8 갈비척추경계 (costovertebral junction)

9 척추주위근육 (paravertebral muscle)

가슴 근육의 촉진내용은 10장을 참고하시오.

관절과 근기능 검사 (Joint and Muscle Function Assessment)

각도측정 (Goniometry) 11-1

목의 굽힘과 폄 (Cervical Flexion and Extension)

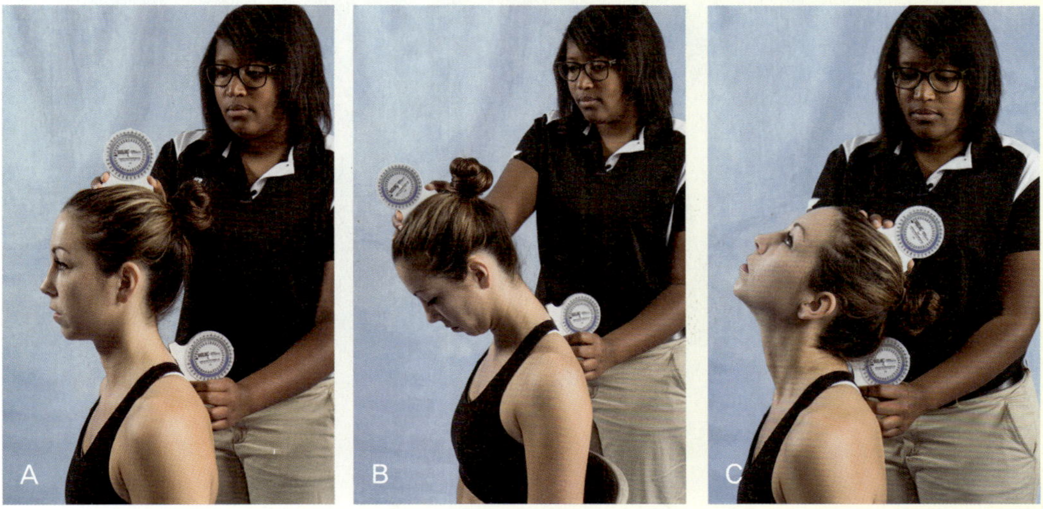

총운동 (굽힘/폄) : 50~0°~60°

환자 자세	앉은 자세
절차	T1가시돌기 위에 하나의 경사측정기를 놓는다. 경사측정기를 0°에 맞춘다. 환자의 정수리에 두 번째 경사측정기를 놓는다. 경사측정기를 0°에 맞춘다 (A). 환자의 몸통을 유지하며 머리와 목을 굽힘시킨다. 각 경사측정기의 각도록 기록한다. 등뼈 경사측정기와 두 번째 경사측정기 값의 차이는 굽힘 ROM을 나타낸다 (B). 환자가 목폄으로 전환하는 과정을 반복한다 (C).
논평	목의 굽힘과 폄은 줄자를 자용하여 턱과 목아래패임 사이의 거리를 측정하여 평가할 수도 있다. 경사측정기를 사용할 수 있다.
근거	

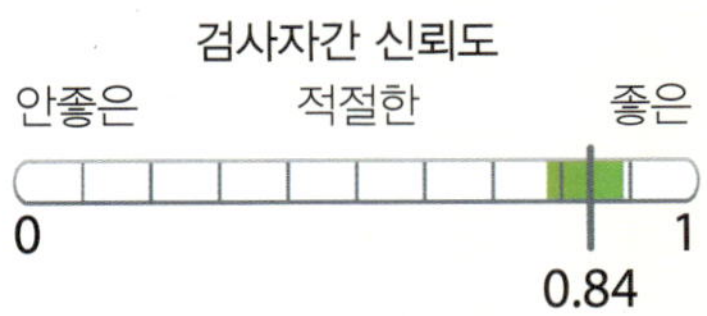

각도측정 (Goniometry) 11-2

목 돌림 (Cervical Rotation)

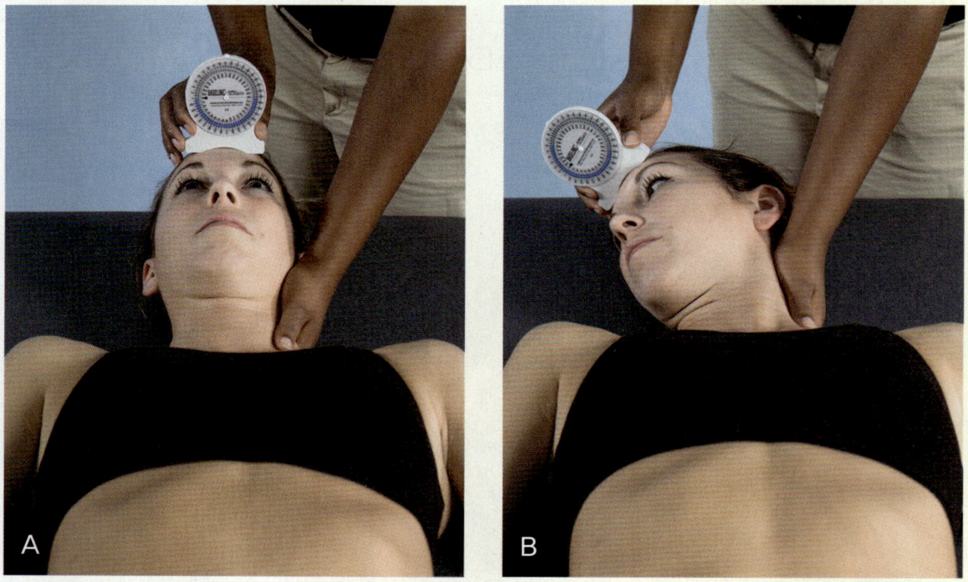

돌림 : 0에서 80° (각방향)

환자 자세	바로 누운 자세
절차	환자의 이마 중간에 경사측정기를 놓는다. 경사측정기를 0°에 맞춘다 (A). 환자에게 머리를 한쪽으로 돌림하도록 요구하고, 범위의 끝지점에서 경사측정기를 읽고 기록한다. 환자가 반대쪽으로 돌림하게 하면서 절차를 반복한다 (B).
근거	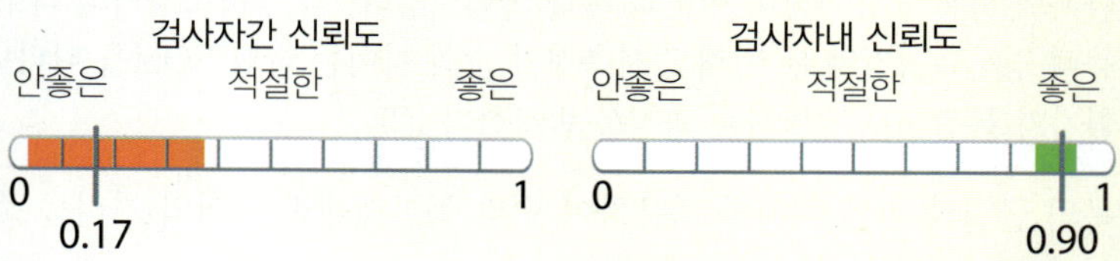

각도측정 (Goniometry) 11-3
목의 가쪽 굽힘 (옆으로 굽힘) (Cervical Lateral Flexion (Side bending))

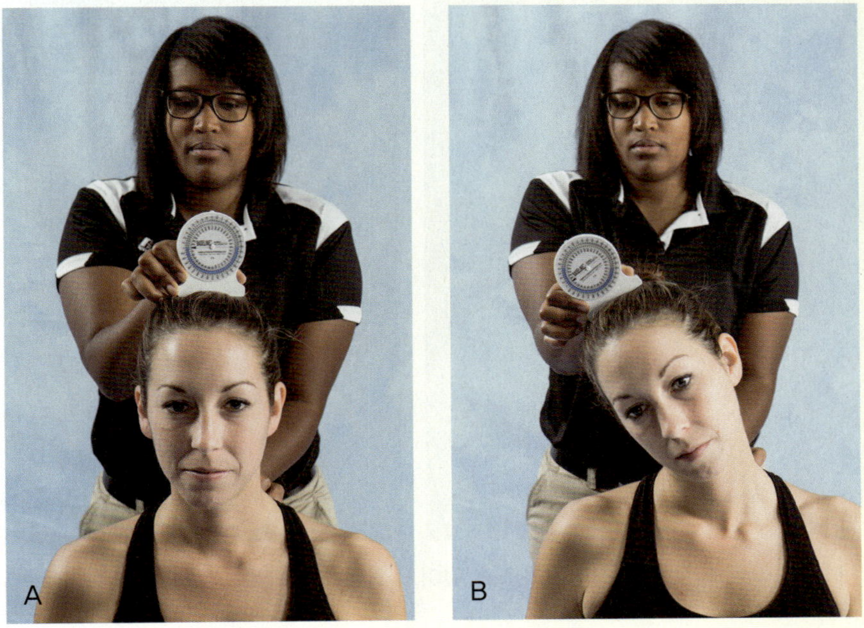

가쪽 굽힘 : 45°~0°~45° (각방향)

환자 자세	몸통을 지지하고 앉은 자세
절차	이마면에서 T1 가시돌기 위에 하나의 경사측정기를 놓는다. 경사측정기를 0°에 맞춘다. (제시되지 않음) 이마면에서 환자의 정수리 위에 두 번째 경사측정기를 놓는다. 경사측정기를 놓는다. 경사측정기를 0°에 맞춘다 (A). 환자에게 몸통을 유지하며 머리를 가쪽굽힘하도록 요구한다. 등뼈 경사측정기의 값과 머리 경사측정기의 차이는 ROM을 나타낸다 (B).
근거	검사자간 신뢰도

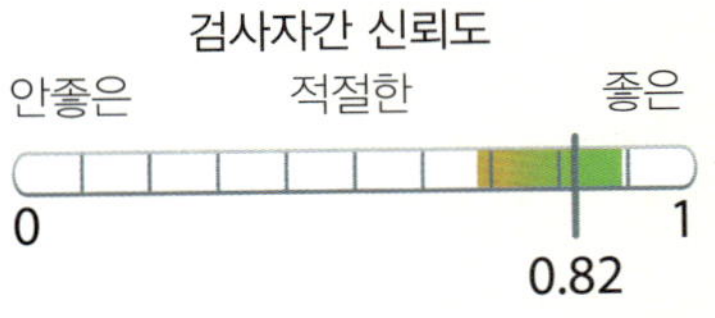

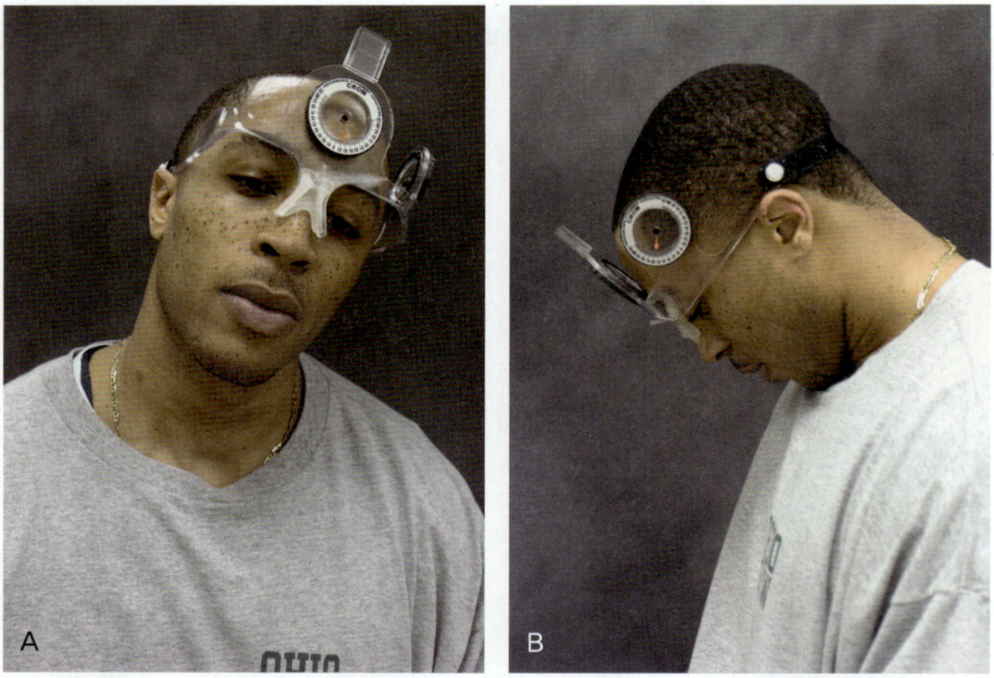

그림 11-1 ■ 목뼈 관절운동범위 측정에 있어서 특수화된 목뼈 경사측정계를 사용할 수 있다. 이러한 장비는 해부학적 기준점이 필요하지 않고, 측정오차가 더 낮기 때문에 더 높은 신뢰도를 가진다.

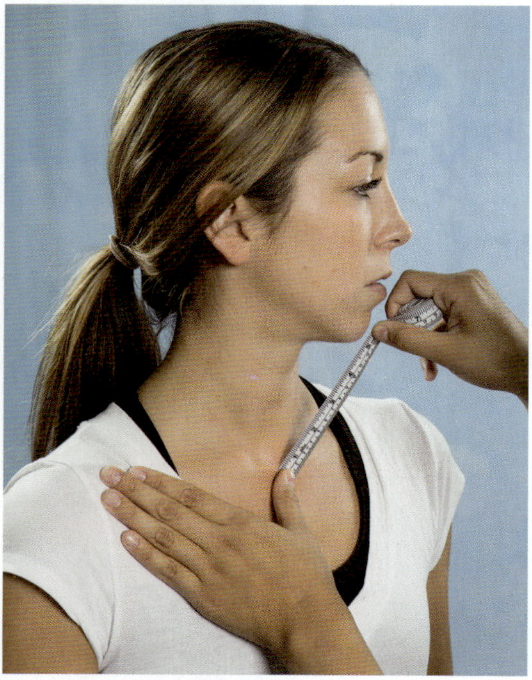

그림 11-2 ■ 목의 운동범위를 줄자로 잼. 양쪽의 움직임을 턱으로부터 복장뼈 목아래패임까지 측정하고 기록한다. 목뼈 돌림은 그림에서 설명된다.

능동적 관절운동범위 (Active Range of Motion)

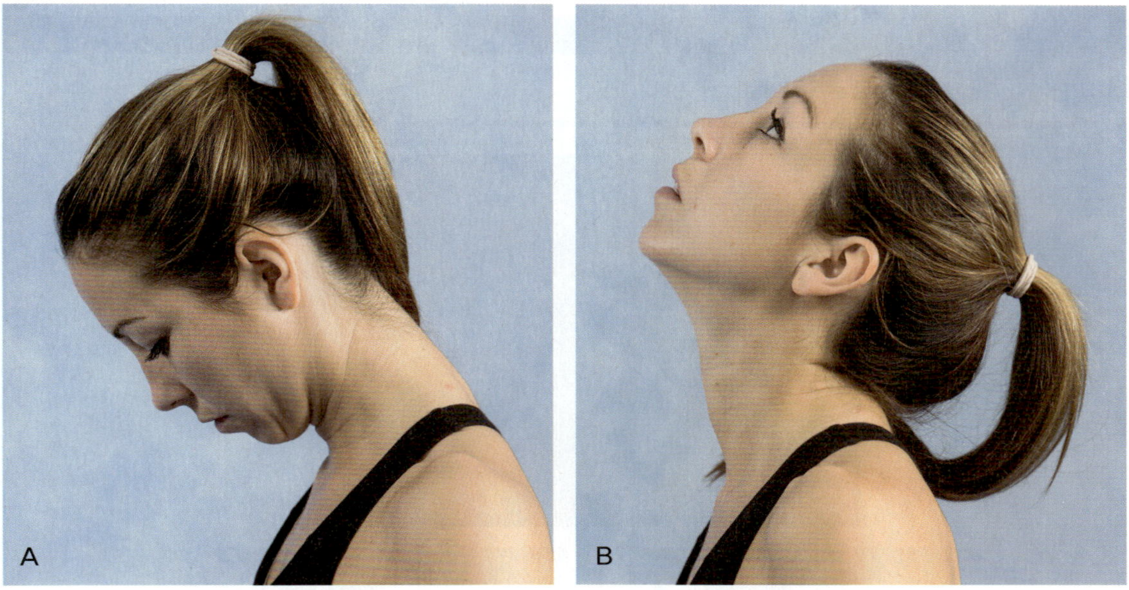

그림 11-3 ■ 능동적 목뼈의 (A) 굽힘 과 (B) 폄. 환자는 목의 굽힘의 손실을 어깨를 둥글게 함으로써 보상하려고 하고, 목의 폄 손실을 어깨뼈의 뒷당김 (retracting)으로써 보상하려고 시도할 수 있다.

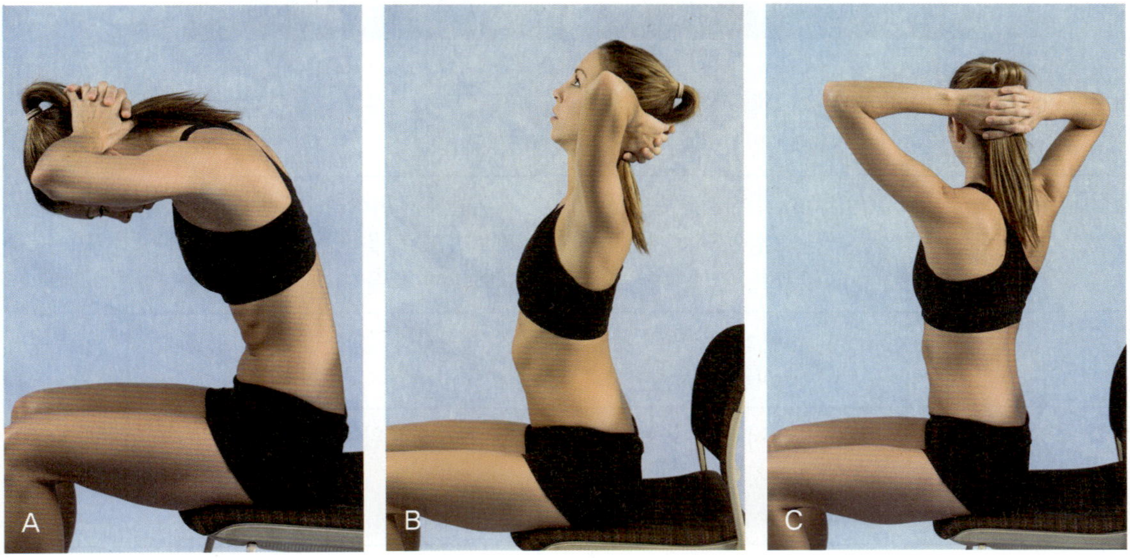

그림 11-4 ■ 등뼈의 능동적 관절운동범위. (A)굽힘, (B)폄, (C) 돌림

도수근력 검사 (Manual Muscle Test)

도수근력 검사 (Manual Muscle Test) 11-1

머리, 목 및 머리와 목 굽힘의 조합

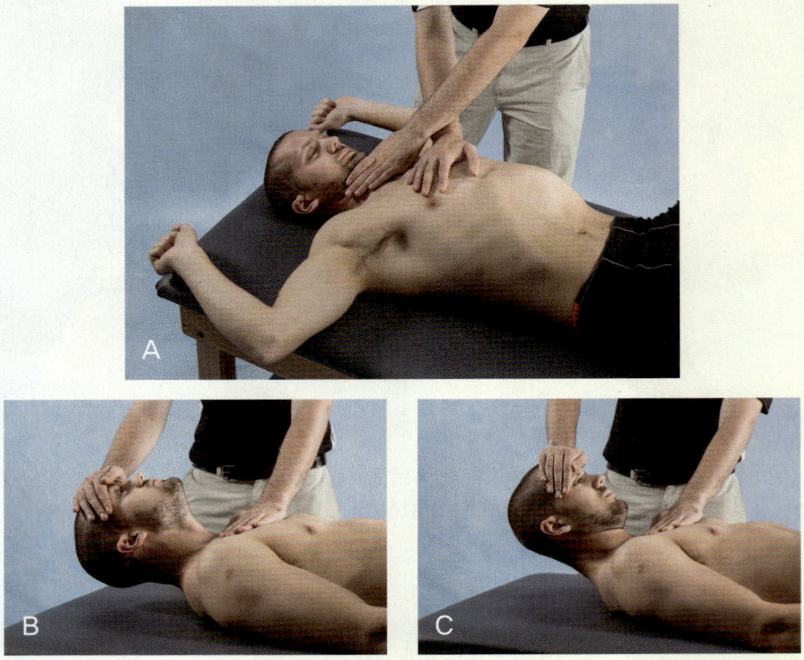

환자 자세	목뼈와 머리를 중립자세로 테이블에 머리를 지지하여 바로눕는다. 어깨를 90° 벌림하고, 팔꿈치를 90° 굽힘한다.
시작 자세	*머리굽힘 :* 환자의 턱은 끄덕이듯이 테이블에서 머리를 들지 않고 밀어넣는다 (A). *목뼈굽힘 :* 환자의 목뼈는 천장을 바라보면서, 턱을 밀어넣지 않고 굽힘한다 (B). *머리와 목뼈굽힘의 조합 :* 환자의 머리와 목은 턱을 가슴쪽으로 하여 굽힘한다 (C).
안정화	*목뼈와 굽힘 조합 :* 만약 환자가 혼자서 몸통을 안정화시킬 수 없다면 복장뼈 위 부분을 안정화 시킨다.
저항	*머리굽힘 :* 저항이 아래턱뼈에 가해지며, 머리를 위 아래로 당긴다. *목뼈굽힘 :* 저항이 이마에 가해진다. *머리와 목뼈굽힘의 조합 :* 저항이 이마에 가해진다.
주된 작용근 (신경지배)	*머리굽힘 :* 앞머리곧은근 (뒤통수밑 신경: C1) 가쪽머리 곧은근 긴머리근 (CN의 가지 C4, C5, C6, C7, C8) *목뼈굽힘 :* 목빗근 (척수더부신경: CN X1, C2, C3)

도수근력 검사 (Manual Muscle Test) 11-1

머리, 목 및 머리와 목 굽힘의 조합 –계속

	앞 목갈비근 (뒤쪽 가지: C4, C5, C6) 긴목근 (앞쪽 가지, C2, C3, C4, C5, C6)
2차 작용근 (신경지배)	*머리굽힘* : 목뿔위근 (턱목뿔근 [CN III], 두힘살근 [CN III], 붓목뿔근 [CN VII], 턱끝목뿔근 [CN I–CN XII]) *목뼈굽힘* : 중간 목갈비근 (뒤쪽 가지: C3–C8) 뒤 목갈비근 (뒤쪽 가지: C7–C8) 목뿔아래근 (복장방패근, 방패목뿔근, 복장목뿔근, 어깨목뿔근), [CN 1–III]
대체	움직이는 동안 목의 심부 굽힘근육의 약화와 목빗근에 대한 과도한 의존으로 인해서 턱을 당기고 유지하는 것이 어려움.

도수근력 검사 (Manual Muscle Test) 11–2
머리, 목 및 머리와 목 폄의 조합

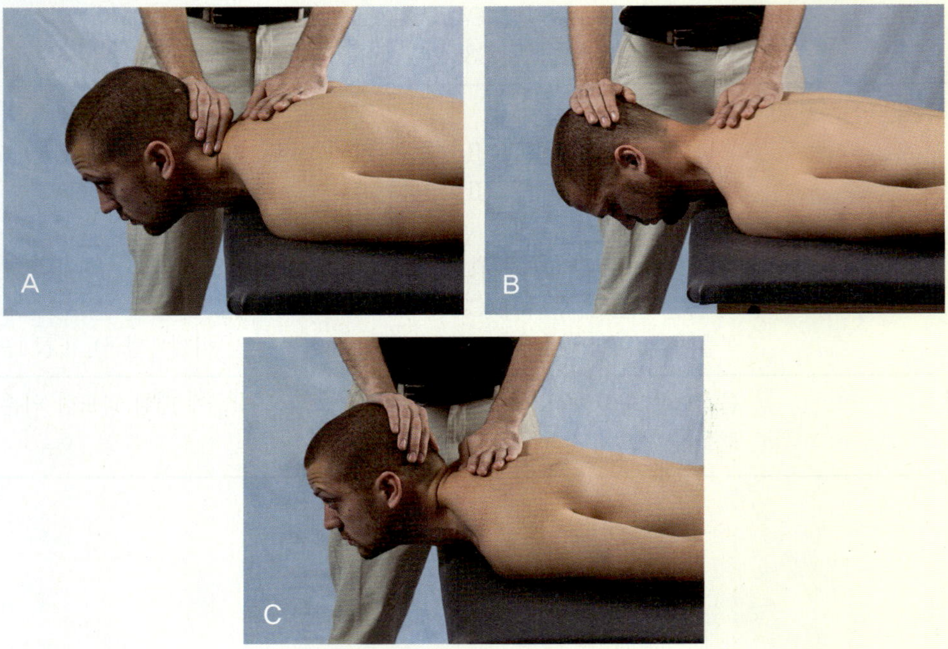

환자 자세	테이블에서 머리를 나오게하여 엎드린다.
시작 자세	목뼈와 머리는 중립자세를 취한다. *머리 폄 :* 환자의 머리는 턱을 위쪽으로 기울며 폄한다 ("벽을 보게한다.") (A). *목뼈 폄 :* 환자는 턱을 위쪽으로 기울이지 않고 폄한다 ("나의 손으로 밀지만, 턱을 아래쪽에 둔다.") (B). *머리와 목뼈 폄 :* 환자는 머리를 폄하고 턱을 위쪽으로 기울인다 ("천장을 보게한다.") (C).
안정화	등뼈의 위쪽면 (예로 T2–T9)
저항	*머리 폄 :* 뒤통수 밑에서 *목뼈 폄 :* 정수리 – 뒤통수 부위 *머리와 목뼈 폄 :* 정수리 – 뒤통수 부위
주된 작용근 (신경지배)	*머리 폄 :* 머리근들 *목뼈 폄 :* 목근들 위쪽등세모 (척수더부신경 : CN XI) 어깨뼈올림근 (어깨밑 뒤쪽 :C3, C4, C5) 뭇갈래근
2차 작용근 (신경지배)	없음
대체	허리뼈와 등뼈 주변근육
논평	환자의 머리가 테이블 밖에 있으며, 치료사에 의해 지지되는 경우에는 떨어진 면판 (face plate)을 갖춘 테이블을 사용하는 것이 좋다.

도수근력 검사 (Manual Muscle Test) 11-3
가쪽굽힘 (Lateral Flexion)

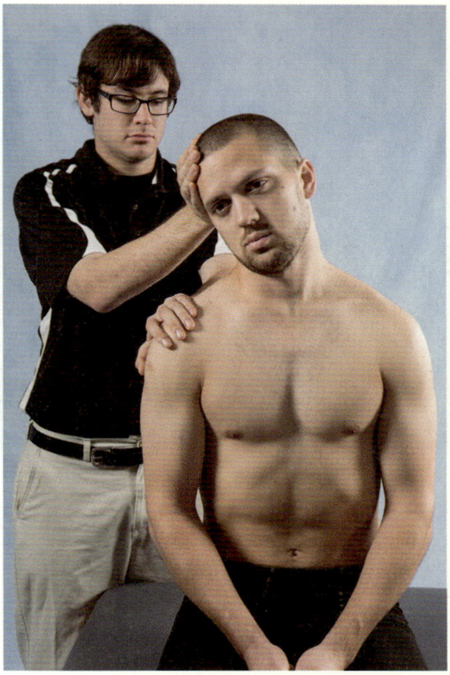

환자 자세	머리와 목뼈가 중립이 되도록 앉는다.
시작 자세	측면으로 약간 구부린다.
안정화	봉우리빗장관절의 옆 방향으로의 움직임.
저항	옆 방향의 움직임에 대한 관자뼈 (temporal bone)와 마루뼈 (parietal bone)
주된 작용근 (신경지배)	목빗근 (척수더부신경 : CN XI, C2, C3) 목갈비근 (뒤쪽 가지: C3–C8) 옆굽힘 검사에서 척추주위 근육
2차 작용근 (신경지배)	없음
대체	목 굽힘근
논평	가쪽 굽힘 동안 근육 검사에서 목 돌림, 목 굽힘과 폄 동작은 불필요하다.

도수근력 검사 (Manual Muscle Test) 11-4
돌림과 굽힘 (Rotation and Flexion)

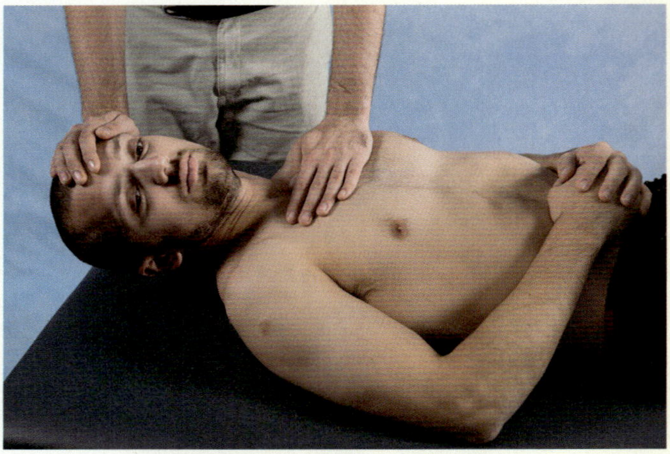

환자 자세	바로 눕는다. 어깨를 90° 벌리고 팔꿈치를 90° 굽힌다.
시작 자세	머리는 검사하는 반대방향으로 돌린다.
안정화	복장뼈
저항	옆방향 움직임에 대한 관자뼈 (temporal bone).
주된 작용근 (신경지배)	목빗근 (척수더부신경 : CN XI, C2, C3)
2차 작용근 (신경지배)	같은 방향의 목 굽힘근.
대체	평면상의 목굽힘

도수근력 검사 (Manual Muscle Test) 11-5

목 굽힘근 지구력 검사 (Neck Flexor Endurance Test)

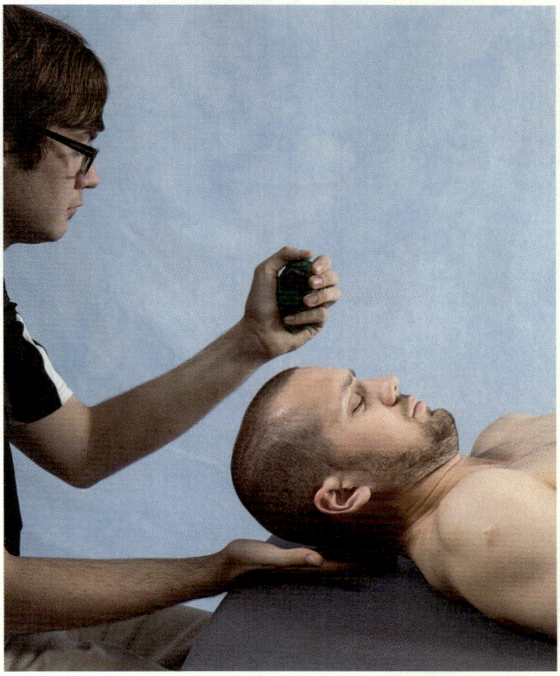

환자 자세	바로눕거나, 무릎을 세우고 눕는다.
시작 자세	환자는 최대한 턱을 당긴 다음 바닥에서 1인치 (2.5cm)정도 머리를 들도록 환자에게 지시한다. 검사자는 환자가 이 자세를 더 이상 유지하지 못할 때를 기록하기 위해서 환자의 머리 아래로 손을 넣은 다음 뒤통수뼈 바로 아래에 둔다. 검사자는 환자가 자세를 유지한 시간을 측정한다.
주된 작용근 (신경지배)	긴머리근 (앞쪽 가지, C1–C3) 긴목근 (앞쪽 가지 C2–C6) 앞머리곧은근과 가쪽머리곧은근 (C1–C2)
표준데이터	정상기준 목 통증 없는 범위에서 정상기준: 34.2±17.7초
의미	목 심부굽힘근육의 조절 감소는 목뼈 전만 증가와 관련되어있고, 두통과 목 통증에 기여할 수도 있다. 이 검사에 대한 검토에 있어서 검사자간 및 검사자내의 신뢰도가 충분히 검증되었다.

수동적 관절운동범위 (Passive Range of Motion)

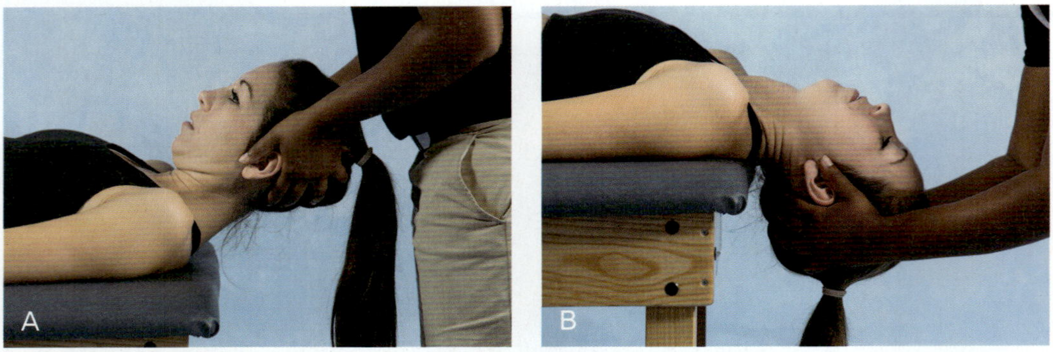

그림 11-5 ■ 목뼈의 수동적 (A) 굽힘과 (B) 폄. 환자의 머리를 테이블 아래로 내릴 수 있고, 검사자가 보조할 수 있다면 얼굴 구멍이 뚫린 테이블 사용이 추천된다.

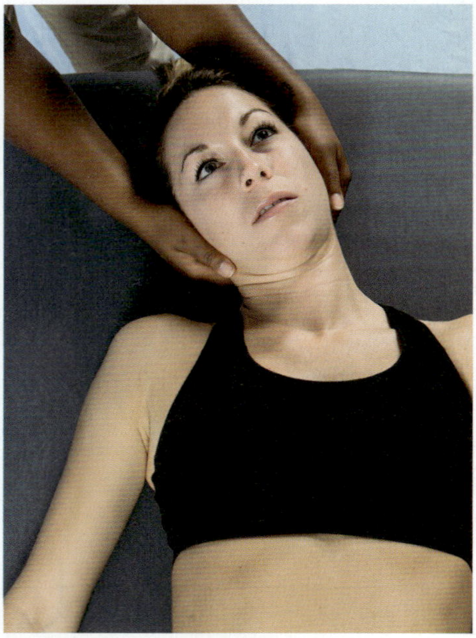

그림 11-6 ■ 목뼈의 수동적 가쪽 굽힘

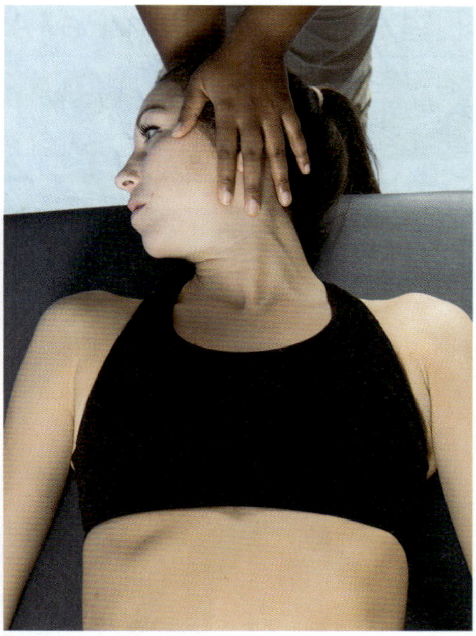

그림 11-7 ■ 목뼈의 수동적 오른쪽 돌림

관절 안정성 검사 (Joint Stability Tests)

부하 검사 (Stress Testing)

표 11-3 수동적운동범위 검사 동안 스트레스를 받는 목뼈 인대들

움직임	스트레스 받는 인대
굽힘	뒤세로인대 목덜미인대 가시사이인대 황색인대
폄	앞세로인대
돌림	가시사이인대 황색인대
*가쪽 굽힘**	가시사이인대 황색인대

* 이 검사법은 보통 정확하지 않다

관절 운동성 평가 (Joint Play Assessment)

관절 움직임 (Joint Play) 11-1

목뼈 관절 움직임 (Cervical and Thoracic Vertebral Joint Play)

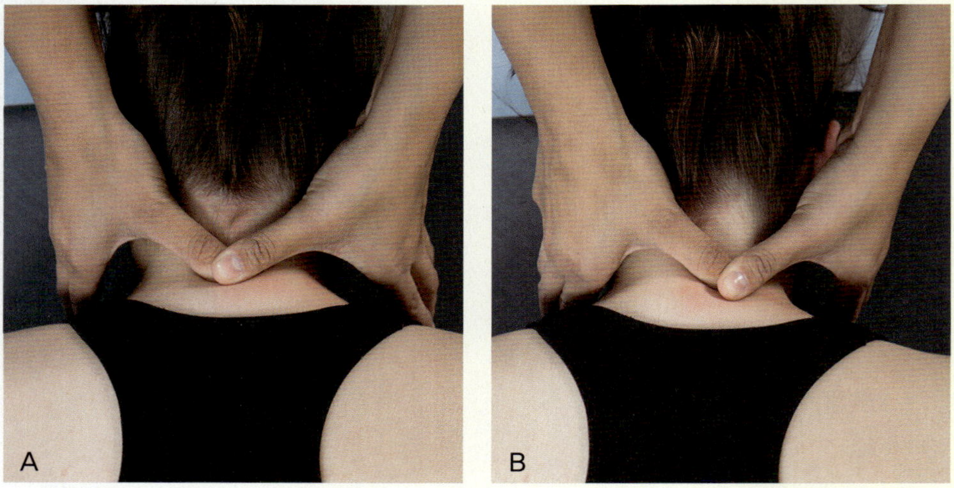

목뼈의 관절의 움직임. (A) 중앙 뒤-앞 (Central posterior-anterior; CPA) 그리고 (B) 한쪽 뒤 앞 (Unilateral posterior-anterior; UPA)

환자 자세	바로눕는다; 머리가 중립자세가 되도록
검사자의 자세	환자의 머리쪽에 서있는다.
평가 절차	*CPA* : 엄지손가락의 끝을 사용하여 목표 가시돌기를 촉진한다. 등뼈부위의 접촉점으로 콩알뼈를 사용한다. 끝느낌이 확인될 때까지 점차 앞쪽으로 힘을 적용하여 통증의 재현을 확인한다. 각각의 수준에서 반복에서 차이가 있는지 확인한다 (A). 가시돌기의 아래쪽 각도의 정도는 등뼈에서 변화하기 때문에, 가동분절은 목표된 가시돌기 보다 아래쪽에 있을 수 있다는 점에 유의해야 한다. *UPA* : 목표 가시돌기를 촉진하고 엄지 손가락 폭 만큼 옆으로 가서 불룩 해지는 부위까지 이동한다. 앞쪽 방향으로 힘을 적용한다. 각각의 수준에서 반복하고 반대쪽과 비교한다 (B). 등뼈의 경우, 후관절은 갈비뼈 사이에 있고 가시돌기 가쪽에 있다. 갈비가로돌기관절의 가동성을 평가하기 위해 가시돌기의 가쪽 1인치의 가로돌기 끝 접합부에 뒤앞쪽 힘을 가한다.
양성 반응 검사	분절의 아래와 위쪽에 대해서 과다 또는 저운동성을 비교한다.
의미	*과다운동성 :* 수동적 지지 구조의 불충분 (예로, 인대) *저운동성 :* 수동적 지지 구조의 제한
근거	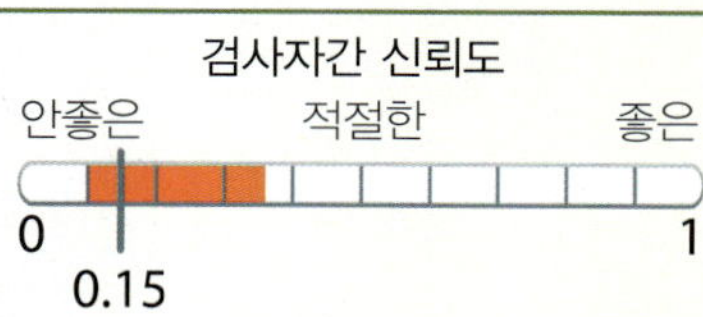

CPA (central posterior-anterior) = 중앙 뒤-앞; UPA (unilateral posterior-anterior) = 한쪽 뒤 앞.

관절 움직임 (Joint Play) 11-2

첫 번째 갈비뼈의 가동성 (Mobility of the First Rib)

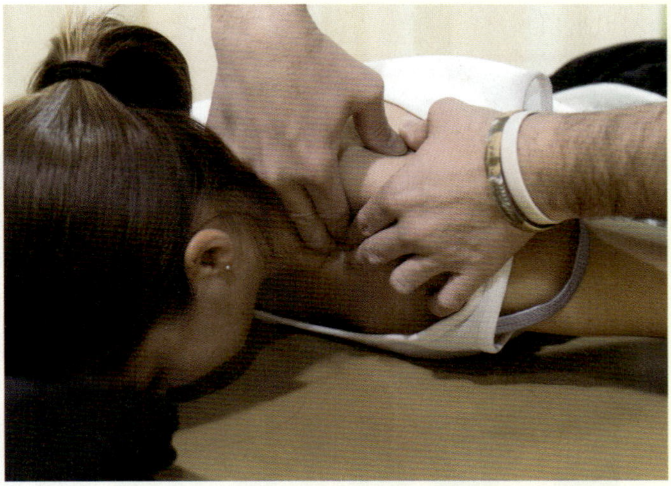

첫 번째 갈비뼈는 갈비척추 접합부에서의 움직임 양을 확인하기 위해서 사용된다.

환자 자세	엎드린다.
검사자의 자세	환자의 머리쪽에 서있는다.
평가 절차	어깨뼈의 척추 모서리 바로 위에 있는 상부 등세모근의 바로 앞에 첫 번째 갈비뼈 뒷부분을 촉진한다. 갈비뼈를 아래쪽으로 미끄러짐 할 수 있게 힘을 가하라.
양성 반응 검사	저운동성 과/또는 통증
의미	첫 번째 갈비척추 관절의 가동성 제한
변형	첫 번째 갈비뼈의 가동성을 평가할 수 있는 여러 가지 테크닉이 있다.
근거	없거나 결론이 나지 않음.

CPA (central posterior-anterior) = 중앙 뒤-앞; UPA (unilateral posterior-anterior) = 한쪽 뒤 앞.

신경학적 검사 (Neurological Testing)

특수 검사 (Selective Tissue Test) 11-1
상지 긴장 검사 (ULTT)

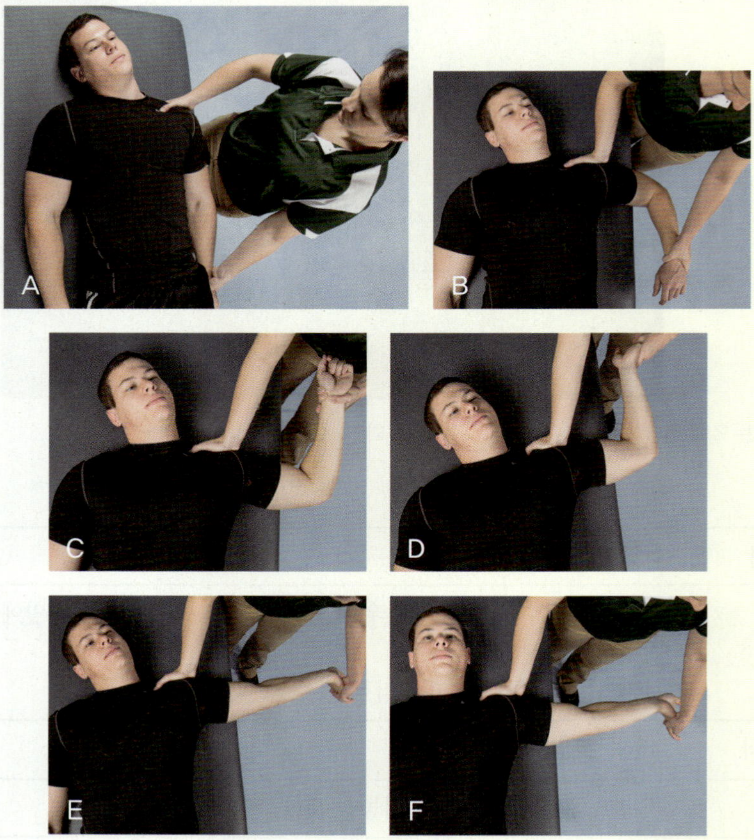

환자의 팔은 증상을 끌어내는 각각의 단계 이후 잠시 멈췄다가 순차적으로 자세를 취한다.

환자 자세	바로 눕는다. 오목위팔 관절 (glenohumeral joint)은 옆에 모은다 (adducted), 손목과 손가락은 편안하게 한다. 아래팔은 엎침 (pronated)한다. 팔꿈치는 고정시킨다.
검사자의 자세	옆에서 검사
평가절차	각각의 자세를 취한후 6초동안 유지한다. (A) 같은쪽의 어깨를 누른다. 이러한 힘을 나머지 단계에서도 유지한다. (B) 오목위팔관절을 90° 벌린다. (C) 아래팔을 뒤침하고 손목과 손가락을 펴준다 (D) 오목위팔관절을 바깥돌림한다. 주의 : 만약 환자의 오목위팔관절의 불안정성을 가졌다면 과도한 돌림을 제한하라. (E) 팔꿈치를 편다. (F) 목을 가쪽 굽힘한다. 반대방향으로의 가쪽굽힘은 증상들을 증가시킬 것이다. 반면에 같은방향으로 가쪽굽힘은 증상을 감소시킬 것이다. 이 검사는 어떤 포지션이라도 양성 소견이 나오면 중지해야 한다.

특수 검사 (Selective Tissue Test) 11-1
상지 긴장 검사 (ULTT) -계속

양성반응 검사

증상의 증가와 운동범위의 제한

의미

짧아짐 (shortenning), 죄임 (entrapment)과 충돌 (impingement) 때문에 말초신경의 과다흥분성 (예를들면, 목 디스크 탈출)

변형

어깨, 팔꿈치 및 손목의 위치는 특정 말초신경을 분리할 수 있다:[7]

정중신경. 어깨를 110° 벌림, 60° 가쪽돌림, 10° 폄; 팔꿈치는 0°폄되어 유지되고 완전히 뒤침됨; 손목은 70°폄됨.

자신경. 어깨를 최대 벌림하고 가쪽돌림; 팔꿈치는 120°굽힘되고 완전히 뒤침됨; 손목은 70°폄됨.

뇌신경. 어깨를 최대 벌림, 폄하고 안쪽돌림; 팔꿈치는 폄하고 최대 엎침됨; 손목은 70° 굽힘됨.

논평

이 절차는 건강한 모집단에서 거짓-양성 비율이 88.1%로 높다

진단의 정확성은 팔꿈치 폄의 60° 제한을 이용하여 개선할 수 있다.[8]

근거

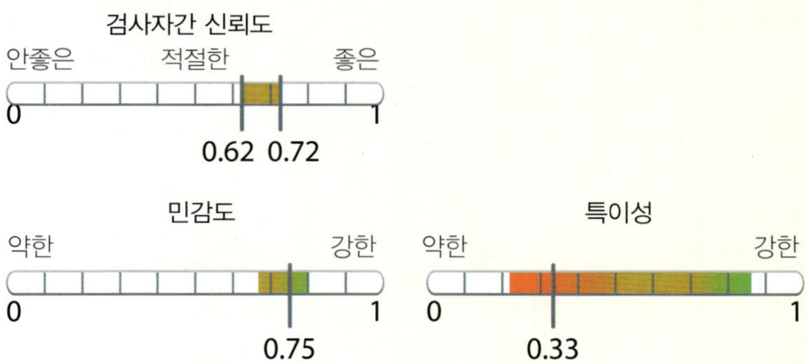

LR+: 0.91–1.24–4.79

LR−: 0.24–0.54–1.20

ROM = 관절운동범위

상지 사분원 신경 스크린 (Upper Quarter Neurological Screen)

신경학적 검사 (Neurological Screening) 11-1

위사분원 검사 (Upper Quarter)

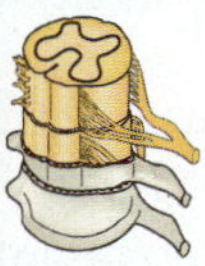 신경근레벨	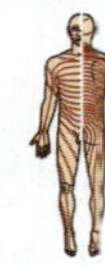 감각 검사	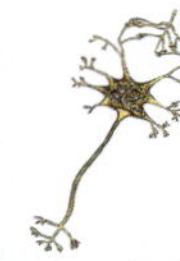 운동 검사	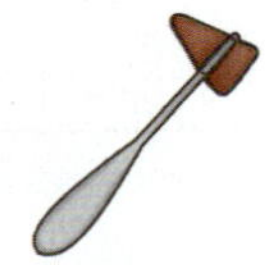 반사 검사
C4	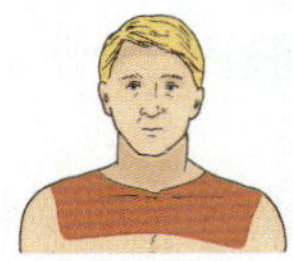 빗장위 신경	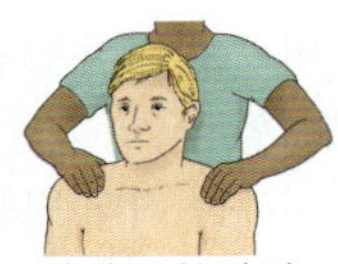 어깨 으쓱하기 등쪽 어깨뼈	없음
C5	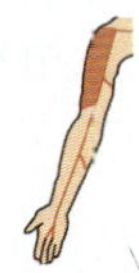 몸쪽 가쪽 위팔 피부신경	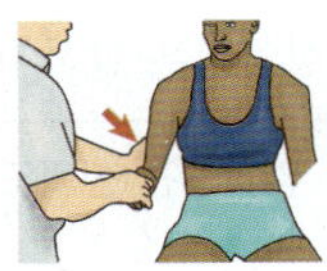 겨드랑신경	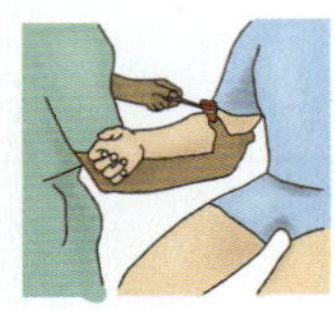 근육피부신경
C6	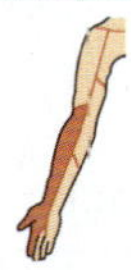 가쪽 아래 팔 피부신경	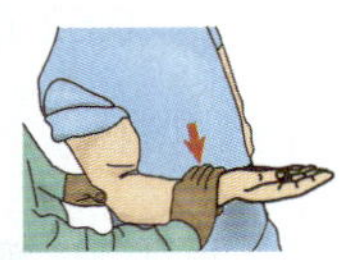 근육피부신경 (C5&C6)	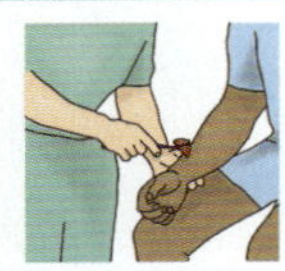 근육피부신경
C7	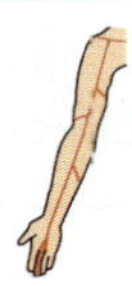 노신경	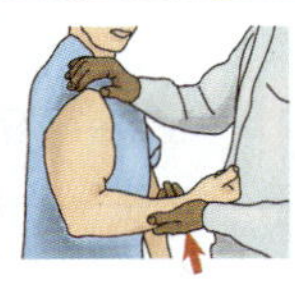 노신경	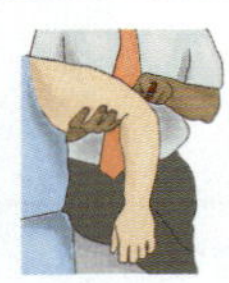 노신경
C8	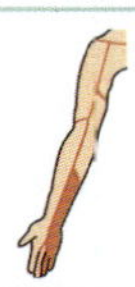 자신경 (복합)	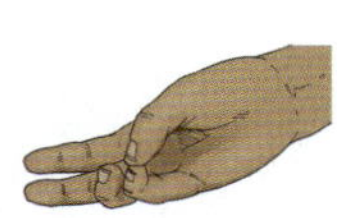 정중신경	없음
S2	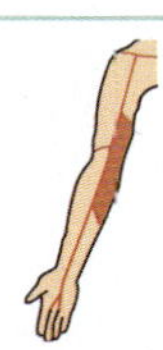 안쪽위팔피부신경	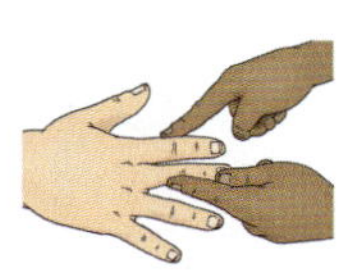 안쪽위팔피부신경	없음

상지 운동신경 병변 (Upper Motor Neuron Lesions)

특수 검사 (Selective Tissue Test) 11–2

상지 운동 신경 상해를 위한 바빈스키 검사

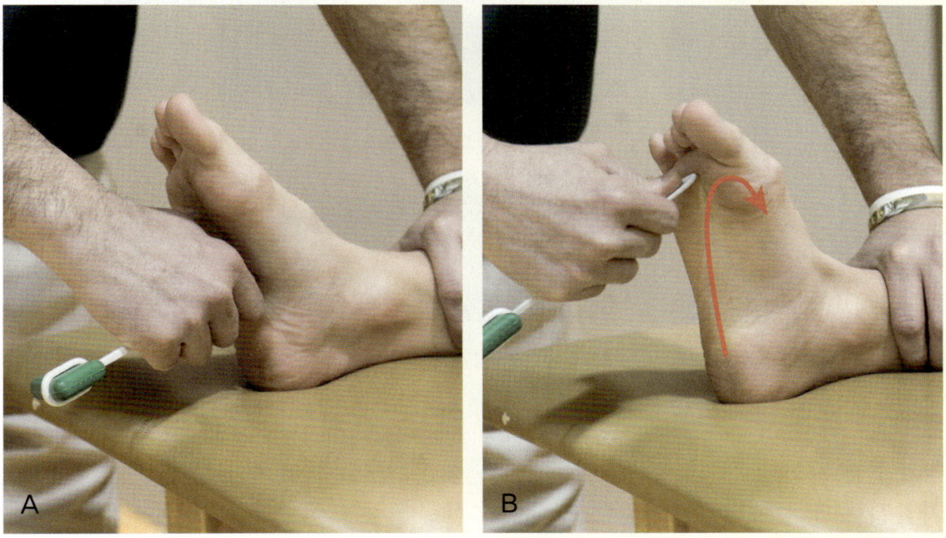

바빈스키 검사는 성인의 급성 머리 또는 목뼈 손상을 평가하는 동안에 상지 운동 신경 상해를 확인하기 위해서 수행될 수 있다.

환자 자세	바로 눕는다.
검사자의 자세	환자의 발에 반사망치 또는 가위의 손잡이 같은 무딘 장비가 필요하다.
평가 절차	평가자는 발뒤꿈치부터 엄지발가락의 볼까지 원을 그리면서 발바닥을 장비로 그려준다 (A). 정상적인 엄지발가락은 굽혀진다 (B).
양성 반응 검사	엄지발가락이 펴지고 다른 발가락들은 벌어진다.
의미	상지 운동 신경 손상 특히 피라미드로 (pyramidal tract)는 뇌 또는 척수의 손상과 병리로 인해서 야기된다.
논평	바빈스키 반사는 신생아에서 정상적으로 발생하며 출생 직후에 자연적으로 사라져야 한다.

근거

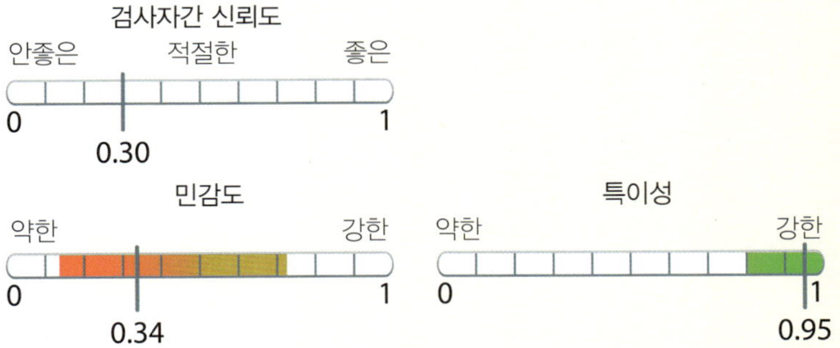

LR+: 1.52–3.30

LR–: 0.31–0.79–0.91

특수 검사 (Selective Tissue Test) 11-3

상지 운동 신경 상해를 위한 오펜하임 검사

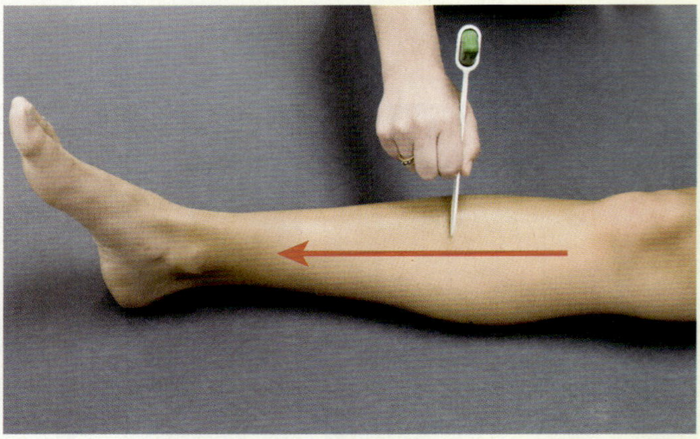

오펜하임 검사는 성인의 급성 머리 또는 목뼈 손상을 평가하는 동안에 상지 운동 신경 상해를 확인하기 위해서 수행될 수 있다.

환자 자세	바로 눕는다.
검사자의 자세	환자의 옆에
평가 절차	뭉툭한 장비나 검사자의 손가락으로 환자의 정강이 앞쪽안쪽 능선을 따라서 그어 준다.
양성 반응 검사	엄지발가락이 펴지고 다른 발가락들은 벌어진다. 또는 환자가 검사에 대해서 과민성을 나타낸다.
의미	상지 운동 신경 손상은 뇌 또는 척수의 손상과 병리로 인해서 야기된다.
근거	없거나 결론이 나지않음

특수 검사 (Selective Tissue Test) 11-4

등뼈 신경 억제에 대한 Beevor 징후

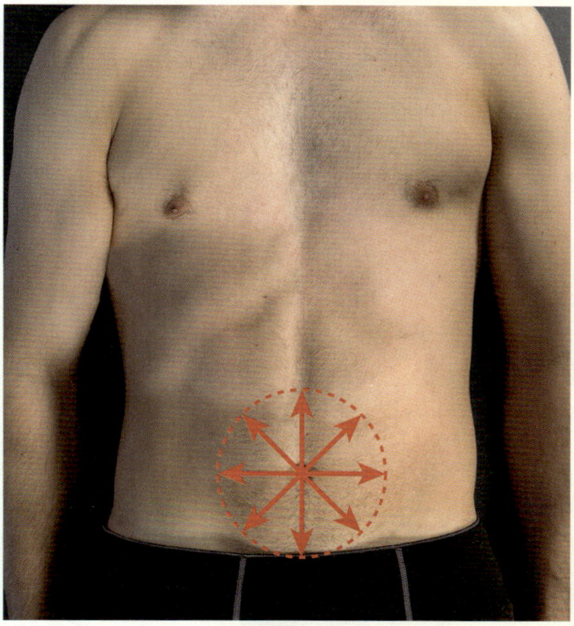

배꼽의 가쪽 이동은 복부 근육을 지배하는 신경의 억제를 의미할 수 있다.

환자 자세	무릎을 세우고 누운 자세
검사자의 자세	환자의 옆에 위치한다.
평가 절차	환자의 복부를 굽힌다 (부분적인 윗몸 일으키기).
양성 반응 검사	배꼽 위, 아래, 좌우로 움직인다.
의미	배곧은근을 지배하는 신경 (T5–T12)분절의 침범:이것은 같은 신경근에 의해 신경지배를 받는 척추주위근을 의심할 수 있다.
논평	정상이라면 이 검사를 하는 동안 배꼽이 움직이지 않아야 한다. 그러나 병리가 있으면 강한 근육 쪽으로 배꼽이 움직이게 된다.
근거	문헌에 없거나 불확실함

특수 검사 (Selective Tissue Test)

목신경병증 (Cervical Radiculopathy)

특수 검사 (Selective Tissue Test) 11-5

목 압박 검사 (Cervical Compression Test)

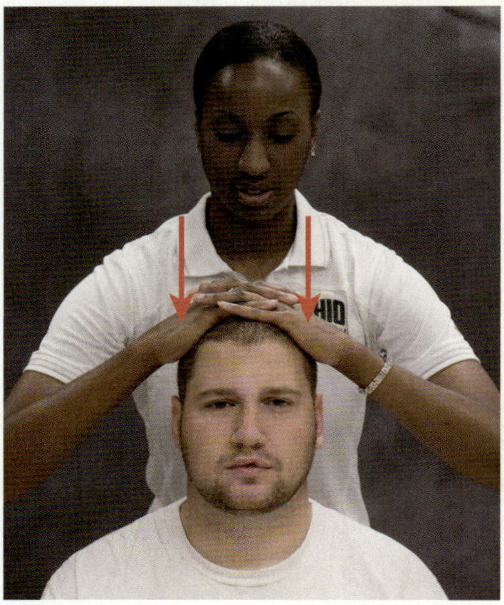

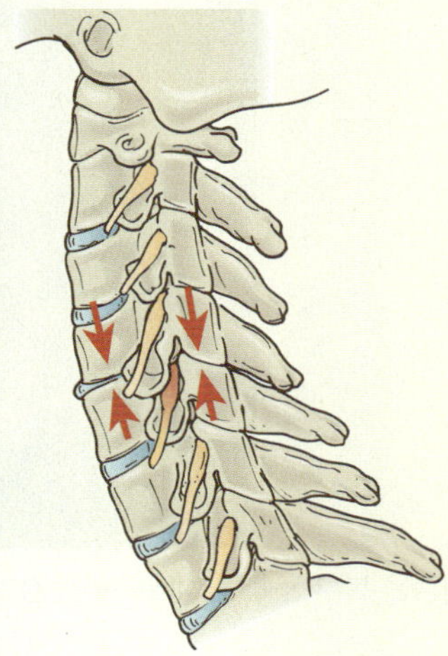

목 압박 검사는 목 신경근의 압박을 증가시켜 환자의 증상을 만들어 내기 위해서 시도한다.

환자 자세	앉는다.
검사자의 자세	환자의 머리 위에 손을 깍지 끼고 환자의 뒤에 서있는다.
평가 절차	평가자는 환자의 머리에 왕관을 씌우듯이 바닥으로 누른다.
양성 반응 검사	환자는 목뼈, 팔 부위 또는 둘 다에서 통증과 증상을 경험한다.
의미	후관절 압박과 척추사이공간의 협소로 인한 통증
변평	이 검사는 목 골절의 가능성 또는 불안정성이 있다면 검사를 수행하지 않는다. 압박이 증상을 유발하는 경우, 증상이 완화되는지를 판단하기 위하여 환자를 앉은 자세로 견인한다.
근거	

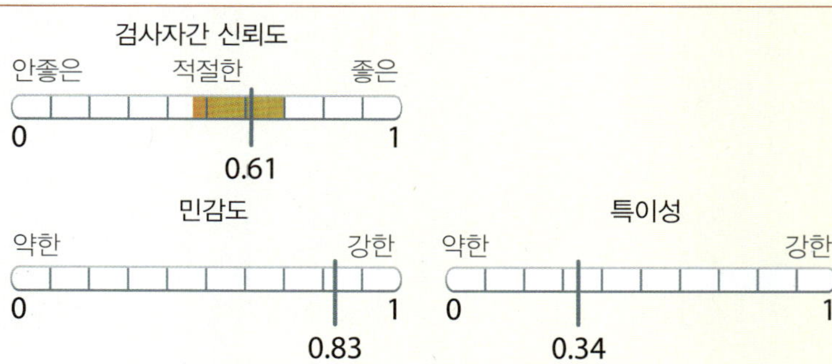

LR+: 1.66 LR−: 0.34

특수 검사 (Selective Tissue Test) 11-6

스펄링 검사 (Spurling Test)

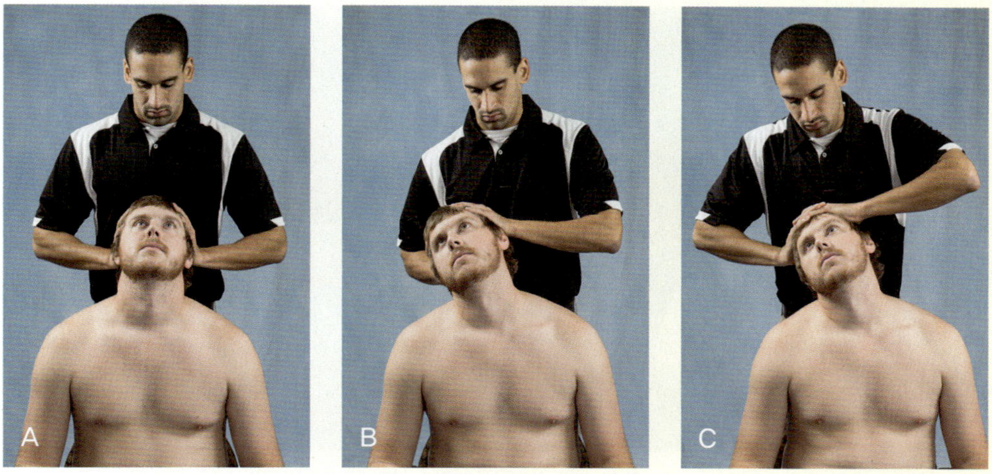

목 압박검사와 비슷하게 목 신경근의 하나를 압박해서 평가한다.

환자 자세	앉는다.
검사자의 자세	환자의 머리 위에서 손을 깍지 끼고 환자의 뒤에 서 있는다.
평가 절차	(A) 환자 머리는 수동적으로 편한다.[9] 증상이 유발되지 않으면: (B) 가쪽 굽힘한다. (C) 목뼈에 축방향으로 압박을 가한다.
양성 반응 검사	환자의 팔 아래로 통증이나 증상이 나타난다.
의미	신경 구멍의 협소로 인한 신경근 충돌
변형	목뼈 압박, 폄 및 돌림의 다양한 조합을 포함하여 이 검사의 일부 수정이 제안되고 있다.[9, 10, 11] 검사는 바로 누운 자세에서 수행될 수 있지만 민감도와 특이성은 감소한다.[12]
논평	이 테스트는 목뼈골절(경추골절) 혹은 유의미한 목 불안정성의 가능성이 배제되기 전까지는 수행하면 안 된다.
근거	아래 참조

근거

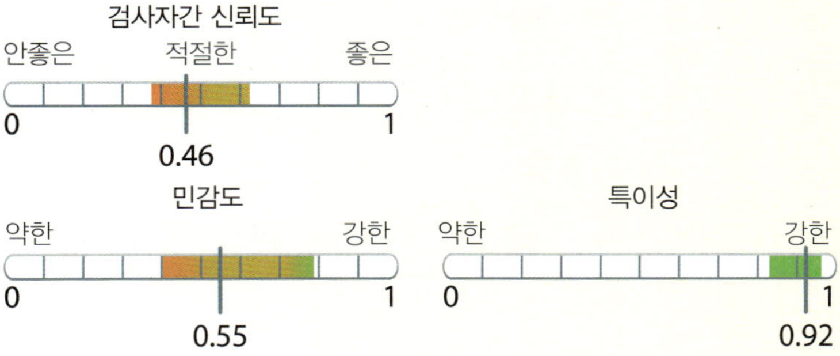

LR+: 2.33–4.64–8.47 LR−: 0.36–0.56–0.66

특수 검사 (Selective Tissue Test) 11–7

목 신연 검사 (Cervical Distraction Test)

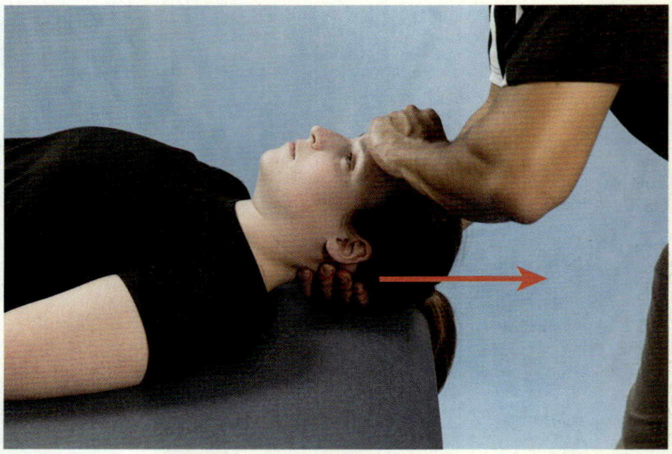

목 신연 검사는 목의 신경근 압박을 감소시켜 환자의 증상을 감소시키는 검사법이다.

환자 자세	목의 자세유지근을 이완하고 바로 눕는다.
검사자의 자세	환자의 머리아래 뒤통수에 한손을 대고, 다른 한손은 환자의 이마위에 올려놓고 머리를 안정화 시킨다.
평가 절차	검사자는 환자의 목뼈를 편안하게 굽힘한다. 견인력을 머리에 적용하고 목뼈를 당겨준다.
양성 반응 검사	환자의 증상이 감소되거나 제거된다.
의미	목 후관절의 압박과 신경구멍의 협착증
변형	변형 신연검사는 환자를 앉음자세 수행될 수 있다. 이 기술의 장점은 환자를 기능적 위치에 두기 위한 것이다.
논평	이 검사는 목 골절의 가능성 또는 불안정성이 있다면 검사를 수행하지 않는다.
근거	

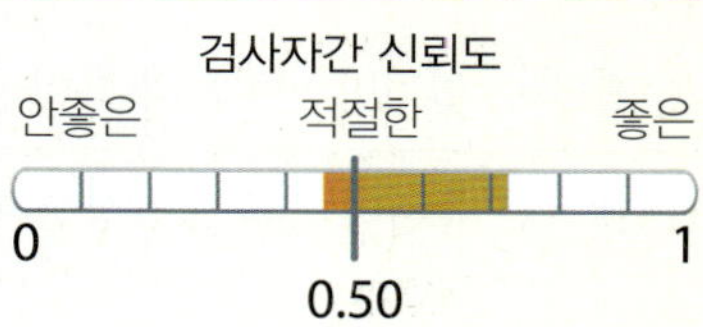

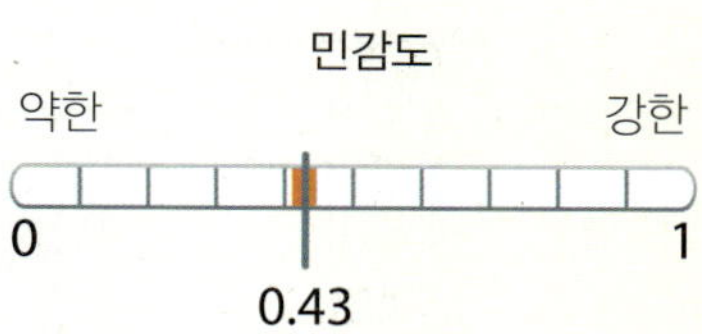

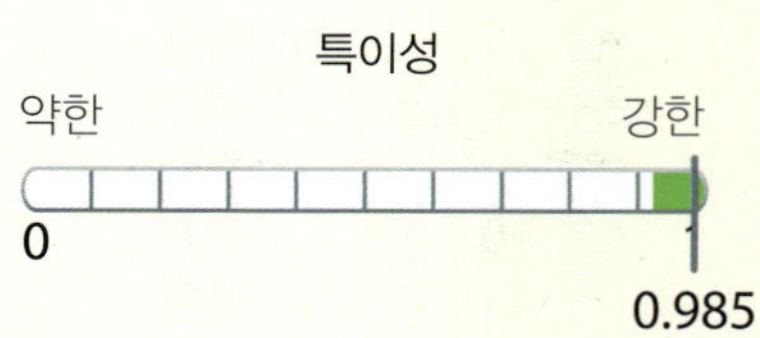

LR+: 4.40–13.30

LR–: 0.43–0.53–0.80

특수 검사 (Selective Tissue Test) 11-8

척추 동맥 검사 (Vertebral Artery Test)

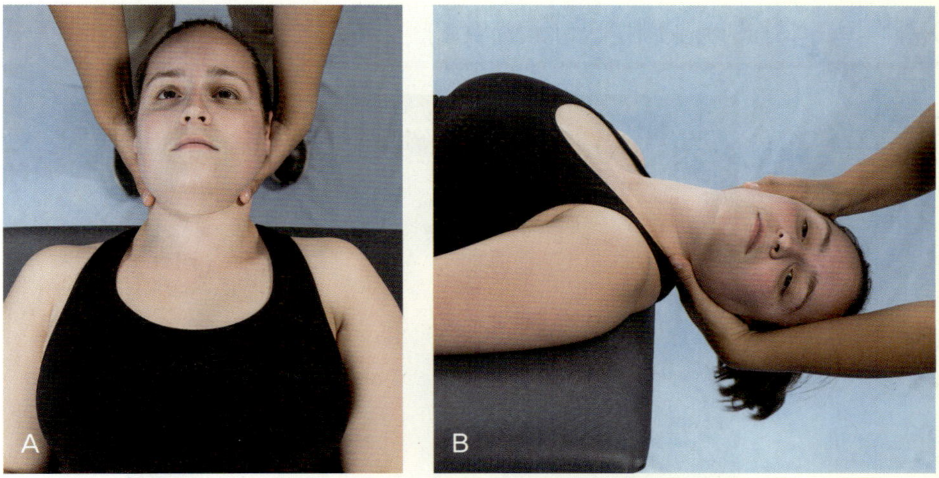

척추동맥 검사는 초기 치료나 재활 테크닉을 적용하기전에 동맥의 부분적인 막힘이 허용되는 수준 정도에 대한 척추 동맥의 기능 평가가 먼저 이루어져야 한다.

환자 자세	바로 눕는다.
검사자의 자세	환자의 머리에 앉아서 손을 뒤통수에 위치하고 머리를 안정화 시킨다.
평가 절차	검사자는 환자의 목뼈를 수동적으로 폄한다 (A). 머리는 한쪽 방향으로 돌림하고 30초 동안 유지한다 (B). 반대쪽에 대한 절차를 반복한다. 이 절차를 진행하는 동안 검사자는 환자의 동공의 움직임을 지켜봐야만 한다.
양성 반응 검사	현기증, 혼란, 안구떨림, 한쪽 안구의 변화, 메스꺼움.
의미	목뼈 동맥의 막힘
논평	양성 판정을 받은 환자는 다른 검사나 재활 계획을 수행하기전에, 시합에 복귀하기 전에 의사의 확인을 받아야만 한다. 검사결과에서 특히, 들림 구성 절차에서 증상을 유발할 수 있다.[13]
근거	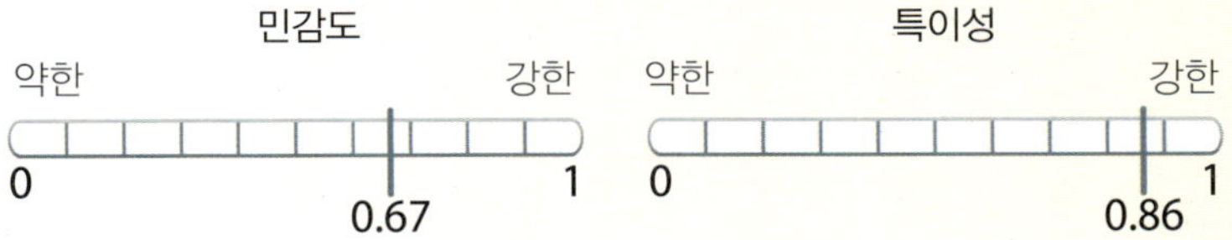 LR+: 4.79 LR−: 0.38

디스크병리 (Disc Pathology)

특수 검사 (Selective Tissue Test) 11-9

어깨 벌림 검사 (Shoulder Abduction Test)

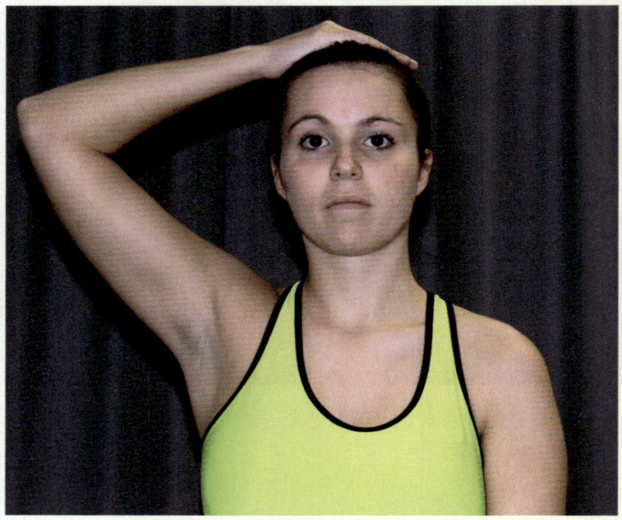

통증이 이 검사로 줄어든다면 환자는 자기 자신에게 이 자세를 허용해야한다.

환자 자세	앉거나 선다.
검사자의 자세	환자앞에 선다.
평가 절차	환자는 손을 머리 위에 올려놓고 이 자세로 30초 동안 유지한다.
양성 반응 검사	환측의 신경근의 긴장을 감소시켜 이차적으로 환자의 증상이 감소된다.
의미	디스크탈출 또는 신경근 압박
근거	

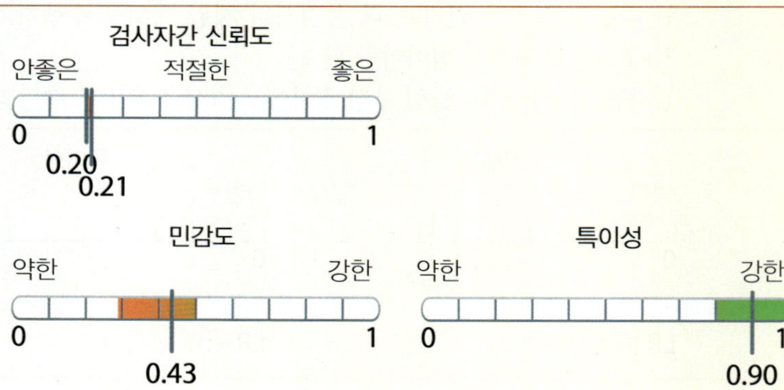

LR+: 2.13–2.15–2.44

LR–: 0.50–0.71–0.80

팔신경얼기(상완완신경총) 병리 (Brachial Plexus Pathology)

특수 검사 (Selective Tissue Test) 11–10

팔신경얼기 견인 검사 (Brachial Plexus Traction Test)

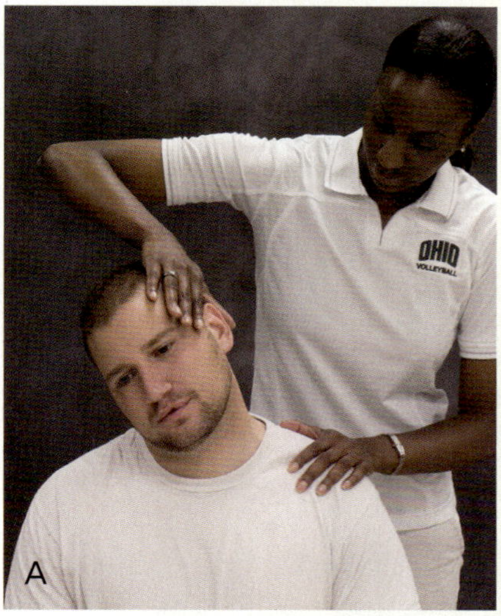

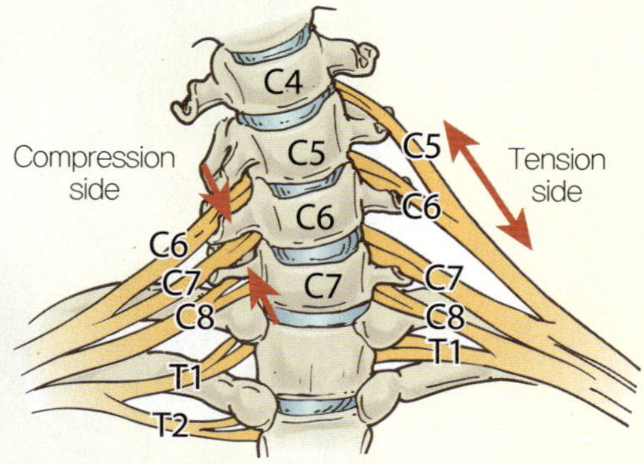

검사자는 손상기전을 따라 검사하고 환자의 증상에 따라서 검사한다.(A) 왼쪽 어깨는 견인 손상으로 인해 통증이 나타나고 오른쪽은 압박손상으로 인해서 통증이 나타난다.(B) 이 검사는 각각의 방향에서 시행되어야 한다.

환자 자세	앉거나 선다.
검사자의 자세	환자 뒤에 선다.
평가 절차	한손은 환자의 머리 옆에 두고; 다른 한손은 봉우리빗장 관절에 둔다. 몸통을 안정화한다. 목뼈는 가쪽으로 굽히고 반대쪽 어깨는 아래로 내리누른다.
양성 반응 검사	손상된 팔에 감각이상과 통증이 재생된다.
의미	팔신경얼기의 생리적 신경차단 (neurapraxia) *가쪽굽힘의 반대쪽에서 방사통 :* 팔신경얼기의 늘어남 *가쪽굽힘의 방향에서 방사통 :* 두 개의 척추 사이의 목 신경근 압박
논평	이 검사는 목의 골절이나 탈구의 가능성이 배제될 때 까지 수행되면 안된다.
근거	없거나 결론이 나지 않음.

AC = acromioclavicular

가슴문증후군 (Thoracic Outlet Syndrome)

특수 검사 (Selective Tissue Test) 11–11

가슴문증후군을 위한 애드슨 검사 (Adson's Test for Thoracic Outlet Syndrome)

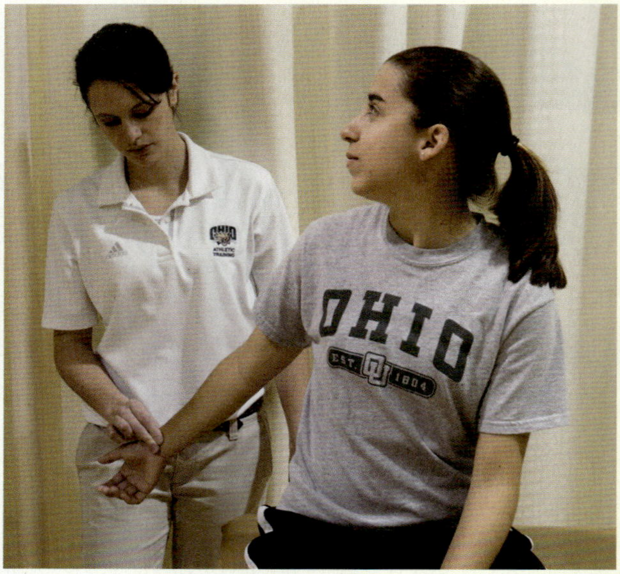

앞쪽 목 갈비근의 좁아짐으로 인한 팔신경얼기의 안쪽 다발, 빗장뼈밑 동맥, 빗장뼈밑 정맥의 막힘 가능성을 확인한다.

환자 자세	앉는다. 어깨를 30° 벌린다. 엄지손가락이 위쪽으로 가도록 팔꿈치를 편한다. 위팔뼈를 가쪽돌림한다.
검사자의 자세	환자 뒤에 선다. 한손으로 노뼈 동맥 맥박을 촉진한다.
평가 절차	노동맥 맥박을 느끼면서 검사자는 환자의 어깨를 가쪽돌림하면서 편한다. 환자는 얼굴을 검사하는 팔의 방향으로 돌림하고 목을 편한다.
양성 반응 검사	노동맥 맥박이 느껴지지 않거나 반대쪽과 비교했을 때 약해져 있다. 증상의 재발
의미	빗장뼈밑 동맥은 앞쪽과 중간 목 갈비근과 작은가슴근사이에서 막힌다.
근거	민감도: 약한 0 — 1 강한; 0.79 특이성: 약한 0 — 1 강한; 0.076 LR+: 3.29 LR−: 0.28

특수 검사 (Selective Tissue Test) 11-12

가슴문증후군을 위한 앨런 검사 (Allen Test for Thoracic Outlet Syndrome)

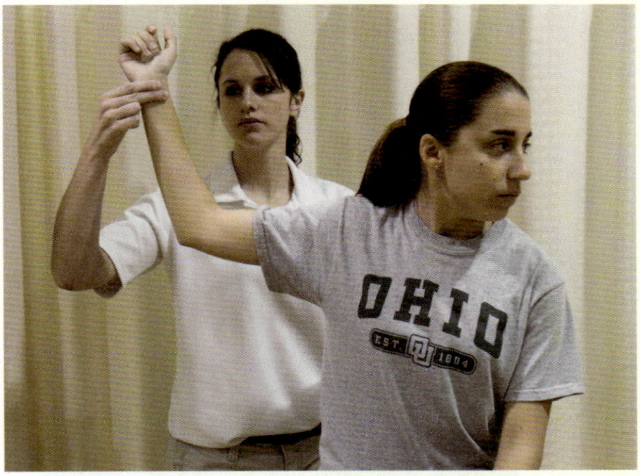

작은가슴근의 좁아짐으로 인한 빗장뼈밑 동맥, 빗장뼈밑 정맥의 막힘 가능성을 확인한다.

환자 자세	앉는다. 앞으로 보고 있는다.
검사자의 자세	환자 뒤에 선다. 한손으로 노뼈 동맥 맥박을 촉진한다.
평가 절차	검사자는 팔꿈치를 90°로 굽히고 어깨를 90°로 벌려준다. 어깨는 수동적으로 수평벌림과 바깥돌림이 되도록 한다. 환자는 머리를 반대쪽 어깨 방향으로 돌린다.
양성 반응 검사	노뼈 동맥박이 느껴지지 않거나 신경학적 증상이 나타난다.
의미	신경혈관다발을 작은가슴근이 압박한다.
근거	없거나 결론이 나지 않음.

특수 검사 (Selective Tissue Test) 11-13

가슴문증후군을 위한 밀리터리 브레이스 자세 검사

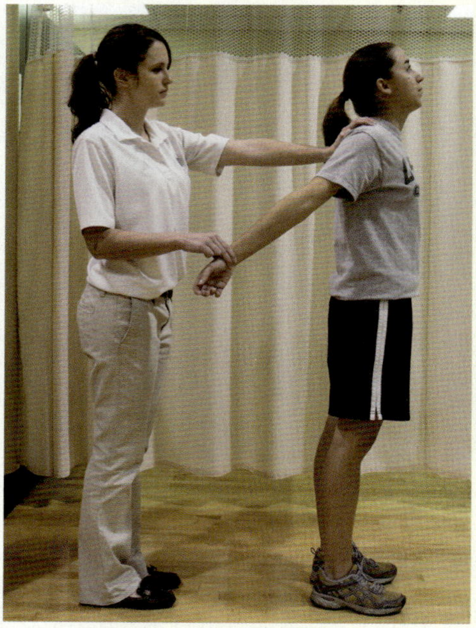

어깨의 갈비빗장 구조로 인한 빗장뼈밑 동맥 막힘 가능성을 확인한다.

환자 자세	선다. 어깨를 편안하게 한다. 머리는 앞을 향한다.
검사자의 자세	환자 뒤에 선다. 한손으로 노동맥 맥박을 촉진한다.
평가 절차	환자는 군인들이 차려자세를 하는 것처럼 어깨를 내려준다. 위팔뼈는 펴하고 30° 벌림한다. 목과 머리는 젖힘한다.
양성 반응 검사	노동맥 맥박이 느껴지지 않거나 신경학 증상이 재유발된다.
의미	빗장밑동맥과 팔신경얼기의 하부 줄기는 어깨의 갈비빗장 구조에 의해 막혀있다.
근거	없거나 결론이 나지 않음.

특수 검사 (Selective Tissue Test) 11-14

가슴문증후군을 위한 루스 (또는 EAST- Elevated Arm Stress Test) 검사

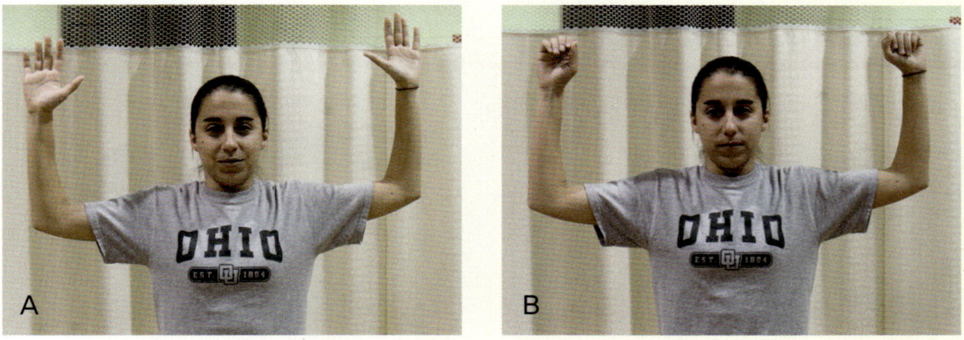

루스 검사는 신경성 또는 혈관적인 병인을 가진 가슴문증후군을 확인하기 위한 검사이다.

환자 자세	앉거나 선다. 어깨는 90°로 벌리고 위팔뼈는 바깥돌림을 한다. 팔꿈치는 90° 굽힌다.
검사자의 자세	환자 앞에 선다.
평가 절차	환자는 3분동안 양손을 빠르게 (A) 쥐었다 (B) 폈다 한다.
양성 반응 검사	검사자세를 유지하지 못하는 것, 팔다리에서 감각 및 운동신경 증상의 반복.
의미	신경성 가슴문증후군 또는 가슴문증후군의 유발되는 곳
근거	

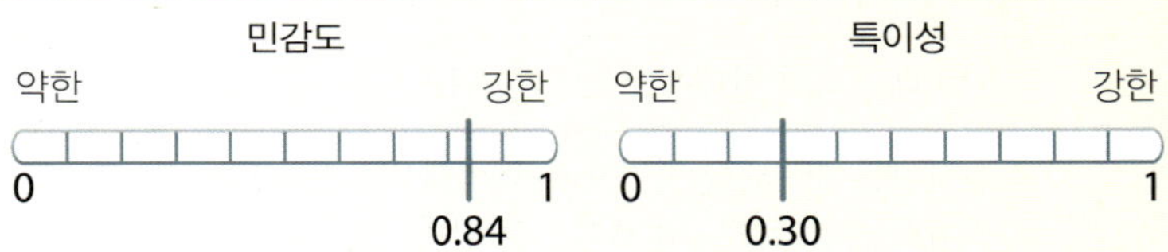

LR+: 1.20

LR−: 0.53

갈비뼈 골절 (Rib Fractures)

특수 검사 (Selective Tissue Test) 11–15

갈비뼈 골절에 대한 압박검사

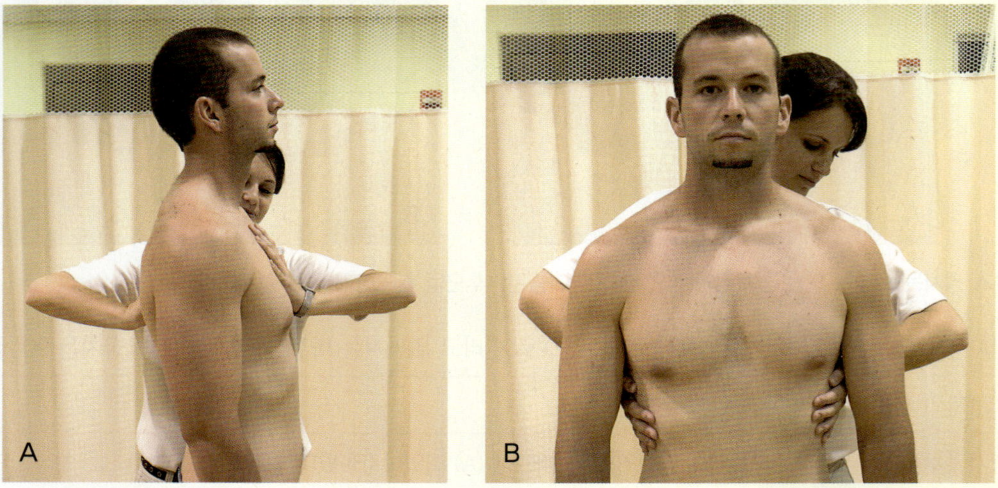

도수압박은 갈비뼈 우리의 변형을 일으키고, 갈비뼈에 골절이 있으면 통증을 유발시킬 수 있다. (A) 앞–뒤 압박; (B) 가쪽 압박. 갈비연골 손상은 위양성 (false–positive) 결과를 초래할 수 있다.

환자 자세	앉거나 선자세
검사자의 자세	갈비뼈우리의 반대쪽으로 손을 위치시키고 환자의 앞에 선다.
평가 절차	검사자는 앞–뒤쪽 방향으로 갈비뼈우리를 압박하고, 빠르게 압박을 제거한다. 환자의 옆쪽으로 갈비뼈우리를 압박하고, 빠르게 압박을 제거한다.
양성 반응 검사	갈비뼈의 골절된 부분에서 통증이 발생.
의미	갈비뼈우리의 손상은 골절, 타박상 또는 갈비연골의 분리를 포함한다.
논평	촉진시 갈비뼈의 변형이 있거나 마찰음이 있다면 이 검사는 수행하지 않아야 한다.
근거	문헌에 없거나 불확실함

참고문헌 (REFERENCES)

1. Scifert, J, et al: Spinal cord mechanics during flexion and extension of the cervical spine: a finite element study. *Pain Physician*, 5:394, 2002.
2. Reese, NB: *Muscle and Sensory Testing*. St. Louis, MO: Elsevier Saunders, 2005, p 203.
3. Domenech, MA, et al: The deep flexor endurance test: normative data scores in healthy adults. *PM R*, 3:105, 2011.
4. Edmondston, S, et al: Endurance and fatigue characteristics of the neck flexor and extensor muscles during isometric tests in patients with postural neck pain. *Man Ther*, 16:332, 2011.
5. de Koning, CHP, et al: Clinimetric evaluation of methods to measure muscle functioning in patients with non-specific neck pain: a systematic review. *BMC Musculoskelet Disord*, 9:142, 2008.
6. Walsh, MT: Upper limb neural tension testing and mobilization: fact, fiction, and a practical approach. *J Hand Ther*, 18:241, 2005.
7. Kleinrensink, GL, et al: Upper limb tension tests as tools in the diagnosis of nerve and plexus lesions: anatomical and biomechanical aspects. *Clin Biomech*, 15:9, 2000.
8. Davis, DS, et al: Upper limb neural tension and seated slump tests: the false positive rate among healthy young adults without cervical or lumbar symptoms. *J Man Manip Ther*, 16:136, 2008.
9. Anekstein, Y, and Smorgick, Y: What is the best way to apply the Spurling test for cervical radiculopathy? *Clin Orthop Relat Res*, 470:2566, 2012.
10. Wainner, RS, et al: Reliability and diagnostic accuracy of the clinical examination and patient self-report measures for cervical radiculopathy. *Spine*, 28:52, 2003.
11. Tong, HC, Haig, AJ, and Yamakawa, K: The Spurling test and cervical radiculopathy. *Spine*, 27:156, 2002.
12. Malanga, GA, Landes, P, and Nadler, S: Provocative tests in cervical spine examination: historical basis and scientific analyses. *Pain Physician*, 6:199, 2003.
13. Mitchell, J, et al: Is cervical spine rotation, as used in the standard vertebrobasilar insufficiency test, associated with a measurable change in intracranial vertebral artery blood flow? *Man Ther*, 9:220, 2004.

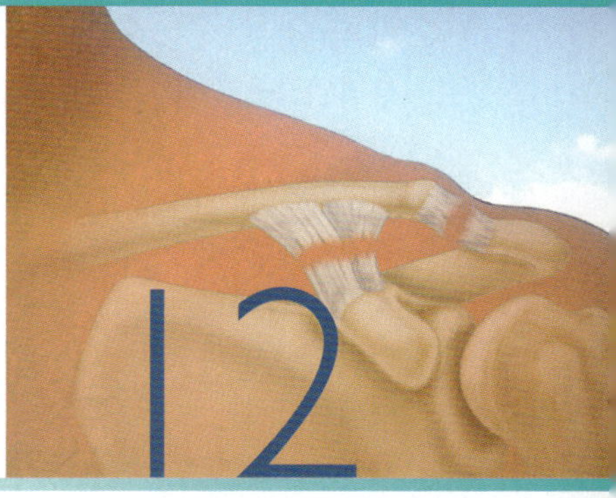

CHAPTER 12

어깨와 상지의 병리 (Shoulder and Upper Arm Pathologies)

어깨 부상의 임상 검사 (Clinical Examination of Shoulder Injuries)

검사흐름도 (Examination Map)

병력

과거력
현병력
손상기전
증상 발병
통증 위치

기능적 평가

증상을 유발하는 운동 또는 기타 일상 업무
던지다 (지시에 따라)

시진

앞쪽 구조물의 시진
어깨 높이
머리 자세
팔의 위치
빗장뼈의 윤곽
어깨세모근
위팔뼈

가쪽 구조물의 시진
어깨세모근
봉우리돌기
위팔뼈의 위치

뒤쪽 구조물의 시진
척주의 정렬
어깨뼈의 위치
근육톤
위팔뼈의 위치

촉진

앞쪽 구조물의 촉진
목정맥패임
복장빗장관절
빗장뼈 몸체
봉우리돌기
봉우리빗장관절
부리돌기
위팔뼈 머리
큰결절
소결절
위팔두갈래근고랑
위팔뼈 몸체

다음 페이지에 계속 324

큰가슴근
작은가슴근
부리위팔근
어깨세모근
위팔두갈래근
- 긴갈래
- 짧은 갈래

뒤쪽 구조물의 촉진
어깨뼈가시
위각
아래각
돌림근띠
- 가시아래근
- 작은원근
- 가시위근

큰원근
마름근
어깨올림근
등세모근
넓은등근
뒤쪽 어깨세모근
위팔세갈래근

관절과 근기능 검사

각도측정
- 굽힘
- 폄
- 벌림
- 안쪽돌림
- 가쪽돌림
- 수평벌림
- 수평모음

능동관절운동범위
Apley 스크레치 검사
굽힘/폄
벌림/모음
- 팔 떨어뜨리기 검사

안쪽돌림과 가쪽돌림
수평모음/수평벌림

도수근력 검사
Gerber Lift-off test
굽힘/폄
벌림/모음
안쪽돌림/가쪽돌림
수평벌림/수평모음
어깨근
- 들임 및 아래돌림
- 들임
- 내밈 및 위돌림
- 내림 및 들임
- 올림

수동관절운동범위
굽힘
폄
벌림
모음
안쪽돌림
가쪽돌림
수평벌림
수평모음

관절 안정성 검사

관절 운동 평가
복장빗장관절
봉우리빗장관절
위팔어깨관절

신경학 검사

상 사분 신경학적 선별검사

병리학적 특수 검사

복장빗장관절
봉우리빗장관절
봉우리빗장관절 견인 검사
봉우리빗장관절 압박검사

위팔어깨관절
앞쪽 불안정
- 불안검사
- 재위치 검사
- 앞쪽 릴리스 검사

뒤쪽 불안정
- 뒤쪽 불안검사
- 뒤쪽 스트레스 검사

아래 불안정

■ 고랑 징후
다방향 불안정성
돌림근띠 병리
충돌 증후군
■ Neer 충돌검사
■ Hawkins 충돌검사
■ 팔 떨어뜨리기 검사
돌림근띠 건염
■ 빈 깡통 검사
봉우리밑 주머니염
위팔두갈래힘줄 병리
위팔두갈래힘줄의 건염
■ Yergason 검사
■ Speed 검사
전후 상관절테두리의 병변
■ 능동 압박검사
■ 앞쪽 미끄러짐 검사
■ 압박–돌림검사

시진 (Inspection)

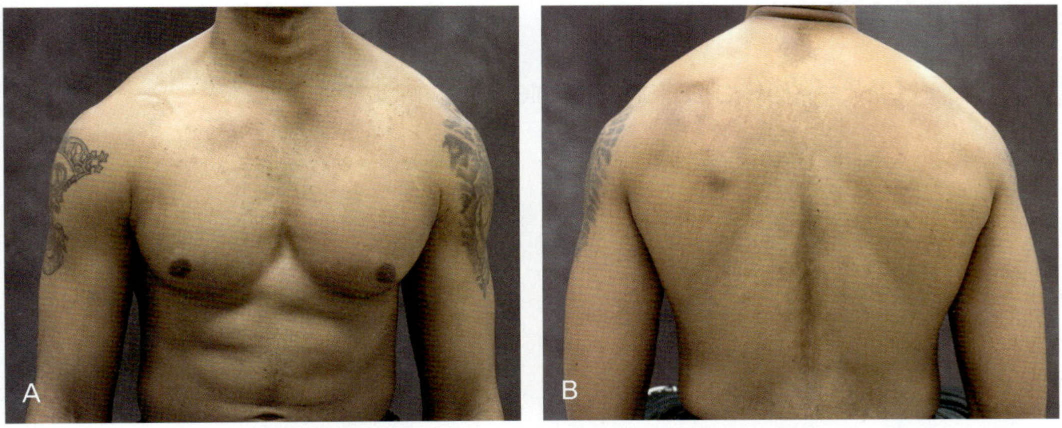

그림 12–1 ■ 어깨관절의 (A) 앞면 및 (B) 뒷면. 우세측인 오른쪽 어깨관절이 열성인 왼쪽 어깨관절보다 아래로 처져 있다.

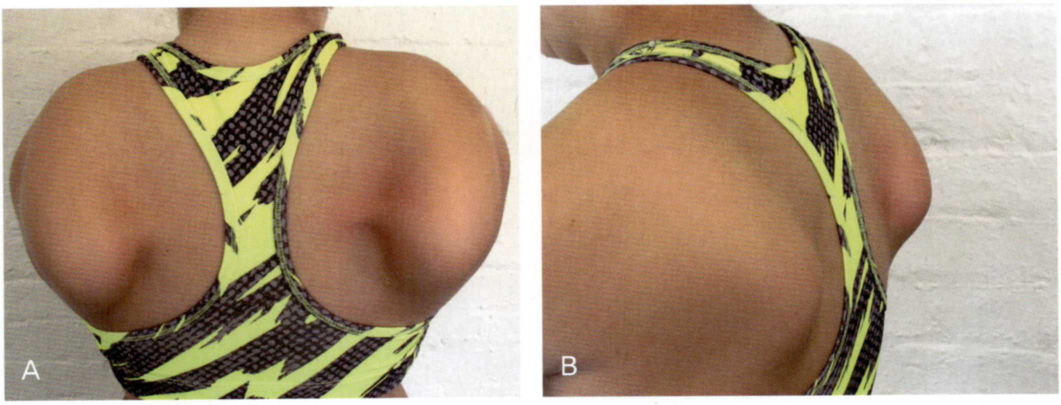

그림 12–2 ■ 익상견갑. (A) 뒷면. (B) 사선면. 앞톱니근의 약화나 긴가슴신경의 손상으로 인해 벽을 대고 팔굽혀펴기 동작에서 어깨뼈 척추면 (vertebral border of the scapula)이 등뼈에서 과도하게 떨어짐을 일으킨다.

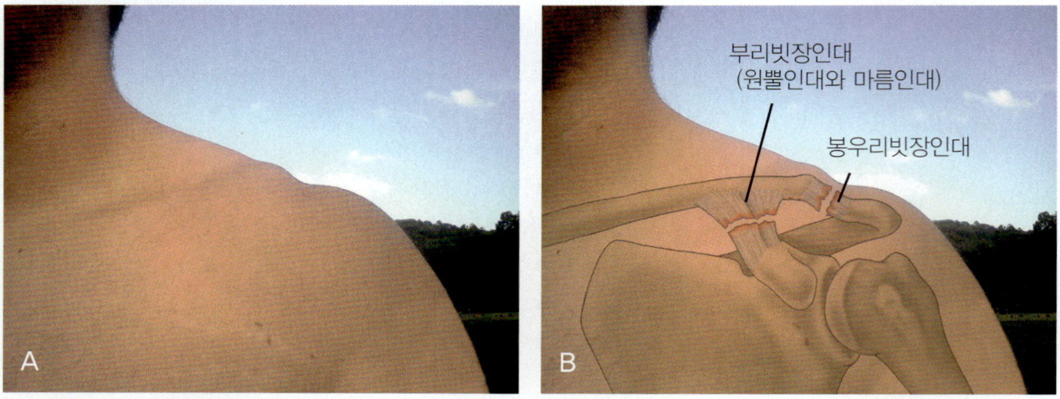

그림 12-3 ■ 왼쪽 부리빗장인대의 삠. (A) 사진 상 먼쪽의 빗장뼈에서 육안적인 상승이 보인다. (B) 해부학적 구조를 포함한 사진에서 인대손상과 구조적 변형이 동반된 형태를 보인다. 먼쪽 빗장뼈의 하강과 이로인해 발생된 피아노건반 징후를 보인다.

촉진 (PALPATION)

앞쪽 어깨관절의 촉진 (Palpation of Anterior Shoulder)

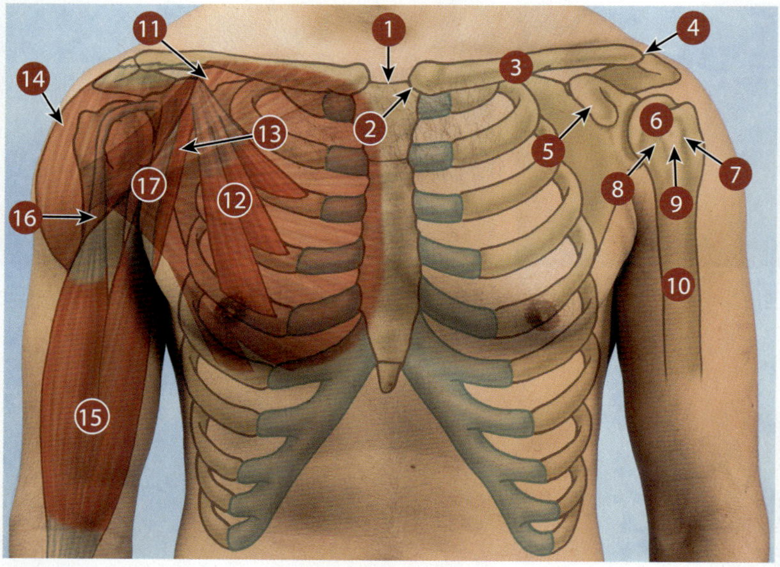

1 목정맥패임 (Jugular notch)

2 복장빗장관절 (Sternoclavicular joint)

3 빗장뼈 몸체 (Clavicular shaft)

4 봉우리돌기와 봉우리빗장관절 (Acromion process and AC joint)

5 부리돌기 (Coracoid process)

6 위팔뼈머리 (Humeral head)

7 큰결절 (Greater tuberosity)

8 작은결절 (Lesser tuberosity)

9 위팔두갈래근고랑 (Bicipital groove)

10 위팔뼈 몸체 (Humeral shaft)

11 큰가슴근 (Pectoralis major)

12 작은가슴근 (Pectoralis minor)

13 부리위팔근 (Coracobrachialis)

14 어깨세모근 (Deltoid group)

15 위팔두갈래근 (Biceps brachii)

16 위팔두갈래근 긴 갈래 (Long head of the biceps tendon)

17 위팔두갈래 짧은 갈래 (Short head of the biceps tendon)

뒤쪽 어깨관절의 촉진 (Palpation of Posterior Shoulder)

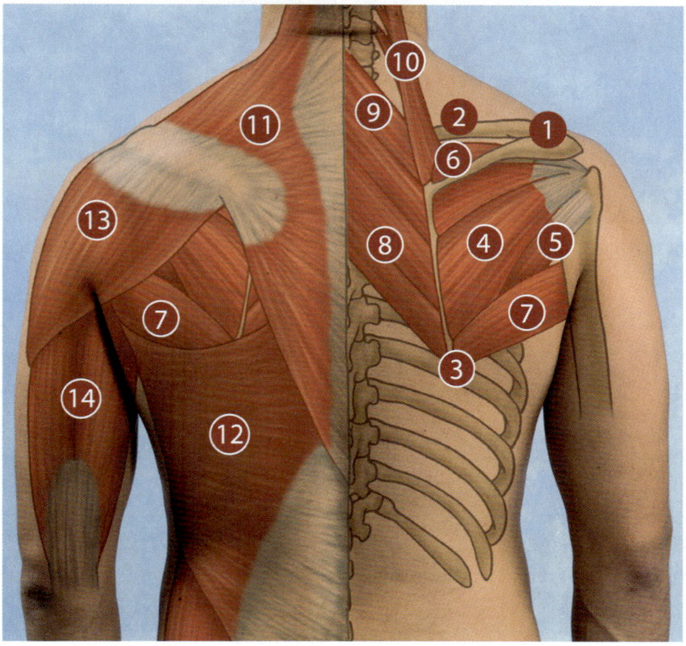

1 어깨뼈 가시 (Spine of the scapula)

2 어깨뼈의 위각 (Superior angle)

3 어깨뼈의 아래각 (Inferior angle)

돌림근띠:

4 가시아래근 (Infraspinatus)

5 작은원근 (Teres minor)

6 가시위근 (Supraspinatus)

7 큰원근 (Teres major)

8 큰마름근 (Rhomboid major)

9 작은마름근 (Rhomboid minor)

10 어깨올림근 (Levator scapulae)

11 등세모근 (Trapezius)

12 넓은등근 (Latissimus dorsi)

13 뒤쪽 어깨세모근 (Posterior deltoid)

14 위팔세갈래근 (Triceps brachii)

관절과 근기능 검사 (Joint and Muscle Function Assessment)

각도측정 (Goniometry) 12–1

어깨관절 각도측정 : 굽힘 및 폄 (Shoulder Goniometry: Flexion and Extension)

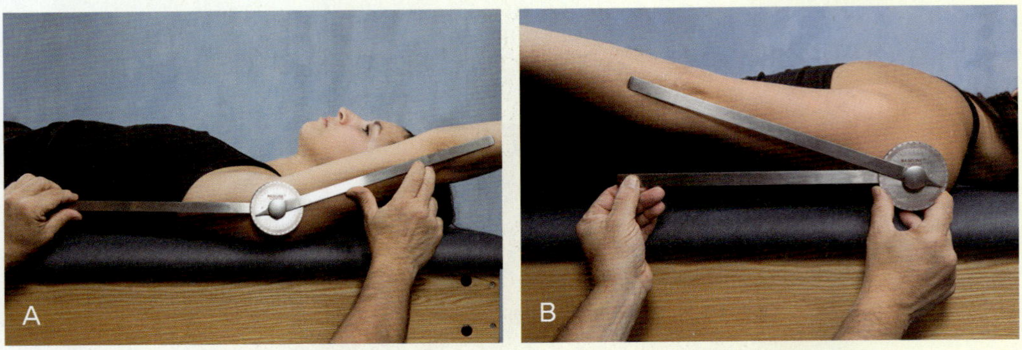

위팔어깨관절의 굽힘/0–120° | 위팔어깨관절의 폄/0–60°

전체 굽힘/0–180°

환자 자세	누운 자세 머리는 반대쪽으로 돌린다.	엎드린 자세 머리는 반대쪽으로 돌린다. 팔꿉관절은 가볍게 굽힘한 상태로 위치한다.
각도계 정렬		
축	봉우리돌기의 가쪽	봉우리돌기의 가쪽
몸쪽 팔	가슴에 나란하게	가슴에 나란하게
먼쪽 팔	위팔뼈 가쪽의 정중앙선	위팔뼈 가쪽의 정중앙선
논평	위팔어깨관절의 굽힘을 분리하여 관찰하려면, 어깨뼈의 가쪽모서리를 움직이지 않도록 해야 한다. 그리고 어깨뼈가 움직이려는 시점에 측정한다.	어깨뼈의 뒷면에 압박을 가하여 어깨뼈를 안정시키면 위팔어깨관절의 폄을 분리하여 관찰할 수 있다.

GH (glenohumeral) = 위팔어깨관절.

각도측정 (Goniometry) 12-2

어깨관절 각도측정 : 벌림 (Shoulder Goniometry: Abduction)

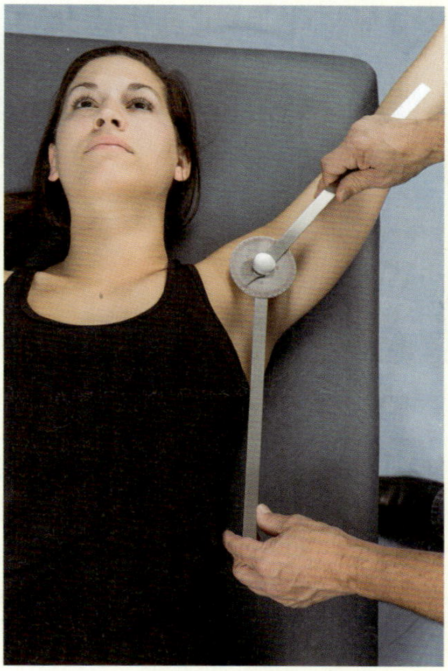

위팔어깨관절의 벌림/0–120°

벌림 후 올림/0–180°

환자 자세	누운 자세 또는 앉은 자세
각도계 정렬	
축	봉우리돌기의 앞쪽
몸쪽 팔	몸통의 장축과 나란하게
먼쪽 팔	위팔뼈 앞쪽의 정중앙선
논평	위팔어깨관절의 벌림을 분리하여 관찰하려면, 어깨뼈의 가쪽모서리를 안정시켜야 한다. 그리고 어깨뼈가 움직이려는 시점에 측정한다. 모음은 정상적으로 잴 수 없다.

GH (glenohumeral) = 위팔어깨관절.

각도측정 (Goniometry) 12-3

어깨관절 각도측정 : 안쪽돌림과 가쪽돌림

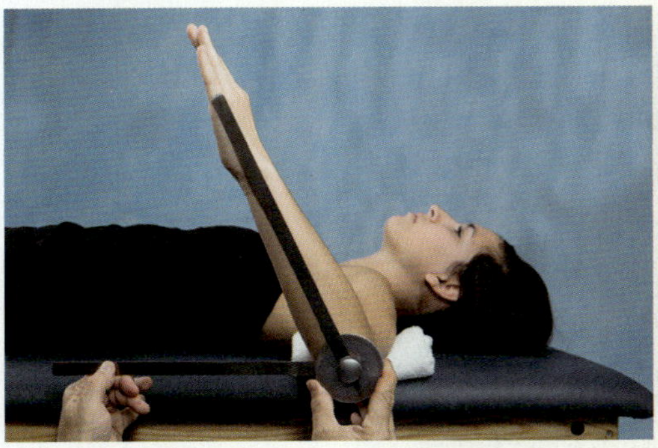

안쪽돌림 0–90°

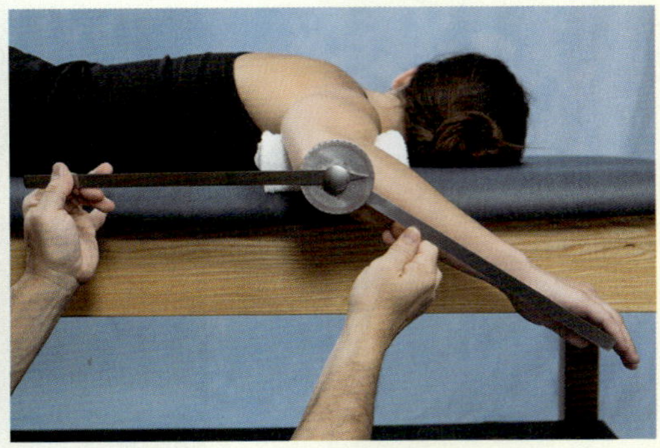

가쪽돌림 0–100°°

	안쪽돌림 0–90°	가쪽돌림 0–100°°
환자 자세	누워서 어깨관절 90° 벌림하고 팔꿉관절 90° 굽힘한 자세 자세유지를 위해 먼쪽 위팔뼈 아래에 타올을 그림과 같이 사용할 수 있다.	엎드려서 어깨관절 90° 벌림하고 팔꿉관절 90° 굽힘한 자세 자세유지를 위해 먼쪽 위팔뼈 아래에 타올을 그림과 같이 사용할 수 있다.
각도계 정렬		
축	팔꿈치돌기의 가쪽을 중심으로	
몸쪽 팔	지면과 수직으로 또는 테이블 상단과 나란하게	
먼쪽 팔	자뼈의 장축 중심	
논평	앞쪽 불안정성은 통증을 유발할 수 있고 가쪽돌림의 끝 범위에서 불안정할 수 있다(불안 검사). 위팔어깨관절 움직임을 분리하여 관찰하려면 가쪽돌림 시 어깨뼈를 안정시켜야 한다. 어깨뼈가 움직이려는 시점에 측정한다. 안쪽돌림하는 동안에는 체중에 의해 어깨뼈가 안정된다.	

GH (glenohumeral) = 위팔어깨관절.

능동적 관절운동범위 (Active Range of Motion)

Box 12-1

Apley 스크래치 검사

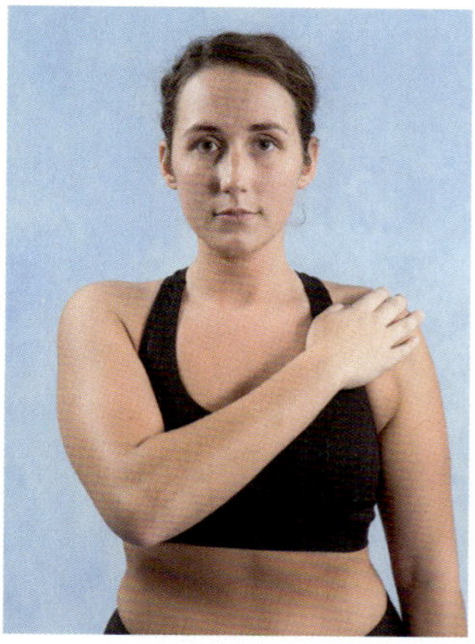

팔을 가슴 앞쪽으로 움직여
반대쪽 어깨에 닿게 한다.

발생된 움직임 : 위팔어깨관절의 모음, 수평모음, 안쪽돌림 : 어깨뼈의 내밈

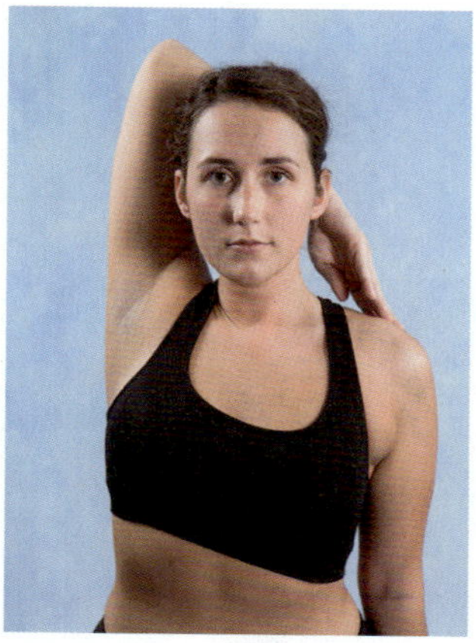

팔을 머리 뒤로 움직여 반대쪽
어깨에 닿는다.

발생된 움직임 : 어깨뼈 내밈, 올림, 위돌림

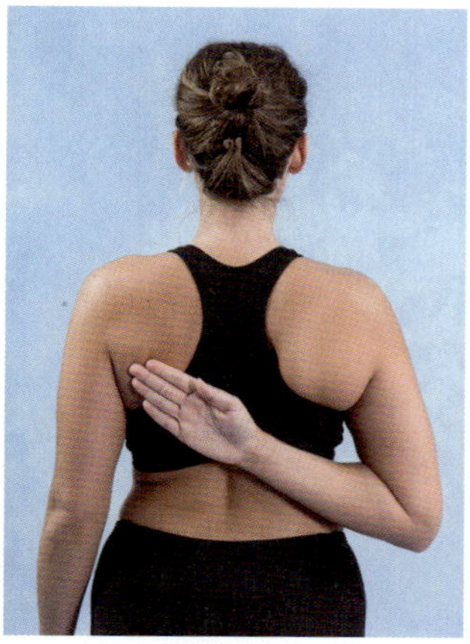

등 뒤로 팔을 움직여 반대쪽
어깨뼈에 닿는다.

발생된 움직임 : 위팔어깨관절의 벌림과 가쪽돌림, 그리고 어깨뼈의 올림과 위쪽돌림. 위팔어깨관절의 안쪽돌림에 대한 평가는 환자의 척주를 따라 위로 얼마나 올릴 수 있는지의 거리를 반대쪽 어깨와의 비교를 통해 정의된다.

GH (glenohumeral) = 위팔어깨관절.

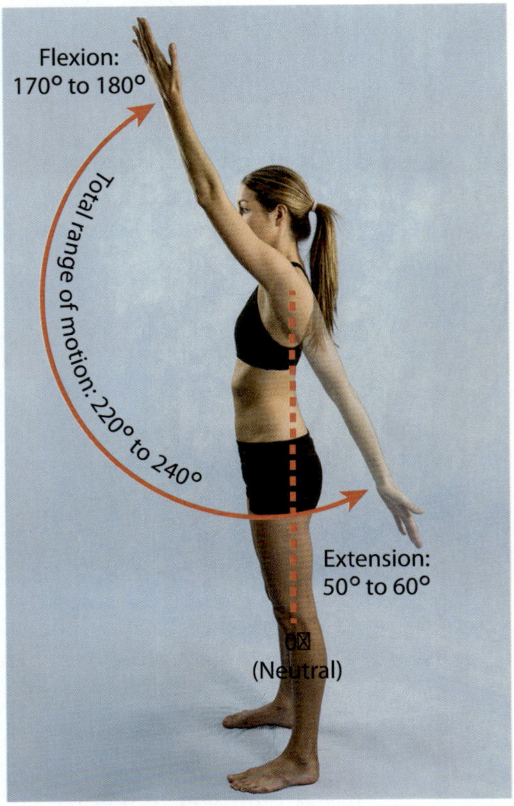
Flexion:
170° to 180°
Total range of motion: 220° to 240°
Extension:
50° to 60°
(Neutral)

그림 12–4 ■ 어깨의 굽힘과 폄의 관절운동범위

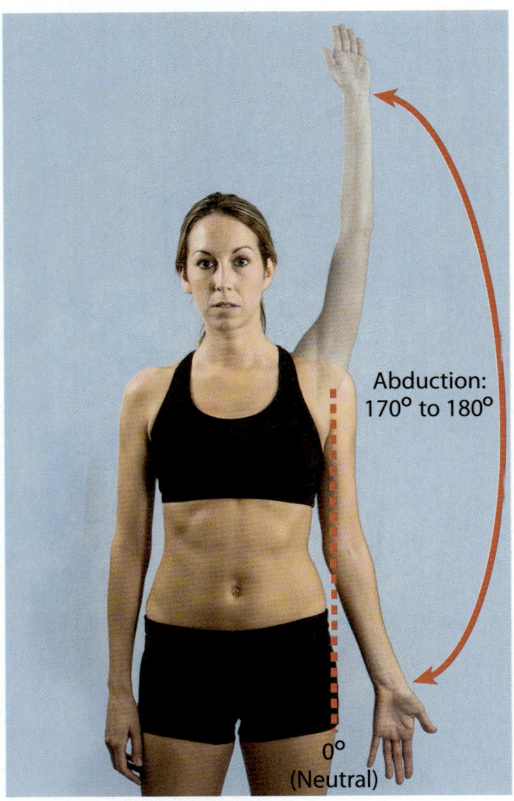
Abduction:
170° to 180°
0°
(Neutral)

그림 12–5 ■ 어깨의 벌림과 모음의 관절운동범위

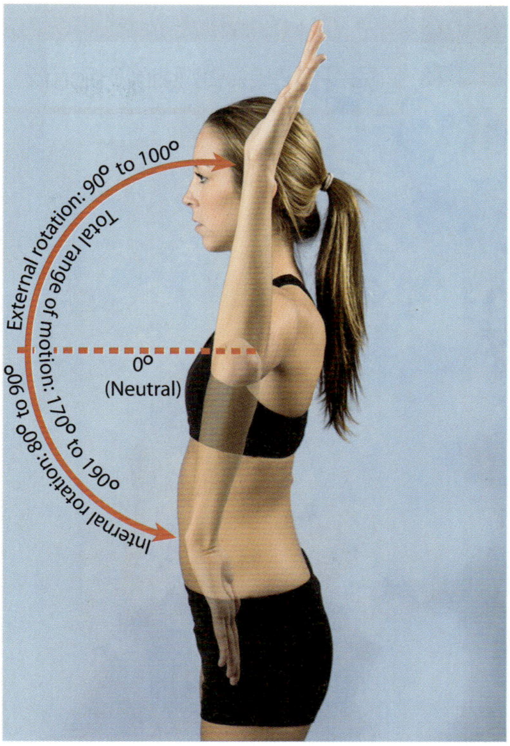

그림 12-6 ■ 어깨의 안쪽돌림과 가쪽돌림의 관절운동범위

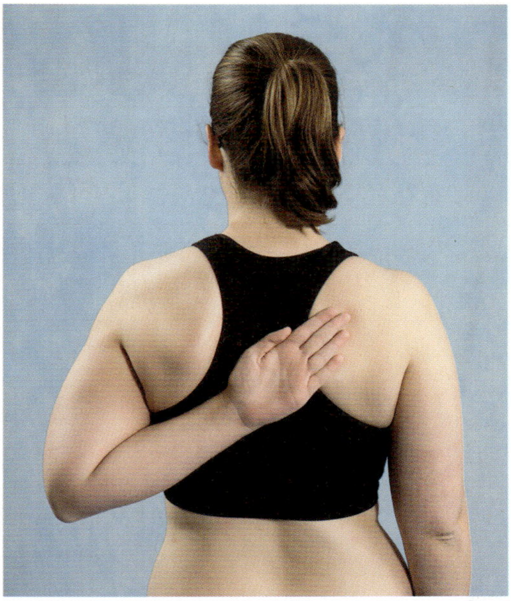

그림 12-7 ■ 미국정형외과 협회 (Americal Academy of Orthopaedic Surgeons)가 추천하는 어깨의 안쪽돌림을 점검하는 방법.

특수 검사 (Selective Tissue Test) 12–1

돌림근띠 병증의 팔 떨어뜨리기 검사 (Drop Arm Test for Rotator Cuff Tendinopathy)

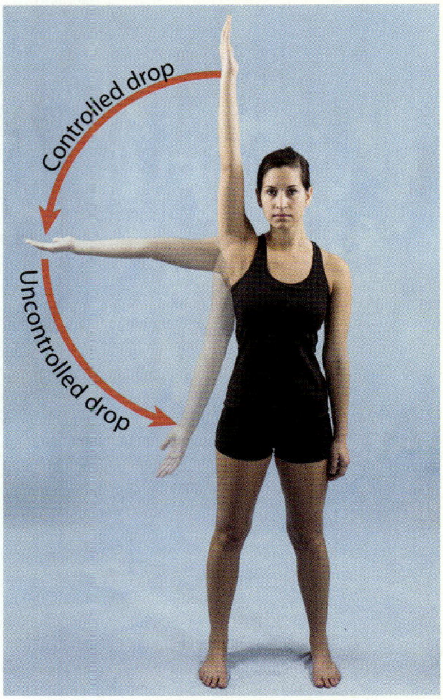

팔 떨어뜨리기 검사는 팔을 최대 벌림 상태에서 모음상태로 천천히 이동하면서 원심성 수축에 의한 위팔뼈의 움직임을 조절하는 능력을 측정하는 것이다.

환자 자세	선 자세나 앉은 자세 위팔은 최대한 벌림, 가쪽돌림, 아래팔은 뒤침된 상태
검사자의 자세	손상된 위팔 옆에 서거나, 뒤쪽에 선다.
평가 절차	환자는 천천히 팔을 몸통 옆으로 내린다.
양성 반응 검사	약 90° 벌림 자세에서 몸통 옆으로 팔을 내릴 때, 환자는 팔을 조절할 수 없어 떨어지게 된다. 심한 통증이 동반되기도 한다.
의미	팔 내리는 것을 조절할 수 없다면, 돌림근띠 특히, 가시위근의 찢김을 의미할 수 있다.
변형	환자가 관절운동범위에서 팔 내리기를 이 방법으로 할 수 있다면, 변형된 팔 떨어뜨리기 검사를 수행할 수 있다. 환자는 위팔뼈가 90° 벌림되도록 유지한다. 검사자는 먼쪽 아래팔에 약간의 압력을 적용한다. 양성 검사 결과는 팔이 몸통으로 떨어지는데, 이것은 돌림근띠 찢김을 의미한다.

특수 검사 (Selective Tissue Test) 12–1
돌림근띠 병증의 팔 떨어뜨리기 검사 –계속

근거

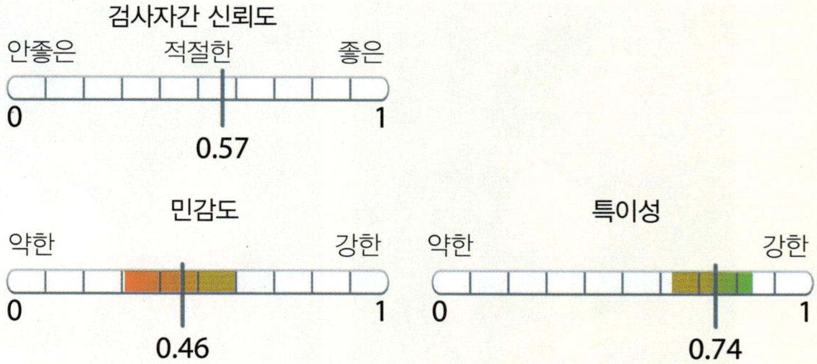

LR+: 1.67–2.27–2.86

LR–: 0.58–0.71–0.85

ROM (range of motion) = 관절운동범위

특수 검사 (Selective Tissue Test) 12-2

어깨밑근 병변의 Gerber Lift-off 검사

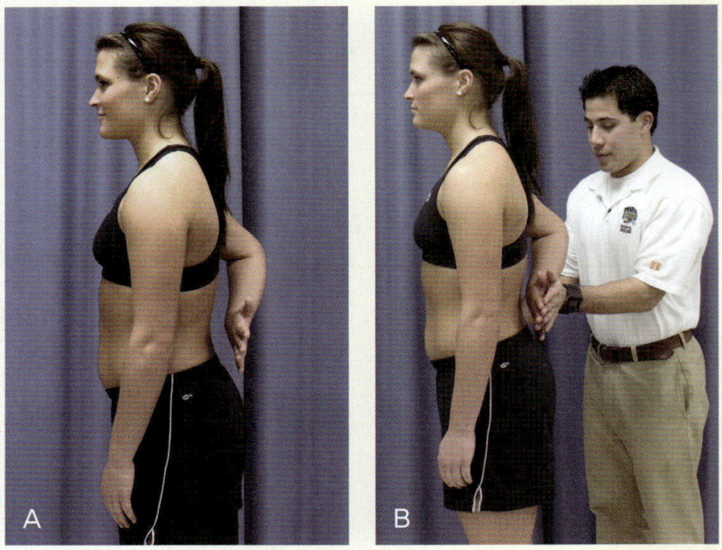

Gerber Lift-off 검사는 어깨밑근 도수근력 검사의 변형이다.

환자 자세	(A) 위팔뼈를 안쪽돌림한 채, 선 자세를 취한다. 손등을 중간 허리뼈 부위에 배치한다.
검사자의 자세	환자 뒤쪽에 선다.
평가 절차	환자는 위팔뼈를 폄한 채로, 능동적으로 손을 허리뼈로부터 들어올린다..
양성 반응 검사	손을 허리뼈로부터 들어올리지 못한다.
의미	양성검사의 소견은 어깨밑근의 찢김 또는 위약과 관련된다. C5, C6, C7 신경근 병변의 가능성이 있다.
변형	(B) 환자 손바닥 쪽에 저항을 가할 수 있다.
논평	환자가 충분한 안쪽돌림을 가지고 손이 엉치뼈 부분 이상 닿은 상태에서 검사가 시행되어야 한다. 위팔어깨관절의 폄 등 보상 움직임을 허용하면 안된다. 팔을 이 자세로 아래면 저항이 없을 때 어깨밑근이 90%의 힘을 기여한다. 도수근력 검사가 grade 3 (저항없이 들어올리는)보다 낮게 측정되면 85%에서 어깨밑근의 파열을 나타낸다.

근거

민감도

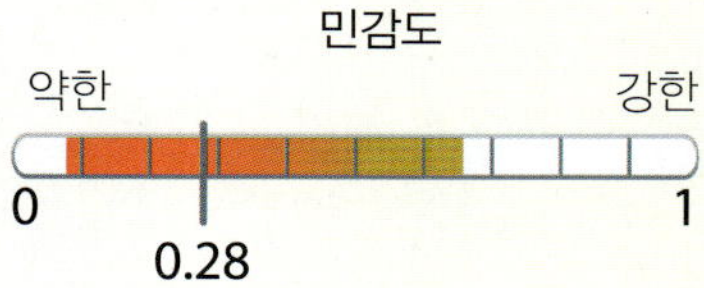

LR+: 0.34–1.48–2.26

특이성

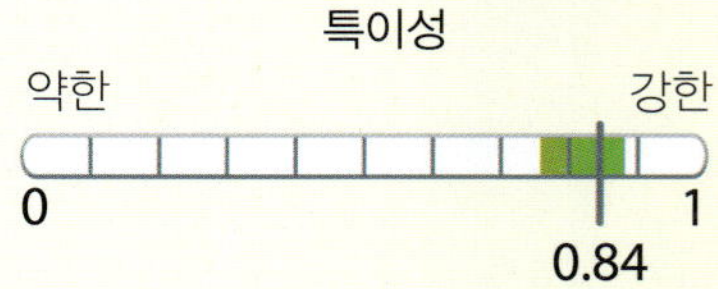

LR−: 0.38–0.83–1.15

도수근력 검사 (Manual Muscle Test) 12–1

어깨관절 굽힘 및 폄 (Shoulder Flexion and Extension)

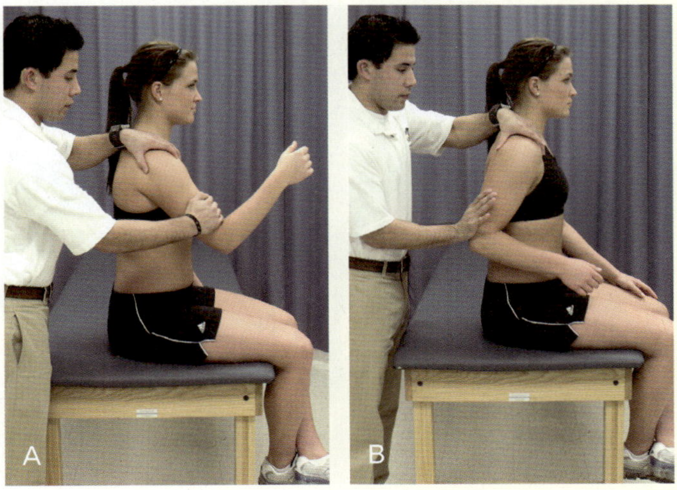

	굽힘 (A)	폄 (B)
환자 자세	앉은 자세	엎드린 자세
시작 자세	위팔어깨관절은 약 45°굽힘	위팔어깨관절은 가볍게 폄
안정화	어깨관절의 위쪽	
저항	팔오금 바로 위쪽인 먼쪽 위팔뼈의 앞쪽	팔꿈치머리 바로 위쪽인 먼쪽 위팔뼈의 뒤쪽
주된 작용근 (신경지배)	어깨세모근 앞쪽 (C5, C6)	넓은등근 (C6, C7, C8) 큰원근 (C5, C6, C7)
2차 작용근 (신경지배)	큰가슴근 (빗장뼈부분) (C6, C7, C8, T1) 부리위팔근 (C6, C7) 어깨세모근 중부 (C5, C6) 위팔두갈래근 (C5, C6) 등세모근 아래 (CN XI) 앞톱니근 (C5, C6, C7)	어깨세모근 뒤쪽 (C5, C6) 위팔세갈래근 (긴갈래) (C6, C7, C8, T1)
보상/대체	몸통의 폄, 어깨뼈 올림	어깨뼈 내밈 (작은가슴근으로부터), 몸통의 돌림
논평		세갈래근의 작용을 최소화하기 위하여 팔꿉관절의 폄을 유지한다.

도수근력 검사 (Manual Muscle Test) 12-2

어깨관절 벌림 및 모음 (Shoulder Abduction and Adduction)

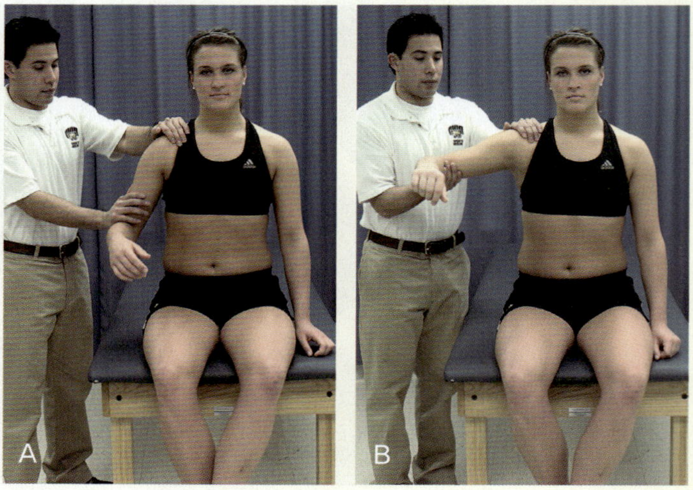

	벌림 (A)	모음 (B)
환자 자세	앉은 자세	앉은 자세 또는 누운 자세
시작 자세	위팔어깨관절은 약 30° 벌림	위팔관절은 약 80° 벌림
안정화	어깨뼈	어깨뼈
저항	가쪽위관절융기 바로 위쪽인 먼쪽 위팔뼈	안쪽관절융기 바로 위쪽인 먼쪽 위팔뼈
주된 작용근 (신경지배)	어깨세모근군 (C5, C6) 가시위근 (C4, C5, C6)	큰가슴근 (C6, C7, C8, T1) 넓은등근 (C6, C7, C8) 큰원근 (C5, C6, C7)
2차 작용근 (신경지배)		부리위팔근 (C6, C7) 위팔세갈래근 (C6, C7, C8, T1)
보상/대체	어깨뼈 올림, 가쪽돌림, 몸통의 동측 또는 반대쪽으로의 가쪽 굽힘	몸통의 같은쪽으로의 가쪽 굽힘
논평	해당 없음.	세갈래근의 작용을 최소화하기 위하여 팔꿉관절의 폄을 유지한다.

도수근력 검사 (Manual Muscle Test) 12-3

어깨관절 안쪽돌림 및 가쪽돌림 (Shoulder Internal and External Rotation)

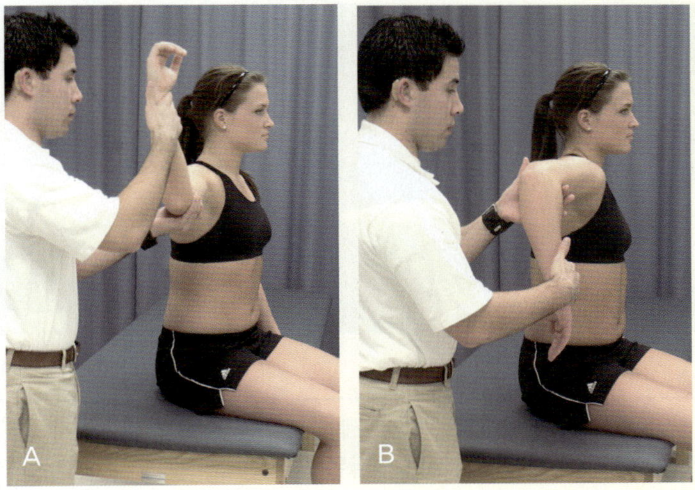

	안쪽돌림 (A)	가쪽돌림 (B)
환자 자세	앉은 자세 또는 엎드린 자세, 엎드린 자세에서 고정이 잘된다.	
시작 자세	위팔어깨관절은 중립위 또는 90° 벌림과 가볍게 안쪽돌림 자세 팔꿉관절은 90° 굽힘	위팔어깨관절은 중립위 또는 90° 벌림과 가볍게 가쪽돌림 자세 팔꿉관절은 90° 굽힘
안정화	팔꿉관절 바로 위쪽의 먼쪽 위팔뼈	팔꿉관절 바로 위쪽의 먼쪽 위팔뼈
저항	먼쪽 아래팔부의 앞쪽	먼쪽 아래팔부의 뒤쪽
주된 작용근 (신경지배)	어깨밑근 (C5, C6, C7)	가시아래근 (C5, C6) 작은원근 (C5, C6)
2차 작용근 (신경지배)	큰원근 (C5, C6, C7) 큰가슴근 (C6, C7, C8, T1) 넓은등근 (C6, C7, C8) 어깨세모근 앞쪽 (C5, C6)	어깨세모근 뒤쪽 (C5, C6)
보상/대체	팔꿉관절 폄, 어깨뼈 내밈	팔꿉관절 폄, 어깨뼈 내림
논평	또한 Gerber Lift-off 검사로 어깨밑근의 근력을 평가할 수 있다.	

GH (glenohumeral) = 위팔어깨관절.

도수근력 검사 (Manual Muscle Test) 12-4
어깨관절 수평모음 및 수평벌림 (Shoulder Horizontal Adduction and Abduction)

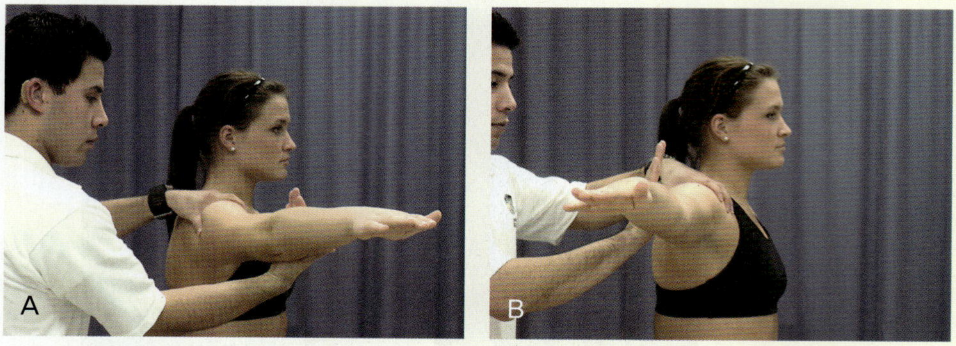

	수평모음 (A)	수평벌림 (B)
환자 자세	앉은 자세 또는 누운 자세 누운 자세에서 고정이 잘된다. 위팔어깨관절 90° 벌림	앉은 자세 또는 엎드린 자세 엎드린 자세에서 고정이 잘된다. 위팔어깨관절 90° 벌림
시작 자세	약간 수평모음	약간 수평벌림
안정화	어깨뼈	어깨뼈
저항	먼쪽 위팔뼈의 앞쪽	먼쪽 위팔뼈의 뒤쪽
주된 작용근 (신경지배)	큰가슴근 (C6, C7, C8, T1)	어깨세모근 뒤쪽 (C5, C6)
2차 작용근 (신경지배)	부리위팔근 (C6, C7) 어깨세모근 앞쪽 (C5, C6)	가시아래근 (C5, C6) 작은원근 (C5, C6)
보상/대체	몸통 돌림	어깨뼈 들임, 몸통 돌림

GH (glenohumeral) = 위팔어깨관절.

어깨의 움직임 (Scapular Movements)

도수근력 검사 (Manual Muscle Test) 12–5

어깨뼈 들임 및 아래돌림 (Scapular Retraction and Downward Rotation)

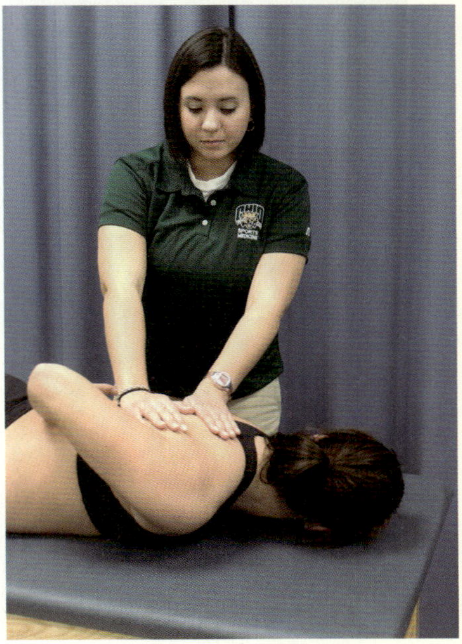

환자 자세	엎드림. 머리를 테스트하고 있는 바깥쪽으로 돌리면 어깨올림근(견갑거근)에서 시작되는 긴장을 감소시킬 수 있다.
시작 자세	검사하는 쪽 위팔뼈를 안쪽돌림하여 팔을 환자의 등에 위치한다.
안정화	몸통
저항	환자가 위쪽, 가쪽 방향으로 손을 들어올릴 때 가쪽 어깨뼈
주된 작용근 (신경지배)	큰마름근 (C4, C5) 작은마름근 (C4, C5)
2차 작용근 (신경지배)	등세모근 중간 섬유 (CN XI)
대체	몸통 돌림, 위팔어깨관절 폄, 어깨뼈의 앞쪽 경사
논평	Gerber Lift-off 검사와 구별되는 점은 어깨뼈에 저항을 가하는 위치이다. (특수 검사 12-2 참조)

도수근력 검사 (Manual Muscle Test) 12–6

어깨뼈 들임 (Scapular Retraction)

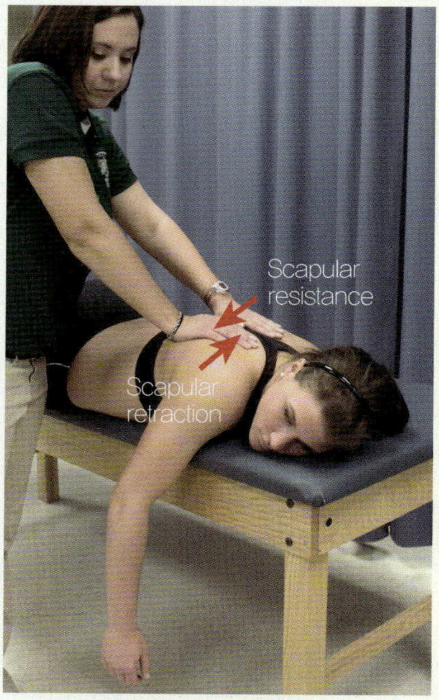

환자 자세	엎드린 자세
시작 자세	팔꿉관절은 펴하고 위팔어깨관절은 90° 굽힘한다. 어깨뼈는 약간 들임 자세
안정화	몸통
저항	어깨뼈
주된 작용근 (신경지배)	등세모근 중간 섬유 (CN XI) 마름근 (C4, C5)
2차 작용근 (신경지배)	등세모근 상부 및 하부 섬유
대체	몸통 돌림, 위팔어깨관절 수평벌림

도수근력 검사 (Manual Muscle Test) 12-7

어깨뼈 내밈 및 위돌림 (Scapular Protraction and Upward Rotation)

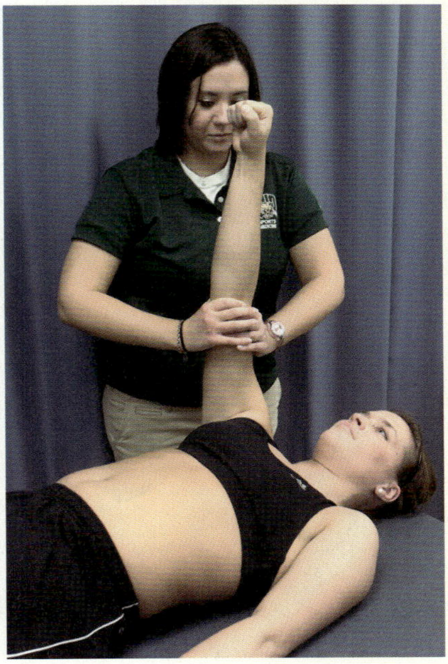

환자 자세	누운 자세
시작 자세	검사하는 팔 (위팔뼈)은 90° 굽힌한다. 환자는 어깨뼈의 내밈과 위쪽돌림 자세를 통해 천장을 주먹으로 치는 자세를 취하게 한다.
안정화	몸통
저항	먼쪽 위팔뼈, 팔꿉관절 몸쪽. 환자에게 주먹쥐고 천장을 향해 뻗으라고 한다.
주된 작용근 (신경지배)	앞톱니근 (C5, C6, C7)
2차 작용근 (신경지배)	작은가슴근 (C7, C8, T1) 등세모근 (CN XI)
대체	위팔어깨관절 모음과 수평모음
논평	환자에게 벽에서 팔굽혀펴기를 수행하게 하여 앞톱니근의 기능을 평가한다.

도수근력 검사 (Manual Muscle Test) 12–8

어깨뼈 내림 및 들임 (Scapular Depression and Retraction)

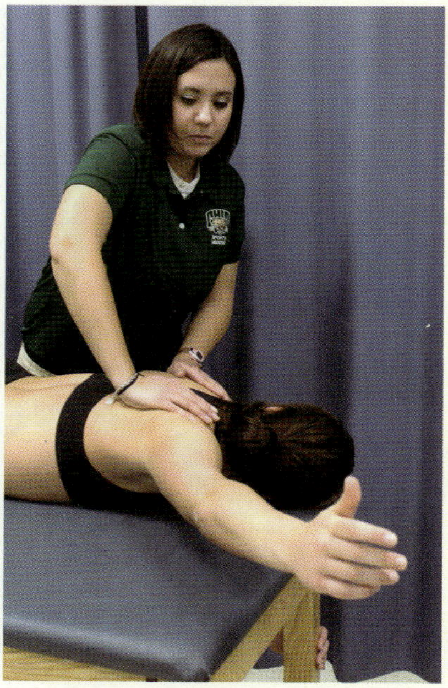

환자 자세	엎드린 자세
시작 자세	검사하는 팔을 135° 벌림하고, 아래팔부를 뒤침시키고 머리는 반대쪽으로 돌린다.
안정화	몸통
저항	어깨뼈. 환자에게 팔을 올리라고 지시한다.
주된 작용근 (신경지배)	등세모근 하부 섬유 (CN XI)
2차 작용근 (신경지배)	등세모근 중간 섬유 (CN XI)
대체	몸통 돌림; 위팔어깨관절 폄
논평	충돌 증후군 환자는 이 검사 자세를 취하지 못할 수 있다. 그럴 경우, 팔을 몸통 옆에 두고 환자에게 어깨뼈를 아래 (down and in)로 내리라고 지시한다.

도수근력 검사 (Manual Muscle Test) 12-9
어깨뼈 올림 (Scapular Elevation)

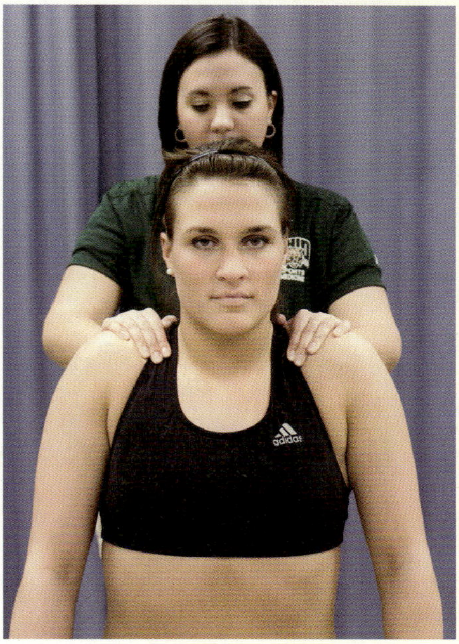

환자 자세	앉은 자세
시작 자세	앉은 자세. 환자는 어깨를 으쓱하며 움츠리는 자세(쉬러그자세)를 취하는 양상을 띤다.
안정화	몸통
저항	어깨관절의 위쪽. 환자는 어깨를 으쓱하고 검사자는 어깨를 아래로 누른다.
주된 작용근 (신경지배)	등세모근 상부 섬유 (CN XI) 어깨올림근 (C3, C4, C5)
2차 작용근 (신경지배)	해당 없음
대체	몸통 돌림 또는 측면 굽힘

수동적 관절운동범위 (Passive Range of Motion)

표 12-1 위팔어깨관절 관절주머니 패턴과 끝느낌 (end-feel)

관절주머니 패턴:가쪽돌림, 벌림, 안쪽돌림 끝느낌	
올림	뻣뻣함 또는 단단함
폄	뻣뻣함
굽힘	뻣뻣함
벌림	뻣뻣함 또는 단단함
수평벌림	뻣뻣함
수평모음	뻣뻣함 또는 단단함
안쪽돌림	뻣뻣함
가쪽돌림	뻣뻣함

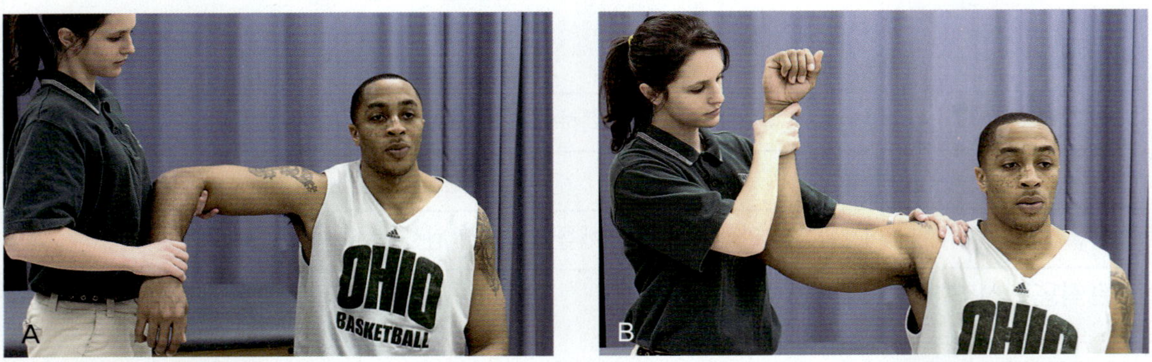

그림 12-8 ■ 어깨관절 수동관절운동범위 검사. (A) 안쪽돌림 및 (B) 가쪽돌림

관절 안정성 검사 (Joint Stability Tests)

관절 운동성 평가 (Joint Play Assessment)

관절 움직임 (Joint Play) 12-1

복장빗장관절 운동 (Sternoclavicular Joint Play)

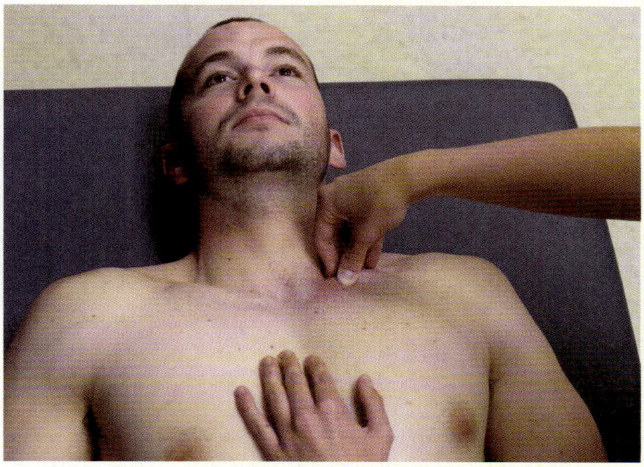

빗장뼈의 몸쪽을 움직여 관절의 위쪽, 앞쪽, 뒤쪽의 가능한 운동 범위를 알아낸다.

환자 자세	누운 자세나 앉은 자세
검사자의 자세	환자 옆에 서서 빗장뼈 몸 쪽을 잡는다.
평가 절차	안쪽 빗장뼈가 복장뼈에 비하여 아래, 위, 앞쪽, 뒤쪽으로 미끄러지게 힘을 가하여 통증 또는 이완을 관찰한다. 빗장뼈 움직임 — 압력받는 구조물 *위쪽* — 갈비빗장인대 (앞쪽 및 뒤쪽섬유) *앞쪽* — 복장빗장인대 (뒤쪽섬유) *뒤쪽* — 복장빗장인대 (앞쪽섬유)
양성 반응 검사	통증, 과운동성, 저운동성
의미	과운동성 : 이완 또는 삠 저운동성 : 관절 유착

SC (sternoclavicular) = 복장빗장관절.

관절 움직임 (Joint Play) 12-2
봉우리빗장관절 운동 (Acromioclavicular Joint Play)

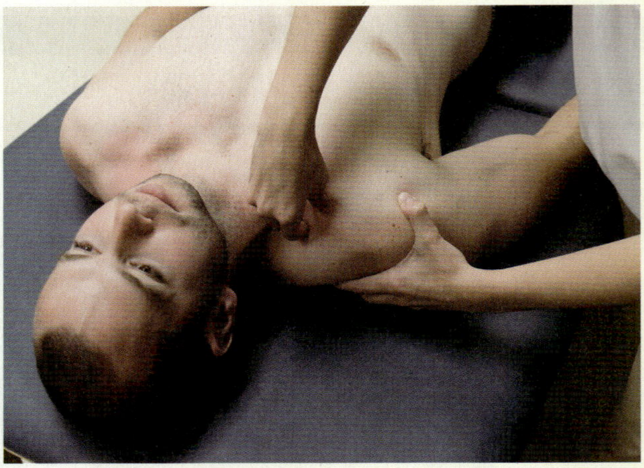

빗장뼈의 먼쪽부를 움직여 봉우리빗장관절의 아래쪽, 위쪽, 앞쪽, 뒤쪽의 가능한 운동 범위를 알아낸다.

환자 자세 누운 자세나 앉은 자세

검사자의 자세 환자 옆에 서서 빗장뼈 먼쪽부 (봉우리빗장관절의 바로 몸쪽)를 잡는다. 반대쪽 손은 봉우리돌기를 잡고 고정한다.

평가 절차 먼쪽 빗장뼈가 어깨뼈에 대하여 아래, 위, 앞쪽, 뒤쪽으로 미끄러지게 힘을 가하여 통증 또는 이완을 관찰한다.

빗장뼈 움직임	압력받는 구조물
아래쪽	봉우리빗장인대 (상부섬유)
위쪽	원뿔인대
	마름인대
	봉우리빗장인대 (하부섬유)
앞쪽	봉우리빗장인대
	봉우리빗장인대 (봉우리빗장인대가 없을 때)
뒤쪽	봉우리돌기와 맞닿는 빗장뼈 (뒤쪽차단)
	봉우리빗장인대

양성 반응 검사 통증, 과운동성, 저운동성

의미 과운동성 : 이완
저운동성 : 관절 유착

AC (acromioclavicular) = 봉우리빗장관절.

관절 움직임 (Joint Play) 12-3

위팔어깨관절 운동 (Glenohumeral Joint Play)

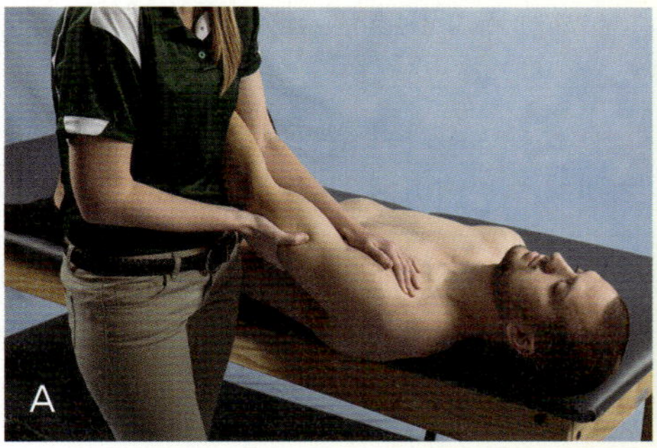

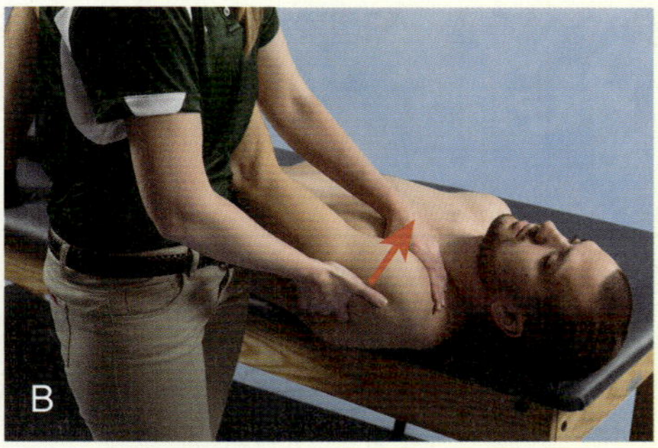

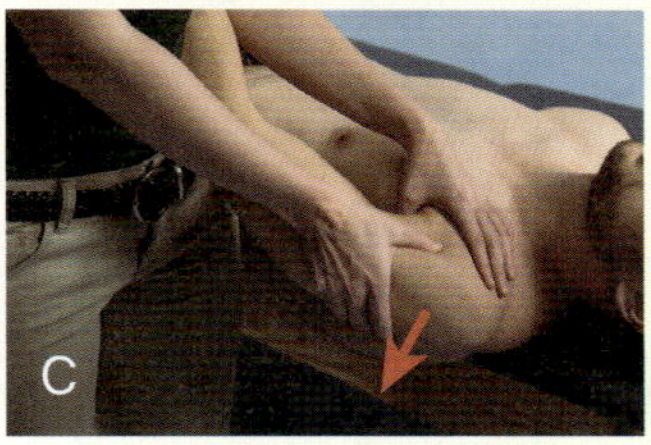

위팔어깨관절 운동은 관절주머니와 인대가 허용하는 운동 범위를 평가하는 것이다.

환자 자세	앉은 자세 환자가 편안한 자세로 팔을 위치한다 (위팔어깨관절이 약 55° 벌림, 약 30° 굽힘된 상태).
검사자의 자세	(A) *아래쪽 미끄러짐 :* 한 손은 팔을 지지하여 편안한 자세를 유지하고 반대 손은 위팔뼈의 상부를 감싼다. (B) *앞쪽 미끄러짐 :* 한 손은 겨드랑이를 통해 어깨뼈 몸통에 압력을 가하도록 부리돌기를 눌러서 어깨뼈를 앞쪽에서 고정한다. 반대 손은 위팔뼈의 뒷면에 힘을 가한다. (C) *뒤쪽 미끄러짐 :* 한 손은 봉우리돌기를 잡고 어깨뼈를 고정한다. 반대 손은 위팔뼈의 앞면에 힘을 가한다.
평가 절차	위팔뼈머리와 관절을 분리하기 위해 부드럽게 강한 힘을 가하고 위팔뼈머리를 아래쪽, 앞쪽, 뒤쪽으로 움직인다.
양성 반응 검사	통증, 반대 어깨관절의 같은 방향의 움직임과 비교하여 운동성의 증가, 운동성의 감소
의미	위팔어깨관절의 정적 안정성을 유지하는 구조물의 과운동성 또는 저운동성 (A) *아래쪽 :* 관절주머니의 하부, 상오목위팔인대, 부리위팔인대 (이 장의 "위팔어깨관절의 불안정성" 설명 참조) (B) *앞쪽 :* 부리위팔인대, 상오목위팔인대와 중오목위팔인대, 관절주머니의 앞쪽, 관절테두리 파열 (C) *뒤쪽 :* 관절주머니의 뒤쪽, 관절테두리 파열

다음 페이지에 계속

관절 움직임 (Joint Play) 12-3

위팔어깨관절 운동 (Glenohumeral Joint Play) –계속

변형	덩치가 큰 환자의 경우는, 끈을 이용하거나 다른 검사자가 어깨뼈의 고정을 도와줄 수 있다. 부하-이동 검사 (Load and shift test): 환자의 위팔뼈를 20° 벌림, 20° 앞쪽굽힘 및 어깨뼈를 고정하고 축성 힘을 가하여 위팔뼈머리를 관절오목의 중심에 위치시킨다.
논평	이 결과는 낮은 검사자 간 신뢰도 및 검사자 내 신뢰도로 인하여 주의해서 해석해야 한다. 작은 변화는 알아내기가 어렵다 (예, 0단계와 1단계). 아래쪽 미끄러짐 검사와 고랑 징후 (특수 검사 12-11 참조)의 차이는 고랑 징후는 휴식 자세에서 수행되지 않는다는 것이다.

GH (glenohumeral) = 위팔어깨관절.

신경학적 검사 (Neurological Testing)

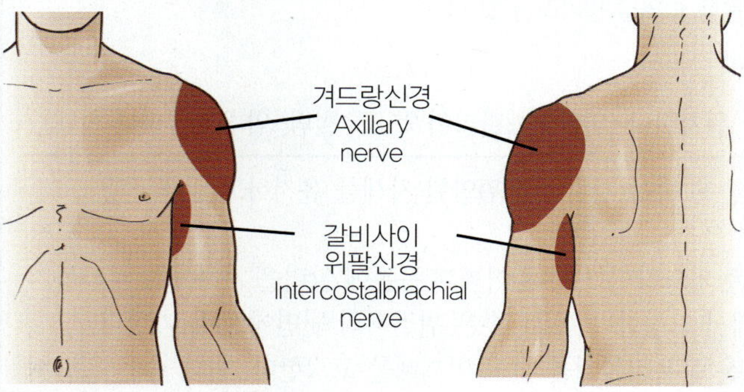

그림 12-9 ■ 위팔 및 어깨의 신경 지배. 이 부위의 통증은 가슴이나 위팔신경얼기에서 오는 연관통의 형태로도 나타난다 (신경학적 선별검사 1-2를 참조)

특수 검사 (Selective Tissue Tests)

특수 검사 (Selective Tissue Test) 12-3

어깨뼈 보조 검사 (Scapular Assistance Test)

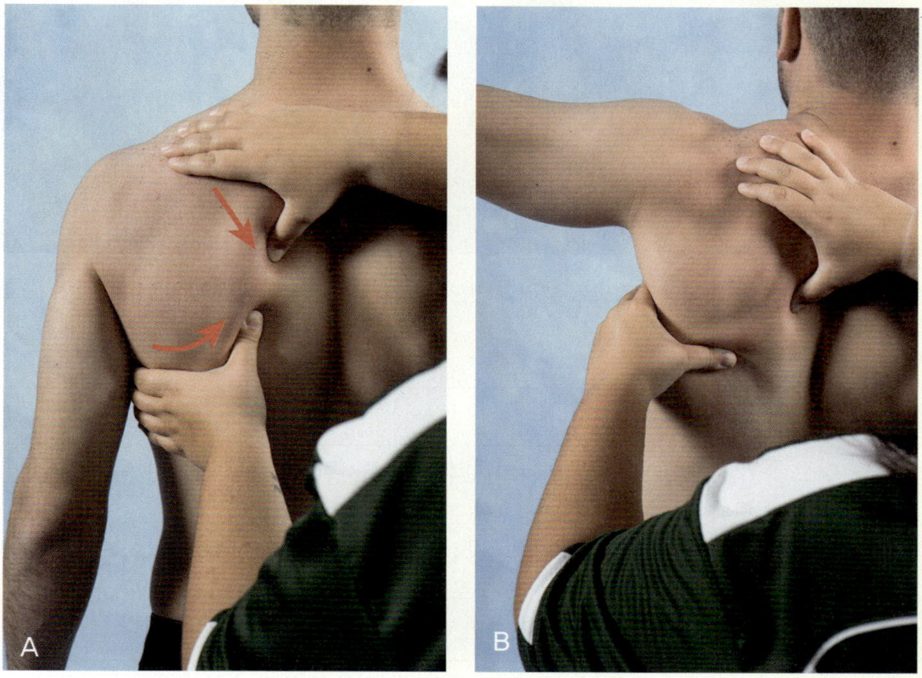

어깨뼈 보조검사는 징후 변화와 관련되고, 병리와 연관된 어깨뼈의 기능부전을 교정하기 위한 방식으로 설계되었다.

환자 자세	선자세
검사자의 자세	손상된 쪽 뒤로 선다. (A) 한손은 어깨뼈면 위쪽에서 어깨뼈의 위쪽돌림 (upward rotation)을 보조하고, 다른 한손은 아래각에서 뒤당김 (뒤쪽경사 그리고 가쪽돌림)을 보조한다.
평가 절차	(B) 환자는 위팔을 올리고 통증이 발생하거나 움직임이 제한되는 지점을 기록해 둔 다음 다시 팔을 올릴 때 검사자는 어깨뼈의 뒤당김 (뒤쪽경사 그리고 가쪽돌림)과 위쪽돌림을 보조한다.
양성 반응 검사	환자의 관절운동범위 향상과 징후의 감
의미	ROM과 징후를 개선시키는 어깨뼈움직임의 보조는 어깨뼈의 기능감소가 병리 또는 기능부전을 일으킬 수 있으며, 이러한 부분들은 관리 프로그램에서 다루어야 한다.
근거	이 검사는 검사자간 신뢰도가 좋음 (good) 이다.

특수 검사 (Selective Tissue Test) 12-4

어깨뼈 뒤당김 검사 (Scapular Retraction Test)

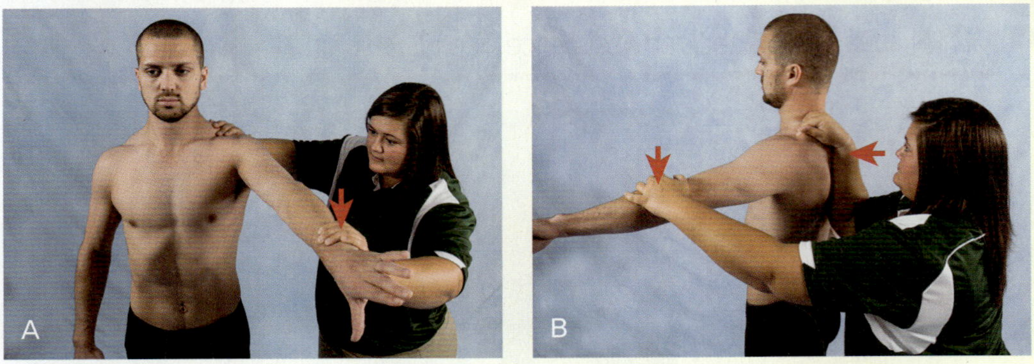

어깨뼈 뒤당김 검사는 징후 변화와 관련되고, 병리와 연관된 어깨뼈의 기능부전을 교정하기 위한 방식으로 설계되었다.

환자 자세	선자세
검사자의 자세	손상된 쪽 뒤로 선다.
평가 절차	(A) 검사자는 가시위근의 도수근력 검사인 깡통비우기검사 (empty can test)를 수행한다. 그리고 근력과 징후를 기록한다. (B) 검사자는 어깨뼈를 뒤당김 시킨 상태에서 고정시키고, 아래팔로 어깨뼈의 척추면 (vertebral border)을, 손으로는 어깨뼈의 위쪽면 (superiorl border)을 안정화시킨다. 어깨뼈의 안정화를 유지하면서 깡통비우기 재검사를 실시한다.
양성 반응 검사	검사자의 도수 안정화로 인해서 가시위근의 근력이 증가되거나 징후가 감소된다.
의미	도수 어깨뼈 안정화와 뒤당김은 근력과 징후를 호전시키고, 어깨뼈 안정성의 저하는 병리 또는 기능부전을 일으킬 수 있으며, 이러한 부분들은 관리 프로그램에서 다루어야 한다.
논평	도수 어깨뼈 뒤당김은 상부관절와순병변 (superior labral lesion)에 대한 양성검사를 실시할 동안 징후를 감소시킬 수도 있다. 도수 어깨뼈 뒤당김은 돌림근띠 또는 다방면 어깨불안정성을 가진 환자에게서 깡통비우기검사를 실시할 때 근력을 증가시킬 수도 있다.
근거	문헌에 없거나 불확실함

특수 검사 (Selective Tissue Test) 12-5

봉우리빗장관절 견인 검사 (Acromioclavicular Traction Test)

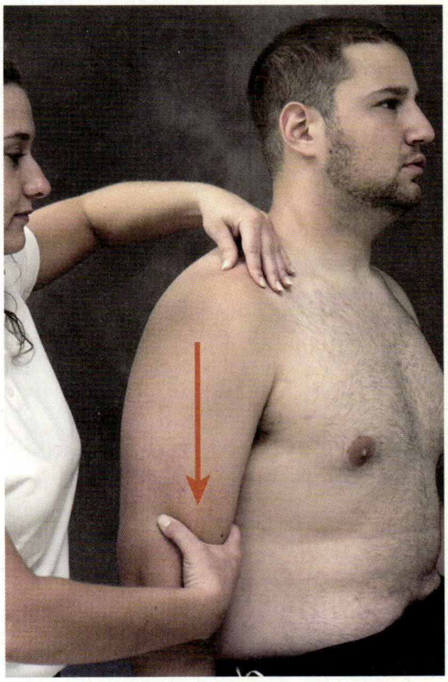

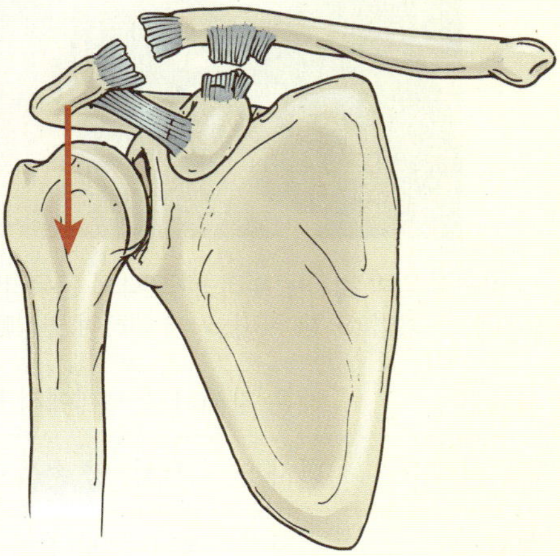

봉우리빗장관절 견인 검사의 원리는 봉우리빗장관절 불안정 진단에 이용되는 스트레스 방사선 검사의 원리와 비슷하다.

환자 자세	앉은 자세나 선 자세 팔을 자연스럽게 몸통 옆에 붙인다.
검사자의 자세	손상 쪽 팔의 옆에 위치한다. 검사자는 환자의 먼쪽 위팔뼈를 잡는다. 반대쪽 팔은 봉우리빗장관절을 부드럽게 촉진한다.
평가 절차	검사자는 환자의 먼쪽 위팔뼈를 잡는다.
양성 반응 검사	위팔뼈와 어깨뼈는 빗장뼈를 아래쪽으로 움직여, 계단 변형이나 통증을 유발시킨다.
의미	봉우리빗장인대나 부리빗장인대의 삠
논평	환자가 봉우리빗장관절 견인 검사에서 양성반응을 나타낸다면, 빗장뼈 골절을 감별하기 위해 의사에게 의뢰하여 스트레스 방사선 검사를 해야 한다.
근거	문헌에 존재하지 않거나 결론에 이르지 못함.

AC (acromioclavicular joint) = 봉우리빗장관절.

특수 검사 (Selective Tissue Test) 12-6

봉우리빗장관절 압박 검사 (Acrcmioclavicular Compression Test)

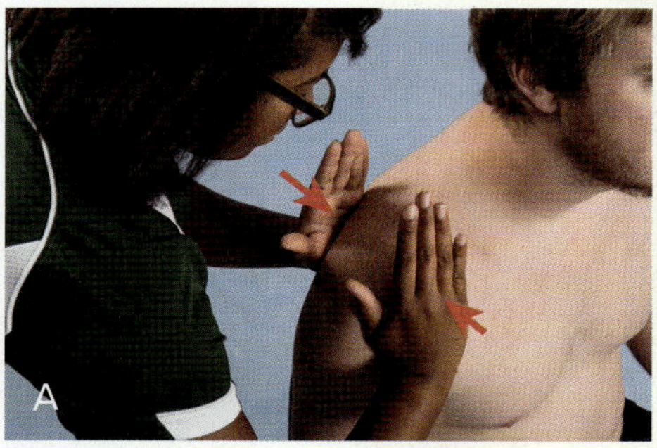

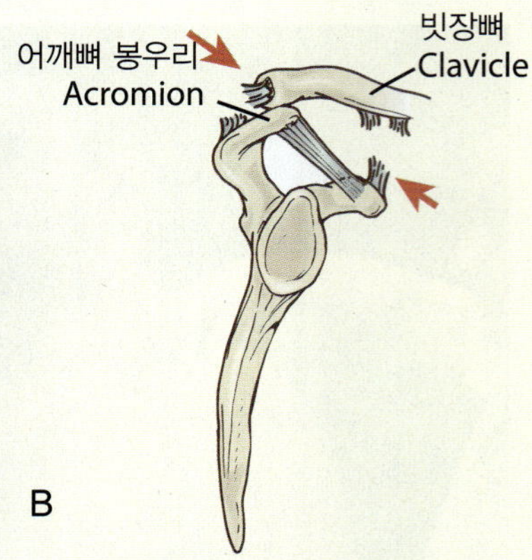

봉우리빗장관절 압박 검사는 부리빗장인대와 봉우리빗장인대에 긴장을 주어 봉우리돌기 위로 빗장뼈를 전위시키는 검사이다. (A) 테스트방법 (B) 봉우리돌기에 대하여 빗장뼈가 전위되는 형태를 나타내고 있다.

환자 자세	앉은 자세나 선자세에서 팔을 몸통 옆에 자연스럽게 붙인다.
검사자의 자세	환자 옆에 서서, 양 손을 봉우리빗장관절의 앞쪽과 뒤쪽에 놓는다.
평가 절차	검사자는 양 손으로 강하게 봉우리빗장관절을 압박한다.
양성 반응 검사	봉우리빗장관절에서 통증이 발생하거나, 빗장뼈가 봉우리 위로 이동한다.
의미	봉우리빗장인대와 부리빗장인대 손상.
변형	봉우리돌기의 뒤가쪽에 엄지손가락을 놓고 같은 손이나 반대편 손의 검지와 중지를 빗장뼈의 중앙에 위치시킨다. 엄지손가락을 앞위로 빗장뼈를 아래쪽으로 힘을 가한다. 통증이 있으면 양성반응이다.
근거	민감도: 약한 0 — 1 강한, 0.79 특이성: 약한 0 — 1 강한, 0.50 LR+: 1.58 LR−: 0.42

AC (acromioclavicular joint) = 봉우리빗장관절.

특수 검사 (Selective Tissue Test) 12-7

앞쪽 위팔어깨관절 이완을 위한 불안 검사

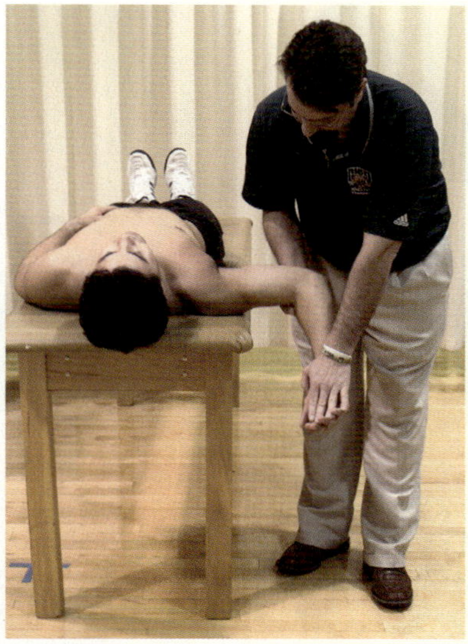

불안 검사는 관절오목 위팔관절을 관절이 꽉 찬 위치 (closed-pack position)에서 수동적으로 가쪽돌림하여 관절오목 위팔 앞쪽의 손상 기전을 재현하는 것이다.

환자 자세	누운 자세, 앉거나 선자세 위팔어깨관절은 90° 벌림되고 팔꿉관절은 90° 굽힘된 상태
검사자의 자세	환자 옆에서 손상된 위팔뼈의 아래쪽에 선다. 손목 몸쪽인 아래팔을 잡고 반대편 손으로 위팔뼈 중앙을 지지한다.
평가 절차	위팔뼈가 90° 벌림된 상태를 유지하면서 검사자는 천천히 아래팔의 앞쪽으로 힘을 가하여 위팔어깨관절을 가쪽돌림 시킨다.
양성 반응 검사	환자가 어깨관절이 탈구되려면 그 이상의 동작에 저항하려 한다. 위팔어깨관절주머니의 앞쪽의 중심에 통증이 있다.
의미	앞쪽 관절주머니, 오목위팔인대의 아래쪽이나 관절테두리는 위팔뼈머리가 관절오목에서 부분탈구나 탈구 된다. 통증과 동반된 재위치 검사는 종종 돌림근띠 병리에 의해 이차적인 불안정성과 관련된다. 어깨관절 깊은 뒤쪽의 통증은 내부의 충돌과 연관되어 있다.
논평	압력은 점진적으로 수행하여야 하며 검사는 재위치되는 첫 번째 징후에서 종결된다. 이 검사는 명백한 이동이나 위팔어깨관절의 부분탈구가 있을 시 수행해서는 안된다. 재위치 검사는 대개 앞쪽 불안검사 이후에 수행된다 (특수 검사 12-8 참조).
근거	민감도 / 특이성 (아래 참조)

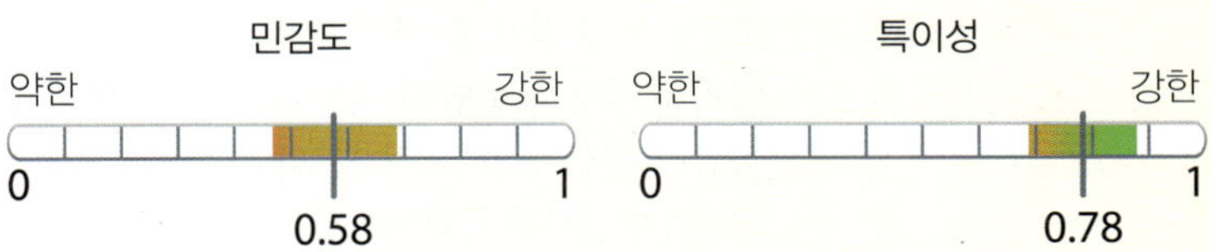

LR+: 1.60–8.85–16.10 LR–: 0.40–0.57–0.75

GH (glenohumeral) = 위팔어깨관절.

특수 검사 (Selective Tissue Test) 12-8

앞쪽 위팔어깨관절 이완을 위한 재위치 검사 및 앞쪽 이완 검사

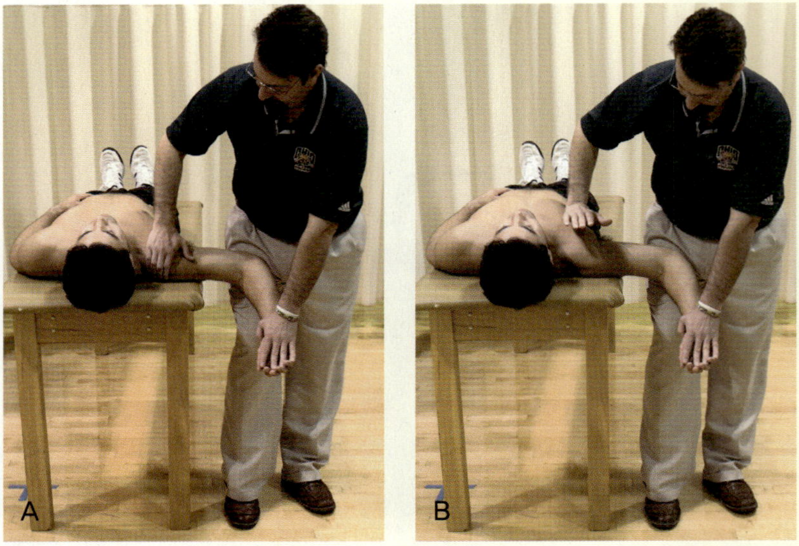

불안 검사 (특수 검사 12-7 참조) 양성이라면, 재위치 검사는 위팔어깨관절을 가쪽돌림 함으로써 안정 및 정렬의 유지를 위하여 힘을 가하는 것이다. (A) 앞쪽 이완 검사는 불안 검사 시 동안 압력을 가할 때 갑자기 이완되는 (surprise) 불안에 의하여 결정된다. (B) 앞쪽 이완 검사는 또한 surprise test로도 알려져 있으며 주의해서 시행해야 한다.

환자 자세	누운 자세 위팔어깨관절은 90° 벌림됨. 팔꿉관절 90° 굽힘
검사자의 자세	환자 옆에서 손상된 위팔뼈의 아래쪽에 선다. 위팔뼈를 가쪽돌림할 때 손목 몸쪽인 아래팔을 잡아서 지레로 사용한다. 반대쪽 손은 위팔뼈머리 위에 놓는다.
평가 절차	(A) *재위치 검사 :* 환자의 팔이 원래 위치에서, 검사자는 위팔뼈가 가쪽돌림 하는 동안에 위팔뼈머리를 뒤쪽으로 힘을 가한다. (B) *앞쪽 이완 검사 :* 재위치 검사 동안 위팔어깨관절이 가쪽돌림 상태에서 검사자는 뒤쪽으로 힘을 가했던 손을 놓는다.
양성 반응 검사	*재위치 검사 :* 앞쪽 블안 검사와 비교하여 통증 감소나 ROM 증가 *앞쪽 이완 검사 :* 재위치 검사를 중단함으로써 앞쪽으로 가해지는 안정화시키는 압력으로 인한 불안감이나 통증
의미	*재위치 검사 :* 앞쪽 통증은 느슨한 앞쪽 인대와 관절 구조물로 인하여 발생된다. 뒤쪽 통증은 뒤쪽 관절주머니와 관절테두리의 충돌로부터 발생된다. 양성 검사 결과는 관절주머니나 관절테두리의 손상으로 인한 앞쪽 관절주머니의 증가된 이완을 의미한다. 검사자는 도수 압력을 적용하여 앞쪽 위팔어깨관절주머니의 안정성을 향상시킨다. 이로 인해 가쪽돌림의 범위가 약간 증가된다. *앞쪽 이완 검사 :* 재위치 검사를 중단함으로써 앞쪽으로 가해지는 안정화시키는 압력으로 인한 불안감이나 통증

특수 검사 (Selective Tissue Test) 12-8

앞쪽 위팔어깨관절 이완을 위한 재위치 검사 및 앞쪽 이완 검사 –계속

논평

재위치 검사는 대개 앞쪽 불안검사 이후에 수행된다. 앞쪽 이완 검사는 대개 재위치 검사 양성 반응 이후에 수행된다.
불안 검사와 재위치 검사는 또한 내부의 충돌이 없을때에도 양성으로 나올 수 있다.
재위치 검사 양성에서 (예, 통증 경감) 또한 세갈래근의 긴갈래의 지장을 주던 힘이 감소함으로써 SLAP 병변과 연관될 수 있다.
재위치 검사는 부가적으로 앞쪽 어깨관절 불안정성을 발견하기 위한 예측적인 가치는 거의 없다.

근거

재위치 검사 (Anterior Instability)

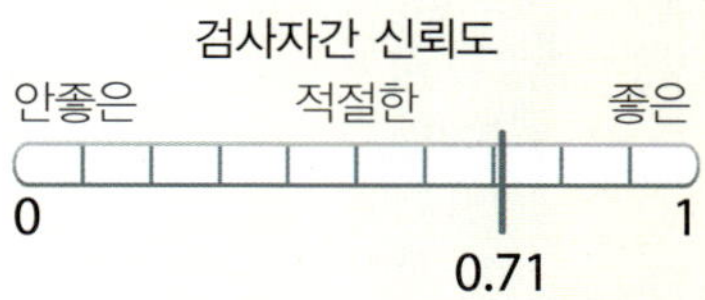

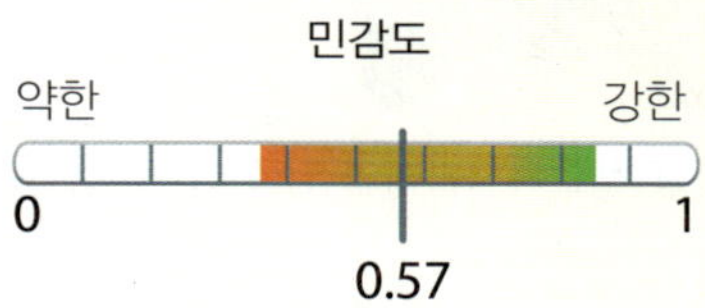

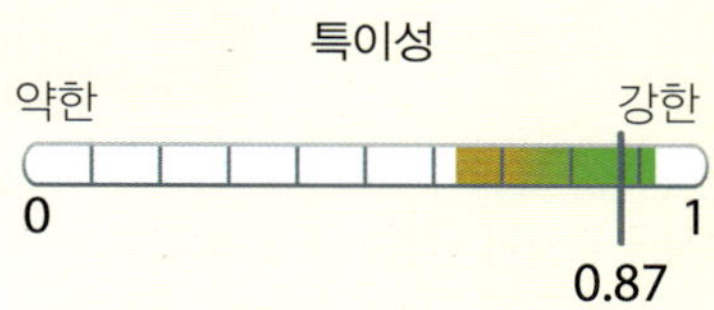

LR+: 1.00–4.50–7.44 LR–: 0.17–0.43–1.00

재위치 검사 (SLAP Lesion)

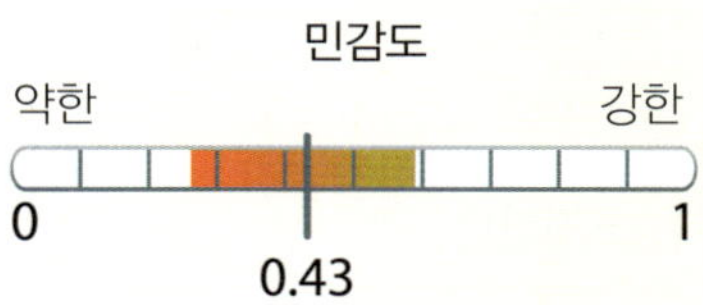

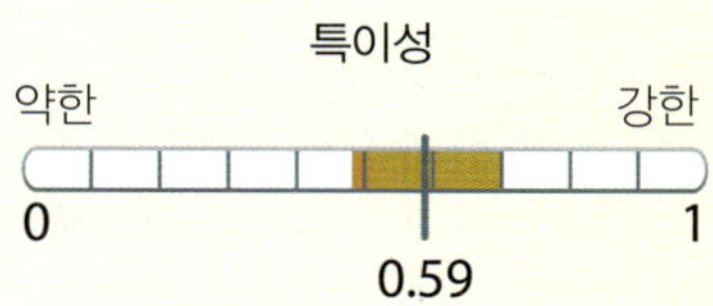

LR+: 0.68–1.13–1.58 LR–: 0.53–1.11–1.68

앞쪽 이완 검사 (Anterior Instability)

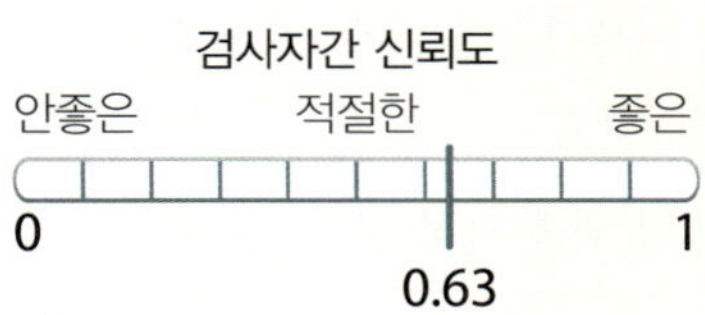

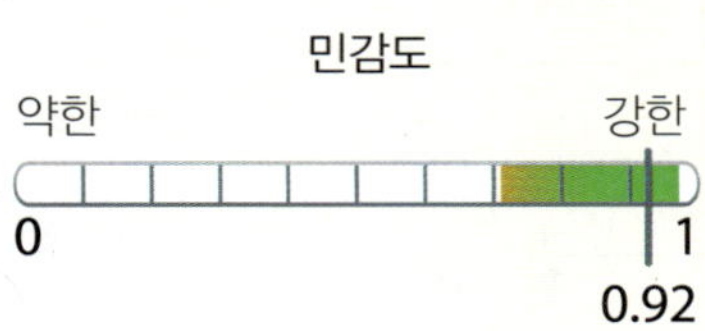

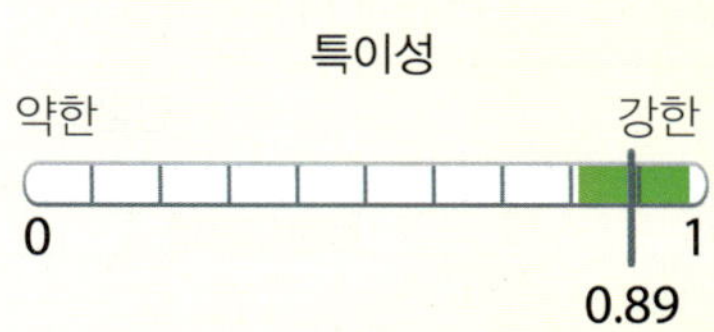

LR+: 5.43–8.36–11.29 LR–: 0.05–0.09–0.29

GH (glenohumeral) = 위팔어깨관절; ROM (range of motion) = 관절운동범위.

특수 검사 (Selective Tissue Test) 12-9

앞쪽 위팔어깨관절 이완을 위한 뒤쪽 재위치 검사

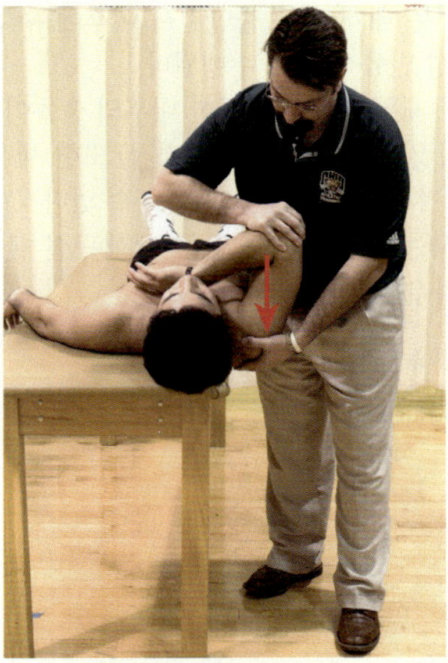

위팔뼈머리가 관절오목에서 뒤쪽으로 움직이는 것으로 관절오목위팔뼈의 뒤쪽 이완이나 불안정이 있다면, 환자는 이 검사를 갑자기 중지하려 할 것이다.

환자 자세	앉은 자세나 누운 자세 어깨관절 90° 굽힘과 팔꿉관절 90° 굽힘 위팔어깨관절을 테이블 밖으로 내어 놓는다.
검사자의 자세	환측 옆에 선다. 한 손으로 아래팔을 잡는다. 반대쪽 손으로 어깨뼈 뒷면을 고정한다.
평가 절차	검사자는 위팔뼈 골간으로 종축 힘을 적용하여, 위팔뼈머리가 관절오목에서 뒤쪽으로 움직이도록 한다. 검사자는 위팔뼈의 굽힘과 돌림의 양을 조절한다.
양성 반응 검사	환자는 불안감을 나타내고, 어깨관절이 뒤쪽으로 부분탈구 되는 것을 막기 위해 근육에 힘을 주어 방어 작용을 하게 된다.
의미	위팔어깨관절주머니의 이완과 뒤쪽 관절테두리의 찢김
변형	어깨뼈 위치에서 수평면으로 위팔뼈 모음 시 뒤쪽으로 힘이 가했을 시 불안감을 호소한다.
근거	민감도: 약한 0 — 1 강한; 0.19 특이성: 약한 0 — 1 강한; 0.99 LR+: 0.37–7.36–21.50 LR−: 0.62–0.95–1.84

GH (glenohumeral) = 위팔어깨관절.

특수 검사 (Selective Tissue Test) 12–10

관절오목순 손상에서 Jerk (Posterior stress) 검사

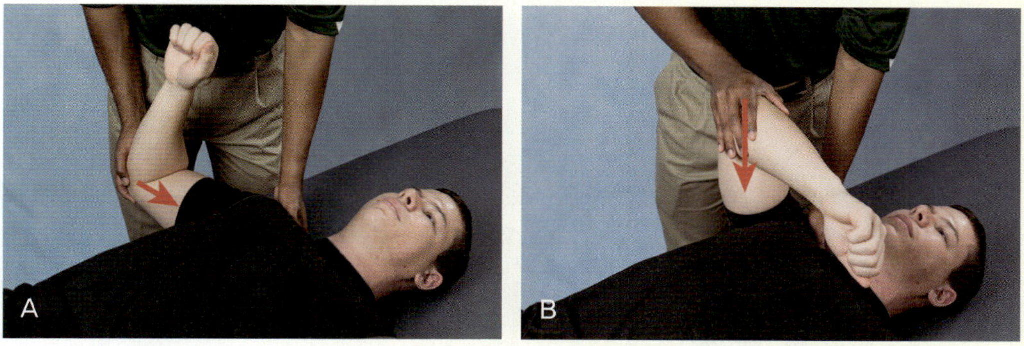

위팔어깨관절에서 뒤쪽으로 힘을 가한다. 뒤아래쪽의 불안정성과 관련된 통증; 무거운 두 물체가 부딪혀 나는 듯한 둔탁한 소리가 관절테두리 파열과 연관이 있다.

환자 자세	앉거나 누운 자세. 누운 자세에서 어깨뼈가 더 안정되어 있다.
검사자의 자세	환자의 뒤에 선다. 한 손으로 어깨뼈를 안정화시킨다. 반대쪽 손으로 팔을 90° 굽힌 상태에서 안쪽돌림 시킨다 (A).
평가 절차	검사자가 위팔뼈의 축으로 힘을 가하는 동시에 팔을 수동적으로 수평면으로 모음시킨다 (B).
양성 반응 검사	통증이 있거나 없이 두 물체가 부딪혀 나는 듯한 둔탁한 소리
의미	뒤아래쪽 관절테두리의 파열이 있거나 없는 뒤아래쪽 불안정성
논평	통증이 동반된 둔탁한 소리는 종종 수술적 치료가 필요한 뒤아래쪽 관절테두리의 파열과 관련있다. 통증이 동반되지 않는 환자의 둔탁한 소리는 비수술적 치료에 잘 반응한다.
근거	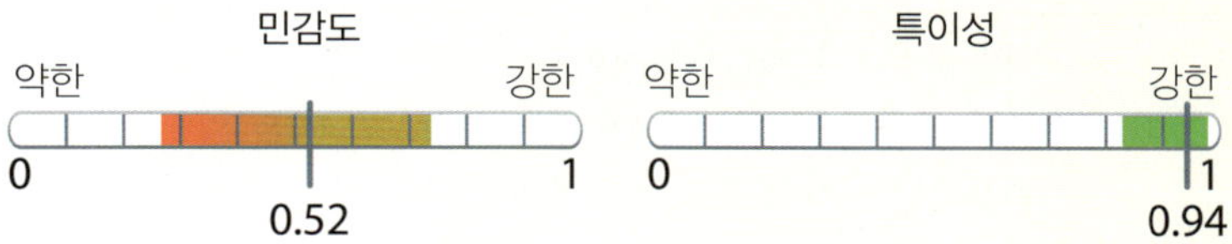

LR+: 1.71–19.80–36.50 LR−: 0.28–0.53–0.90

특수 검사 (Selective Tissue Test) 12-11

아래 위팔어깨관절 이완을 위한 고랑 징후 (sulcus sign)

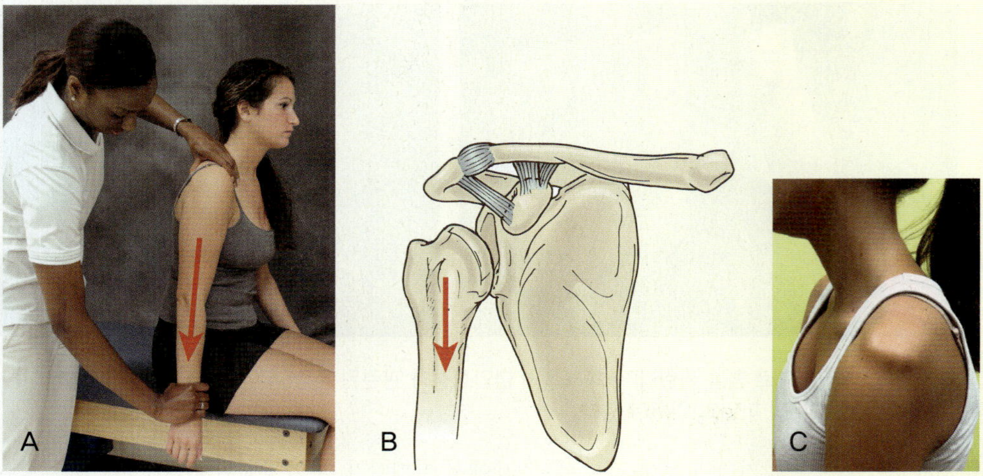

아래 위팔어깨관절 이완을 위한 고랑 징후 (sulcus sign)
고랑 징후는 위팔뼈가 아래쪽으로 당겨질 때 위팔뼈머리의 아래 미끄러짐 정도에 따라 결정된다.

환자 자세	앉은 자세 팔을 몸통 옆에 붙인다.
검사자의 자세	환측 옆에 선다.
평가 절차	환자의 팔꿉관절에서 먼쪽을 잡는다. 어깨뼈가 안정된 상태에서 팔을 아래쪽으로 견인한다.
양성 반응 검사	봉우리 아래에 함몰부위 (고랑)가 나타난다. 봉우리빗장관절 불안정을 위한 봉우리빗장관절 견인 검사와 이 검사의 결과의 차이점은 이 검사는 위팔뼈머리가 어깨뼈와 빗장뼈로 멀리 움직인다는 것이다. 봉우리빗장관절 견인 검사의 경우는 위팔뼈와 어깨뼈가 빗장뼈로 멀어지는 검사법이다.
의미	위팔뼈머리가 관절오목상에서 아래쪽으로 미끄러지는데, 이것은 부리어깨인대의 상부 섬유의 이완을 의미한다. 봉우리밑 공간의 확장 정도에 따라 등급을 결정한다. Grade Ⅰ : 1 cm 이하 Grade Ⅱ : 1~2 cm Grade Ⅲ : 2 cm 초과
논평	위팔뼈를 90° 굽힘 시 고랑 징후 양성은 뒤쪽 불안정성을 의미한다. 환자가 마취되어 있을 시 이 결과는 더욱 유용하다.

특수 검사 (Selective Tissue Test) 12-11

아래 위팔어깨관절 이완을 위한 고랑 징후 (sulcus sign) -계속

근거

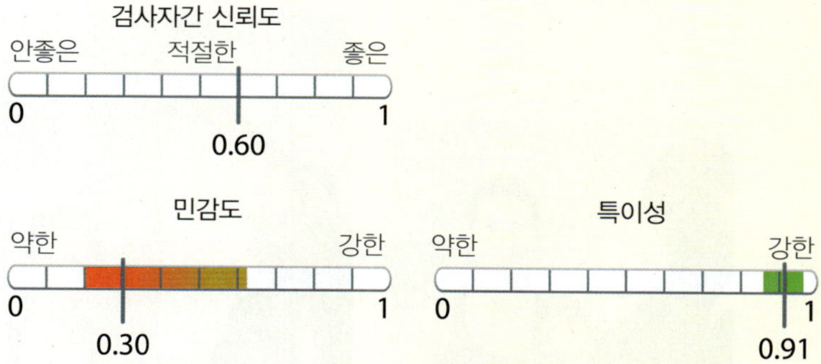

LR+: 2.53–3.81–8.20

LR−: 0.43–0.76–0.86

AC (acromioclavicular) = 봉우리빗장관절; GH (glenohumeral) = 위팔어깨관절.

특수 검사 (Selective Tissue Test) 12-12

Neer의 어깨관절 충돌 검사

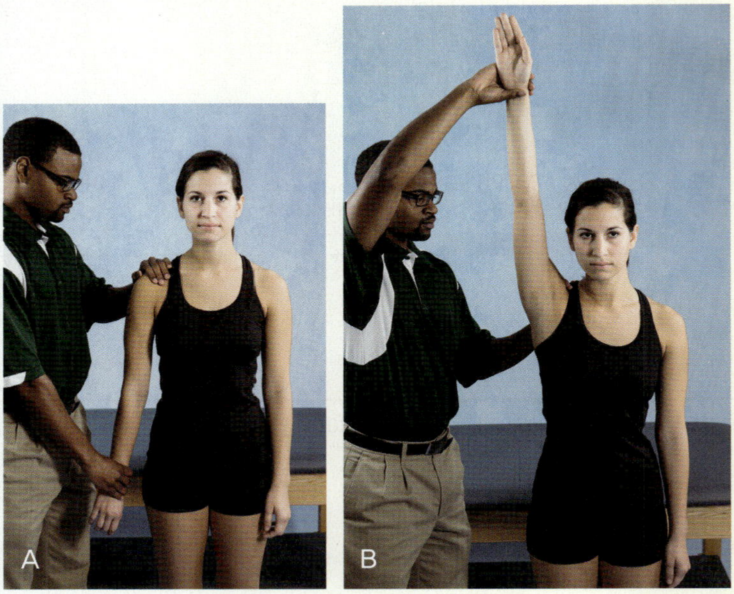

환자의 팔을 수동적으로 굽힘시켜 대개 90~180° 굽힘 시 돌림근띠 충돌의 증상이 나타나게 된다.

환자 자세	선 자세나 앉은 자세 어깨관절, 팔꿉관절, 손목이 해부학적 자세를 취한다.
검사자의 자세	환자의 환측 옆이나 앞쪽에 선다 (A). 환자의 어깨뼈 뒷면으로 어깨관절을 고정한다. 한 손으로 팔꿉관절 먼쪽부인 손목을 잡는다.
평가 절차	팔꿉관절을 편 채로 위팔뼈를 안쪽돌림시키고 아래팔을 안쪽돌림 시킨다. 어깨뼈를 고정시킨 처 앞쪽 굽힘을 통해 부리어깨관절을 강하게 움직인다 (B).
양성 반응 검사	움직일 때 통증이 발생한다. 특히 관절운동범위 끝지점에서 통증이 일어난다.
의미	병리는 돌림근띠 (특히, 가시위근)나 위팔두갈래근 힘줄 긴갈래에서 나타난다. 움직임으로 인해, 큰결절과 봉우리와 봉우리빗장관절의 아래 부위사이에서 이들 구조물이 충돌된다.
논평	윤활주머니만 침범 시; 민감도는 85.7%까지 향상되나 특이도는 양성우도비 1.69와 더불어 49.2%로 감소된다.

특수 검사 (Selective Tissue Test) 12-12

Neer의 어깨관절 충돌 검사 -계속

근거

충돌 (Impingement)

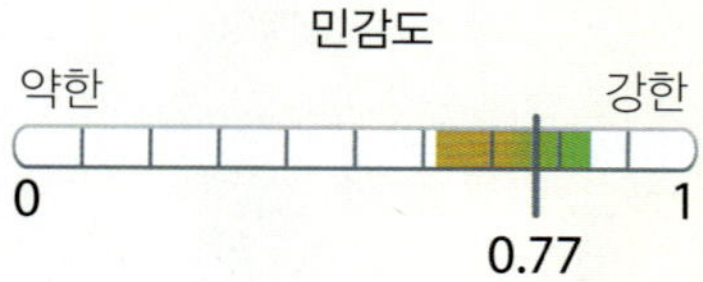

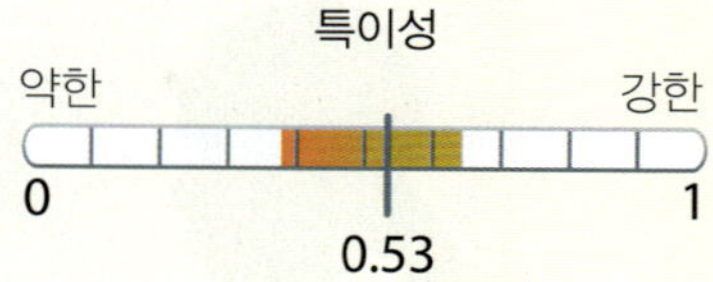

LR+: 1.06–1.68–1.91

LR–: 0.36–0.40–0.75

SLAP Lesion

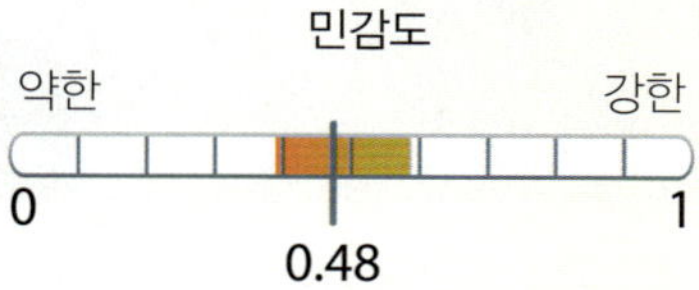

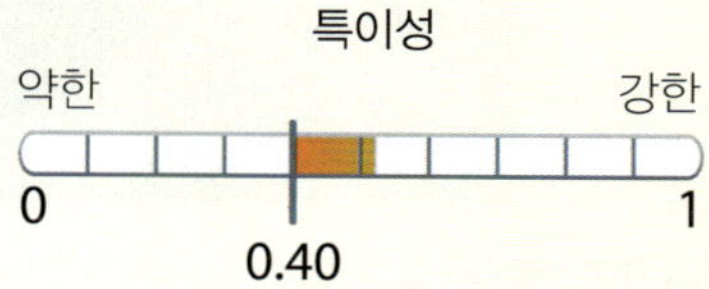

LR+: 0.72–0.98–1.05

LR–: 0.96–1.03–1.43

GH (glenohumeral) = 위팔어깨관절

특수 검사 (Selective Tissue Test) 12-13

Hawkins의 어깨관절 충돌 검사

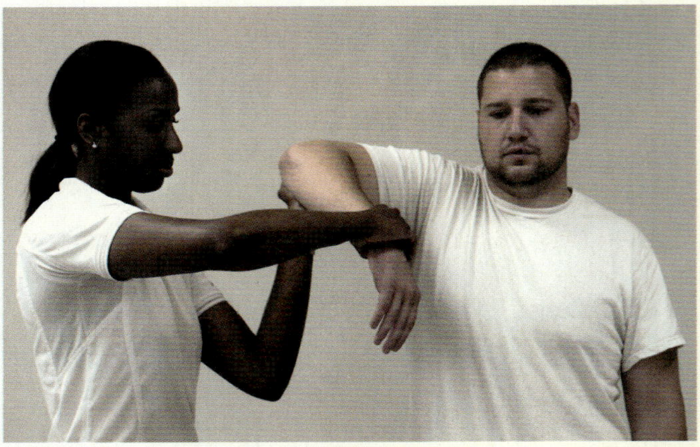

위팔어깨관절이 어깨면에서 90° 벌림, 위팔뼈가 안쪽돌림될 때 돌림근띠 충돌에 의하여 증상이 나타난다.

환자 자세	선 자세나 앉은 자세 어깨관절, 팔꿉관절, 손목이 해부학적 자세를 취한다.
검사자의 자세	환자의 환측 옆이나 앞쪽에 선다. 한 손으로 팔꿉관절 먼쪽부인 손목을 잡는다.
평가 절차	팔꿉관절을 90°로 굽힘하고, 부리어깨관절을 어깨면 상에서 90° 벌림한다. 이 지점에서 위팔뼈를 수동으로 안쪽돌림시킨다.
양성 반응 검사	움직일 때 통증이 발생한다. 특히 관절운동범위 끝지점에서 통증이 일어난다.
의미	병리는 돌림근띠 (특히, 가시위근)나 위팔두갈래근 힘줄 긴갈래에서 나타난다. 움직임으로 인해, 큰결절과 봉우리와 봉우리빗장관절의 아래 부위사이에서 이들 구조물이 충돌된다.
논평	위팔뼈를 시상면 상에서 앞쪽으로 움직이면, 봉우리빗장관절 병리의 증가로 인해 가성 양성 반응이 일어날 수 있다.

특수 검사 (Selective Tissue Test) 12–13

Hawkins의 어깨관절 충돌 검사 –계속

근거

Impingement

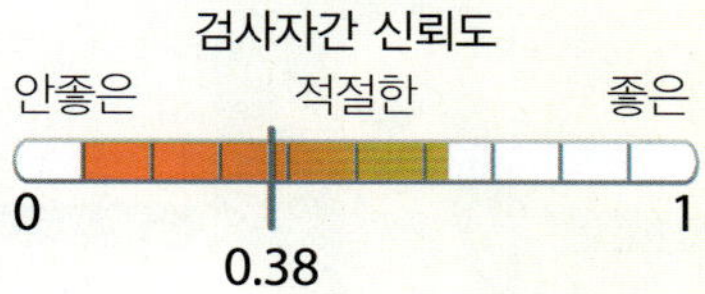

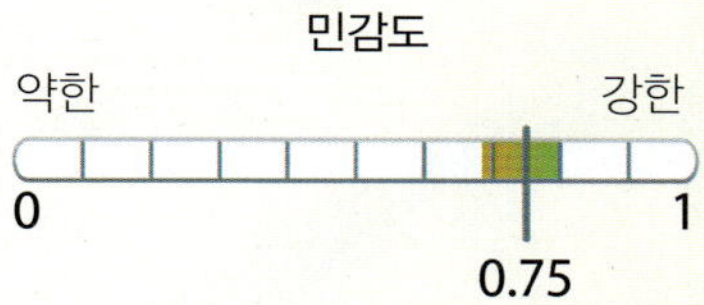

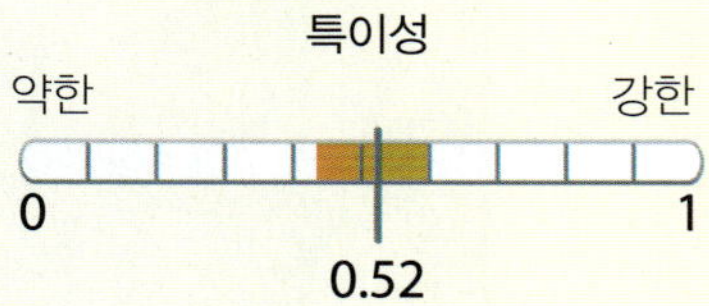

LR+: 1.27–1.88–2.49

LR–: 0.39–0.52–0.64

SLAP Lesion

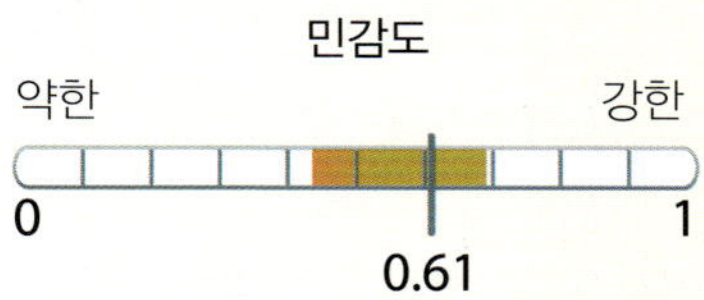

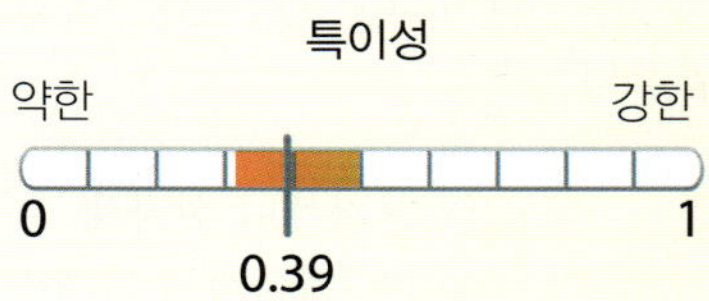

LR+: 0.72–0.95–1.17

LR–: 0.76–1.08–1.28

AC = acromioclavicular; GH = glenohumeral; ROM = range of motion

특수 검사 (Selective Tissue Test) 12–14

가시위근 병리에 대한 깡통 비우기 검사 (Empty can test)

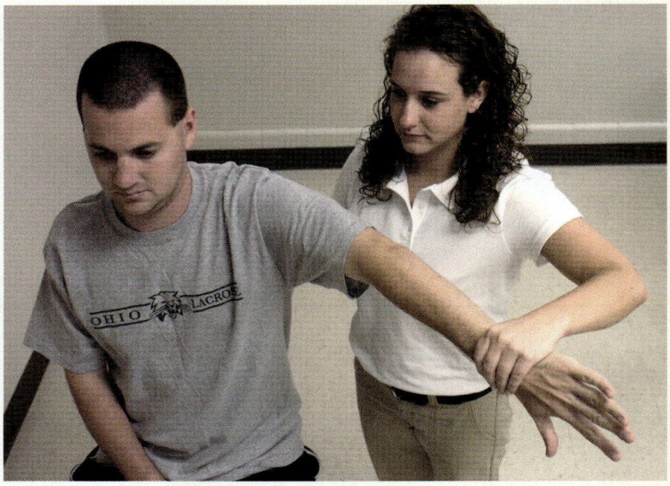

깡통 비우기 검사는 가시위근을 위한 도수근력 검사이다. 양성반응은 종종 봉우리밑 충돌이나 근건 (Musculotendinous unit)의 병변을 의미한다.

환자 자세	앉은 자세나 선자세 위팔어깨관절은 어깨견 상에서 90°로 벌림되고, 팔꿉관절은 폄되고, 위팔뼈는 안쪽돌림되며, 엄지가 아랫방향을 향하도록 아래팔은 엎침된다.
검사자의 자세	환자를 마주보고 선다. 한 손은 아래팔의 중간 지점에 놓고 어깨면 상에서의 벌림에 저항을 준다.
평가 절차	검사자는 벌림에 저항을 준다 (아랫방향으로 누른다)
양성 반응 검사	동작 시 위약이나 통증이 발생한다.
의미	가시위근이 (1) 위팔뼈머리와 부리어깨활 사이에서 충돌되거나, (2) 염증이 있거나 (3) 병변이 있다.
변형	위팔뼈를 가쪽돌림시키고, 아래팔을 뒤침하고, 엄지를 위쪽으로 향하게 하여 이 검사를 수행할 수 있다.
논평	깡통비우기나 꽉찬 깡통 검사는 가시위근 파열을 검사하는데 있어 거의 동등한 정확성을 가지고 있다. 꽉찬 깡통 검사는 충돌 증상을 유발하는데 통증이 적으므로 이 검사가 추천된다. 통증 자체는 부분층 파열이나 건병증을 발견하는데 도움을 주지 못한다.
근거	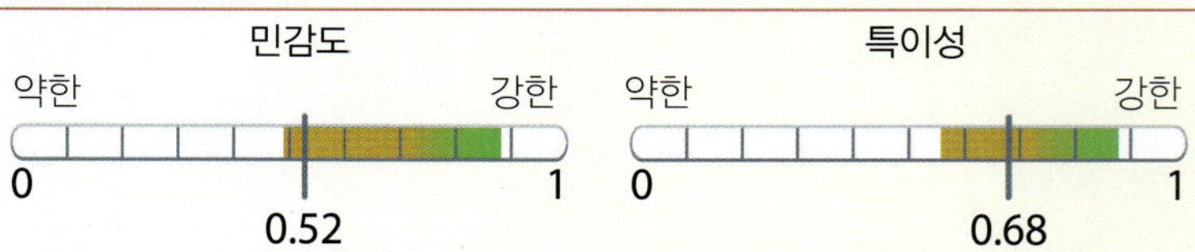

LR+: 1.37–2.36–3.94 LR−: 0.21–0.60–0.90

특수 검사 (Selective Tissue Test) 12-15

Yergason 검사

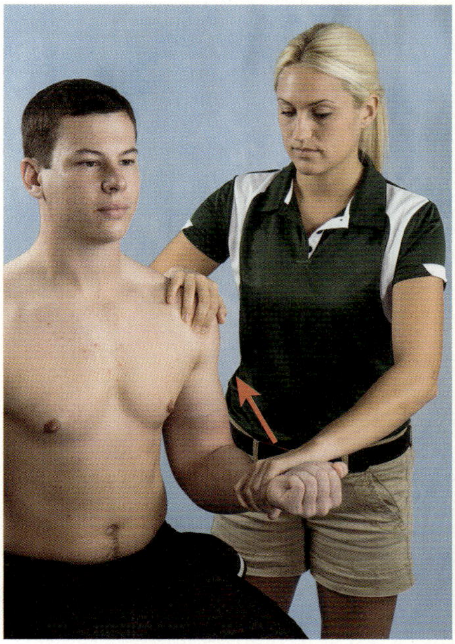

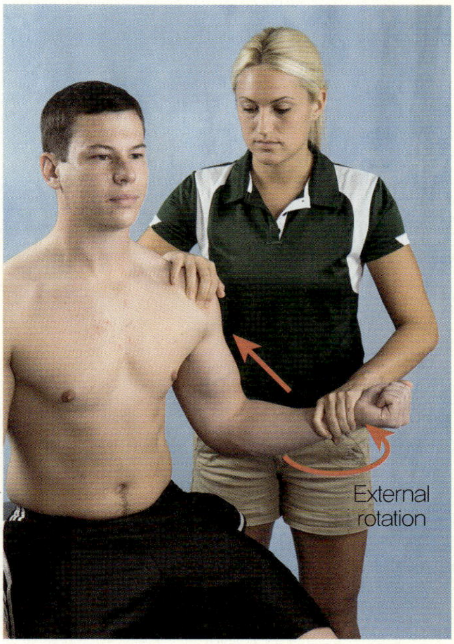

Yergason 검사는 두갈래근 고랑 (bicipital groove) 안의 두갈래근 긴갈래의 병리나 SLAP 병변이 있음을 확인하는 검사이다. 두갈래근 고랑을 통과하는 힘줄을 촉진함으로써 이 부위에 병변이 있음을 확인한다.

환자 자세	앉은 자세나 선자세 위팔어깨관절이 해부학적 자세를 취하도록 한다. 팔꿉관절을 90° 굽힘시킨다. 노뼈의 가쪽모서리가 위쪽을 향하도록 아래팔을 위치시킨다 (중립위).
검사자의 자세	환자의 환측 옆에 위치하여 부드럽게 두갈래근 고랑을 촉진한다 팔꿈치를 아래쪽으로 고정하고 가슴에 밀착시킨다. 손목 몸쪽인 아래팔을 잡는다.
평가 절차	검사자가 위팔어깨관절을 가쪽돌림 시킬 때 그리고 노자관절을 뒤침시킬 때 환자에게 저항하도록 한다.
양성 반응 검사	위팔두갈래근고랑에서 통증이나 염발음이 난다. 위팔어깨관절 위쪽으로 통증이 있다 (SLAP 병변).
의미	*일차* : 위팔두갈래근고랑에서의 염발음은 위팔 가로 인대의 찢김이나 이완을 의미한다. 이런 병리는 위팔두갈래근고랑 안에서 위팔두갈래근 긴갈래의 이탈을 초래한다. *이차* : 위팔두갈래근고랑의 염발음과 관계없는 통증은 위팔두갈래근의 건염을 의미한다.
변형	위팔뼈가 가쪽돌림 시 저항을 주었던 것처럼 팔꿉관절 굽힘 시 저항을 준다.

다음 페이지에 계속

특수 검사 (Selective Tissue Test) 12–15

Yergason 검사 –계속

논평

허위양성은 돌림근띠 충돌의 결과로 인한 것일 수 있다.
관절오목 위팔부의 위쪽의 통증은 SLAP 병변의 가능성을 의미할 수 있다.

근거

LHBT Pathology

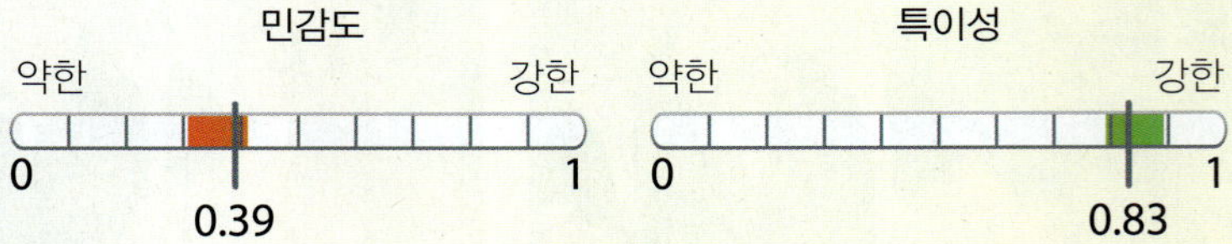

LR+: 1.95–2.32–2.75 LR–: 0.73–0.74–0.79

SLAP Lesion

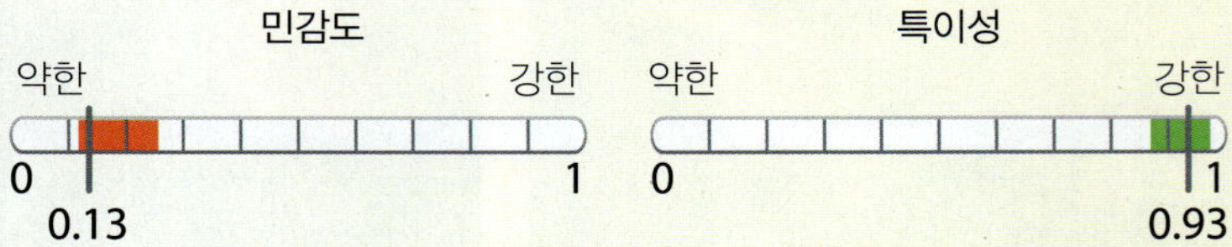

LR+: 1.04–1.89–2.38 LR–: 0.87–0.94–0.97

GH (glenogumeral) = 위팔어깨관절.

특수 검사 (Selective Tissue Test) 12–16

위팔두갈래근 긴갈래의 건염을 위한 스피드 검사 (Speed test)

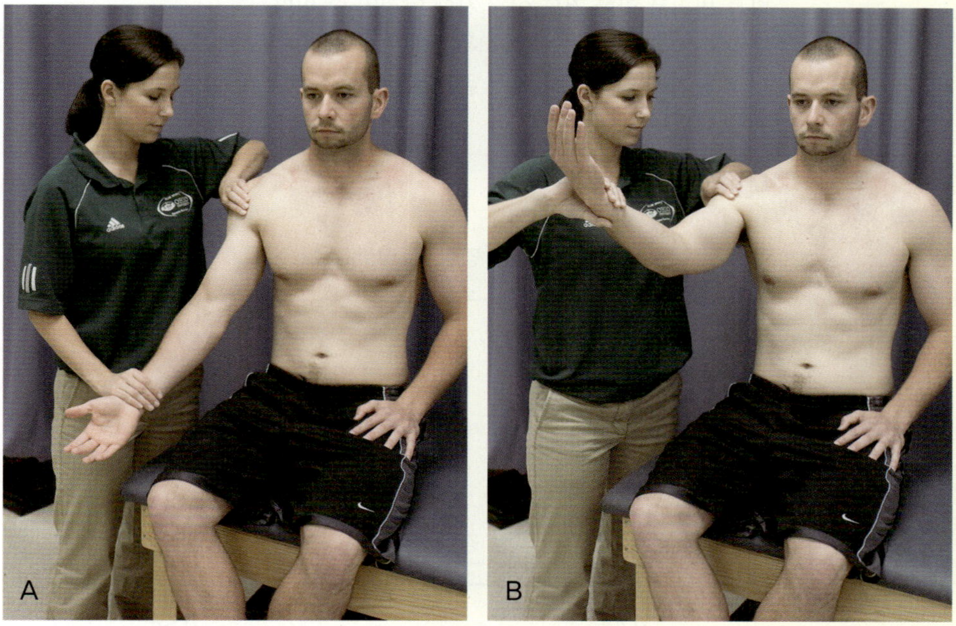

팔꿉관절을 편한 채로 어깨관절 굽힘 시 저항을 주거나 (A) 어깨관절과 팔꿉관절 굽힘시 (B) 두갈래근 긴갈래의 건염이나 위팔 가로인대에 지장을 받거나 SLAP 병변이 있을 시 통증을 나타낸다.

환자 자세	앉은 자세나 선자세 팔꿉관절을 편한다. 위팔어깨관절을 중립위로 하거나 위팔두갈래근을 약간 편한다.
검사자의 자세	환자의 환측 앞이나 옆에 선다. 어깨관절을 지지하고 있는 동안, 손가락을 위팔두갈래근 고랑에 위치시킨다. 아래팔 먼쪽부를 잡는다.
평가 절차	검사자는 위팔어깨관절과 팔꿉관절에 굽힘 저항을 주면서, 위팔두갈래근 고랑에 압통이 있는지를 촉진한다. 환자는 계속 굽힘을 유지한다.
양성 반응 검사	위팔두갈래근의 긴갈래를 따라 통증이 발생한다. 특히, 어깨관절 위쪽의 어깨 또는 위팔두갈래근 고랑에서 더욱 잘 나타난다.
의미	위팔두갈래근고랑을 따라 나타나는 위팔두갈래근 긴갈래의 염증. 위팔두갈래근 긴갈래의 불안정과 함께 가로인대 찢김의 가능성이 있다. 상부 어깨관절 통증 (SLAP 병변)
변형	팔꿉관절 굽힘 및 앞쪽 굽힘 시 저항을 주는 테스트 (active Speed test)는 SLAP 병변의 발견에 유용할 수 있다.

다음 페이지에 계속

특수 검사 (Selective Tissue Test) 12-16

위팔두갈래근 긴갈래의 건염을 위한 스피드 검사 (Speed test) -계속

논평

다른 병리로 인한 것도 이 검사에 양성일 수 있다.

민감도가 높아, 음성 반응은 두갈래근 건염을 배제하는데 효과적이다. 약양성우도비는 이 검사가 두갈래근 건염이 존재하는지 진단하는데 있어 진단적 가치가 크지 않다는 것을 나타낸다.

근거

LHBT Pathology

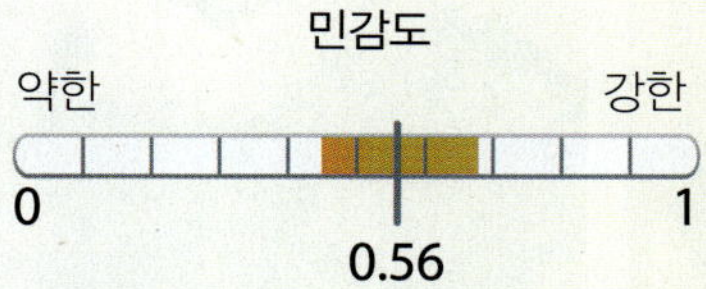

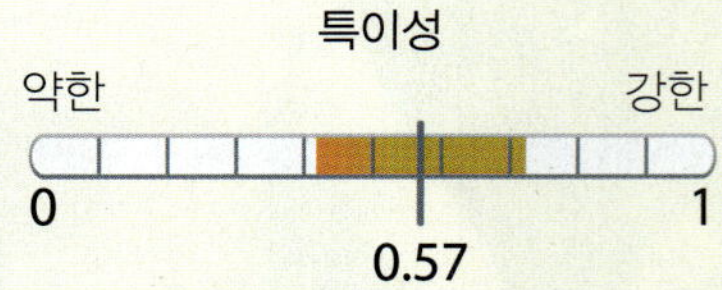

LR+: 1.16–1.52–1.88

LR−: 0.65–0.76–0.86

SLAP Lesion

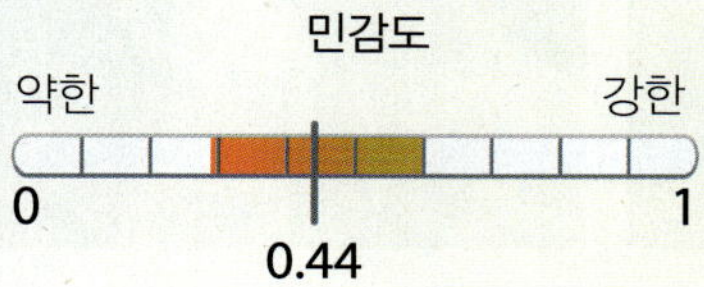

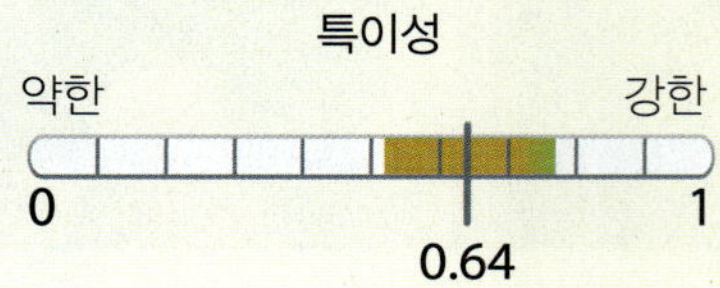

LR+: 0.00–3.24–7.42

LR−: 0.36–1.19–2.00

GH (glenogumeral) = 위팔어깨관절; SLAP (Superior labrum anterior to posterior) = 앞뒤 상관절테두리.

특수 검사 (Selective Tissue Test) 12-17
능동 압박검사 (O'Brien test)

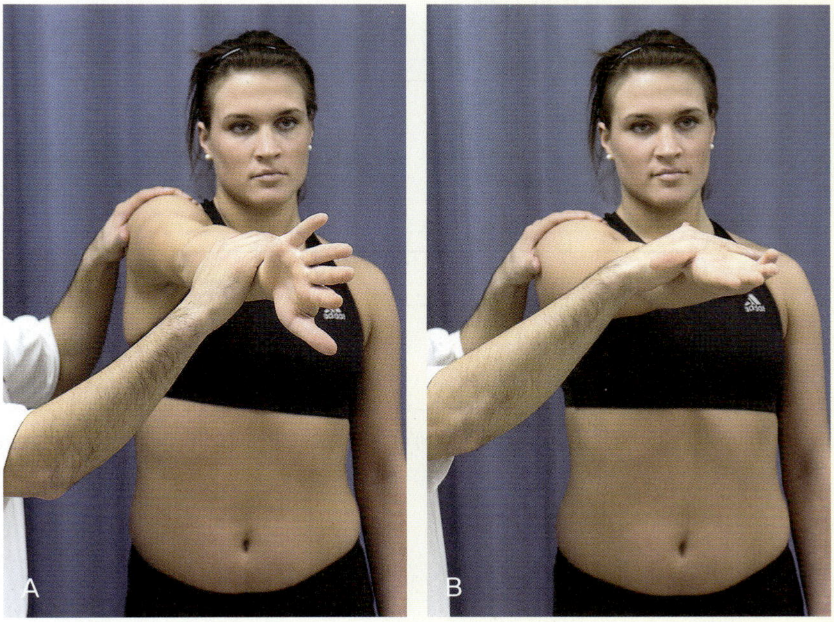

위팔뼈를 90°굽힘시키고 수평면으로 모음하여 안쪽돌림 한 상태에서 정적 수축 (A) 그리고 위팔뼈를 가쪽돌림하여 정적 수축을 시킨다 (B). 자세에 따라 통증이 유발된다면 양성반응으로 관절테두리 파열, 봉우리빗장관절 병변 및 SLAP 병변을 의미한다.

환자 자세	선 자세 시상면상에서 위팔어깨관절을 90° 굽힘, 15° 수평모음을 하게 한다 위팔뼈를 완전히 안쪽돌림하고, 팔꿉관절 폄상태에서 아래팔을 엎침시킨다 (A).
검사자의 자세	환자의 앞쪽에 위치한다 한 손은 아래팔 먼쪽부 위에 놓는다.
평가 절차	환자는 검사자의 아래쪽 힘에 정적으로 저항을 한다. 환자의 위팔뼈가 가쪽돌림되고 아래팔이 뒤침된 상태에서 다시 검사를 시행한다 (B).
양성 반응 검사	통증은 팔을 안쪽돌림했을 때 나타나지만, 가쪽돌림을 하게 되면 감소된다. 1. 위팔어깨관절의 통증 또는 염발음은 관절테두리 찢김을 의미할 수 있다. 2. 봉우리빗장관절의 통증은 봉우리빗장관절 병리를 의미할 수 있다. 손을 뒤침 시켰을 때 통증이 경감되면 SLAP 병변에 양성이며, 팔짱을 끼는 듯이 수평모음 시 나타나는 통증은 봉우리빗장관절 병리를 진단할 때 이용된다.
의미	SLAP 병변 봉우리빗장관절 병리
논평	돌림근띠 병리와 충돌은 가성 양성 반응을 보일 수 있다.

다음 페이지에 계속

특수 검사 (Selective Tissue Test) 12–17

능동 압박검사 (O'Brien test) –계속

근거

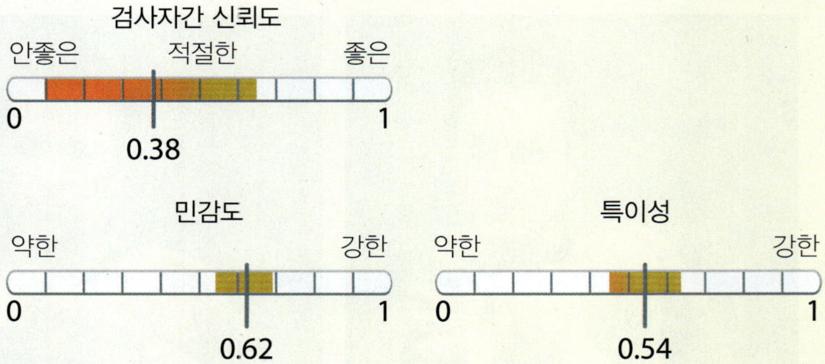

LR+: 1.07–5.32–9.58

LR–: 0.62–1.02–1.42

AC (acromioclavicular joint) = 봉우리빗장관절; GH (glenohumeral) = 위팔어깨관절; SLAP (Superior labrum anterior to posterior) = 앞뒤상관절테두리.

특수 검사 (Selective Tissue Test) 12–18

앞쪽 미끄러짐 검사 (Anterior slide test)

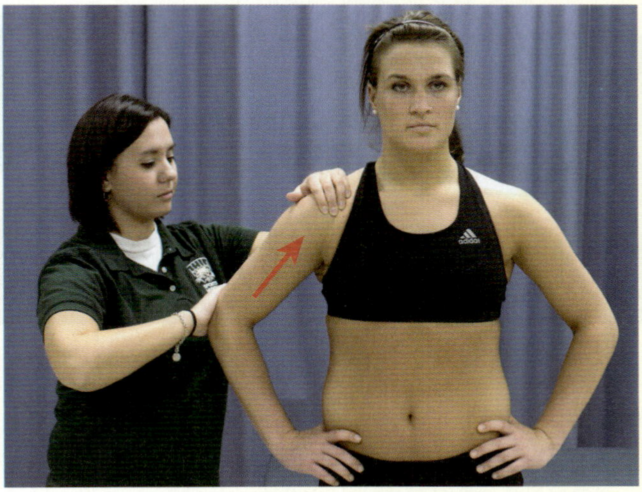

앞쪽 미끄러짐 검사는 관절오목순 상부의 파열이 있는 경우, 힘을 어깨의 앞쪽, 위쪽으로 주면, 위팔뼈머리가 움직이는 검사이다.

환자 자세	앉은 자세나 선자세 엄지가 뒤쪽을 가르키도록 하고 손을 엉덩이에 둔다.
검사자의 자세	환자의 뒤에 선다. 한 손은 환자의 어깨를 잡고 위팔어깨관절위, 봉우리의 가쪽으로 2번째 손가락을 위치시킨다. 반대편 손은 팔꿈치 뒤에 갖다 댄다.
평가 절차	위팔뼈의 종축을 따라 앞쪽, 약간 위로 힘을 가한다. 환자는 검사자의 저항에 반하여 힘을 주어 밀어보라고 한다.
양성 반응 검사	검사자의 2번째 손가락으로 통증이 유발되거나 뚝하는 소리, 염발음이 들리거나 이 동작이 환자의 증상을 재현시키면 이 검사는 양성이다.
의미	SLAP 병변
논평	환자가 뚝하는 소리나 염발음 등의 느낌과 동반된 앞쪽 미끄러짐 검사 양성 반응은 관절오목순 파열과 연관성이 깊다.
근거	민감도 / 특이성 (아래 그림)

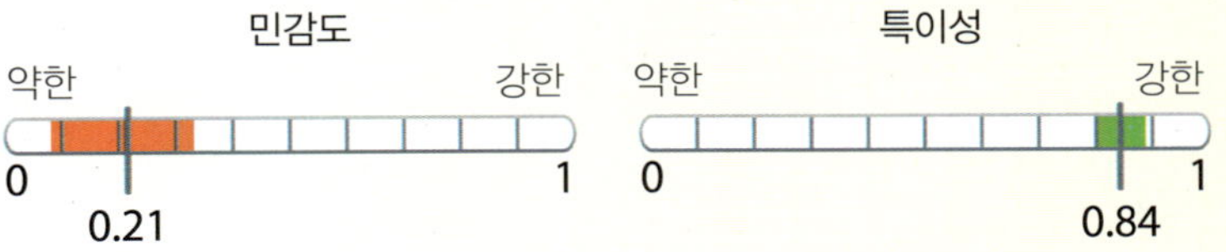

LR+: 0.19–2.26–4.34 LR–: 0.79–0.95–1.10

AC (acromioclavicular joint) = 봉우리빗장관절; GH (glenohumeral) = 위팔어깨관절; SLAP (Superior labrum anterior to posterior) = 앞뒤상관절테두리.

특수 검사 (Selective Tissue Test) 12–19

압박 돌림 검사 (Grind test)

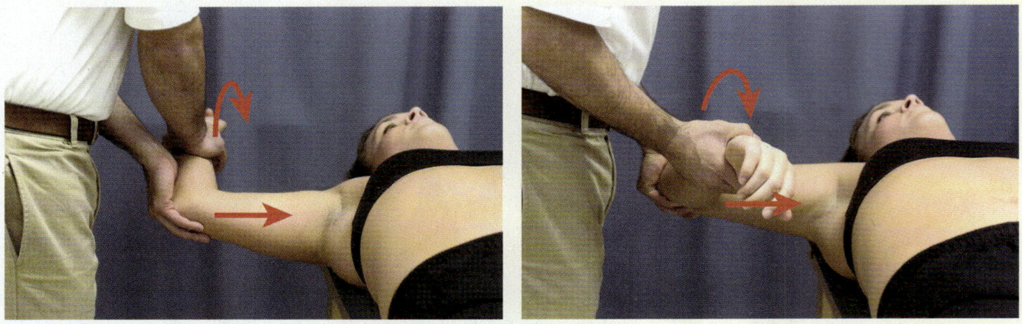

이 검사는 관절오목순을 압박하여 통증을 재현하는 것이다.

환자 자세	누운 자세 어깨관절을 90° 벌림시킨다. 팔꿉관절을 90° 굽힘시킨다.
검사자의 자세	환자의 검사할 부위에 선다.
평가 절차	검사자는 위팔뼈의 축 방향으로 가쪽 안쪽으로 돌림시키며 힘을 가한다.
양성 반응 검사	통증이 재현된다.
의미	SLAP 병변
변형	팔을 최대로 앞쪽 굽힘한 상태에서 같은 방법으로 검사 (The crank test)
근거	민감도: 약한 – 강한, 0 – 1, 0.38 특이성: 약한 – 강한, 0 – 1, 0.73 LR+: 0.80–3.32–5.85 LR−: 0.68–0.88–1.08

AC (acromioclavicular joint) = 봉우리빗장관절; GH (glenohumeral) = 위팔어깨관절; SLAP (Superior labrum anterior to posterior) = 앞뒤상관절테두리.

참고문헌 (REFERENCES)

1. Levy, AS, et al: Intra- and interobserver reproducibility of the shoulder laxity examination. *Am J Sports Med*, 58:272, 1999.
2. Rabin, A, et al: The intertester reliability of the scapular assistance test. *J Orthop Sports Phys Ther*, 36:653, 2006.
3. Kibler, WB, et al: Clinical utility of traditional and new tests in the diagnosis of biceps tendon injuries and superior labrum anterior and posterior lesions in the shoulder. *Am J Sports Med*, 37:1840, 2009.
4. Kibler, WB, et al: Evaluation of apparent and absolute supraspinatus strength in patients with shoulder injury using the scapular retraction test. *Am J Sports Med*, 34:1643, 2006.
5. Walton, J, et al: Diagnostic values of tests for acromioclavicular joint pain. *J Bone Joint Surg Am*, 86-A: 807, 2004.
6. Meister, K: Injuries to the shoulder in the throwing athlete. Part One: biomechanics/pathophysiology/ classification of injury. *Am J Sports Med*, 28:265, 2000.
7. Tripp, BL, et al: Functional multijoint position reproduction acuity in overhead throwing athletes. *J Athl Train*, 41:146, 2006.
8. Parentis, MA, et al: An evaluation of the provocative tests for superior labral anterior posterior lesions. *Am J Sports Med*, 34:265, 2006.
9. Kim, SH, et al: Painful jerk test: a predictor of success in nonoperative treatment of posteroinferior instability of the shoulder. *Am J Sports Med*, 32:1849, 2004.
10. Baker, CL, and Merkley, MS: Clinical evaluation of the athlete's shoulder. *J Athl Train*, 35:256, 2000.
11. Park, HB, et al: Diagnostic accuracy of clinical tests for the different degrees of subacromial impingement syndrome. *J Bone Joint Surg*, 87-A:1446, 2005.
12. Itoi, E, et al: Which is more useful, the "full can test" or the "empty can test" in detecting the torn supraspinatus tendon? *Am J Sports Med*, 27:65, 1999.
13. Holtby, R, and Razmjou, H: Validity of the supraspinatus test as a single clinical test in diagnosing patients with rotator cuff pathology. *J Orthop Sports Phys Ther*, 34:194, 2004.
14. Caliş, M, et al: Diagnostic values of clinical diagnostic tests in subacromial impingement syndrome. *Ann Rheum Dis*, 59:44, 2000.
15. Holtby, R, and Razmjou, H: Accuracy of the Speed's and Yergason's tests in detecting biceps pathology and SLAP lesions: comparison with arthroscopic findings. *Arthroscopy*, 20:231, 2004.
16. Wilk, KE, et al: Current concepts in the recognition and treatment of superior labral (SLAP) lesions. *J Orthop Sports Phys Ther*, 35:273, 2005.
17. Bennett, WF: Specificity of the Speed's test: arthroscopic technique for evaluating the biceps tendon at the level of the bicipital groove. *Arthroscopy*, 14:789, 1998.
18. Walsworth, MK, et al: Reliability and diagnostic accuracy of history and physical examination for diagnosing glenoid labral tears. *Am J Sports Med*, 36:162, 2007.

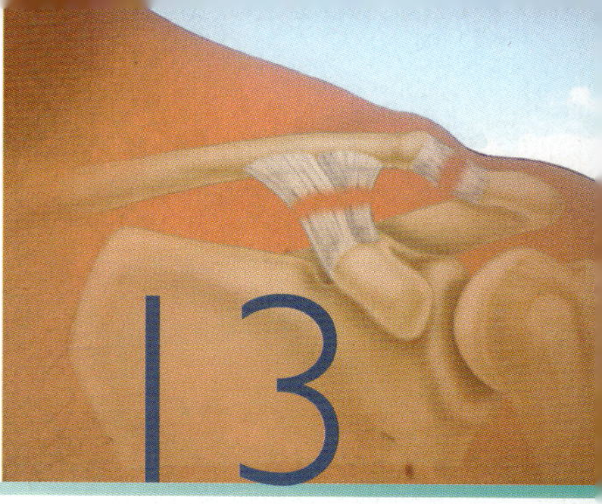

CHAPTER 13

팔꿈치와 아래팔 병리

(Elbow and Forearm Pathologies)

팔꿈치와 아래팔의 임상 검사 (Clinical Examination of the Elbow and Forearm)

검사흐름도 (Examination Map)

병력

과거병력

일반적인 병력

현상태의 병력

증상의 위치와 발병시기

부상의 기전

기능적 평가

운동경기 또는 일상생활에서 유발된 징후들

투구 (지시에 따라)

시진

전방 구조물의 시진

운반각도

주관절와 (팔오금)

내측 구조물의 시진

안쪽위관절융기

굽힘근근량

가측 구조물의 시진

손목과 아래팔의 정렬

전반주

폄근근량

후방 구조물의 시진

뼈의 정렬

팔꿈치돌기와 윤활낭

촉진

전방 구조물의 촉진

위팔두갈래근

주관절와 (팔오금)

위팔노근

손목굽힘근 그룹

- 원엎침근
- 노쪽손목굽힘근
- 긴손바닥근
- 자쪽손목굽힘근

내측 구조물의 촉진

안쪽위관절융기

자뼈

자뼈곁인대

가쪽 구조물의 촉진

가쪽위관절융기

노머리

노뼈곁인대

(위팔뼈)작은머리

돌림인대

가쪽노뼈곁인대

후방 구조물의 촉진

팔꿈치돌기

팔꿈치오목 (olecranon fossa)

다음 페이지에 계속 378

위팔세갈래근
팔꿈치근
자신경
손목 폄근
- 자쪽손목폄근
- 짧은노쪽손목폄근
- 긴노쪽손목폄근

손가락폄근군
- 손가락폄근
- 새끼폄근

엄지근들
- 짧은엄지폄근
- 긴엄지벌림근

노쪽터널

관절과 근기능 검사

각도기
굽힘
폄
엎침
뒤침

능동관절운동범위
굽힘
폄
엎침
뒤침

도수근력 검사
굽힘
폄
엎침
뒤침

수동관절운동범위
굽힘
폄
엎침
뒤침

관절 안정성 검사

스트레스검사
외번스트레스 검사
내번스트레스 검사

관절가동평가
위팔자 (뼈) 견인
노자 (뼈)
위팔자 (뼈) 위팔노 (뼈)

신경학적 검사

상지1/4검사

혈관 검사

원위부 맥박
모세혈관 재충만

병리학적 특수 검사

팔꿈치 탈구

팔꿈치 골절

팔꿈치 삠
자뼈곁인대
- 외번 폄 (vlagus extension) 과부하
- 후방가쪽 회전 불안정성

노뼈곁인대

위관절융기통증
가쪽위관절융기통증
- 테니스엘보우 검사

안쪽위관절융기통증

원위 두갈래근힘줄 파열
작은머리의 박리뼈연골염

신경병증
자신경병증
노신경병증
정중신경병증

아래팔 포획증후군

병력 (History)

표 13-1 통증부위에 근거한 부상 가능성

	통증의 위치			
	가쪽	앞면	안쪽	뒷면
연부조직 손상	돌림인대삠 노뼈곁인대 삠 노뼈머리 (radiocapi-tella) 연골연화증 가쪽위관절융기염 (테니스엘보우) 노머리 탈구 노신경 병리	위팔두갈래근힘줄염 위팔두갈래근힘줄의 파열 정중신경 외상 전방낭 삠	자뼈곁인대 삠 안쪽위관절융기염 자신경병증	팔꿈치머리윤활낭염 위팔세갈래근힘줄염 (tendinopathy) 세갈래근힘줄파열
뼈 손상	총폄근힘줄 (common extensor tendon)의 적출 가쪽 위관절융기 골절 노뼈 골절 노머리 골절 노머리 탈구	골연골 골절 위팔두갈래근힘줄의 적출	총굽힘근힘줄의 적출 안쪽위관절융기의 골절 자뼈골절 뼈곁돌기 형성	팔꿈치돌기의 골절 뼈곁돌기형성

시진 (Inspection)

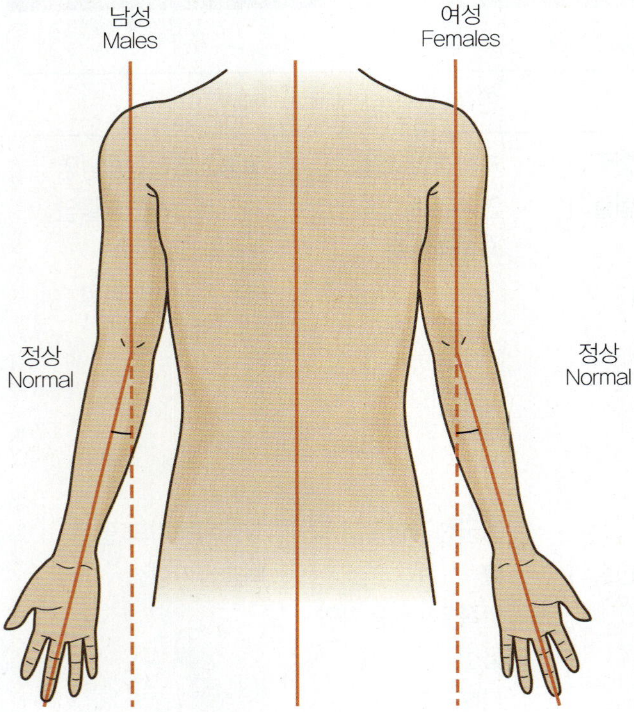

그림 13-1 ■ 팔꿈치의 각. 평균적으로 위팔뼈와 아래팔 중간선의 각 (carrying angle)은 비교적 여성이 남성보다 높다. 장기간 던지는 동작 (over hand throwing)을 많이 하는 스포츠 참여자들의 주로 사용하는 팔에서 발생한다.

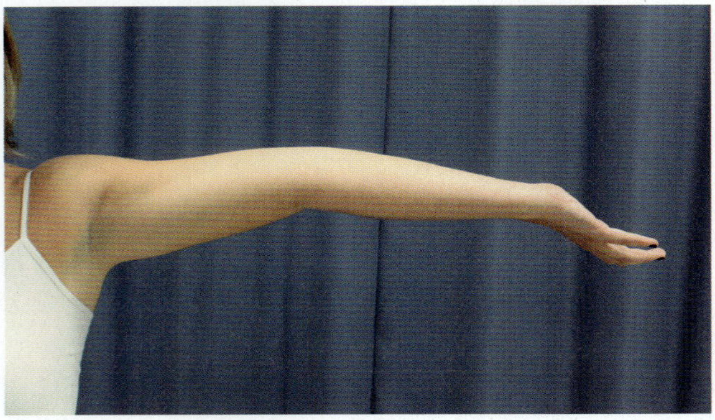

그림 13-2 ■ 팔꿈치 과신전. 정상적인 팔꿈치 과신전 (hyperextension)

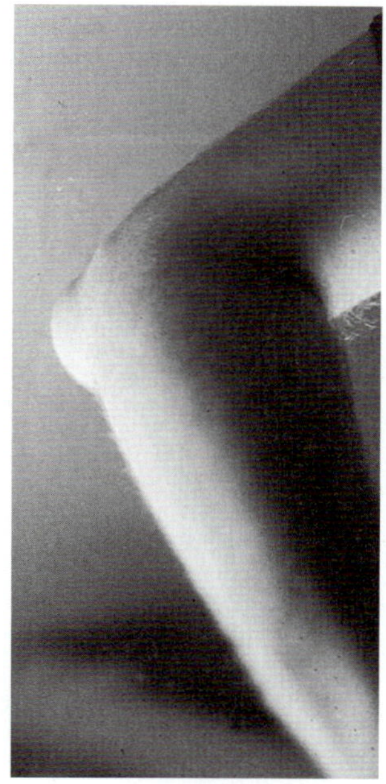

그림 13-3 ■ 팔꿈치 피부밑주머니 (subcutaneous 염증. 이러한 구조는 종종 팔꿈치 머리 돌기 (olecranon process)의 직접적인 타격으로 인하여 외상을 당한다.

촉진 (PALPATION)

전면부의 촉진 (Palpation of the Anterior Structures)

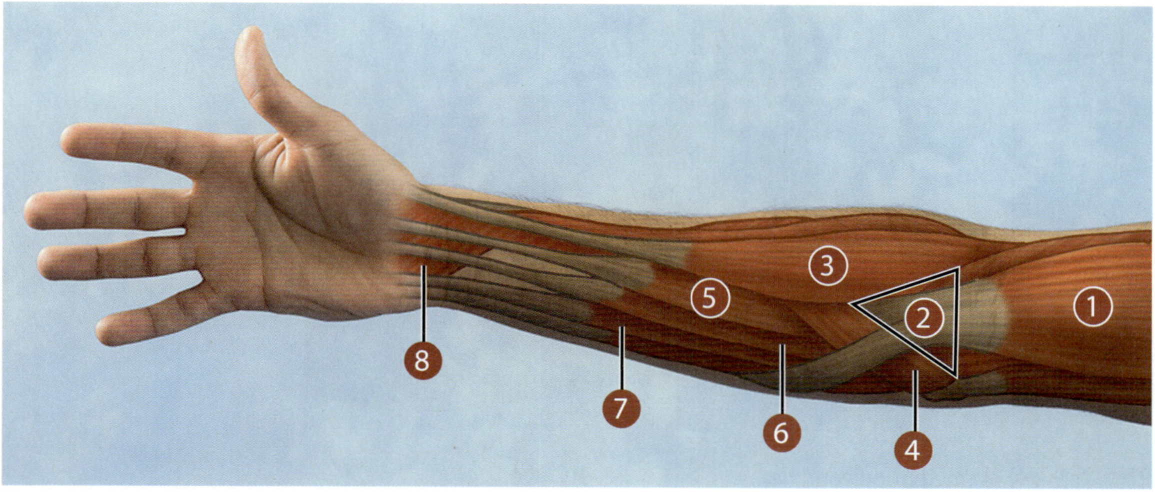

1 위팔두갈래근 (biceps brachii)

2 팔오금 (cubital fossa)

3 위팔노근 (brachioradialis)

4 원엎침근 (pronator teres)

5 노쪽손목굽힘근 (flexor carpi radialis)

6 긴손바닥근 (palmaris longus)

7 자쪽손목굽힘근 (flexor carpi ulnaris)

8 네모엎침근 (pronator quadratus)

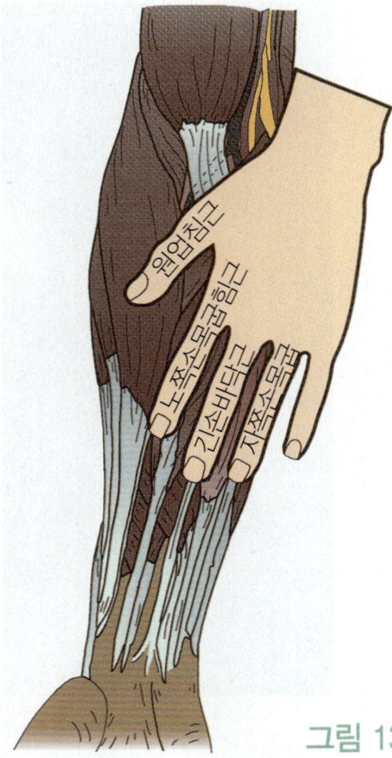

그림 13-4 ■ 표층 아래팔 굽힘근을 살펴보기 위한 접근법

내측 구조물의 촉진 (Palpation of the Medial Structures)

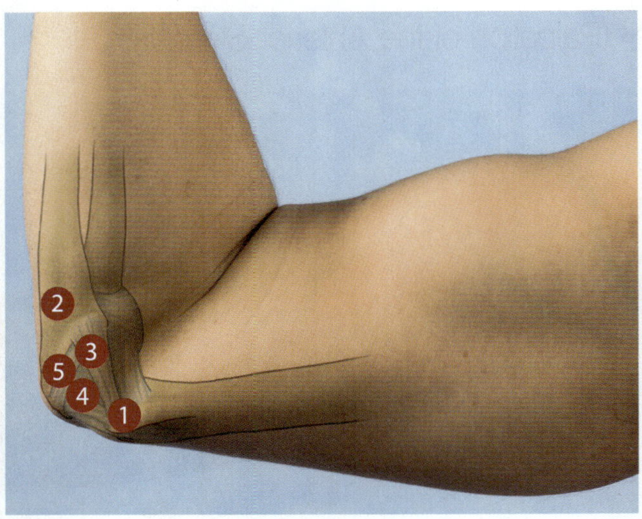

1 안쪽 위관절융기 (medial epicondyle)

2 자뼈 (ulna)

자쪽곁인대 (ulna collateral ligament)

3 앞쪽 띠 (anterior band)

4 뒤쪽 띠 (posterior band)

5 가로 다발 (transverse bundle)

외측구조물의 촉진 (Palpation of the Lateral Structures)

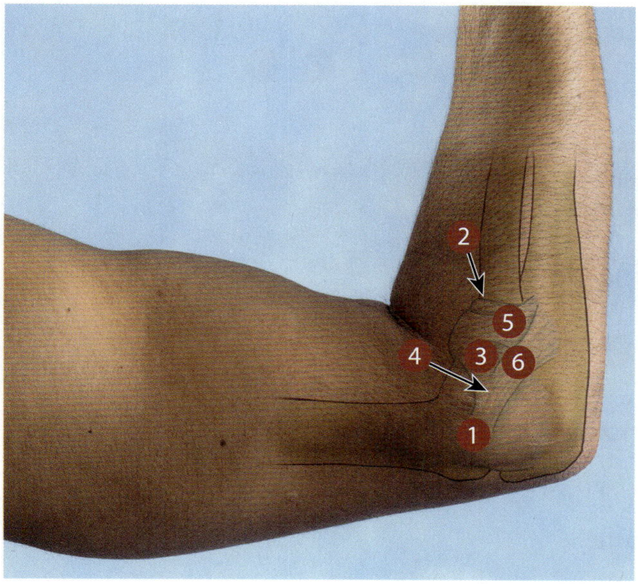

1 가쪽위관절융기 (lateral epicondyle)

2 노갈래 (radial head)

3 노쪽곁인대 (radial collateral ligament)

4 위팔뼈작은머리 (capitulum)

5 고리인대 (annular ligament)

6 가쪽자쪽곁인대 (lateral ulnar collateral ligament)

후방구조물의 촉진 (Palpation of the Posterior Structures)

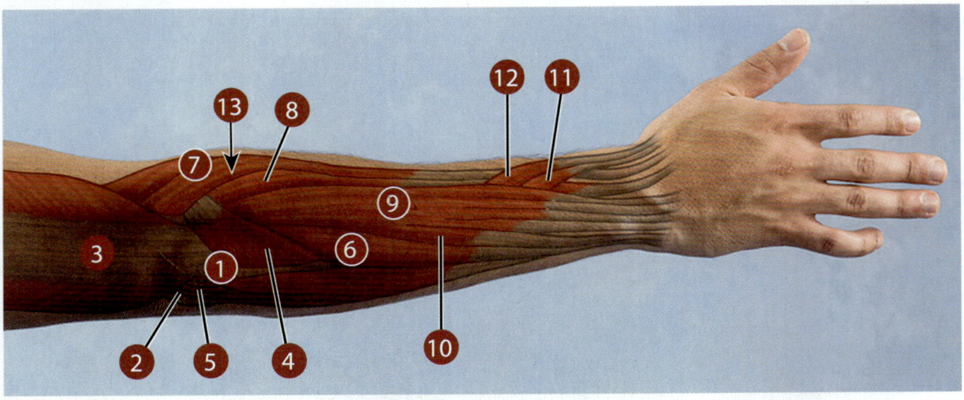

1 팔꿈치 돌기 (olecranon process)

2 팔꿈치 오목 (olecranon fossa)

3 위팔세갈래근 (triceps brachii)

4 팔꿈치근 (anconeus)

5 척골신경 or 자신경 (ulnar nerve)

손목 신전근 (wrist extensor)

6 자쪽 손목폄근 (extensor carpi ulnaris)

7 짧은 노쪽 손목폄근 (extensor carpi radialis brevis)

8 긴노쪽 손목폄근 (extensor carpi radialis longus)

손가락 신전근 (finger extensor)

9 손가락 폄근 (extensor digitorum)

10 새끼손가락 폄근 (extensor digiti minimi)

엄지손가락 근육 (thumb musculature)

11 짧은엄지폄근 (extensor pollicis brevis)

12 긴엄지벌림근 (abductor pollicis longus)

13 손목굴 (radial tunnel)

관절과 근기능 검사 (Joint and Muscle Function Assessment)

각도측정 (Goniometry) 13-1

팔꿈치 각도 : 굽힘과 폄 (Elbow Flexion and Extension)

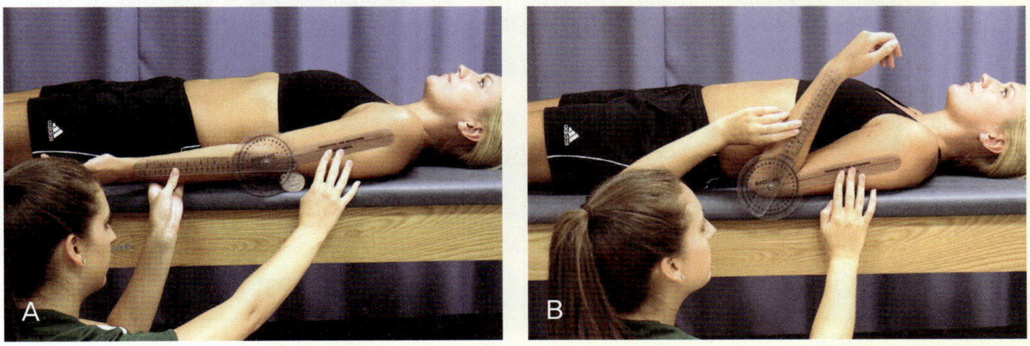

굽힘 0~145~155° 폄 0°

환자 자세	신체에 위팔뼈를 붙이고 반듯이 누운 상태에서 어깨는 중립자세와 아래팔은 뒤침된 자세 베개 받침은 폄을 측정하기 위해 먼쪽 위팔뼈 아래에 둔다.
각도계 정렬	
축	가쪽위관절융기위에 중심을 맞춤
몸쪽 팔	고정팔은 위팔뼈의 긴 축에 정렬시키고 근위의 기준점으로 어깨뼈봉우리돌기 (acromion process)를 사용함
먼쪽 팔	가동팔은 노뼈의 긴 축에 정렬시키고 원위의 기준점으로 붓돌기를 사용함
근거	검사자간 신뢰도: 안좋은 – 적절한 – 좋은 (0–1): 0.86 검사자내 신뢰도: 안좋은 – 적절한 – 좋은 (0–1): 0.89

각도측정 (Goniometry) 13-2
아래팔 각도 : 엎침과 뒤침 (Forearm Pronation and Supination)

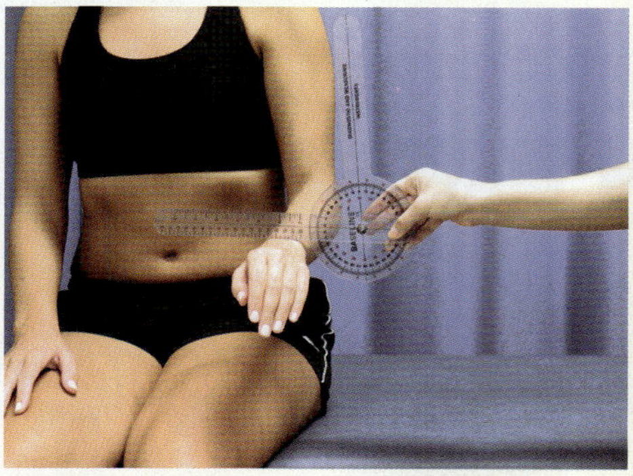

엎침 0~90°

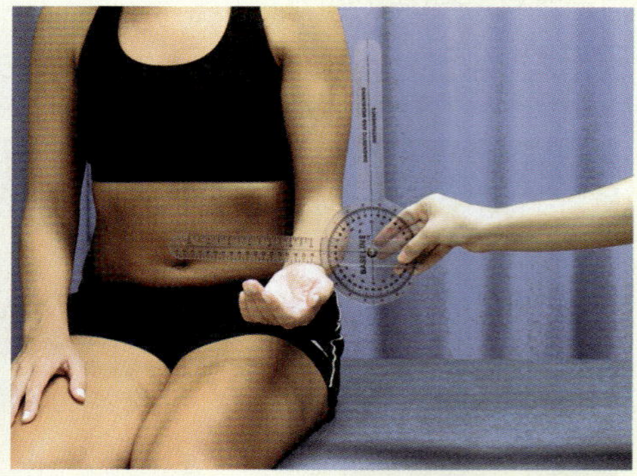

뒤침 0~90°

	엎침	뒤침
환자 자세	앉은 자세에서 몸통에 대해서 위팔뼈를 유지한다. 팔꿈치는 90° 굽힌다.	
각도계 정렬		
축	노뼈 붓돌기 가쪽에 중심 닿춤	
몸쪽 팔	고정팔을 위팔뼈의 중앙선에 평행하게 정렬한다.	
먼쪽 팔	가동팔은 노뼈손목관절의 근위부에서 아래팔의 등면을 가로질러 위치한다.	가동팔은 노뼈손목관절의 근위부에서 아래팔의 배면을 가로질러 위치한다.
변형	가동팔은 손에 쥔 연필과 평행하게 정렬하고 축은 3번째 손허리뼈에 맞춘다. 이 방법은 손목의 협응동작에 의해 더욱 기능적인 운동범위를 측정할 수 있다. 두 측정법은 상호간에 높은 신뢰성을 갖고 있다.	
근거	검사자간 신뢰도 (안좋은 – 적절한 – 좋은; 0–1): 0.93	검사자내 신뢰도 (안좋은 – 적절한 – 좋은; 0–1): 0.96

도수근력 검사 (Manual Muscle Tests)

도수근력 검사 (Manual Muscle Test) 13-1
팔꿈치관절 굽힘 및 폄 (Elbow Flexion and Extension)

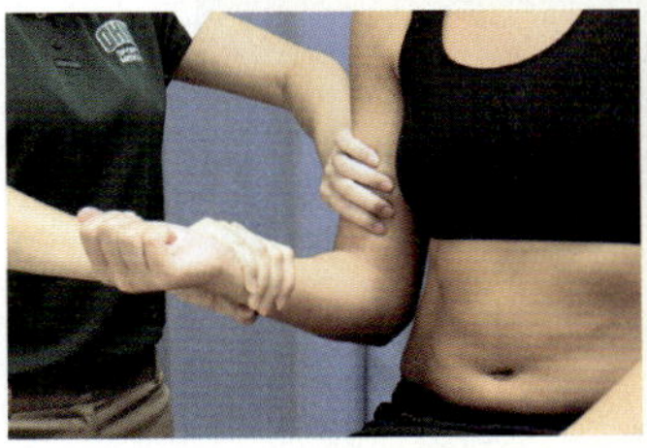

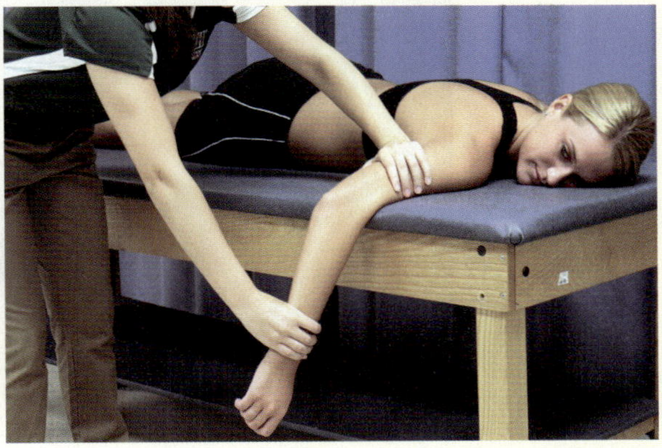

	굽힘	폄
환자 자세	앉기, 서기 또는 바로눕기	엎드려눕기
시작 자세	중립자세의 어깨 검사 중 특정 근육을 감별하기 위해 아래팔뒤침 아래팔엎침 아래팔중립	어깨는 90° 벌림 팔꿈치는 굽어지고 아래팔은 엎침된다.
안정화	부상 입은 근육을 압박하지 않게 조심하면서 위팔뼈 전방 안정화	부상 입은 근육을 압박하지 않게 조심하면서 위팔뼈 후방 안정화
저항	아래팔 먼쪽	아래팔 먼쪽의 뒤쪽 부위
주된 작용근 (신경지배)	아래팔 뒤침: 위팔두갈래근 (C5. C6) 아래팔 엎침: 위팔근 (C5, C6) 아래팔 중립자세: 위팔노근 (C5, C6)	위팔세갈래근 (C7, C8)
2차 작용근 (신경지배)	자쪽손목굽힘근 (flexor carpi ulnaris) (C8, T1)	팔꿈치근 (anconeus) (C7, C8)
보상/대체	손목과 손가락 굽힘, 어깨 거상	손목과 손가락 폄, 어깨관절 수평위 외전, 어깨뼈 뒤당김 (scapular retraction)
논평	환자는 손가락을 이완한다	대안으로 바로 누워 어깨를 90° 굽히고 팔꿈치를 굽힌 상태에서 검사한다.

도수근력 검사 (Manual Muscle Test) 13-2

팔꿈치의 엎침과 뒤침 (Pronation and Supination)

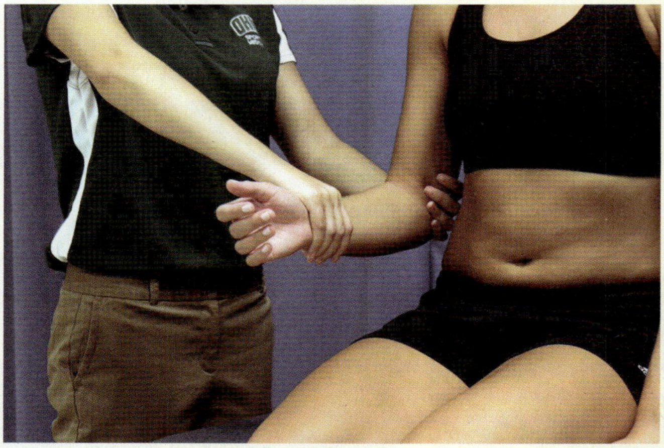

	엎침	뒤침
환자 자세	앉기	
시작 자세	어깨는 중립자세, 팔꿈치는 90°로 굽힌다. 엄지는 위쪽을 향함	
안정화	벌림을 막기 위해 팔꿈치 몸쪽 또는 상완와관절 (glenohumeral joint)의 모음	
촉진	아래팔 몸쪽 앞쪽	위팔 (upper arm) 앞쪽
저항	아래팔의 손바닥 쪽에 저항을 준다.	아래팔의 등 쪽에 저항을 준다.
주된 작용근 (신경지배)	네모엎침근 (C8, T1) 원엎침근 (C6, C7)	위팔두갈래근 (C5, C6)
2차 작용근 (신경지배)	위팔노근 (C5, C6) 노쪽손목굽힘근 (flexor carpi radialis) (C6,7)	위팔노근 (C5, C6) 손뒤침근 (C6, C7, C8)
보상/대체	손가락 굽힘, 상완와 (glenohumeral) 안쪽돌림	손가락 폄, 상완와 (glenohumeral) 바깥쪽돌림
논평	엎침과 뒤침 근력의 더욱 기능적 평가방법은 환자가 검사자 손을 쥐고 회전시키는 것이다. 위팔노근은 아래팔을 엎침하거나 뒤침할때 중립 위치로 되돌리는 것을 돕는다. 엎침근의 약화는 주로 C6 신경근병 (radiculopathy)과 관련이 있다.	

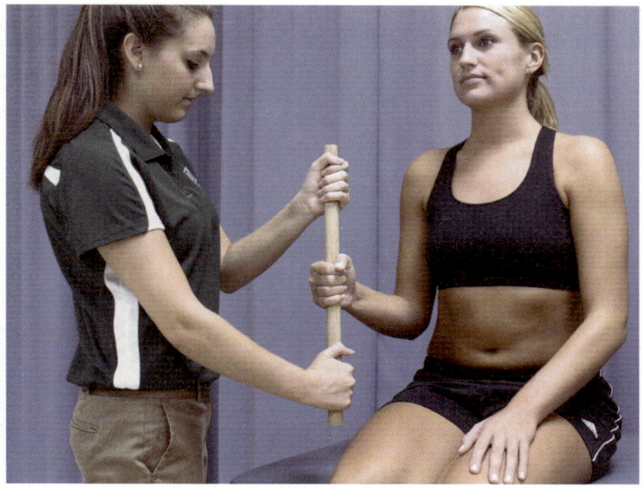

그림 13-5 ■ 엎침과 뒤침의 교대 근력평가 방법. 환자는 측정도구의 중앙부위를 잡는다. 검사자는 측정도구의 양쪽 끝을 잡고 환자가 아래팔의 엎침과 뒤침 동작을 수행 시 저항을 가한다. 이러한 검사는 엎침과 뒤침 동작을 보다 기능적으로 수행할 수 있지만 환자가 어깨의 움직임을 동원할 수 도 있다.

수동적 관절운동범위 (Passive Range of Motion)

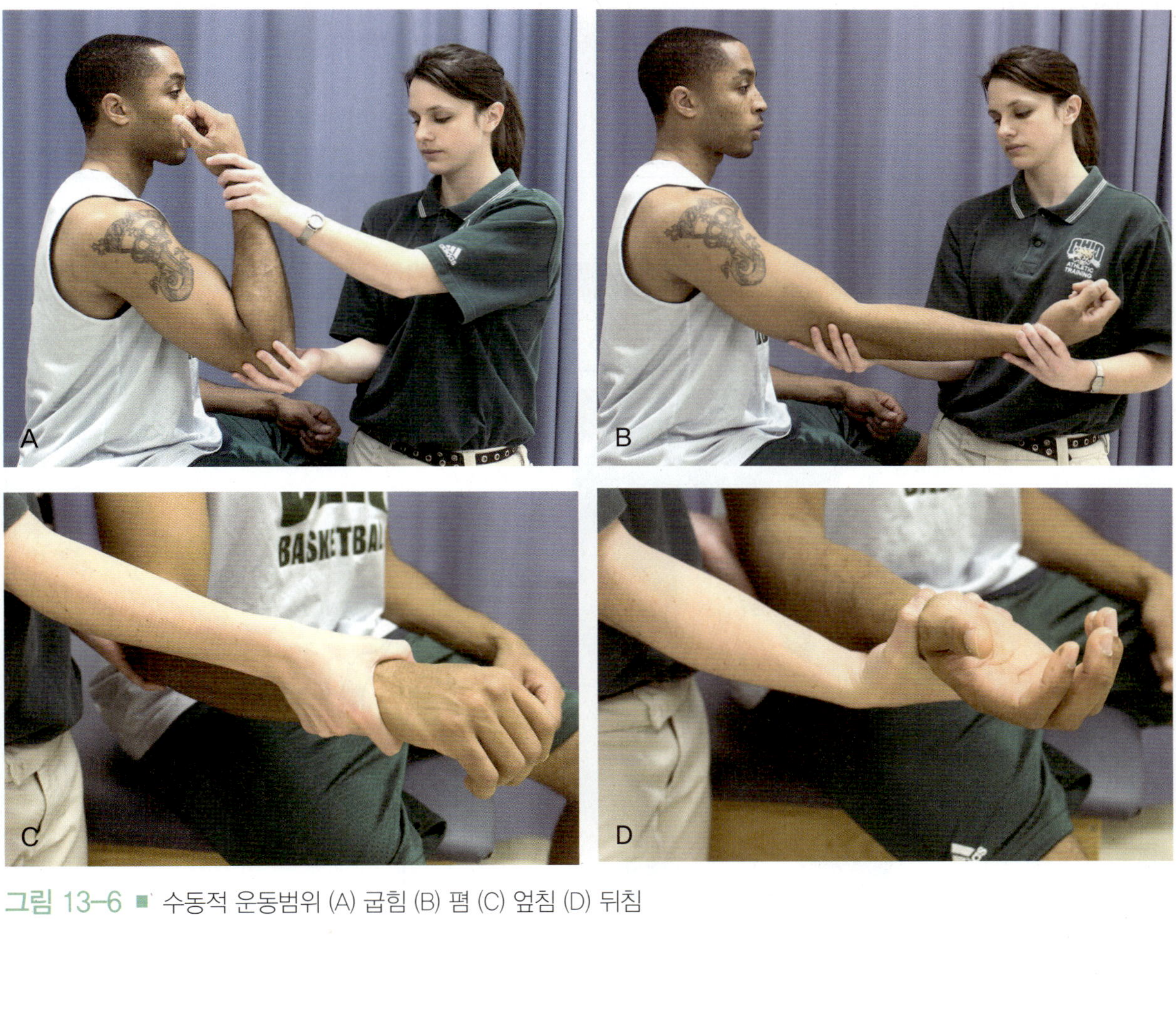

그림 13-6 ■ 수동적 운동범위 (A) 굽힘 (B) 폄 (C) 엎침 (D) 뒤침

표 13-2	수동적 운동범위
팔꿈치: 자위팔과 노위팔 관절주머니 패턴과 끝느낌.	
관절주머니 패턴: 굽힘, 폄	
폄 (Extension)	단단함 (Hard)
굽힘 (Flexion)	부드러움 (soft)
팔꿈치 위 노자관절 (superior radioulnar joints)	
관절주머니 패턴: 뒤침과 엎침 동일하게	
노자 뒤침 (radioulnar supipnation)	굳음 (firm)
노자 엎침 (radioulnar pronation)	단단함 또는 굳음 (hard or firm)
아래팔: 먼쪽 노자관절	
관절주머니 패턴: 뒤침과 엎침 동일하게	
노자 뒤침 (radioulnar supination)	굳음 (firm)
노자 엎침 (radioulnar pronation)	굳음 (firm)

관절 안정성 검사 (Joint Stability Tests)

스트레스 또는 부하 검사 (Stress Testing)

부하 검사 (Stress Test) 13-1

바깥굽음 부하 검사 (valgus stress test)

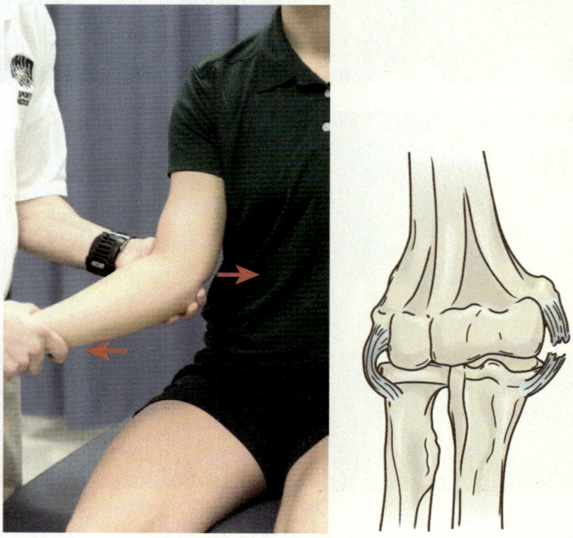

바깥굽음 부하 검사는 자쪽곁인대의 완전성을 결정한다. 또한 가동 바깥굽음 부하 검사 (moving valgus stress test)를 보시오 (특수 검사 13-1 참고)

부하 검사 (Stress Test) 13-1
바깥굽음 부하 검사 (valgus stress test) -계속

환자 자세	서기, 앉기 또는 바로 눕기 위팔뼈는 안쪽회전한다. 팔꿈치는 10~25° 굽힌다.
검사자의 자세	검사받을 관절의 가쪽에 선다 내측 관절선을 촉진하기 위해 손가락을 관절 뒤에 대면서 한 손으로 가쪽 팔꿈치를 지지한다. 반대 손으로 아래팔 원위부를 잡는다.
평가 절차	바깥굽음력을 관절에 부과한다. 팔꿈치가 다양한 굽힘 각도를 취하는 동안 반복한다.
양성 반응 검사	반대측과 비교해서 느슨함이 증가하거나 또는 통증이 있다.
의미	특히 전방사선 부분의 자쪽곁인대 삠 굽힘 60° 이상의 느슨함은 후방사선 섬유를 포함한다.
변형	환자를 더욱 잘 안정화하기 위해 위팔뼈를 바깥쪽회전 시킬 수 있다. 이 자세는 전방 오목위팔관절 (glenohumeral joint) 불안정성이 있는 환자에게는 피한다. 완전 폄 (full extension)에서 느슨함은 팔꿈치머리 (olecranon)나 위팔뼈 골절을 의미하기도 한다.
논평	느슨함은 뼈끝 (epiphyseal) 부상을 의미하기도 한다.
근거	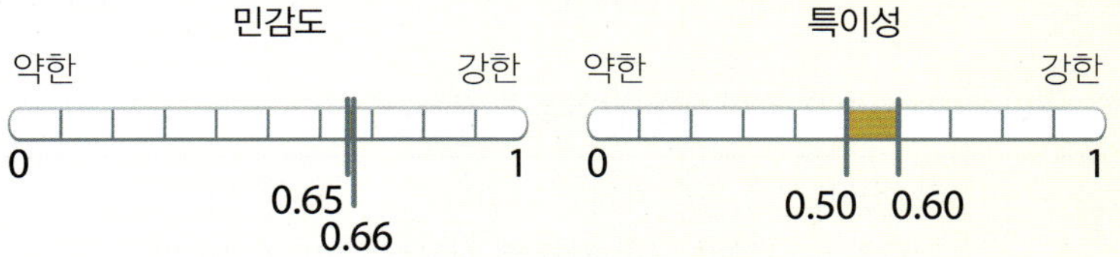 LR+: 1.70–19.00 LR–: 0.57–0.70–0.82

부하 검사 (Stress Test) 13–2

안쪽굽음 부하 검사 (Varus Stress Test)

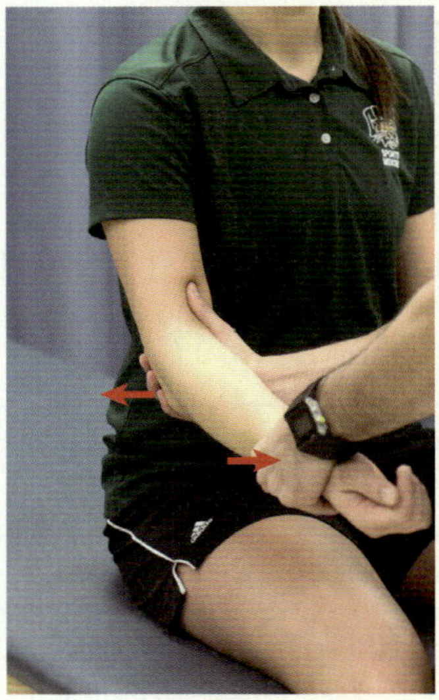

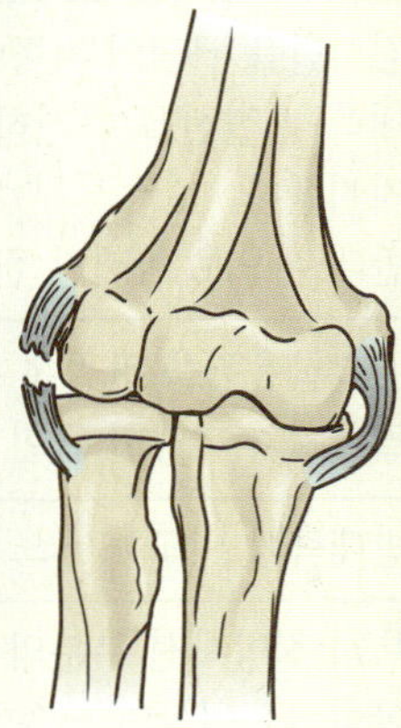

안쪽굽음 스트레스 검사는 노쪽곁인대의 완전성을 결정한다.

환자 자세	서거나 앉은 자세 팔꿈치를 25° 굽힌다. 위팔뼈는 중립위를 취한다.
검사자의 자세	검사받을 관절의 가쪽에 선다 가쪽 관절선을 촉진하기 위해 손가락을 관절 뒤에 대면서 한 손으로 안쪽 팔꿈치를 지지한다. 반대 손으로 아래팔 원위부를 잡는다.
평가 절차	바깥굽음힘을 팔꿈치에 부과한다. 팔꿈치가 다양한 굽힘 각도를 취하는 동안 반복한다.
양성 반응 검사	반대측과 비교해서 느슨함이 증가하거나 또는 통증이 있다.
의미	중등도의 느슨함은 노뼈곁인대 (RCL)에 외상을 의미한다. 심한 느슨함은 자뼈로부터 노뼈가 전위를 일으키기 때문에 돌림인대 또는 종속적인 가쪽자쪽곁인대 (LUCL)의 손상을 의미한다.
논평	느슨함은 뼈끝 부상을 의미하기도 한다.
근거	문헌이 없거나 불충분함

LUCL = lateral ulnar collateral ligament; RCL = radial collateral ligament

관절 운동성 평가 (Joint Play Assessment)

관절 움직임 (Joint Play) 13–1

팔꿈치 관절 움직임 (Elbow Joint Play)

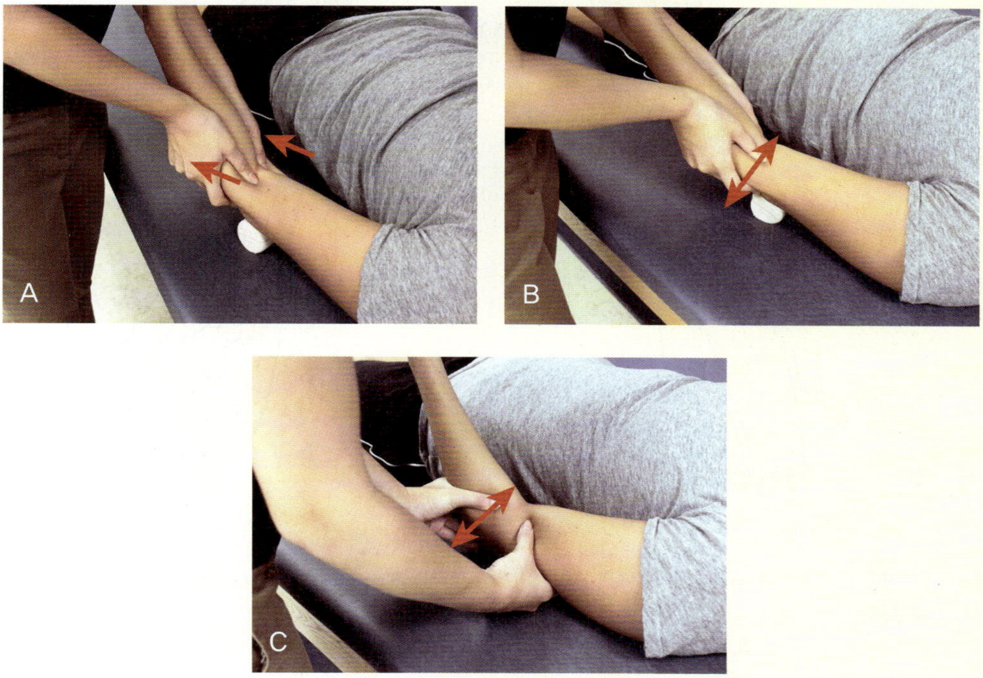

팔꿈치 관절가동은 관절주머니와 인대의 가동성의 양을 평가한다.

환자 자세	*(A) 위팔자뼈 :* 바로눕기; 팔꿈치는 약 70° 굽힘 10° *(B) 노자뼈 :* 앉기 또는 바로눕기; 팔꿈치 70° 굽힘과 뒤침 35° *(C) 위팔노뼈 :* 앉기 또는 바로눕기;팔꿈치 폄과 아래팔 뒤침
검사자의 자세	환자 측면에 위치
평가절차	*위팔자뼈 :* 검사자는 자신의 아래팔과 몸 사이에 환자의 아래팔 먼쪽을 고정하는 동안 엄지손가락을 자뼈 몸쪽에 둔다. 팔꿈치에 대해 견인력을 가한다. *노자뼈 :* 검사자가 자뼈 몸쪽을 고정하고 위팔뼈머리에 앞뒤쪽으로 힘을 가한다. *위팔노뼈 :* 검사자가 노뼈 몸쪽을 고정하고 위팔뼈머리에 앞뒤쪽으로 힘을 가한다.
양성 반응 검사	저가동성 또는 과가동성
의미	모든 관절에서 제한 (restriction)은 생리적인 팔꿈치 동작의 결여를 가져온다. 노자관절의 저가동성은 뒤침과 엎침 동작의 제한을 가져온다.
논평	노자관절과 위팔노관절을 평가할 때 환자의 자세만 달라진다. 노머리를 잡을 때 필요한 압력이 부상당하지 않은 환자에게 불편함을 줄 수 있다. 관절 움직임이 뒤쪽방향에서 잘 보여진다. 노쪽편위와 자쪽편위에 대한 관절가동은 팔꿈치의 안쪽굽음 스트레스검사중에 수행된다.

신경학적 검사 (Neurological Testing)

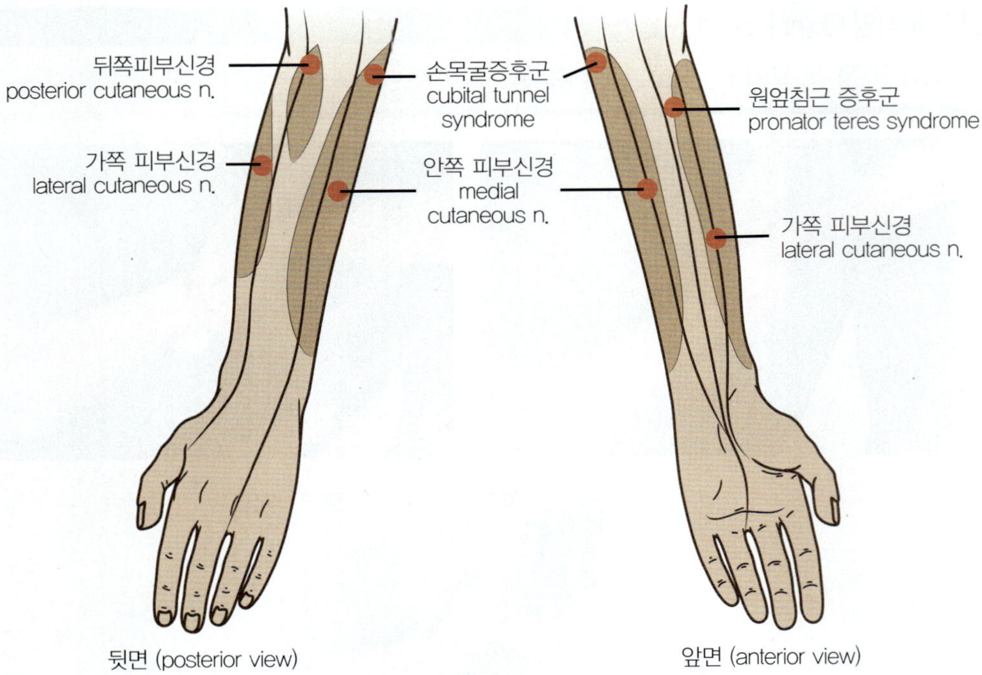

그림 13-7 ■ 팔꿈치, 아래팔, 손의 국소 신경병증. 이러한 발견은 upper quarter neurological screen과 관련이 있다. (신경 검사 1-2 참조)

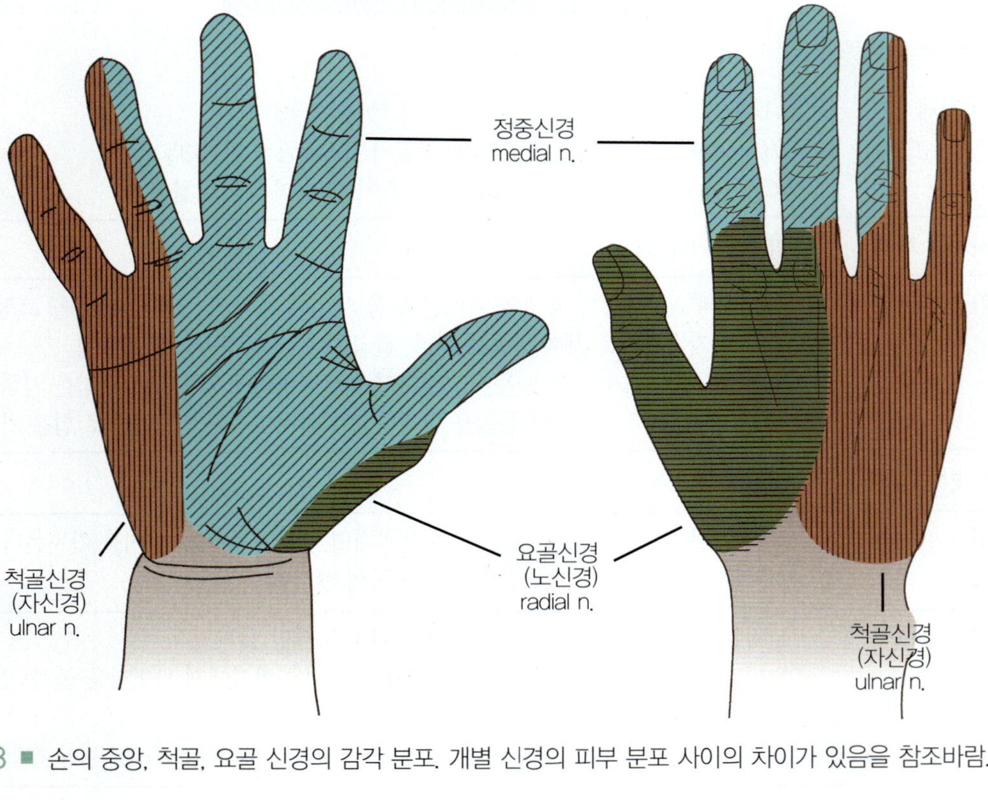

그림 13-8 ■ 손의 중앙, 척골, 요골 신경의 감각 분포. 개별 신경의 피부 분포 사이의 차이가 있음을 참조바람.

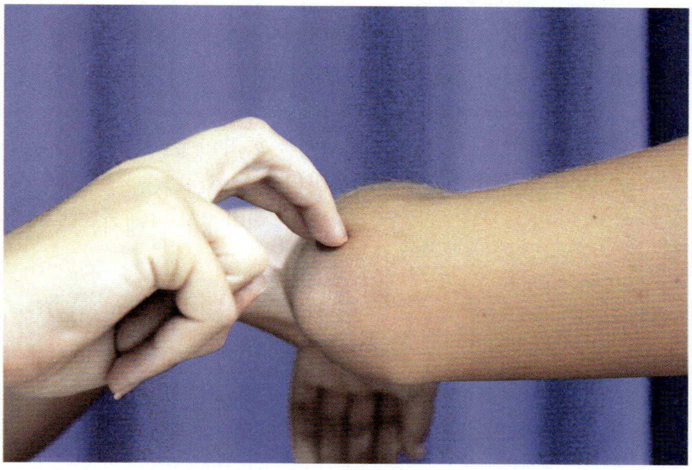

그림 13-9 ■ 신경병증을 위한 티넬징후 (Tinel's sign). 신경 병증이 있는 경우, 척골 또는 요골 신경을 두면 손에 불타는 느낌을 받는다. 이 검사는 높은 위양성 (false positive)과 관련이 있다.

특수 검사 (Selective Tissue Tests)

특수 검사 (Selective Tissue Test) 13-1

동적 외반검사 (Moving Valgus Stress Test)

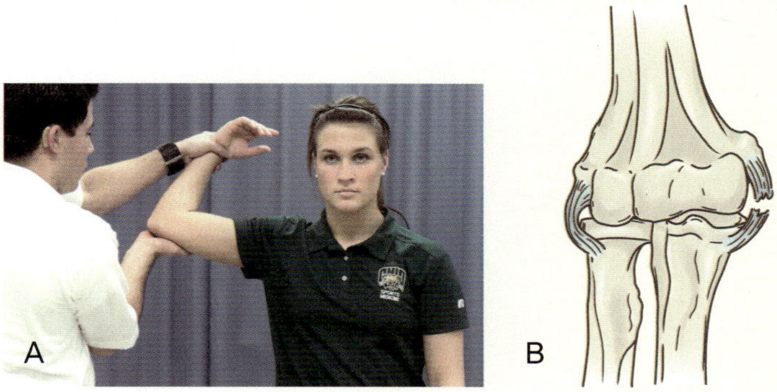

동적 외반 스트레스 검사는 팔꿈치 굽힘과 폄을 통하여 UCL에 인장력을 가하여 동적 팔꿈치 불안정성을 확인한다.

환자 자세	앉은 자세 어깨는 90°로 벌림한다. 팔꿈치는 운동범위 끝까지 굽힌다.
검사자 자세	환자의 옆에 선다. 한손으로 위팔뼈의 먼쪽을 안정화시킨다. 반대쪽 손으로 아래팔 먼쪽의 자뼈를 잡는다.

특수 검사 (Selective Tissue Test) 13-1

동적 외반검사 또는 동적 바깥벌림검사 (Moving Valgus Stress Test)

평가 절차	(A) 검사자는 환자의 오목위팔관절 (glenohumeral joint)의 바깥돌림을 시키고 팔꿈치에 바깥벌림힘을 가한다. (B) 검사자는 외반력이 가해지는 동안 팔꿈치 각도를 30° 정도 신장시키고, 통증유발 시 정지한다. 이후에 검사자는 관절에 바깥벌림힘을 유지하며 팔굼치를 폄 동작에서 굽힘 동작으로 이동시킨다.
양성 반응	안쪽팔꿈치에 재현되는 기능적 통증, 종종 불안 반응이 나타난다. 그리고 120°에서 70° 사이에 나타나는 통증 (투구 동작 단계에서 코킹 후반과 가속 초반) 양성 반응은 굽힘과 폄 동작 모두 동일한 지점에서 통증 발생
의미	UCL의 부분파열 또는 약화
논평	검사과정에서 통증유발 할 수 있으므로 위팔어깨관절의 불안정성이 있다면 수행금지
근거	민감도: 약한 0 – 1 강한; 0.99 특이성: 약한 0 – 1 강한; 0.75 LR+: 3.96 LR−: 0.01

GH = glenohumeral; ROM = range of motion; UCL = ulnar collateral ligament

특수 검사 (Selective Tissue Test) 13-2

뒤가쪽 돌림 불안정성 검사 (Pivot shift)

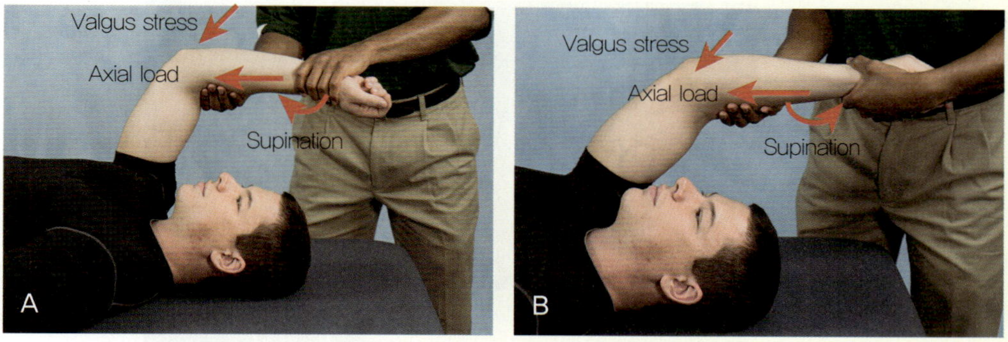

팔꿈치의 뒤가쪽 돌림 불안정성 검사. (A) 준비자세는 팔꿈치를 굽히고, 아래팔은 엎침시키고, 팔꿈치의 안쪽굽음힘을 축방향으로 적용한다.(B) 이후 축방향으로 외반력이 가해지는 동안 팔꿈치는 펴고 아래팔은 뒤침시킨다. 그 후에 환자는 시작자세로 돌아온다.

환자 자세	침대위에 눕는다. 어깨와 팔꿈치는 90° 정도 굽히고 아래팔은 완전히 뒤침시킨다.
검사자의 자세	환자의 머리 위에 선다. 한손은 아래팔의 가까운 쪽을 잡고, 다른 손은 아래팔 손목의 먼쪽을 잡는다 (A).
평가 절차	외반력과 축에 압박이 가해지는 동안에 팔꿈치는 신전시키며, 아래팔은 완전히 뒤침상태를 유지한다 (B). 이후에 팔꿈치를 굽힘 자세로 돌아온다 (A).
양성 반응 검사	팔꿈치는 폄 동작이 진행됨에 따라 아탈구 되며 굽힘 동작이 진행됨에 따라 아탈구가 감소되는 느낌을 받는다.
의미	팔꿈치 만성 불안정성
논평	환자가 마취하에 이 검사를 실시할 경우 곁인대 전체를 절제 한 경우에만 양성 반응을 보인다.
근거	민감도: 약한 0 — 강한 1 (1.00) 특이성: 약한 0 — 강한 1 (1.00) LR−: 0.00

특수 검사 (Selective Tissue Test) 13-3

가쪽 위관절융기통증 검사 ("테니스 엘보" 검사)

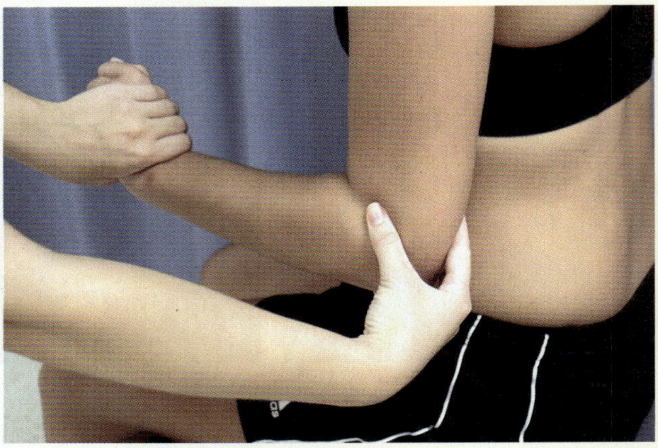

(A) 가쪽위관절융기에 엄지 손가락을 위치시킨다 (B) 팔꿈치 펴기에 저항

환자 자세	앉아서 검사받을 팔꿈치를 90° 굽히고 아래팔을 엎침시키고 손가락은 굽힌다.
검사자의 자세	환자의 가쪽에 서서 한 손을 손목과 손의 등면 위에 둔다.
평가 절차	검사자는 가쪽위관절융기와 손목 폄근의 총 부착점을 촉진하고 손목 폄근에 저항을 준다.
양성 반응 검사	가쪽위관절융기의 통증
의미	가쪽위관절융기통증 ("테니스엘보")
변형	이검사는 팔꿈치를 편 상태에서 수행할 수 있다.
논평	손목폄근에 대한 도수근력 검사는 중립위 대신 관절가동전범위에서 수행한다.
근거	문헌에 없거나 불충분

MMT = manual muscle test; ROM = range of motion

특수 검사 (Selective Tissue Test) 13-4

먼쪽 위팔두갈래근 힘줄 파열을 위한 Hook test

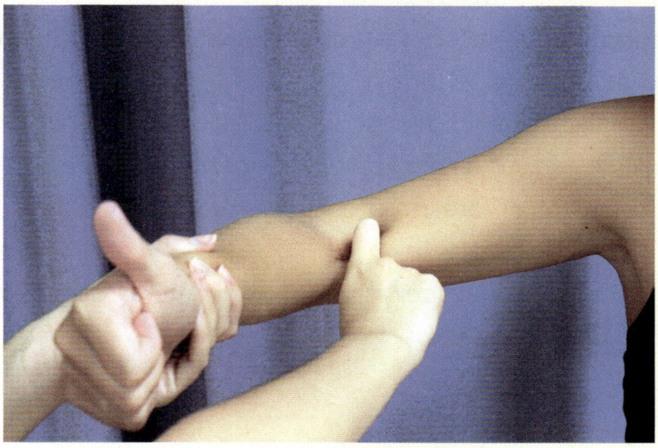

Hook test는 먼쪽 위팔두갈래근 힘줄의 문제를 알아보는 것이다. 만약 힘줄이 걸리지 않으며 파열된 것이다.

환자 자세	앉은 자세 또는 선자세 어깨는 90°로 벌리고, 팔꿈치는 90°로 구부린다.
검사자의 자세	환자 옆에 선다.
평가 절차	검사자는 가쪽위관절융기와 손목 폄근의 총 부착점을 촉진하고 손목 폄근에 저항을 준다.
양성 반응 검사	손가락으로 먼쪽 위팔두갈래근 힘줄을 잡을 수 없음
의미	먼쪽 위팔두갈래근 힘줄 파열
논평	부상이 없는 경우 먼쪽 위팔두갈래근 힘줄은 띠와 같이 생겨서 팔오금 중앙 부위를 가로지른다.
근거	민감도: 약한 0 — 1 강한, 1.00 특이성: 약한 0 — 1 강한, 1.00 LR−: 0.00

참고문헌 (REFERENCES)

1. Chapleau, J, et al: Validity of goniometric elbow measurements: comparative study with a radiographic method. *Clin Orthop Relat Res*. 469:3134, 2011.
2. Gajdosik, RL: Comparison and reliability of three goniometric methods for measuring forearm supination and pronation. *Percept Mot Skills*. 93:353, 2001.
3. Karagiannopoulos, C, Sitler, M, and Michlovitz, S: Reliability of 2 functional goniometric methods for measuring forearm pronation and supination active range of motion. *J Orthop Sports Phys Ther*. 33:523, 2003.
4. Rainville, J, et al: Assessment of forearm pronation strength in C6 and C7 radiculopathies. *Spine*. 32:72, 2007.
5. Dunning, CE, et al: Ligamentous stabilizers against posterolateral rotatory instability of the elbow. *J Bone Joint Surg*. 83(A):1823, 2001.

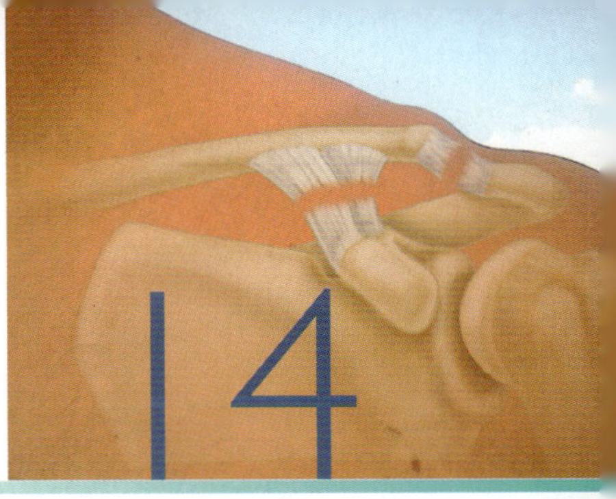

CHAPTER 14

손목, 손, 손가락 병리 (Wrist, Hand, and Finger Pathologies)

손목, 손, 손가락 부상의 임상 검사 (Clinical Examination of Injuries to the Wrist, Hand, and Fingers)

검사흐름도 (Examination Map)

병력

과거 병력

과거 부상력

일반적 의학 건강

현재상태

통증 부위

부상 기전

증상의 발생 및 정도움직임의 변화

기능적 평가

증상의 재생산 또는 악화와 관련된 매일 또는 운동 과업

투구 (지시 된 경우)

시진

일반 검사

손목과 손의 자세

시각적 변형

손바닥 주름

열상이나 흉터

- 러셀 사인

손목과 손의 검사

노뼈와 자뼈의 연속성

손목뼈와 손허리뼈의 연속성

손허리 손가락 관절의 정렬

결절종

엄지 및 손가락 검사

피부와 손톱

강저 혈종 표저

손발톱 주위염

손톱의 정렬

근육 윤곽

손가락 자세

촉진

손바닥 손목의 촉진

노뼈 노쪽손목굽힘근

긴손바닥근

손목굴

자뼈

자쪽손목굽힘근

삼각섬유연골복합체

콩알뼈

갈고리뼈

손등 손목의 촉진

자뼈

자뼈붓돌기

자쪽곁인대

자쪽손목폄근

리스터의 결절

먼쪽노뼈/붓돌기

노쪽곁인대

다음 페이지에 계속 402

손배뼈
반달뼈
세모뼈
큰마름뼈
알머리뼈
작은마름뼈
짧은노쪽손목폄근
긴노쪽손목폄근

손의 촉진

엄지두덩
새끼두덩 구획
손허리뼈
손허리뼈곁인대
손가락뼈
손가락관절 곁인대
엄지두덩공간
손가락폄근
긴엄지폄근
긴엄지벌림근
짧은엄지벌림근

관절과 근기능 검사

손목

각도측정
능동적 운동범위
- 굽힘과 폄
- 노쪽편위 자쪽편위

근육검사
- 굽힘과 폄
- 노쪽편위 자쪽편위

수동적 운동범위
- 굽힘과 폄
- 노쪽편위 자쪽편위

엄지

각도측정
능동적 운동범위
- 굽힘과 폄
- 벌림과 모음

근육검사
- 굽힘과 폄
- 벌림과 모음
- 맞섬

수동적 운동범위
- 굽힘과 폄
- 벌림과 모음
- 맞섬과 위치복원

손가락

각도측정
능동적 운동범위
- 굽힘과 폄 – 손허리뼈 관절
- 벌림과 모음 – 손허리뼈 관절
- 굽힘과 폄 – 손가락관절

근육검사
- 몸쪽 속가락뼈사이 굽힘
- 벌림과 모음 – 손허리뼈 관절
- 굽힘과 폄

수동적 가동 범위
- 굽힘과 폄 – 손허리뼈 관절
- 벌림과 모음 – 손허리뼈 관절
- 굽힘과 폄 – 손가락뼈 사이

관절 안정성 검사

스트레스 검사

손목
- 노뼈 곁인대
- 자뼈 곁인대

손가락 (몸쪽 손가락뼈 사이와 먼쪽 손가락뼈 사이)
- 노뼈 곁인대
- 자뼈 곁인대

관절 움직임 평가

손목
- 노뼈 미끄럼운동
- 자뼈 미끄럼운동
- 등쪽 미끄럼운동
- 손바닥쪽 미끄럼운동

손
- 손목뼈사이 미끄럼운동

신경 검사

상부 1/4 신경 검사

티넬 징후

병리학적 특수 검사

손목 병리학

아래팔 먼쪽 골절

- 콜리스 골절
- 스미스 골절

손배뼈 골절

- 손배뼈 압박검사

프레이저스 병

갈고리뼈 골절

반달뼈 주변 탈구

- 해리성 수근 불안정성
- 퀸빅병 (반달뼈 연화증)

손목 삠

- 와트슨 검사

삼각형섬유연골 복합체 손상

손목굴 증후군

- 파렌 검사

손 병리학

손허리뼈 골절

손가락 병리학

결인대 부상

- 단추구멍변형

손가락 골절

힘줄 파열과 찢김 골절

엄지손가락 병리학

드퀘르뱅 병

- 핀켈스타인검사

엄지 삠

손허리뼈 관절 탈구

엄지손가락 골절

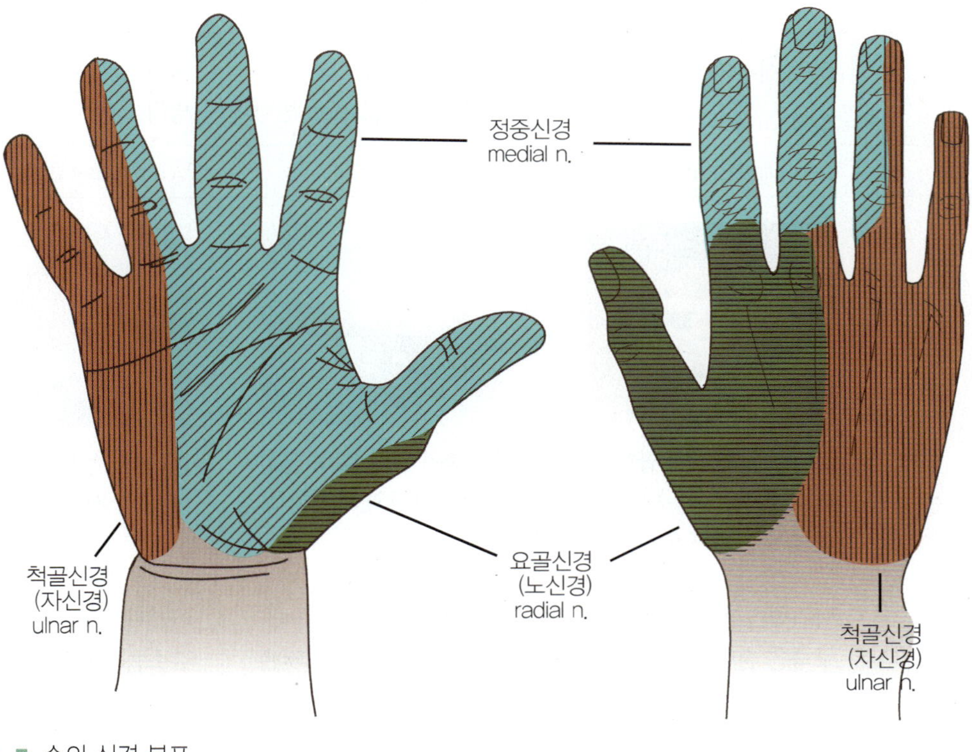

그림 14-1 ■ 손의 신경 분포

시진 (Inspection)

시진소견 (Inspection Findings) 14-1

손과 손가락의 병리 (Pathological Hand and Finger Postures)

	유인원 손	비숍변형	발톱 손
	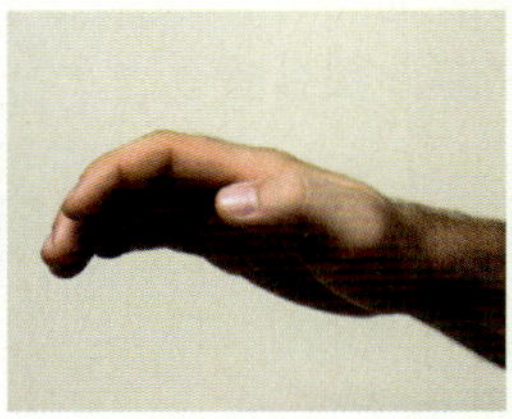	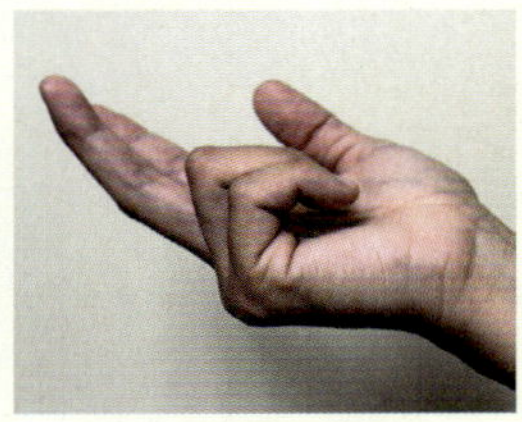	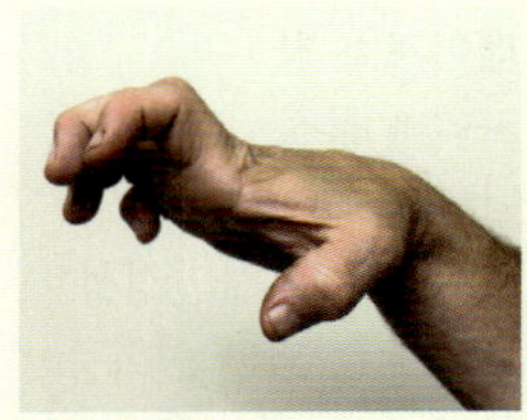
장애	엄지두덩내의 근력 약화 및 근육위축을 가져오며 폄근들은 엄지를 손가락과 평행하게 끌고 환자가 엄지를 굽힘하고 대립할 수 있는 능력은 손실된다.	새끼두덩, 뼈사이근, 안쪽 두 개의 벌레근의 위축을 가져온다. 손가락은 제 4와 5번 손가락에 서보다 뚜렷한 PIP와 DIP 관절에서의 굽힘자세를 보인다. 이들 관절의 폄은 제한되어 있다.	MCP 관절의 폄과 PIP와 DIP 관절이 굽힘된다.
병리	정중 신경의 억제	자신경의 억제 AKA, "benediction 변형"	자신경과 정중 신경의 병리

	Dupuytren's 구축	Swan-Neck 변형	Volkmann's 허혈 구축
	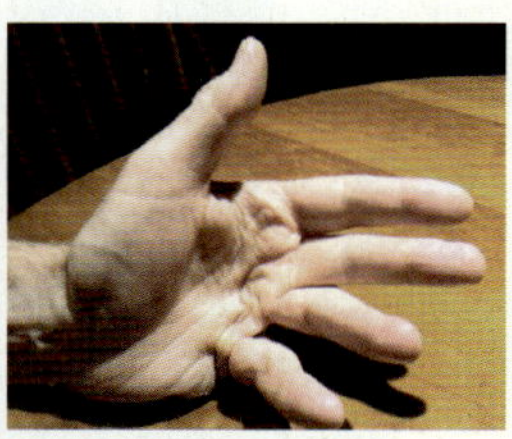	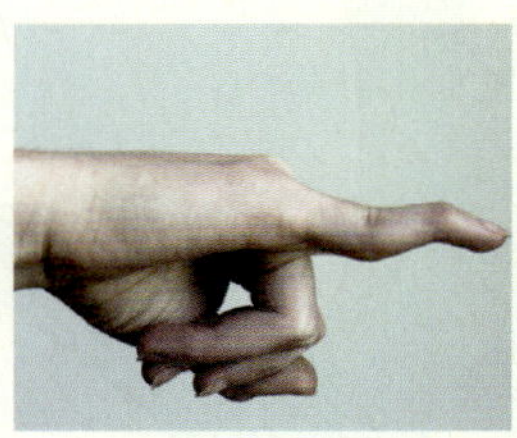	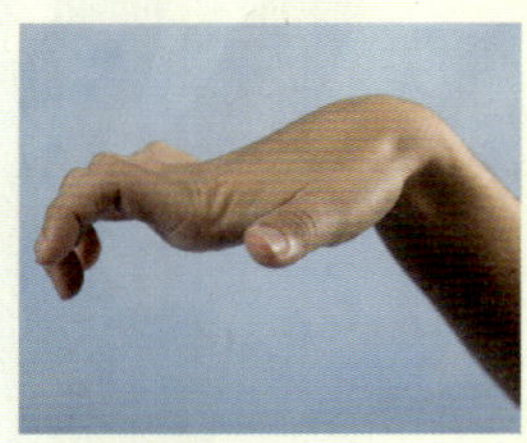
장애	손가락은 과하게 굽힘된 자세로 유지된다. 수동적 또는 능동적인 폄이 불가능하다.	MCP와 DIP 관절의 굽힘과 PIP 관절의 과폄이 특징이다.	손목 및 손가락의 굽힘 구축 및 폄의 제한
병리	MCP와 PIP관절의 굽힘 구축은 손바닥쪽 근막의 단축이나 유착 (또는 양쪽 모두)에 의해서 유발된다. 이러한 상태는 대부분 흔하게 제 4와 5번 손가락에 영향을 미친다.	광범위한 범주의 병리에 의해 유발되는데, 그것은 손바닥 상해, 중간마디뼈의 부정유합 골절, 손가락 굽힘근이나 폄근의 외상, 류마티스성 관절염등을 포함한다.	아래팔 근육의 혈류 공급의 감소는 손목과 손가락의 굽힘 구축을 가져올 수 있다 (발톱). Volkmann's 구축은 아래팔골절, 팔꿈치의 골절이나 탈구, 아래팔 구획 증후군 후에 발생할 수 있다.

AROM = active range of motion; DIP = distal interphalangeal; IP = interphalangeal; MCP = metacarpophalangeal; PIP = proximal interphalangeal

시진소견 (Inspection Findings) 14-2
손가락의 변형 (Finger Deformities)

	유도복 건손상	망치 손가락	단추구멍 변형
관찰	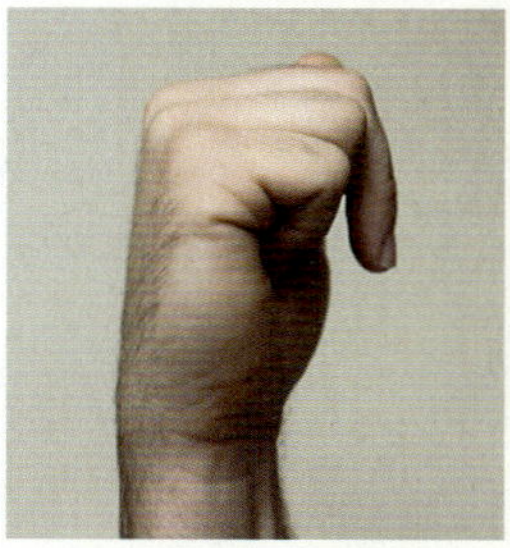	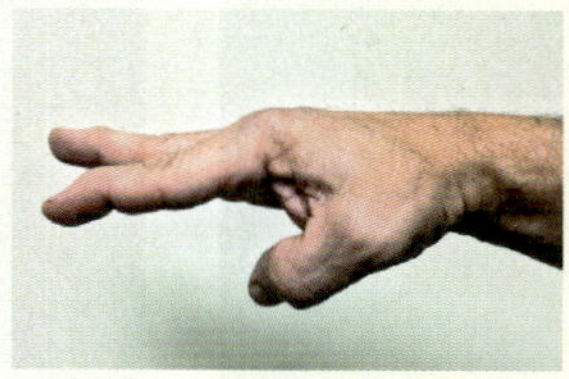	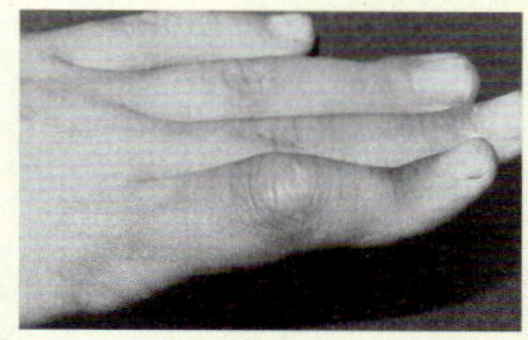
예시	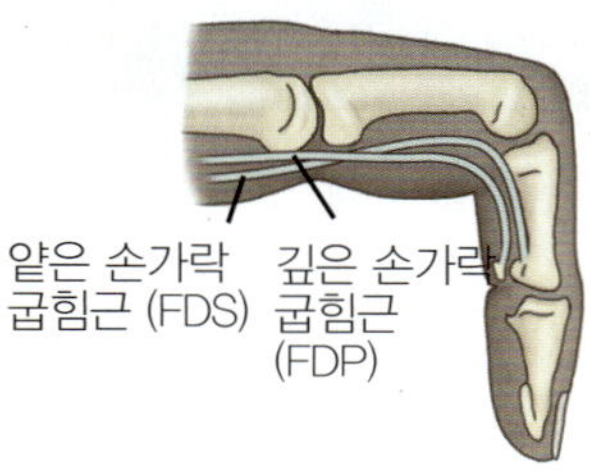	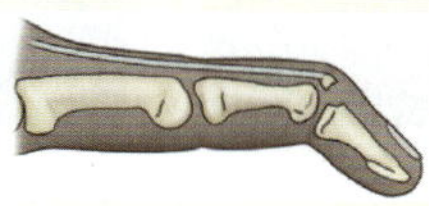	단추구멍변형 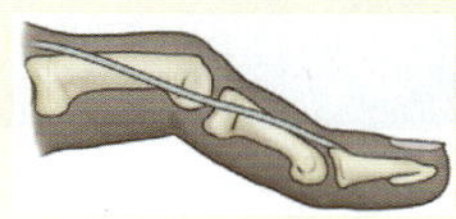 Pseudoboutonnière Deformity 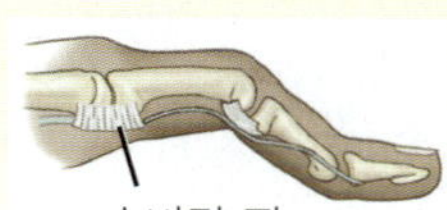
병리	깊은손가락굽힘근 힘줄의 찢김	긴손가락폄근 힘줄의 찢김	단추구멍 변형 : 중심 폄근 힘줄의 파열 Pseudoboutonneire Deformity : 손바닥 구성판의 파열
장애	DIP 관절을 능동적으로 굽힘시키지 못함	먼쪽 머리뼈를 능동적으로 폄시키지 못함, 그것은 25~35° 굽힘 자세를 나타낸다.	MCP와 DIP 관절의 폄과 PIP관절의 굽힘, PIP 관절은 단추구멍 변형이 있을 때는 능동적으로 폄이 불가능하다.

DIP = distal interphalangeal; FDP = flexor digitorum profundus; MCP = metacarpophalangeal; PIP = proximal interphalangeal
*Photo courtesy of Stanley, BG, and Tribuzi, SM: Concepts in Hand Rehabilitation. Philadelphia, PA: FA Davis, 1992.

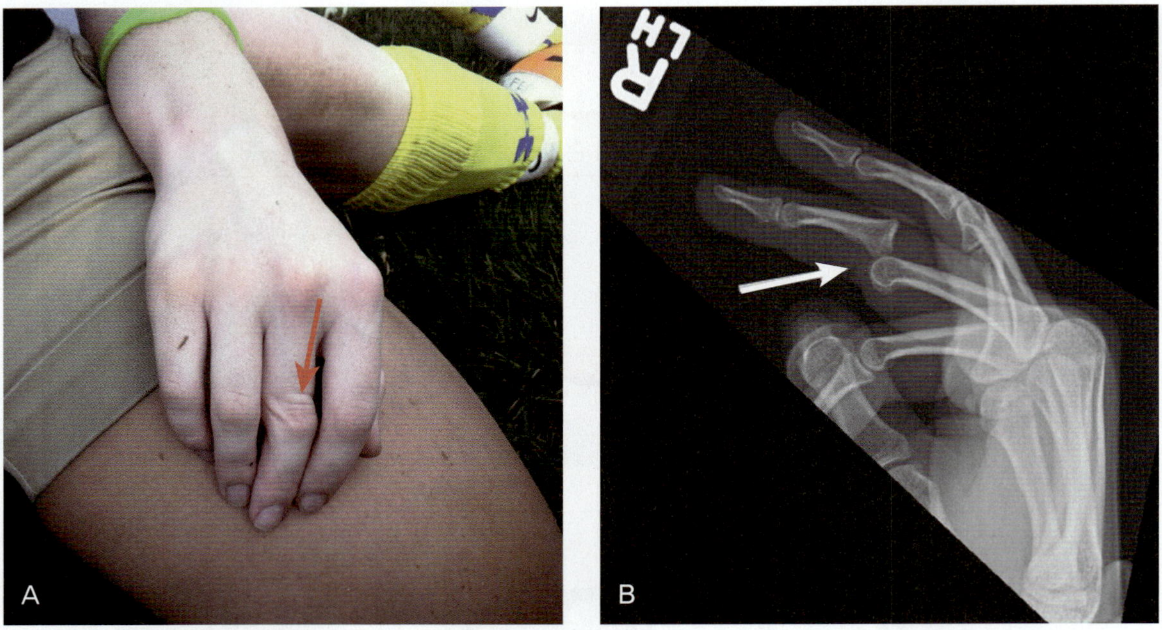

그림 14-2 ■ 몸쪽 가운데 손가락 관절의 탈구 (A) 눈으로 관찰한 모습. (B) 동일한 부상으로 가운데 손가락이 손등쪽으로 이탈한 방사선 사진 (오른속의 내측에서 바라본 사진) .

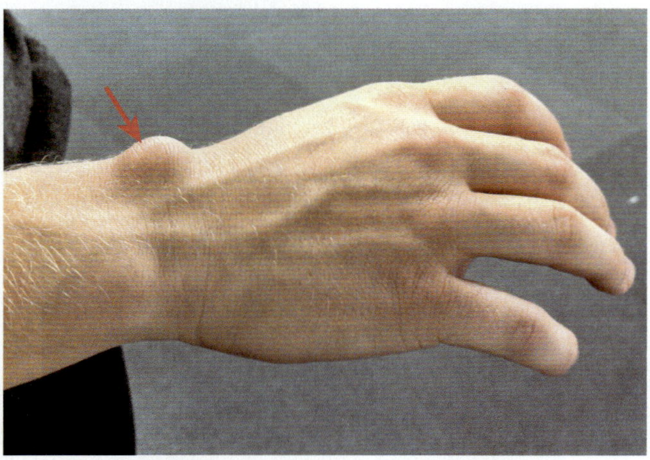

그림 14-3 ■ 손목 폄 힘줄의 결절종. 변형의 원인은 힘줄 또는 관절을 싸고 있는 막이 부풀어 오른 것으로 내부에는 관절액으로 차있다. 종종 증상은 없다.

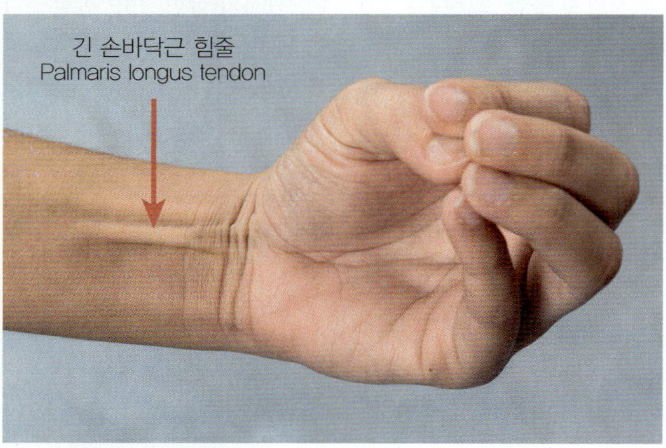

그림 14-4 ■ Schaeffer test.
손목 굽힘 (wrist flexion) 동작에서 엄지손가락과 작은 손가락들의 맞섬 (opposition) 동작 중 긴손바닥근 힘줄 (palmaris longus tendon)은 두드러지게 나타난다.

촉진 (PALPATION)

손목 손바닥의 촉진 (Palpation of the Palmar (Anterior) Wrist)

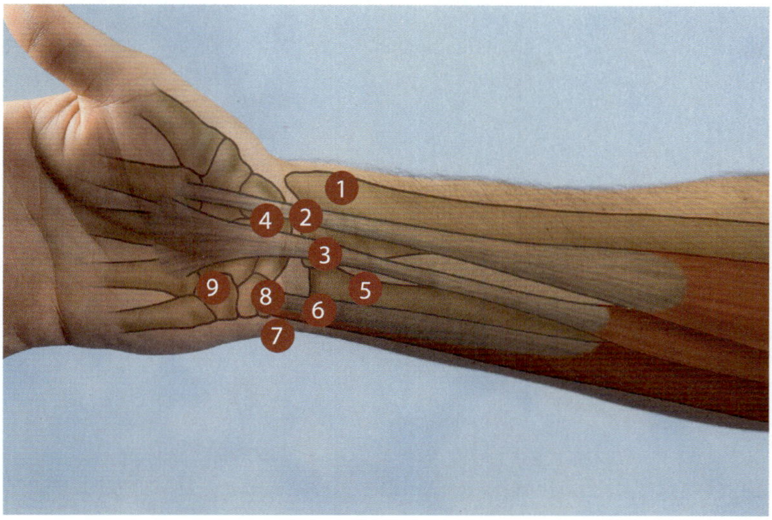

1 노뼈 (Radius)
2 노쪽손목굽힘근 (Flexor carpi radialis (FCR))
3 긴손바닥근 (Palmaris longus)
4 수근굴 (Carpal tunnel)
5 자뼈 (Ulna)
6 자쪽손목굽힘근 (Flexor carpi ulnaris (FCU))
7 삼각섬유연골복합체 (TFCC)
8 콩알뼈 (Pisiform)
9 갈고리뼈 (Hamate)

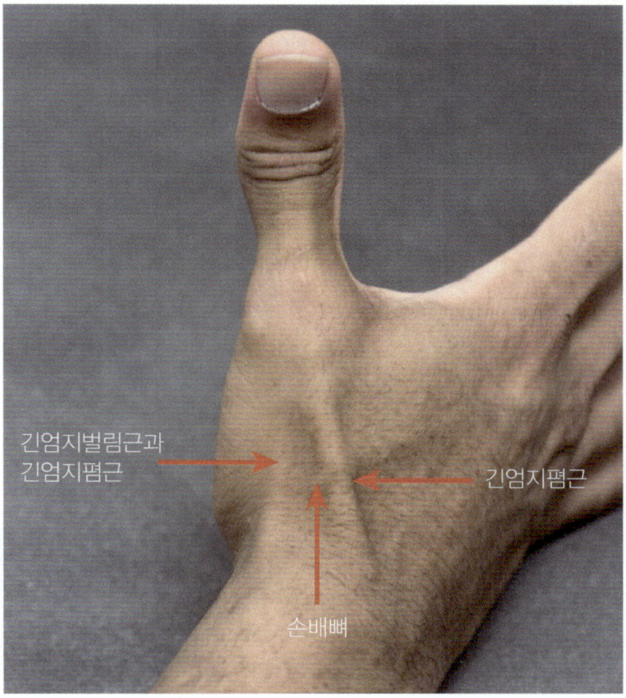

그림 14-5 ■ snuffbox의 구성

손등의 촉진 (Palpation of the Dorsal (Posterior) Wrist)

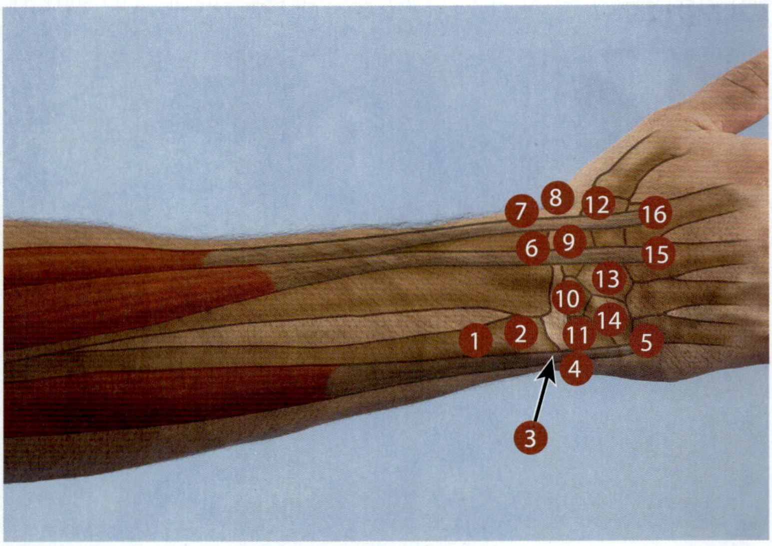

1 자뼈 (Ulna)

2 자뼈 머리 (Ulnar head)

3 자뼈 붓돌기 (Ulnar styloid process)

4 자뼈 곁인대 (Ulnar collateral ligament (UCL))

5 자쪽손목폄근 (Extensor carpi ulnaris (ECU))

6 리스터결절 (Lister's tubercle)

7 노뼈 먼쪽/붓돌기 (Distal radius/styloid process)

8 노뼈 곁인대 (Radial collateral ligament)

9 손배뼈 (Scaphoid)

10 반달골 (Lunate)

11 세모뼈 (Triquetrum)

12 큰마름뼈 (Trapezium)

13 알머리뼈 (Capitate)

14 작은마름뼈 (Trapeziod)

15 짧은노쪽손목폄근 (Extensor carpi radialis brevis (ECRB))

16 긴노쪽손목폄근 (Extensor carpi radialis longus (ECRL))

손의 촉진 (Palpation of the Hand)

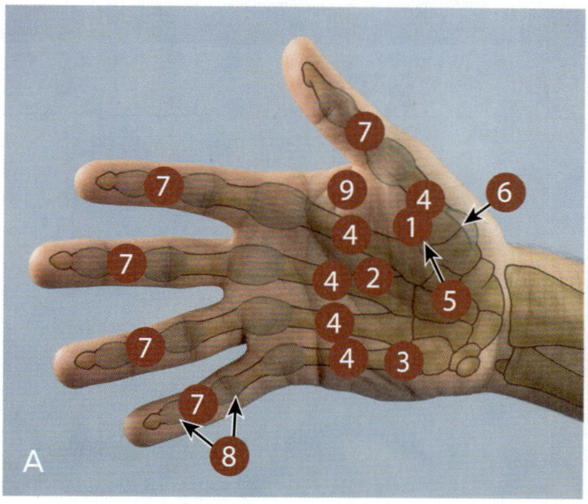

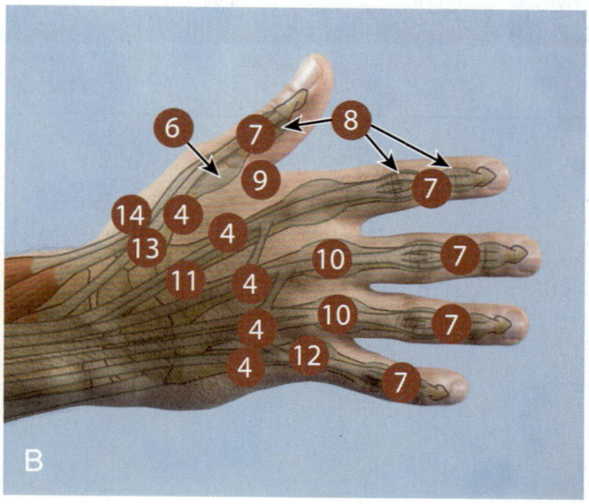

1 엄지두덩 (Thenar eminence)

2 중앙 구획 (Central compartment)

3 새끼두덩 구획 (Hypothenar compartment)

4 손허리뼈 (Metacarpals)

5 자뼈 곁인대 (Ulnar collateral ligament)

6 노뼈 곁인대 (Radial collateral ligament)

7 손가락 (Phalanges)

8 손가락 관절사이의 곁인대 (Collateral ligament of the IP joint)

9 엄지 공간 (Thenar webspace)

10 손가락 폄근 (Extensor digitorum)

11 집게 폄근 (Extensor indicis)

12 새끼폄근 (Extensor digiti minimi.)

13 긴엄지폄근 (Extensor pollicis longus)

14 긴엄지벌림근과 짧은엄지폄근 (Abductor pollicis longus and extensor pollicis brevis)

* 손과 손목의 촉진은 13장에서 자세히 볼 수 있다.

관절과 근기능 검사 (Joint and Muscle Function Assessment)

표 14-1 수동적 운동범위 검사 시 정상적인 끝느낌

부위	동작	End-Feel	조직
손목	굽힘	굳음	등쪽노손목인대와 관절주머니
	폄	굳음	바닥쪽노손목인대와 관절주머니
	노쪽치우침	단단함	손배뼈와 노뼈 붓돌기가 부딪힘
	자쪽치우침	굳음	노손목인대와 힘줄
엄지	굽힘	부드러움	엄지두덩과 바닥쪽 접근운동
	폄	굳음	바닥쪽 관절주머니, 짧은엄지굽힘근,
	벌림	굳음	엄지맞섬근, 첫 번째 등쪽뼈 사이근
	모음	부드러움	손가락 사이의 스트레칭
			엄지두덩과 바닥쪽 접근운동
손가락과 엄지	굽힘	단단함	첫마디뼈와 손허리뼈의 접촉
	폄	굳음	손바닥 장력
	벌림	굳음	손가락 사이와 곁인대의 스트레칭
	모음	굳음	손가락 사이와 곁인대의 스트레칭
손가락	굽힘	단단함	몸쪽과 중간마디뼈의 접촉
	폄	굳음	손바닥 스트레칭
손가락과 엄지	굽힘	굳음	등쪽 관절주머니와 곁인대의 장력
	폄	굳음	바닥쪽 관절주머니와 손바닥 스트레칭

CMC = 손목손허리뼈 (carpometacarpal); DIP = 원위손가락뼈사이 (distal interphalangeal); IP = 손가락뼈사이 (interphalangeal); MCP = 손허리손가락 (metacarpophalangeal); PIP = 근위손가락뼈사이 (proximal interphalangeal)

손목관절과 근기능 검사 (Wrist Joint and Muscle Function Assessment)

각도측정 (Goniometry) 14–1

손목 (Wrist)

	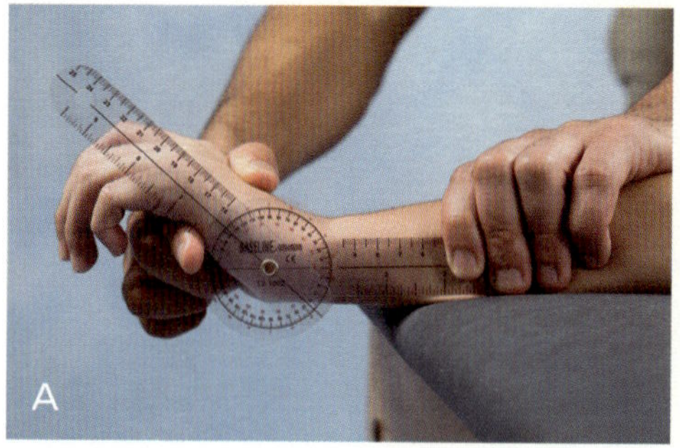 A **굽힘과 폄 (0°–90°, 0°–85°)**	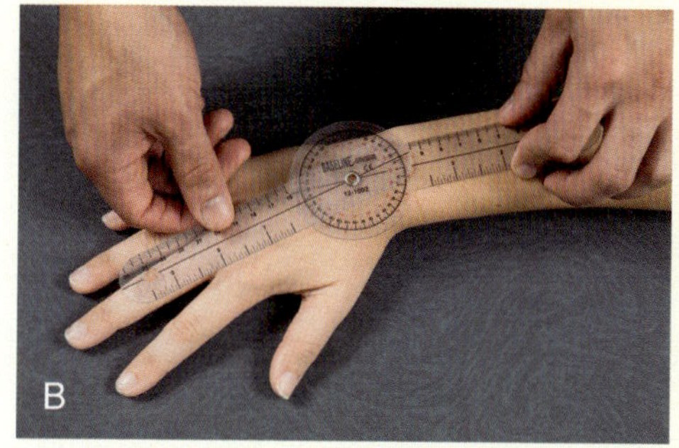 B **노뼈와 자뼈 편위 (0°–20°, 0°–85°)**
환자 자세	테이블 모서리에서 손을 떨어뜨려 아래팔은 엎침된 상태로 둔다. 팔꿉관절은 90° 굽힘시킨다. 손목 굽힘시, 손가락은 폄하도록 한다. 손목 폄 시, 손가락은 굽힘하도록 한다.	아래팔은 테이블위에 손을 올려놓고 엎침되도록 둔다. 팔꿉관절은 90° 굽힘시킨다.
각도계 정렬		
축	자뼈 붓돌기 위	손목 콩알뼈의 등쪽 위
몸쪽 팔	자뼈 줄기의 중심선에 중앙에 둔다.	아래팔의 중심선 위에 중앙에 둔다.
먼쪽 팔	제5 손허리뼈의 중심선에 중앙에 둔다.	제3 손허리뼈에 중앙에 둔다.
논평	수동 관절운동 범위를 측정할 때, 손목의 회전을 방지하기 위해 손허리뼈에 균등하게 압박을 가한다.	측정시 손목의 폄을 방지해야 한다. 자뼈 편위 시 popping 소견이 있다면, TFCC의 파열을 의심해야 한다.

각도측정 (Goniometry) 14-1

손목 (Wrist)

근거

검사자간 신뢰도
안좋은 적절한 좋은
0 — 0.86 — 1

검사자내 신뢰도
안좋은 적절한 좋은
0 — 0.96 — 1

검사자간 신뢰도
안좋은 적절한 좋은
0 — 0.81 — 1

검사자내 신뢰도
안좋은 적절한 좋은
0 — 0.92 — 1

PROM (passive range of motion) = 수동관절운동범위.

엄지관절과 근기능 검사 : 손목손허리 관절

각도측정 (Goniometry) 14–2

엄지 (Thumb)

	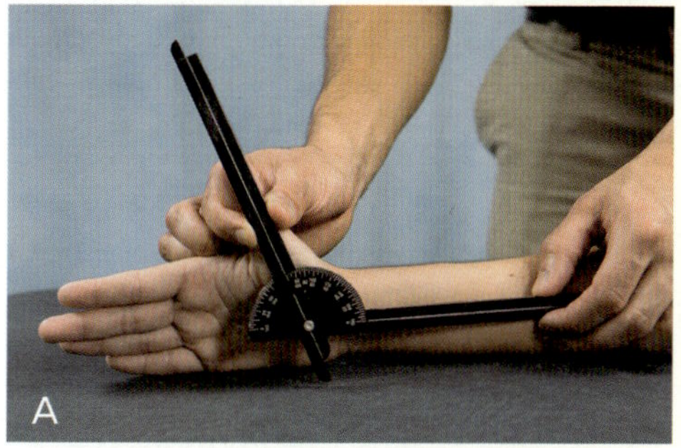 손목손허리 관절 굽힘/폄 (150°–0°–20°)	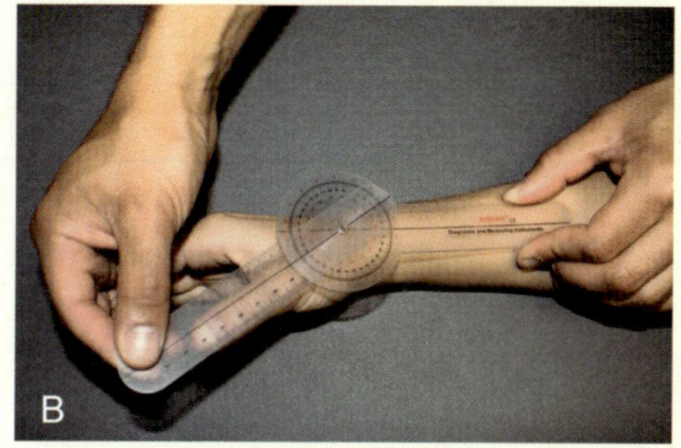 손목손허리 관절 벌림 (0°–70°)
환자 자세	팔꿉관절은 90° 굽힘된 자세로, 아래팔은 중간자세로 앉는다. 아래팔과 손은 탁자에 놓는다. 손목은 중립자세를 취한다.	아래팔은 뒤침 상태로 앉는다. 손바닥은 탁자위에 펴서 놓는다.
각도계 정렬		
축	축은 CMC의 손바닥쪽의 중심에 놓는다.	축은 제1 손허리뼈와 제2 손허리뼈가 만나는 점, CMC의 등쪽에 놓는다.
몸쪽 팔	고정팔은 노뼈 줄기에 평행하게 맞춘다.	고정 팔은 제2 손허리뼈 줄기에 평행하게 맞춘다.
먼쪽 팔	가동팔은 제1 손허리뼈 줄기에 평행하게 맞춘다.	가동팔은 제1 손허리뼈 줄기에 평행하게 맞춘다.
논평	굽힘과 폄은 전두면에서 일어난다. 수동 관절운동범위를 측정할 때, 첫마디뼈 대신 손허리뼈 먼쪽에 과압력을 가한다. 측정기의 처음 위치는 시작점 또는 영점으로 잡는다.	수동 관절운동범위를 측정할 때, 첫마디뼈 대신 손허리뼈 먼쪽에 과압력을 가한다. 제2 손허리뼈는 안정화시킨다. 측정기의 처음 위치는 시작점 또는 영점으로 잡는다.

CMC (carpomrtacarpal) = 손목손허리 관절; PROM (passive range of motion) = 수동관절운동범위.

손가락관절과 근기능 검사 (Finger Joint and Muscle Function Assessment)

각도측정 (Goniometry) 14-3

손가락 (Finger)

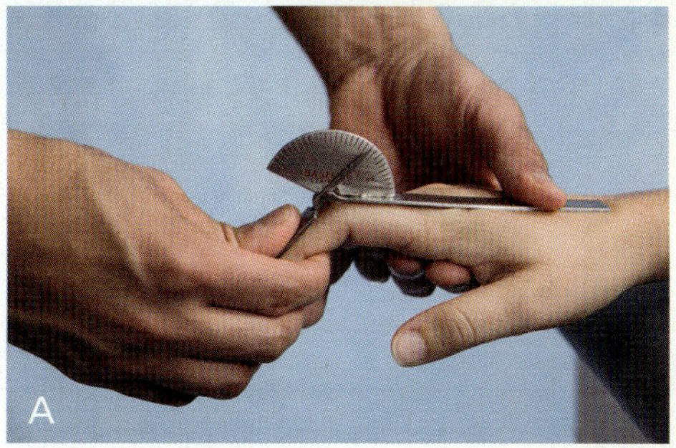

굽힘/폄 (MCP, PIP, and DIP)
MCP = 90°–0°, 0°–45°
PIP = 0°–100° (굽힘)
DIP = 0°–90° (굽힘)

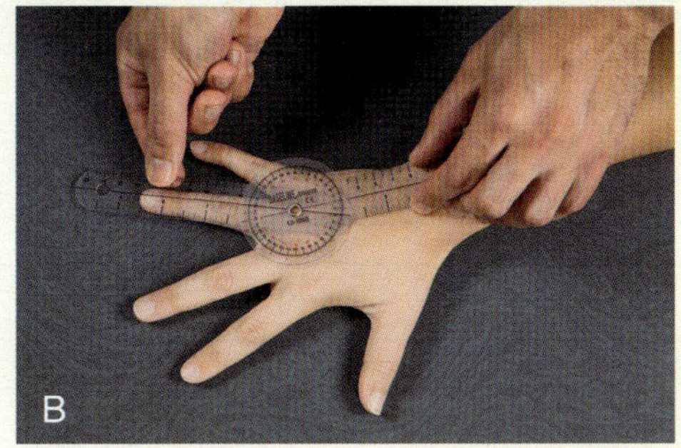

벌림과 모음 (MCP)

	A. 굽힘/폄 (MCP, PIP, and DIP)	B. 벌림과 모음 (MCP)
환자 자세	팔꿉관절은 90° 굽힘된 자세로, 아래팔은 중간자세로 앉는다. 아래팔과 손은 뒤침된 상태로 탁자에 놓는다. 손목은 중립자세를 취한다.	환자는 팔꿈치를 90° 굽히고 아래팔은 엎침된 상태로 탁자위에 손을 올린다. 손목은 중립자세를 취한다.
각도계 정렬		
축	굽힘 : 측정하는 관절의 등쪽면에 둔다. 폄 : 측정하는 관절의 손바닥면에 둔다.	MCP 관절의 등쪽면에 둔다.
몸쪽 팔	고정팔은 측정하는 관절의 뼈 몸쪽중앙선 가운데에 둔다.	고정팔은 측정하는 관절의 손바닥뼈에 정렬한다.
먼쪽 팔	가동팔은 측정하는 관절의 뼈 먼쪽 중앙선 가운데에 둔다.	가동팔은 측정하는 관절의 손가락 몸쪽 가운데에 둔다.

손가락관절과 근기능 검사 (Finger Joint and Muscle Function Assessment) –계속

각도측정 (Goniometry) 14-3

손가락 (Finger)

논평	측정하는 관절의 몸쪽은 안정화되어야 한다. 제2 손가락의 MCP관절 굽힘과 폄을 노뼈면에서 측정되어야 한다. 같은 방식으로 엄지의 MCP 및 IP의 폄과 굽힘을 측정할 수 있다.	다른 손가락들은 완전벌림을 허용해야 할 필요가 있을 수 있다.

DIP (distal interphalangeal) = 먼쪽손가락뼈사이 관절; IP (interphalangeal) = 손가락뼈사이 관절; MCP (metacarpophalangeal) = 손허리손가락 관절; PIP (proximal interphalangeal) = 몸쪽손허리손가락뼈 관절.

능동적 관절운동범위 (Active Range of Motion)

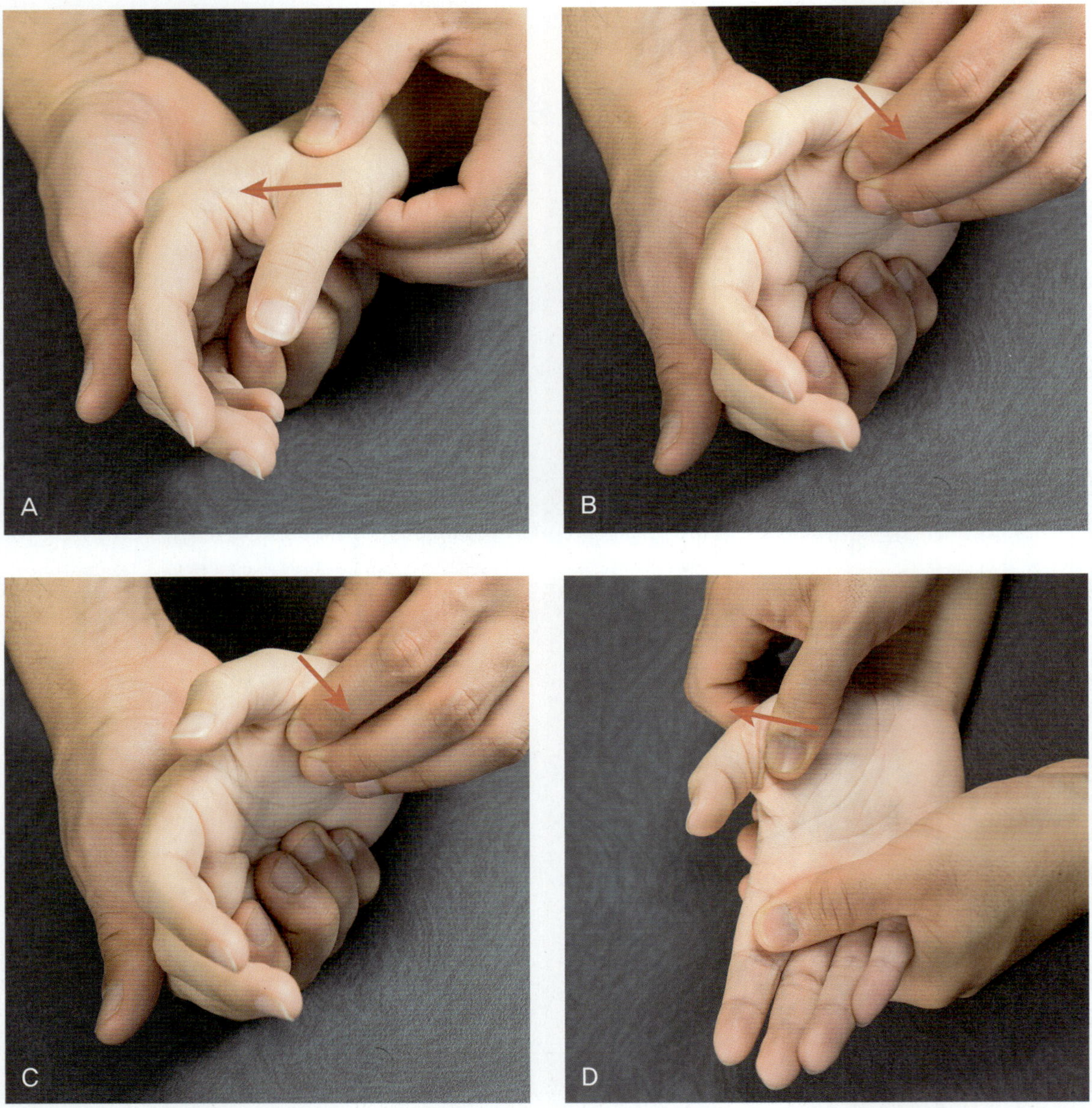

그림 14-6 ■ 첫 번째 손목손허리 관절의 능동적 운동범위; (A) 손목손허리뼈 모음. (B) 손목손허리뼈 벌림. (C) 손목손허리뼈 굽힘. (D) 손목손허리뼈 폄. 손허리손가락 관절 (MP joint)에 의해 나타나는 손목손허리뼈 움직임과 혼동하지 말 것.

도수근력 검사 (Manual Muscle Test) 14-1

손목 (Wrist)

	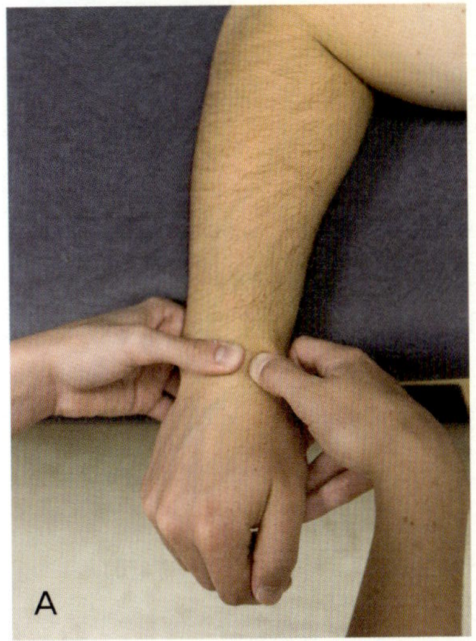 굽힘과 노쪽 편위 / 굽힘과 자쪽 편위	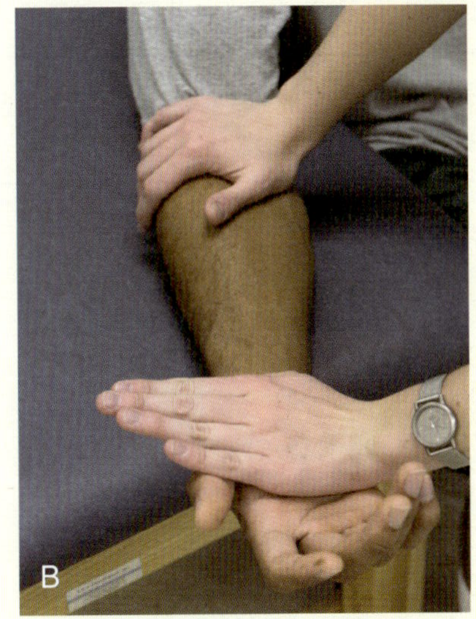 폄과 노쪽 편위 / 폄과 자쪽 편위
환자 자세	앉은 자세	앉은 자세
시작 자세	팔꿈치 각도는 90°로 굽히고 전완은 뒤침 (supination) 한 자세에서 손목은 약간 테이블의 끝선에 구부린 상태에서 노쪽손목굽힘근 (FCR)이나 자쪽손목굽힘근쪽으로 굽힌다.	팔꿈치 각도는 90°로 굽히고 전완은 엎침 (pronation) 자세에서 손가락에 힘을 빼고 짧은노쪽손목폄근/긴노쪽손목폄근 (ECRB/ECRL)쪽으로 편다.
안정화	아래팔 중앙부의 앞쪽	아래팔 중앙부의 뒤쪽
저항	노쪽손목굽힘 (FCR): 엄지두덩 (Thenar eminence) 자쪽손목폄근 (FCU): 새끼두덩 (Hypothenar eminence)	손등 표면

도수근력 검사 (Manual Muscle Test) 14-1

손목 (Wrist) –계속

주된 작용근 (신경지배)	*굽힘과 노쪽편위 :* 노쪽손목굽힘근 (정중신경: C6, C7) *굽힘과 자쪽편위 :* 자쪽손목굽힘근 (자뼈신경: C8, T1)	*폄과 노쪽편위 :* 긴노쪽손목폄근 (노뼈신경: C6, C7) 짧은노쪽손목폄근 (노뼈신경: C6, C7) *폄과 자쪽편위 :* 자쪽손목폄근
2차 작용근 (신경지배)	*굽힘과 노쪽편위 :* 노쪽손목굽힘근 (자뼈신경: C8, T1) 긴손바닥근 (정중신경: C6, C7) 깊은손가락굽힘근 (전방골간신경: C8, T1) 얕은손가락굽힘근 (정중신경: C7, C8, T1) 긴엄지손가락굽힘근 (전방골간신경: C8, T1) *굽힘과 자쪽편위 :* 노쪽손목굽힘근 (정중신경: C6, C7) 긴손바닥근 (정중신경: C6, C7) 깊은손가락굽힘근 (자뼈신경: C8, T1) 얕은손가락굽힘근 (전방골간신경: C7, C8, T1) 긴엄지손가락굽힘근 (전방골간신경: C8, T1)	*폄과 노쪽편위 :* 노쪽손목폄근 (깊은노뼈신경: C6, C7, C8) 총손가락폄근 (깊은노뼈신경: C6, C7, C8) 긴엄지손가락폄근 (깊은노뼈신경: C6, C7, C8) *폄과 자쪽편위 :* 긴노쪽손목폄근 (노뼈신경: C6, C7) 짧은노쪽손목폄근 (노뼈신경: C6, C7) 총손가락폄근 (깊은노뼈신경: C6, C7, C8) 긴엄지손가락폄근 (깊은노뼈신경: C6, C7, C8)
보상/대체	*굽힘과 노쪽편위 :* 자쪽편위, 손가락굽힘 *굽힘과 자쪽편위 :* 노쪽편위, 손가락굽힘	*폄과 노쪽편위 :* 자쪽편위, 손가락폄 *폄과 자쪽편위 :* 노쪽편위, 손가락폄
논평	얕은손가락굽힘근 (FDS) 및 깊은손가락굽힘근 (FDP)으로 인한 영향을 최소화하기 위해 검사 중 손가락이 구부러져서는 안됨.	긴엄지손가락폄근과 총손가락폄근의 개입을 최소화하려면 검사 중 손가락을 편안하게 유지하도록 지시한다.

도수근력 검사 (Manual Muscle Tests)

도수근력 검사 (Manual Muscle Test) 14-2

엄지 : 손허리손가락 관절과 손가락뼈사이 관절의 굽힘 및 폄

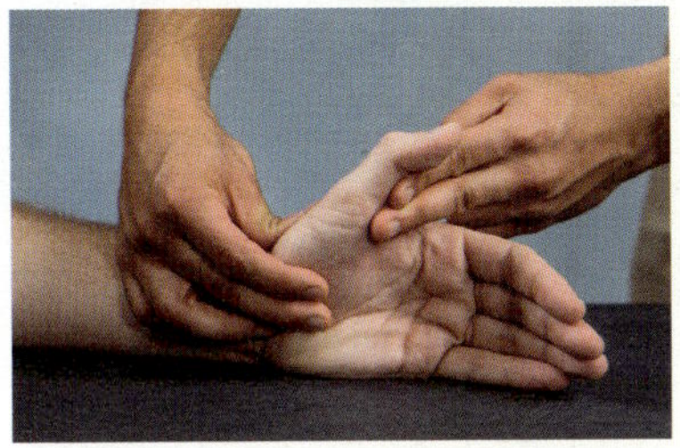

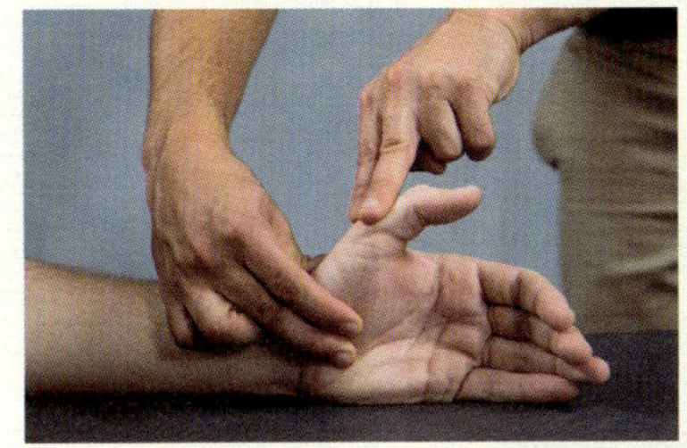

	굽힘	폄
환자 자세	앉은 상태; 90°로 팔꿈치를 굽힘시키고, 팔은 뒤침, 손은 편하게 책상 위에 놓는다.	앉은 상태; 90°로 팔꿈치를 굽힘시키고 팔은 중립, 손은 편하게 책상 위에 놓는다.
시작 자세	손목은 중립 상태로, 엄지는 폄	손목은 중립 상태로, 손허리손가락 관절과 손가락뼈사이 관절은 굽힘 (손허리손가락 관절 폄) 또는 굽힘 (손가락뼈사이 관절 폄)
안정화	손허리손가락 굽힘 : 제1손허리뼈 손가락뼈사이 굽힘 : 첫마디뼈	손허리손가락 폄 : 제1손허리뼈 손가락뼈사이 폄 : 첫마디뼈
저항	손허리손가락 굽힘 시 손바닥쪽면, 첫마디뼈 손가락뼈사이 굽힘 시 손바닥쪽면, 끝마디뼈	손허리손가락 폄 시 배측, 첫마디뼈 손가락뼈사이 폄 시 배측, 끝마디뼈
주된 작용근 (신경지배)	*손허리손가락 굽힘 :* 짧은 엄지 굽힘근 (정중신경의 깊은 손바닥 가지 : C6, C7, C8, T1) *손가락뼈사이 굽힘 :* 긴엄지 굽힘근 (전방골간신경 : C8, T1)	*손허리손가락 폄 :* 짧은 엄지 폄근 (깊은 노뼈 신경 : C6,C7) *손가락뼈사이 폄 :* 긴엄지 폄근 (깊은 노뼈 신경 : C6,C7,C8)
2차 작용근 (신경지배)	*손허리손가락 굽힘 :* 긴엄지 굽힘근 (전방골간신경 :C8, T1) *손가락뼈사이 굽힘 :* 해당근육없음	*손허리손가락 폄 :* 긴엄지 폄근 (깊은 노뼈 신경 : C6,C7,C8) *손가락뼈사이 폄 :* 해당근육없음
보상/대체	손허리손가락 굽힘 : 손가락뼈사이 관절을 굽힘시키지 않음	손허리손가락 폄 : 손가락뼈사이 관절을 폄시키지 않음

도수근력 검사 (Manual Muscle Test) 14-3

제 1 손목손허리 관절 벌림 및 모음

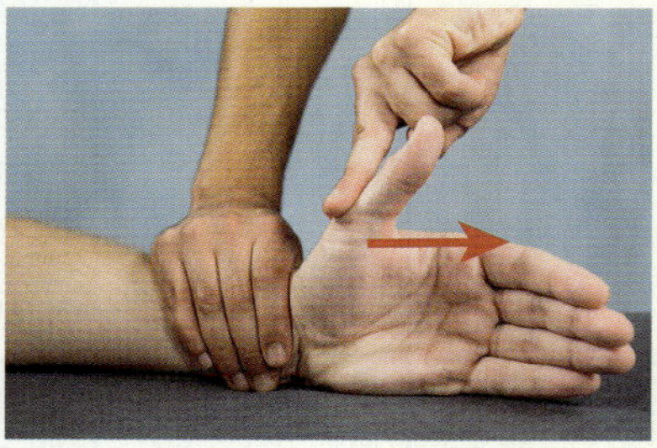

벌림

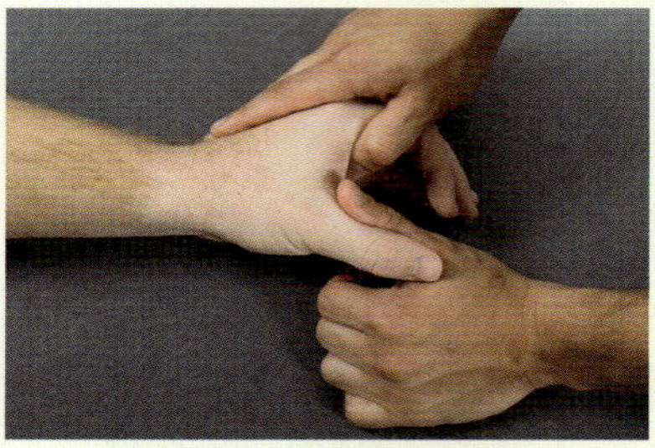

모음

	벌림	모음
환자의 자세	앉은 상태; 90°로 팔꿈치를 굽힘시키고, 아래팔은 뒤침, 손은 편하게 책상 위에 놓는다.	앉은 상태; 90°로 팔꿈치를 굽힘시키고, 아래팔은 뒤침, 손은 편하게 책상 위에 놓는다.
시작 자세	손은 중립 상태	손허리손가락 관절과 손가락뼈사이 관절은 굽힘 시킨 상태에서 엄지는 장측 벌림 시킴
안정화	손목과 나머지 손허리뼈	손목과 나머지 손허리뼈
저항	첫마디뼈의 가쪽면	첫마디뼈의 안쪽면
주된 작용근 (신경지배)	짧은 엄지 벌림근 (정중신경 :C6, C7)	엄지 모음근 (정중신경의 깊은 손바닥 가지 : C8, T1)
이차 작용근 (신경지배)	긴엄지 벌림근 (정중신경:C6, C7) 짧은 엄지 폄근 (깊은노뼈신경:C6, C7)	짧은 엄지 굽힘근 (정중신경의 깊은 손바닥 가지 : C6, C7, C8, T1)
대체	노쪽 벌림	해당사항없음
논평	긴엄지 벌림근에 의한 운동을 배제하기 위해 시상면에서 45° 정도 엄지를 벌림하고 저항을 준다. 이를 노쪽 벌림이라 부른다.	검사 시 손가락뼈사이 관절과 손허리손가락의 굽힘상태를 유지하여야 한다.

DR (deep radial nerve) = 깊은 노신경; DPB (deep palmar branch (median nerve)) = 깊은 손바닥쪽 가지 (정중신경); IP (interphalangeal) = 손가락뼈사이 관절; MCP (metacarpophalangeal) = 손허리손가락 관절.

도수근력 검사 (Manual Muscle Test) 14-4

대립 (제1과 제5 손목손허리 관절의 굽힘)

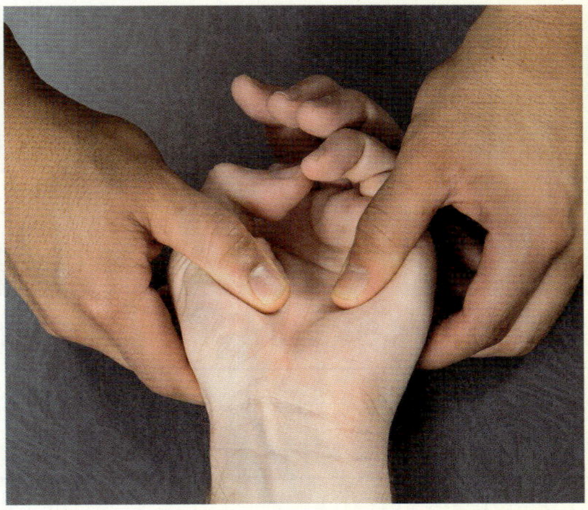

환자 자세	앉은 상태; 90°로 팔꿈치를 굽힘시키고, 팔은 뒤침, 손은 편하게 책상 위에 놓는다.
시작 자세	엄지와 새끼를 대립 (맞섬)시킨 상태
안정화	해당사항없음
저항	제1,제5 손허리뼈의 먼쪽에 저항을 주면서 검사자가 대립하고 있는 두 손가락을 떼어 놓으려고 시도한다.
주된 작용근 (신경지배)	엄지 맞섬근 (정중신경 : C6,C7) 새끼 맞섬근 (척골신경 : C8,T1)
2차 작용근 (신경지배)	짧은 엄지벌림근 (정중신경 : C6,C7) 짧은 엄지굽힘근 (정중신경의 깊은 손바닥 가지 : C6,C7,C8,T1)
보상/대체	손가락뼈사이 관절과 손목 굽힘

DPB (deep palmar branch (median nerve)) = 깊은 손바닥쪽 가지 (정중신경); IP (interphalangeal) = 손가락뼈사이 관절

도수근력 검사 (Manual Muscle Test) 14-5

몸쪽손허리손가락뼈 관절 및 먼쪽손가락뼈사이 관절 굽힘

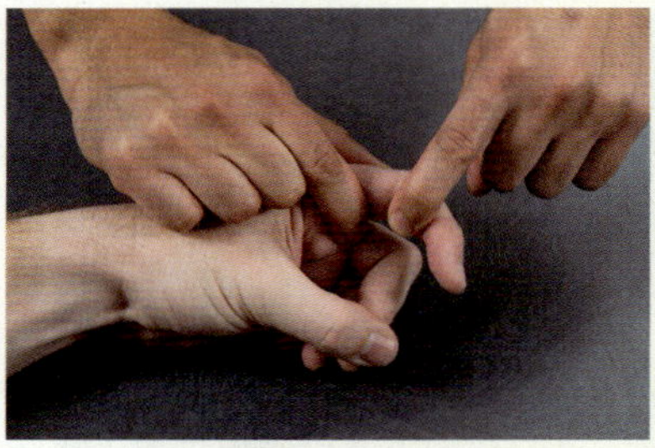

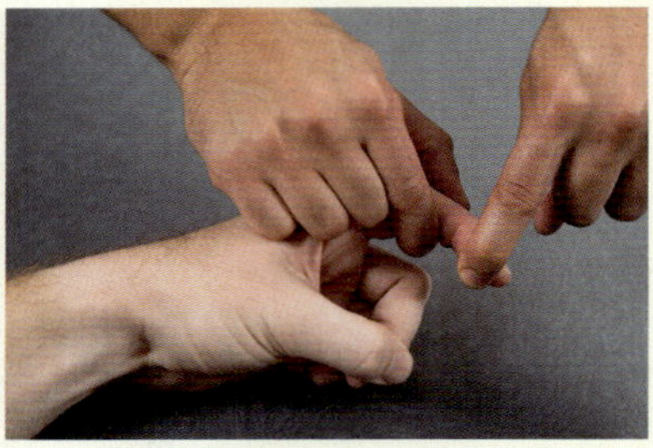

	몸쪽손허리손가락뼈 관절 굽힘	먼쪽손가락뼈사이 관절 굽힘
환자 자세	앉은 상태; 팔은 뒤침, 손은 편하게 책상 위에 놓는다.	앉은 상태; 팔은 뒤침, 손은 편하게 책상 위에 놓는다.
시작 자세	검사할 손가락은 폄시킨다.	검사할 손가락은 폄시킨태다.
안정화	첫마디뼈	중간마디뼈
저항	중간마디뼈의 손바닥쪽면	끝마디뼈의 손바닥쪽면
주된 작용근 (신경지배)	얕은 손가락 굽힘근 (C7,C8,T1)	깊은 손가락 굽힘근 (C8,T1)
2차 작용근 (신경지배)	깊은 손가락 굽힘근 (C8, T1)	없음
보상/대체	먼쪽손가락뼈사이 관절 굽힘 (깊은손가락 굽힘근)	없음
논평	깊은손가락 굽힘근에 의한 굽힘 작용을 막기 위하여 검사할 손가락을 제외한 나머지 손가락은 폄시킨 채로 제한한다.	

DIP (distal interphalangeal) = 먼쪽손가락뼈사이 관절; PIP (poximal interphalangeal) = 몸쪽손허리손가락뼈 관절.

도수근력 검사 (Manual Muscle Test) 14-6

손허리손가락 관절의 벌림 및 모음

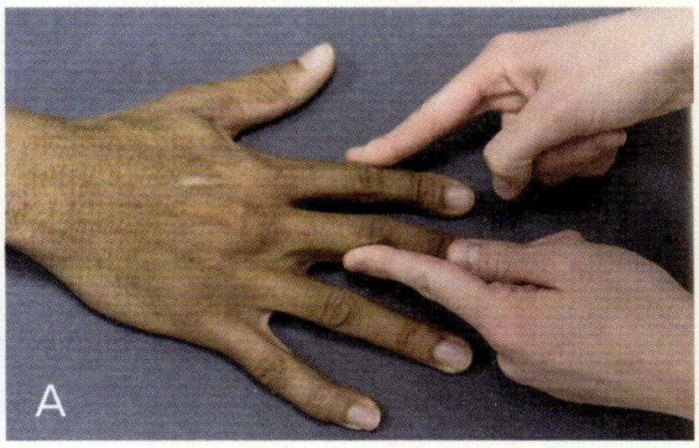

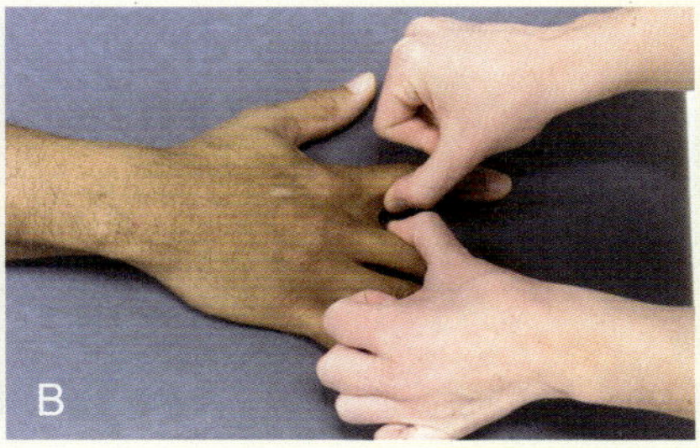

	벌림	모음
환자 자세	앉은 상태; 아래팔은 엎침, 손은 편하게 책상 위에 놓는다.	앉은 상태; 아래팔은 뒤침, 손은 편하게 책상 위에 놓는다.
시작 자세	검사할 관절은 중립 상태	검사할 관절의 손가락을 벌린다.
안정화	손등 (Dorsum of hand)	손등
저항	검사할 관절의 첫마디뼈	검사할 관절의 첫마디뼈
주된 작용근 (신경지배)	등쪽뼈사이근 (C8, T1) 새끼벌림근 (C8, T1)	바닥쪽뼈사이근 (C8, T1)
2차 작용근 (신경지배)	없음	없음
보상/대체	손허리손가락 관절 굽힘	손허리손가락 관절 굽힘
논평	등쪽뼈사이근을 평가하기 위해서는 약지의 자쪽면, 중지의 노쪽 및 자쪽면, 시지의 노쪽면에 저항을 유지해야 한다.	바닥쪽뼈사이근을 평가하기 위해서는 소지의 노쪽면, 약지의 노쪽면 그리고 시지의 자쪽면에 저항을 유지해야 한다.

MCP (metacarpophalangeal) = 손허리손가락 관절.

도수근력 검사 (Manual Muscle Test) 14–7

손허리손가락 관절의 폄과 굽힘 (손가락뼈사이 관절은 폄 상태)

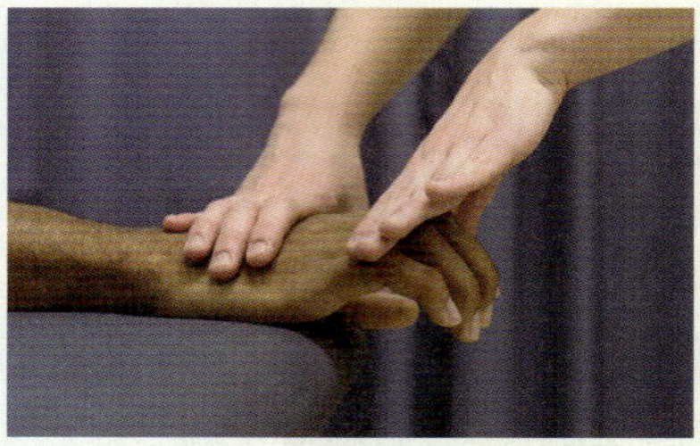

손허리손가락 관절 폄

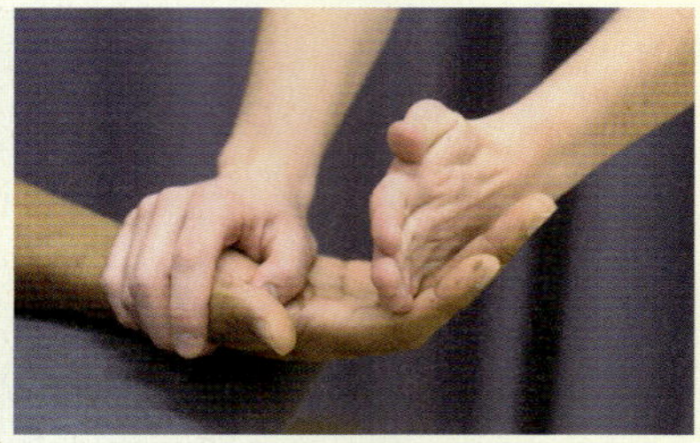

굽힘과 손가락뼈사이 관절 폄

	손허리손가락 관절 폄	굽힘과 손가락뼈사이 관절 폄
환자 자세	앉은 상태; 팔은 엎침, 손목은 중립 상태	앉은 상태; 팔은 뒤침, 손은 편하게 책상 위에 놓는다.
시작 자세	책상 끝에서 손허리손가락, 손가락뼈사이 관절은 굽힘 시킨 상태	손허리손가락 관절은 폄 및 모음된 상태이며, 손가락뼈사이 관절은 굽힘 시킨 상태
안정화	손허리뼈	손허리뼈
저항	검사할 손가락의 첫마디뼈 등쪽면	손허리손가락 관절에 대하서는 첫마디뼈 손바닥쪽면이며 몸쪽손허리손가락뼈 관절에 대해서는 중간마디뼈의 등쪽면
주된 작용근 (신경지배)	손가락폄근 복합체 (C6, C7, C8) 집게폄근 (노신경: C6, C7, C8) 새끼손가락폄근 (노신경: C6, C7, C8)	벌레근 (C6, C7, C8, T1)
2차 작용근 (신경지배)	없음	새끼손가락굽힘근 (자뼈신경:C8,T1) 등쪽뼈사이근 (C8,T1) 바닥쪽뼈사이근 (C8, T1)
보상/대체	손목 폄	손목 굽힘
논평	동시에 손허리손가락 관절을 폄해야 하며 손가락뼈사이 관절은 굽힘된 상태여야 한다. 손가락 폄근 복합체의 힘줄 손상을 파악하기 위해서는 손상 받은 관절의 몸쪽을 안정 시킨 다음 능동적인 폄을 시도한다.	몸쪽손허리손가락뼈 관절 폄과 손허리손가락 관절의 굽힘을 저항함으로써 검사할 수 있다. 손허리손가락 관절의 굽힘은 뼈사이근을 통해서도 가능하다. 새끼 굽힘근은 새끼의 손허리손가락 관절의 굽힘을 저항함으로써 검사할 수 있다.

IP (interphalangeal) = 손가락뼈사이 관절; MCP (metacarpophalangeal) = 손허리손가락 관절; PIP (proximal interphalangeal) = 몸쪽손허리손가락뼈관절.

도수근력 검사 (Manual Muscle Tests)

특수 검사 (Selective Tissue Test) 14–1
악력측정법 (Grip Dynamometry)

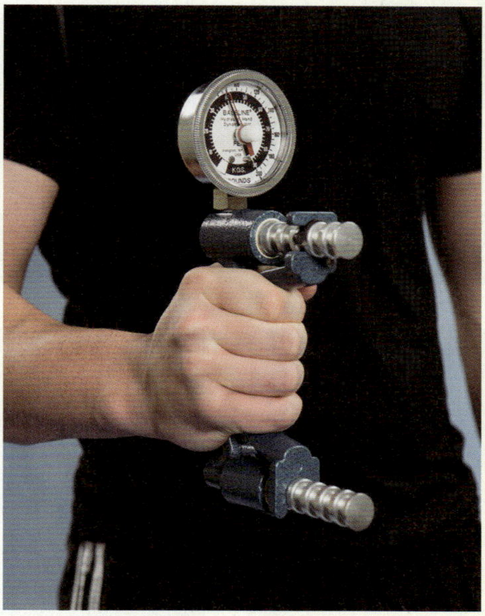

악력기의 사용은 악력의 질적인 평가를 제공한다.

환자 자세	노자뼈 관절을 중립위치에 두고 팔꿈치는 90° 굽힘시킨 자세에서 악력계를 쥔다.
검사자의 자세	환자 앞에 서고, 악력계의 눈금을 본다.
평가 절차	악력계를 다섯 개의 셋팅 중 한가지에 맞춘다 (1, 1.5, 2, 2.5, 3인치). 환자는 매 세팅시동안 최대 힘을 사용하여 악력계의 손잡이를 쥐며, 시행 간에 적절한 회복시간을 준다. 측정치를 기록하고 반대쪽 손도 반복한다.
양성 반응 검사	손상을 입은 비사용손: 주사용손과 비교하여 양측의 근력 차이가 10% 이상 손상을 입은 주사용손: 비사용손과 비교하여 양측의 근력차이가 5% 이상
의미	악력을 방해하는 병리, 약화의 원인하에 판단되어야 한다.
논평	악력의 광범위하고 다양한 범주로 인해, 각각의 이러한 검사 결과는 기본 측정과 비교되었을 때 가장 의미있다. 이 검사는 한번 세팅시에 3회 반복 측정하여, 그 평균치를 평균값으로 사용한다.
근거	검사자간 신뢰도

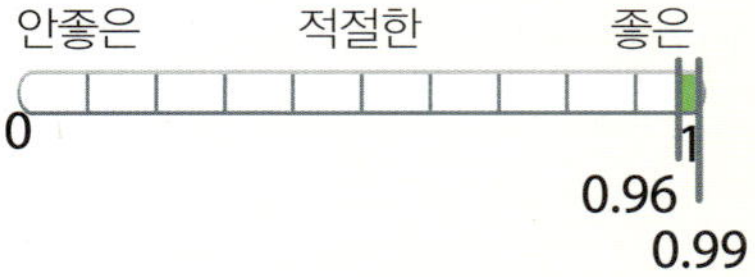

수동적 관절운동범위 (Passive Range of Motion)

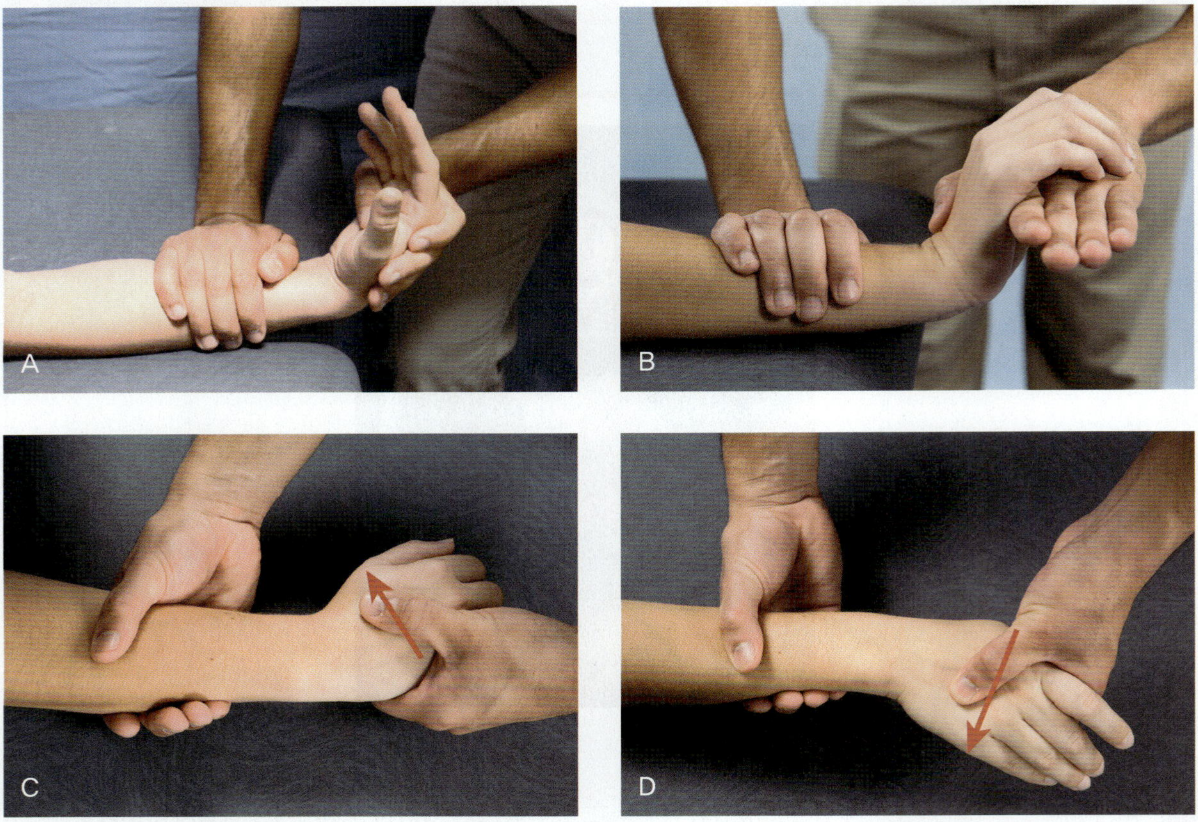

그림 14–7 ■ 손목의 수동적 운동범위: (A) 굽힘 (flexion): (B) 폄 (extension): (C) 노쪽 편위 (radial deviation): (D) 자뼈 편위 (ulnar deviation)

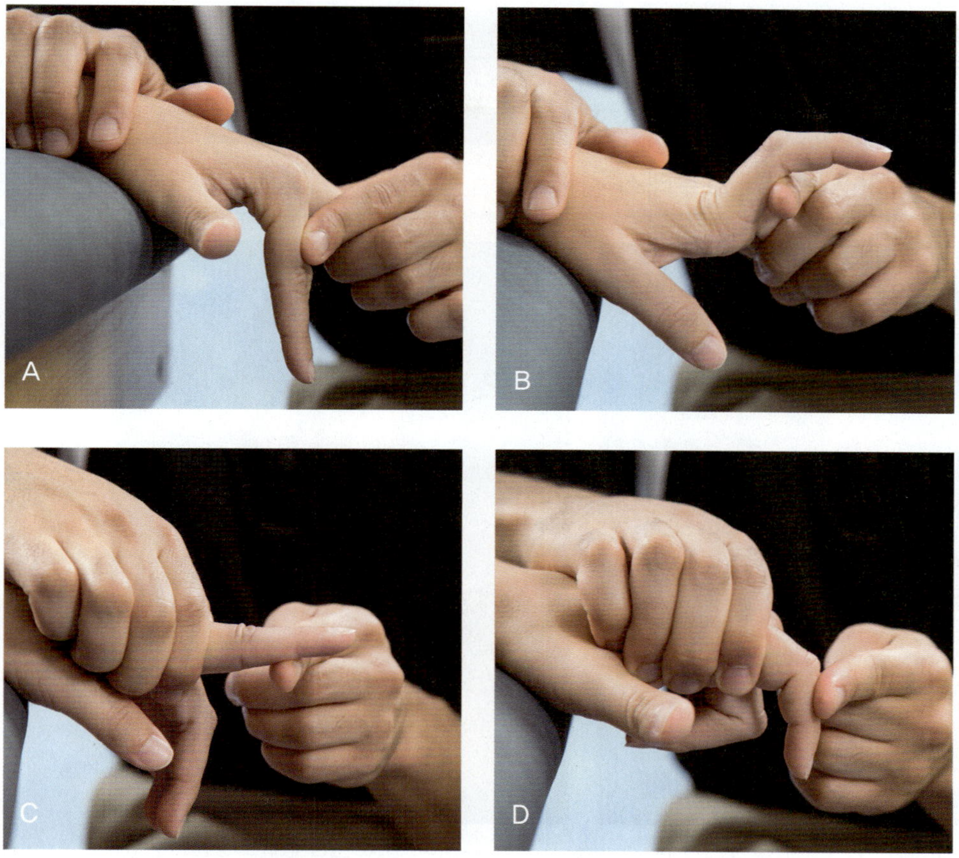

그림 14-8 ■ 수동적 손가락 운동범위: (A) 굽힘 (B) 손허리뼈 사이 관절의 폄 (C) 몸쪽 손가락관절의 폄 (D) 몸쪽 손가락관절의 굽힘

관절 안정성 검사 (Joint Stability Tests)

표 14-2 손목의 수동적 운동범위 시 힘줄 스트레스

	힘줄 스트레스	
수동적 움직임	1차	2차
폄	바닥쪽자손목인대 바닥쪽노손목인대	노쪽 곁인대 자쪽 곁인대
굽힘	등쪽노손목인대	노쪽 곁인대 자쪽 곁인대
노쪽 편위	자쪽 곁인대	바닥쪽자손목인대
자쪽 편위	노쪽 곁인대	바닥쪽노손목인대

부하 검사 (Stress Testing)

부하 검사 (Stress Test) 14-1
손목의 노쪽인대 및 자쪽인대 스트레스 검사

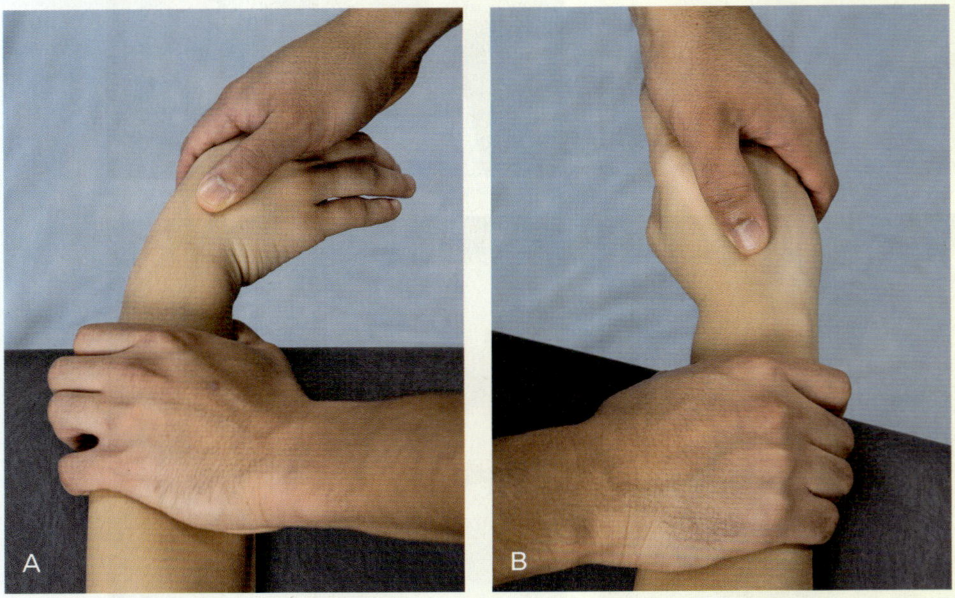

임상적 사용이 제한적임에도 불구하고, 바깥 굽은 부하는 자쪽인대를 평가한다. 안쪽 굽은 부하는 손목의 노쪽인대에 부하를 준다.

환자 자세	앉은 자세 팔꿈치는 90° 굽힘시키고, 아래팔은 엎침시키며, 손가락은 굽힘하여 이완된 자세를 나타냄
검사자의 자세	검사할 손목의 가쪽으로 앉거나 선다. 한손으로 아래팔부의 먼쪽을 잡고, 다른 한손으로 손허리뼈를 잡는다
평가 절차	자쪽곁인대 : 바깥 굽은 부하가 적용된다. 노뼈측으로 손목을 편위시킴 노쪽곁인대 : 안쪽 굽은 부하가 적용된다. 자뼈측으로 손목을 편위시킴
양성 반응 검사	반대쪽의 동일한 인대와 비교하여 통증이나 느슨함 (또는 두가지 모두)
의미	자쪽곁인대 또는 노쪽곁인대 의 삠
논평	삼각섬유연골복합체의 외상, 손배뼈의 골절, 또는 손바닥쪽이나 손등쪽의 노손목 인대나 자손목인대의 외상이 있을 때 통증이 나타날 수 있다.
근거	문헌의 부재 또는 미결론

RCL (radial caollateral ligament) = 노쪽 곁인대; UCL (ulnar collateral ligament) = 자쪽 곁인대.

부하 검사 (Stress Test) 14-2
손가락뼈사이 관절의 바깥굽음과 안쪽굽음 스트레스 검사

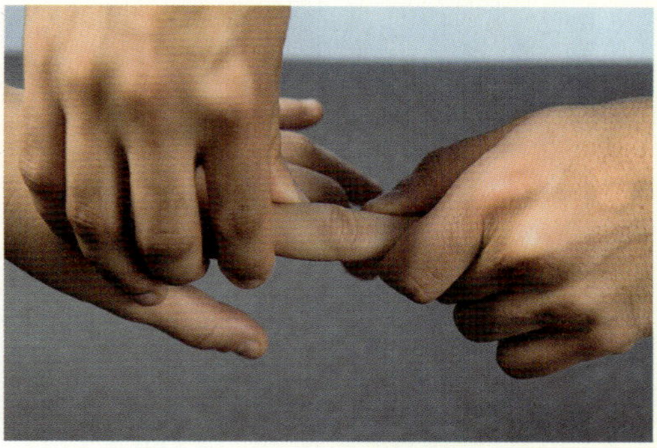

PIP 관절의 자쪽곁인대의 스트레스 검사. 이 검사는 노쪽곁인대의 안쪽굽음 스트레스 사용시에 반복되어야 한다.

환자 자세	앉거나 선 자세 검사할 관절은 폄시킨다.
검사자의 자세	환자 앞에 서고, 검사할 관절 첫마디뼈를 안정화한다.
평가 절차	검사자는 검사할 관절의 끝마디뼈골을 쥐고 관절에 바깥굽음 스트레스를 적용한다. 안쪽굽음 스트레스가 그 관절에 적용된다.
양성 반응 검사	반대쪽 동일한 손가락의 동일한 동작과 비교하여 벌어짐이 증가
의미	곁인대의 삠 찢김 골절
논평	인대의 완전 파열을 제외하고, 인대손상의 정도는 평가할 수 없다. 손가락뼈사이 관절 인대에 부하가 가해질 정도의 안정화를 금한다.
근거	문헌의 부재 또는 미결론

PIP = proximal interphalangeal

부하 검사 (Stress Test) 14-3
엄지 손허리손가락 관절의 곁인대의 이완 검사

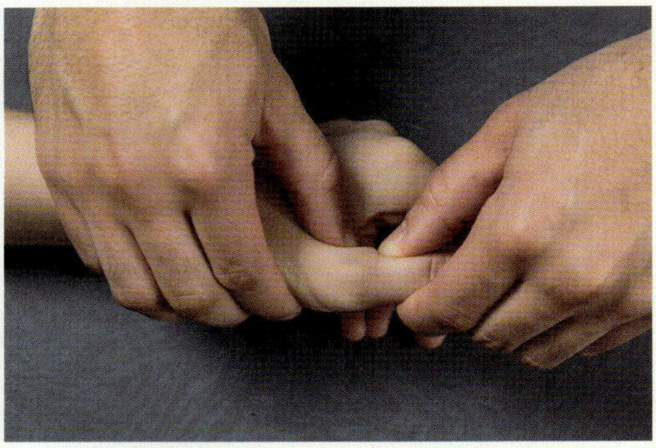

손허리손가락 관절의 자쪽 및 노쪽 곁인대의 상태를 평가하기 위해 바깥굽음 및 안쪽굽음 스트레스가 적용된다.

환자 자세	앉거나 선 자세
검사자의 자세	환자 앞에 선다.
평가 절차	검사자는 한 손으로 제1 손허리뼈를 고정하고 다른 손으로 첫마디뼈를 고정한다. 엄지를 약간 벌림시키고 폄시킨 상태로 제1 손허리뼈를 고정하는 동안, 검사자는 바닥쪽인대에 바깥굽음 스트레스를 가한다. 폄시킨 상태에서, 검사는 부속곁인대에 스트레스가 가해지며, 완전굽힘 상태에서는 곁인대에 주로 부하되게 된다.
양성 반응 검사	제1 손허리손가락 관절의 자뼈쪽의 벌어짐은 건측보다 심하거나 통증을 호소하는 경우. (또는 두가지 모두)
의미	자쪽 곁인대의 삠 찢김 골절
논평	MCP 인대에 스트레스가 가해질 정도의 안정화를 금하라.
근거	문헌의 부재 또는 미결론

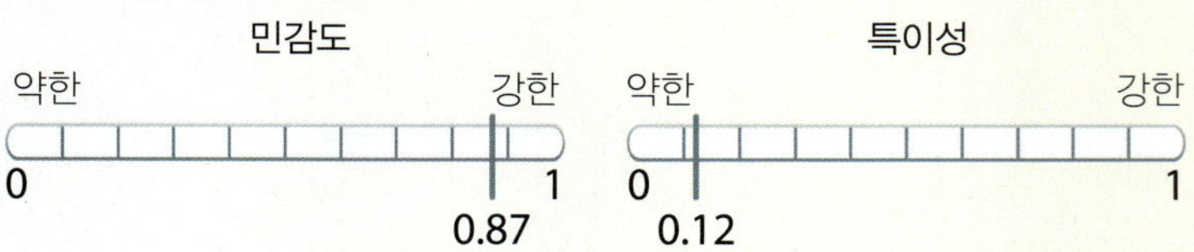

LR+: 0.99 LR−: 1.08

MCP = metacarpophalangeal

손목과 손의 관절 움직임 검사 (Wrist and Hand Joint Play Assessment)

관절 움직임 (Joint Play) 14-1
노손목 및 손목뼈중간관절의 움직임

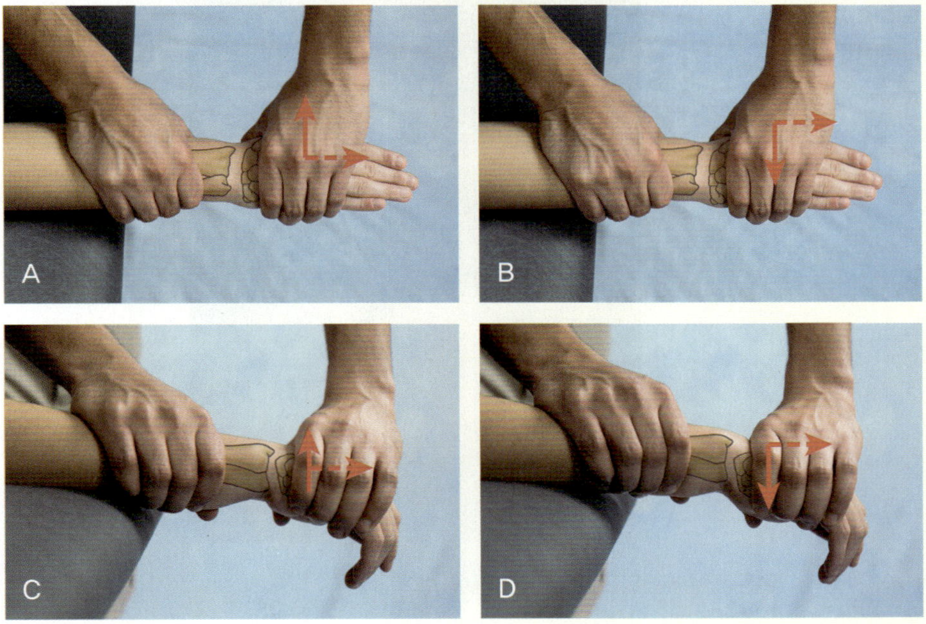

노손목 관절의 관절 운동; 노쪽 미끄러짐 (A); 자쪽 미끄러짐 (B), 등쪽 미끄러짐 (C) 및 바닥쪽 미끄러짐 (D). 골의 퍼지는 움직임을 사진에서 확인한다.

환자 자세	앉은 자세 팔꿈치는 90° 굽힘시키고, 아래팔은 엎침시키며, 손가락은 굽힘하여 이완된 자세를 나타낸다.
검사자의 자세	검사할 손목의 가쪽으로 앉거나 선다. 노손목관절 : 한손은 노뼈의 먼쪽을 쥐고 다른 한 손은 수근열을 쥔다. 손목뼈중간관절 : 한손으로는 노뼈먼쪽을 손목뼈의 몸쪽열을 안정화시킨 후 다른 한손은 손목뼈 몸쪽열의 바로 먼쪽을 쥔다.
평가 절차	노뼈와 자뼈 방향으로 그 다음에 손바닥쪽과 손등쪽 방향으로 먼쪽분절활주에 의해서 손목에 전단력이 적용된다.
양성 반응 검사	반대쪽과 비교해서 통증이나 활주시 심각한 변화가 있는 경우
의미	곁인대나 손목뼈사이인대의 파열 또는 삼각섬유연골복합체의 외상. 활주의 감소는 손상이나 수술 후 유착과 관절주머니의 경직을 나타낼 수 있다.
논평	양쪽 곁인대 모두에 스트레스를 준다. 어떠한 인대가 손상을 입었는지의 판단은 통증의 위치를 근거로 한다.
근거	문헌의 부재 또는 미결론

관절 움직임 (Joint Play) 14-2
손목뼈사이 관절 운동

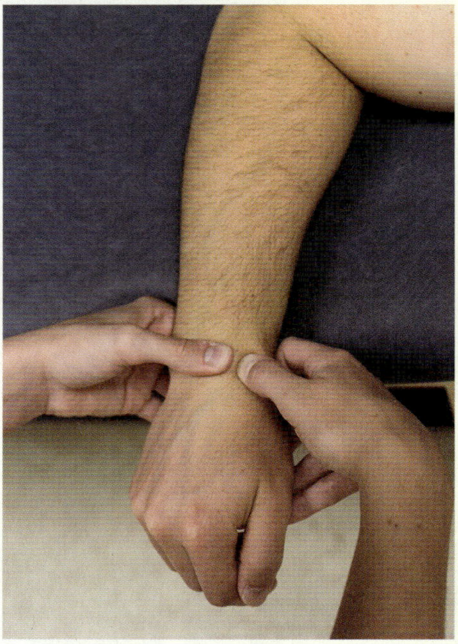

손목뼈사이 관절의 관절운동. 손배반달관절의 관절운동을 보여준다.

환자 자세	앉은 자세 팔꿉관절을 90° 굽힘시키고, 아래팔은 엎침시키며, 손가락은 이완시킨다.
검사자의 자세	검사할 손목의 가쪽에 앉거나 선다. 엄지와 검지로 한 손목뼈를 잡고, 다른 손의 엄지와 검지로 다른 손목뼈 (또는 노뼈)를 잡는다.
평가 절차	한 손목뼈에 등쪽 또는 바닥쪽 전단력이 가해진다.
양성 반응 검사	반대쪽과 비교하여 통증 또는 심각한 변화
의미	손목뼈사이 인대의 파열 또는 신장. 활주의 감소는 손상이나 수술 후 유착과 관절주머니의 경직을 나타낼 수 있다.
변형	검사하는 동안 손목을 살짝 견인시켜준다.
논평	각각의 손목뼈사이 관절의 평가에 대한 체계적인 접근이 필요하다.
근거	검사자간 신뢰도: 0.38 (안좋은 0 – 적절한 – 좋은 1) 검사자내 신뢰도: 0.50 (안좋은 0 – 적절한 – 좋은 1)

특수 검사 (Selective Tissue Tests)

손목의 병리학 (Wrist Pathology)

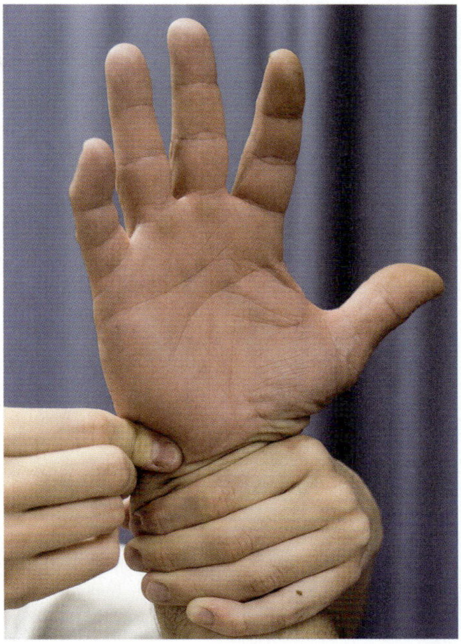

그림 14-9 ■ 자뼈쪽 세모뼈 측면 압박, 몸쪽 손목뼈 노뼈 방향으로 압박하고 손바닥은 반달세모뼈 관절에 적용된 손등 쪽에 힘을 가하여 반달세모뼈 힘줄을 압박한다.

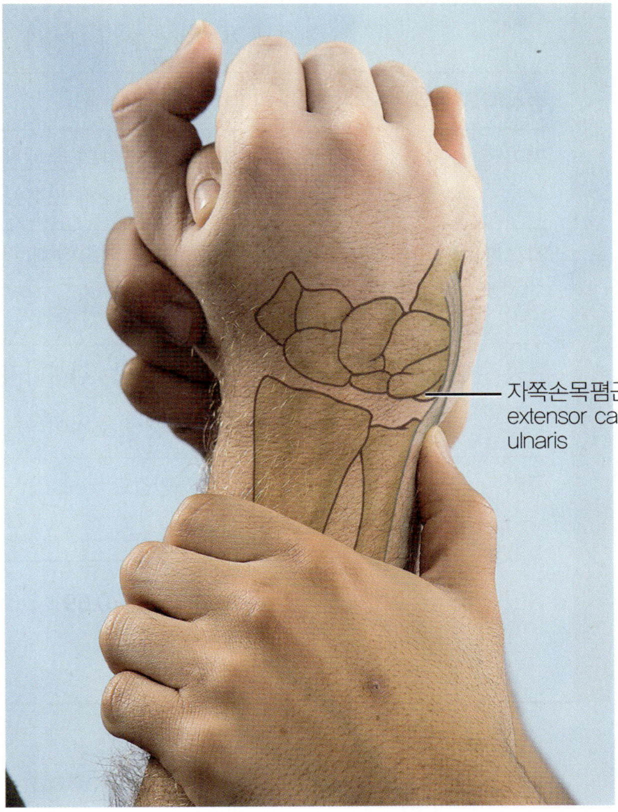

그림 14-10 ■ 삼각섬유연골복합체 병변의 확인. 삼각섬유연골복합체의 파열은 자뼈 관절선을 깊게 촉진 시 통증이 발생한다.

특수 검사 (Selective Tissue Test) 14-2

손배반달뼈 불안정에 대한 Watson 검사

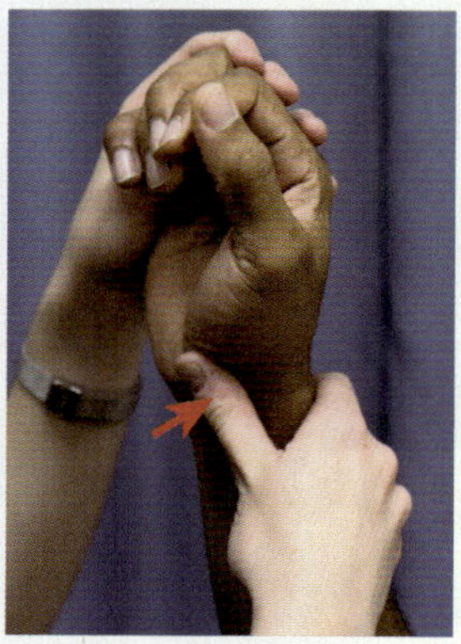

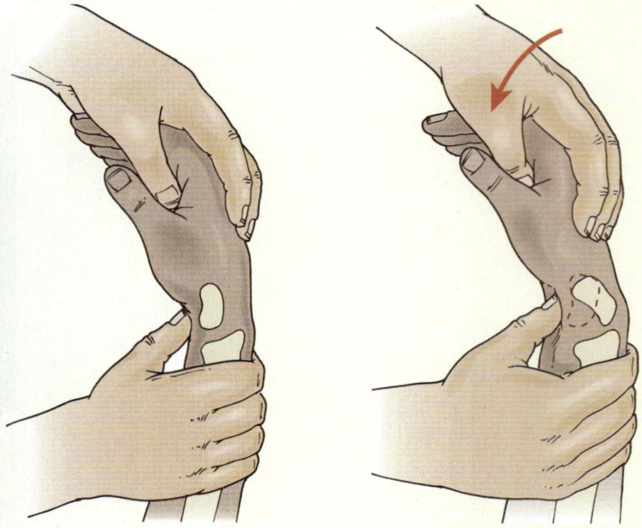

검사자의 엄지를 환자의 손배뼈의 먼쪽 손바닥쪽에서 손등쪽으로 힘을 가하면서 환자의 손목을 반달뼈쪽에서 손배뼈쪽으로 전위시킴.

환자 자세	팔꿈치는 구부리고 책상에 기댄 다음 팔씨름 하는 자세처럼 아래팔과 손은 위를 향해 세운다. 손목은 자쪽으로 편위 시킨다.
검사자의 자세	환자의 앞에 선다.
평가 절차	검사자의 엄지를 환자의 손배뼈의 먼쪽 손바닥쪽에서 손등쪽으로 힘을 가하면서 환자의 손목을 자쪽에서 노쪽으로 편위 시킨다.
양성 반응 검사	통증이 발생하고 손배반달뼈 관절면에서 'pop' 소리가 난다.
의미	손배반달뼈 해리
논평	급성 손상 환자에게는 검사하기 어렵다. 또 정상에서도 양성 소견이 있을 수 있으므로 환측과 건측 모두 검사해야 한다.
근거	민감도 (약한 0 – 1 강한): 0.69 특이성 (약한 0 – 1 강한): 0.12 LR+: 2.03–2.88 LR−: 0.28–0.47

특수 검사 (Selective Tissue Test) 14-3

손목굴 증후군에 대한 팔렌 검사

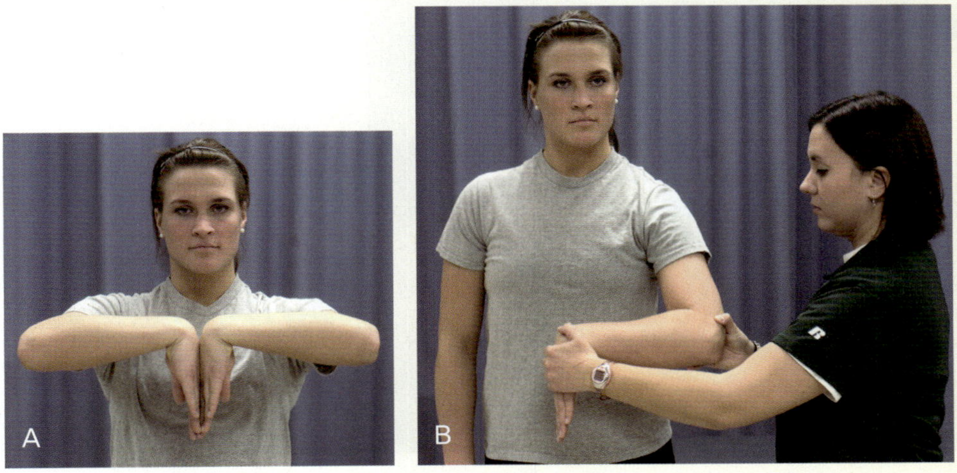

(A) 팔렌에 의해 기술된 원래 검사 자세 (B) 수정된 형태의 팔렌 검사 (아래 서술되어 있음)

환자 자세	서는 자세
검사자의 자세	환자의 앞에 선다.
평가 절차	검사자가 수동적으로 환자의 손목을 굽힘 시킨 후 압력을 가하면서 그 자세를 1분 동안 유지한다. 같은 방법으로 반대쪽에 대해서도 시행한다.
양성 반응 검사	손목굴 이하로 정중 신경의 분포를 따라 저린감을 호소한다.
의미	정중신경 압박 소견
변형	팔렌에 의해 기술된 원래의 검사 자세, 즉 손등을 마주 대고 밀면서 손목의 굽힘을 유지하는 자세는 어깨를 으쓱하게 만들어 가슴 출구 증후군에 의한 위팔신경얼기의 정중 신경 가지의 압박을 초래하여 추천되지 않는다. *역 팔렌 검사*는 손목을 최대한 폄시킴으로서 정중신경에 압박을 가하는 검사로 팔렌 검사와 같은 의미의 임상적 의의를 가진다.
논평	손의 감각이 저하된 경우에는 검사가 음성일 수 있다.(위음성)
근거	

검사자간 신뢰도

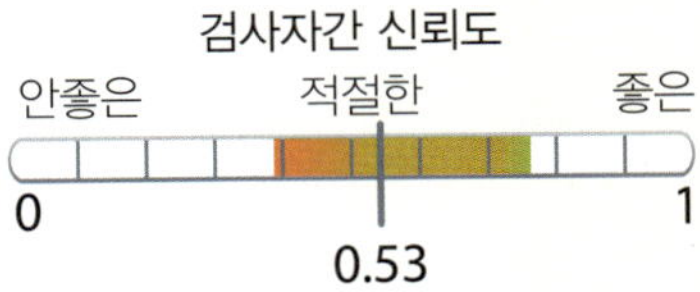

민감도

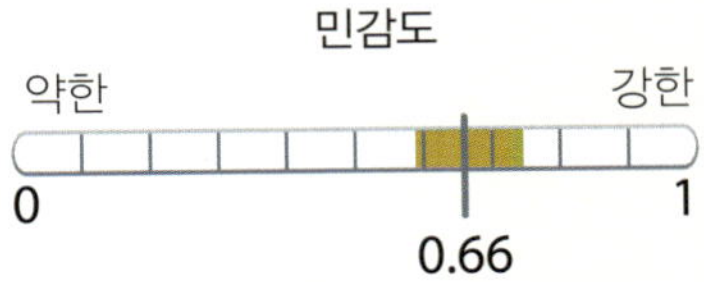

특이성

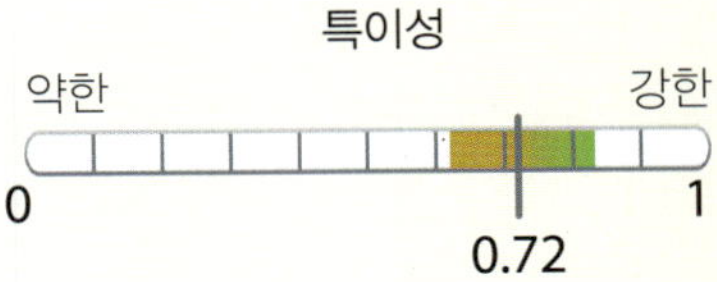

LR+: 2.06–3.39–4.71

LR−: 0.28–0.61–0.94

손 병리학 (Hand Pathology)

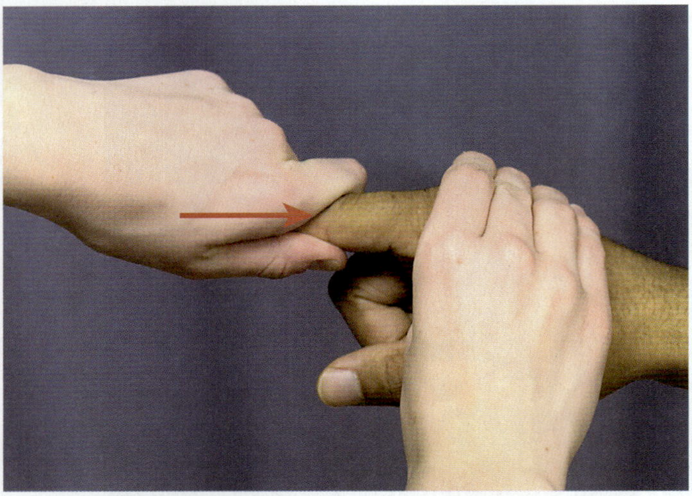

그림 14-11 ■ 손가락 골절을 위한 긴뼈 압박 검사.
가운데손가락, 첫마디뼈 (proximal phalanx) 그리고 손허리뼈의 골절 검사를 위하여 손가락 열의 방향으로 부하를 가한다.

엄지 병리학 (Thumb Pathology)

특수 검사 (Selective Tissue Test) 14-4
드퀘르벵 병에 대한 Finkelstein's 검사

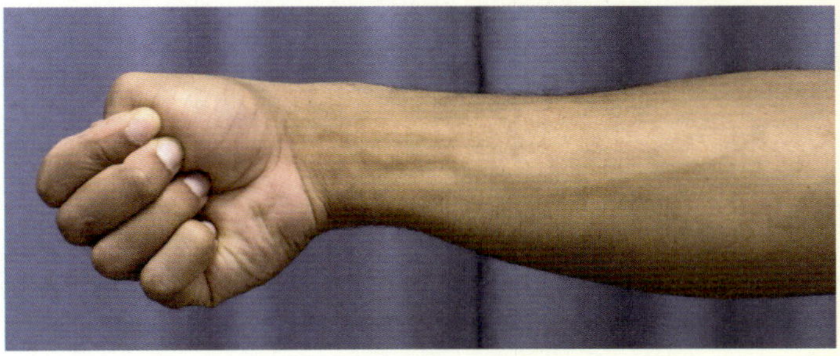

환자는 엄지를 손가락으로 감싸쥔 후 손목을 자쪽으로 편위시킨다.

환자 자세	앉은 자세 또는 서는 자세
검사자의 자세	환자의 앞에 선다.
평가 절차	환자는 손가락으로 엄지를 감싸쥐어 주먹 형태를 만든다. 이후 손목을 자쪽으로 편위시킨다.
양성 반응 검사	노쪽 붓돌기와 짧은엄지 폄근힘줄, 긴엄지 벌림근힘줄을 따라 통증을 호소한다.
의미	드퀘르벵 병
논평	이 검사는 위양성이 있을 수 있어 다른 검사 결과들과 반드시 일치시켜봐야 한다.
근거	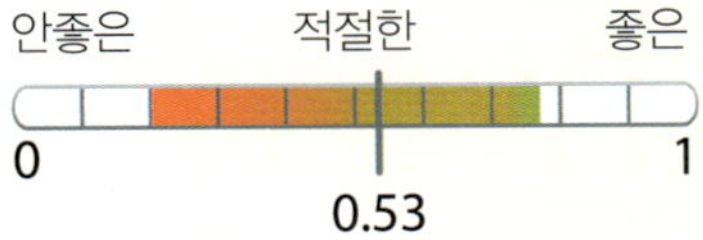

참고문헌 (REFERENCES)

1. Gunther, CM, et al: Grip strength in healthy Caucasian adults: reference values. *J Hand Surg Am.* 33: 558, 2008.
2. Clarkson, HM: *Musculoskeletal Assessment. Joint Range of Motion and Manual Muscle Strength.* (ed 2). Philadelphia, PA: Lippincott Williams & Wilkins, 2000.
3. Rettig, AC: Athletic injuries of the wrist and hand. Part I: Traumatic injuries of the wrist. *Am J Sports Med.* 31:1038, 2003.
4. MacDermid, JC, and Wessel, J: Clinical diagnosis of carpal tunnel syndrome: a systematic review. *J Hand Ther.* 17:309, 2004.
5. Aird, J, et al: The impact of wrist extension provocation on current perception thresholds in patients with carpal tunnel syndrome: a pilot study. *J Hand Ther.* 19:299, 2006.

SECTION 5

머리의 검사 (Examination of the Head)

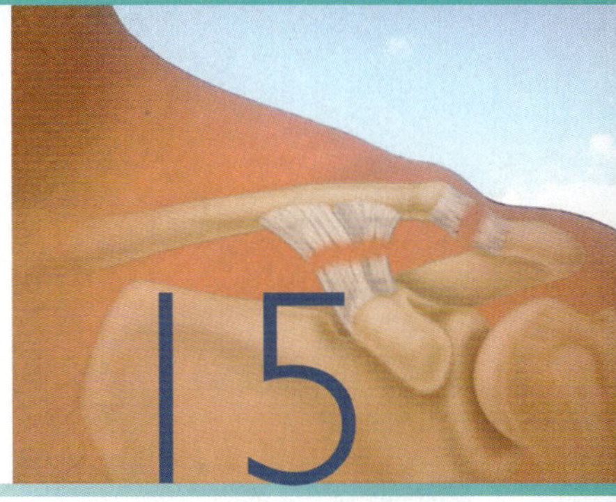

CHAPTER 15

눈의 병리 (Eye Pathologies)

눈 부상의 임상 검사 (Clinical Examination of Eye Injuries)

검사흐름도 (Examination Map)

병력

과거 의학적 병력

이전 시력 평가

정신적 건강상태

현재 상태 (condition)의 병력

일반적인 건강 상태

통증의 위치

신경근 증상

손상 기전

상태의 발병

시진

눈 주위 부위

변색

육안적인 변형

안구의 시진

일반적인 모양

- 눈꺼풀
- 각막
- 결막
- 공막
- 홍채
- 동공의 모양과 크기

촉진

안와모서리

이마뼈

코뼈

광대뼈

연부조직

기능적 평가

시력 평가

빛에 대한 동공의 반응

신경학적 검사

뇌신경 III, IV, VI

병리학적 특수 검사

안와 골절

파열 골절

각막 찰과상

각막 찢어짐

다음 페이지에 계속 440

홍채염
전방출혈
망막 박리

안구파열
결막염
이물질

병력 (History)

표 15-1 무딘 (둔한, 비절개) 눈 외상과 수반되는 눈 병리*

눈확에 대한 상대적인 크기	탄력성	수반되는 병리
더 크다	비탄력적	눈확, 눈확 주위의 타박상
더 크다	탄력적	파열 골절 (blow-out fracture), 안구파열, 각막 찰과상 (corneal abrasion), 외상성 홍채염, 눈확주위 타박상
더 작다	비탄력적	안구파열, 각막 찰과상, 각막 찢어짐, 외상성 홍채염
더 작다	탄력적	안구파열, 파열 골절, 각막 찰과상, 외상성 홍채염

* 손상의 모든 기전은 결막하 출혈 (subconjunctival hemorrhage)과 망막병리의 발생을 초래할 수 있다.

시진 (Inspection)

표 15-2 안과의사에게 즉각적인 의뢰가 요구되는 소견들

병력	시진	촉진	기능적 평가	신경학적 검사
시야의 전부 또는 일부의 감퇴 소멸되지 않는 흐려진 시야 복시 (diplopia) 눈부심 눈 주위 또는 안이 두근거리거나 관통하는 통증 안구파열에 대한 기전의 설명 눈꺼풀에서 새어나오는 공기 또는 코로 바람을 불 때 통증	눈에서 나오는 이물질 눈꺼풀의 가장자리가 포함된 찢어짐 눈꺼풀의 깊숙한 열상 부기 때문에 눈꺼풀을 뜨는데 어려움 안구의 돌출 (또는 다른 명백한 전위) 작은 동공과 함께 충혈된 (Injected) 결막 각막 투명도의 감소 앞방출혈 (hyphema) 동공의 일그러짐 (distortion) 한쪽 동공의 팽창 또는 수축	눈확모서리의 마찰음	제한된 눈 움직임 눈 움직임과 함께 발생하는 이중 시야	코 바깥쪽과 뺨의 저림감 또는 마비 비정상적인 동공 반응

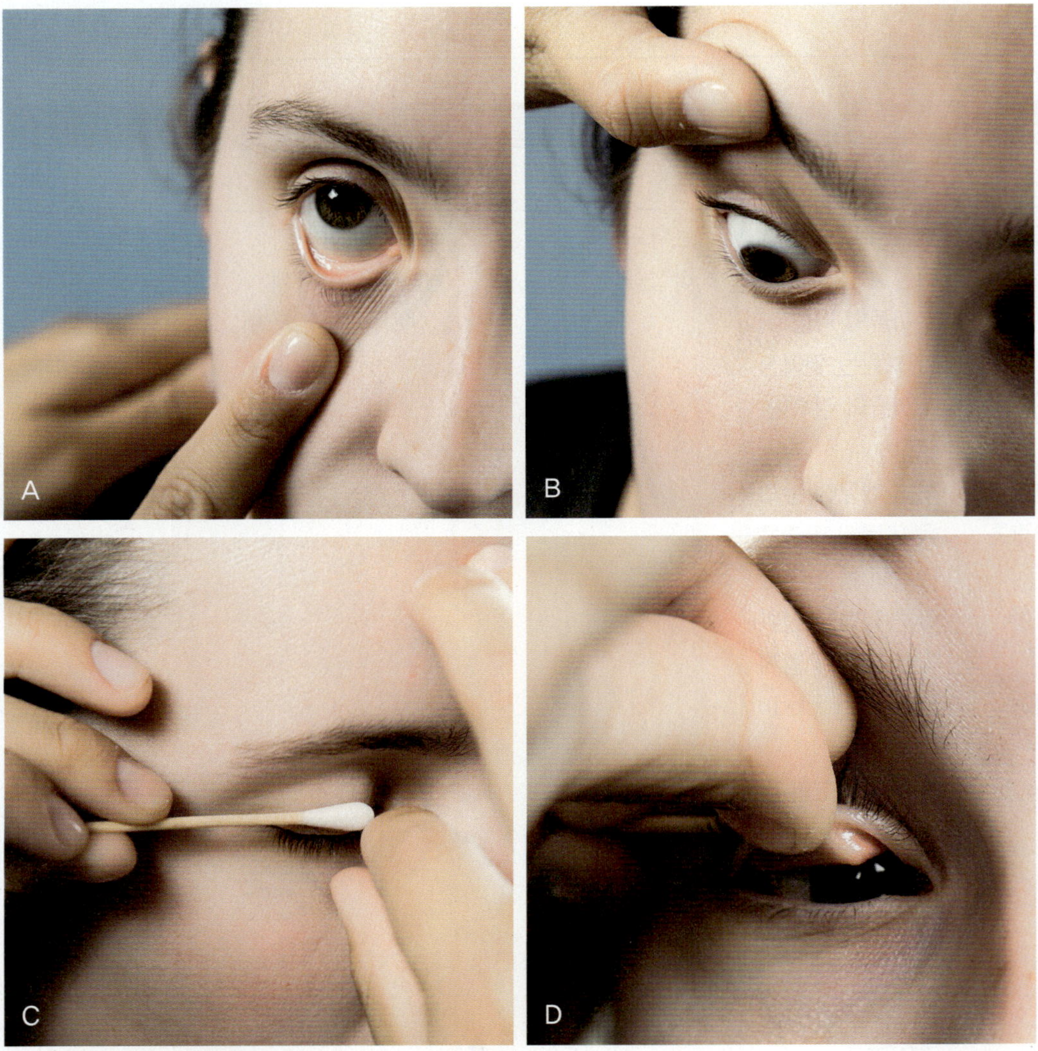

그림 15-1 ■ 눈 위쪽면의 감염. 위쪽 눈꺼풀은 공막과 결막의 윗부분을 노출시키기 위해 면봉으로 감싸서 뒤집는다.

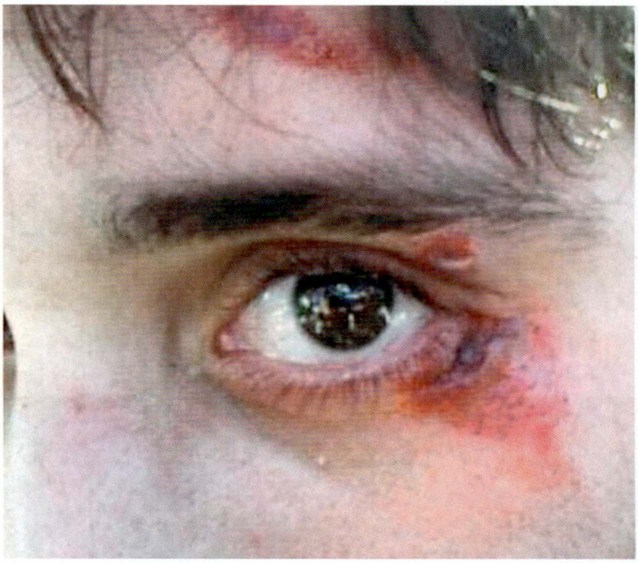

그림 15-2 ■ 눈꺼풀의 찢김. 이 손상은 눈 외상을 숨기고 있을 수도 있다.

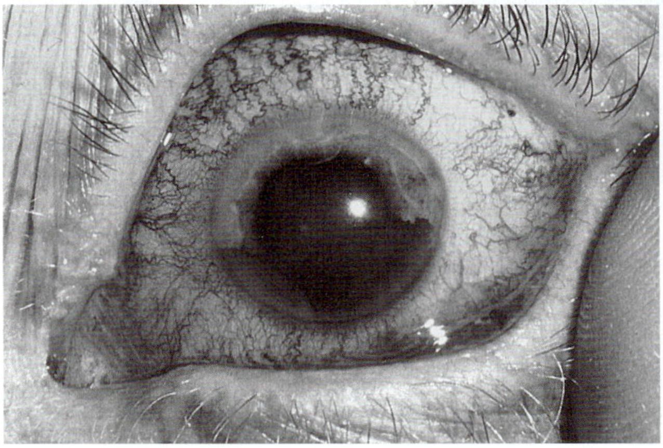

그림 15-3 ■ 앞방출혈. 눈의 안구앞쪽 (anterior chamber) 내 피의 집적.

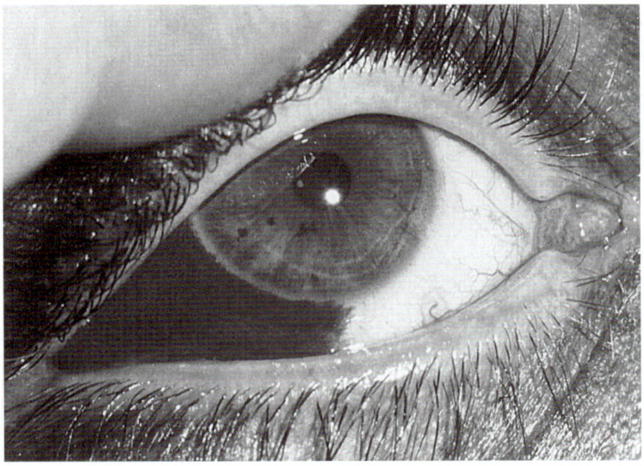

그림 15-4 ■ 결막하 혈종. 단독으로 발생한 결막하 혈종은 대개 양성 (benign)이지만, 숨겨진 병리가 동반되어 있을 수도 있다.

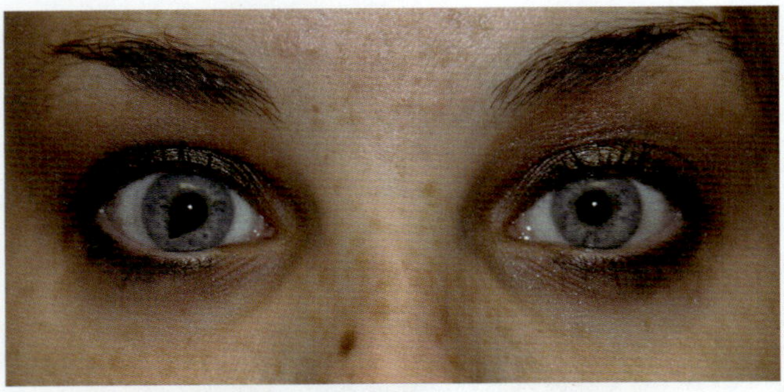

그림 15-5 ■ 눈물방울 눈동자. 눈물방울 눈동자와 같은 상태 또는 정상적인 눈동자의 둥근 모양에서 벗어난 형태는 각막 찢어짐이나 안구파열과 같은 심각한 숨겨진 병리가 있음을 나타낸다.

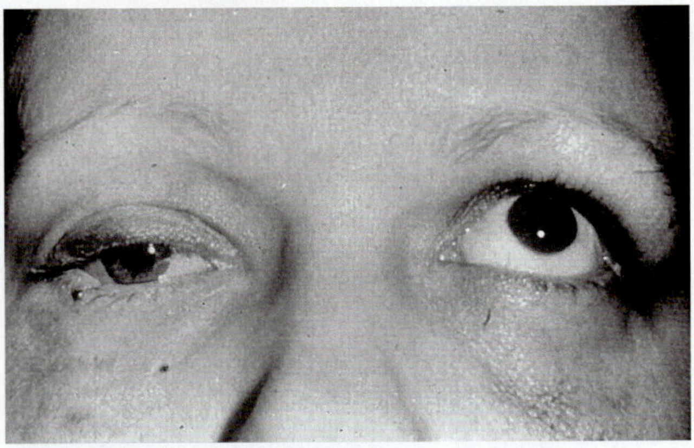

그림 15-6 ■ 눈확 기저의 파열 골절 후 안구 움직임의 제한. 이 사람의 오른쪽 눈은 위쪽을 응시할 수 없으며, 이는 아래곧은근의 포착을 암시한다.

3 촉진 (PALPATION)

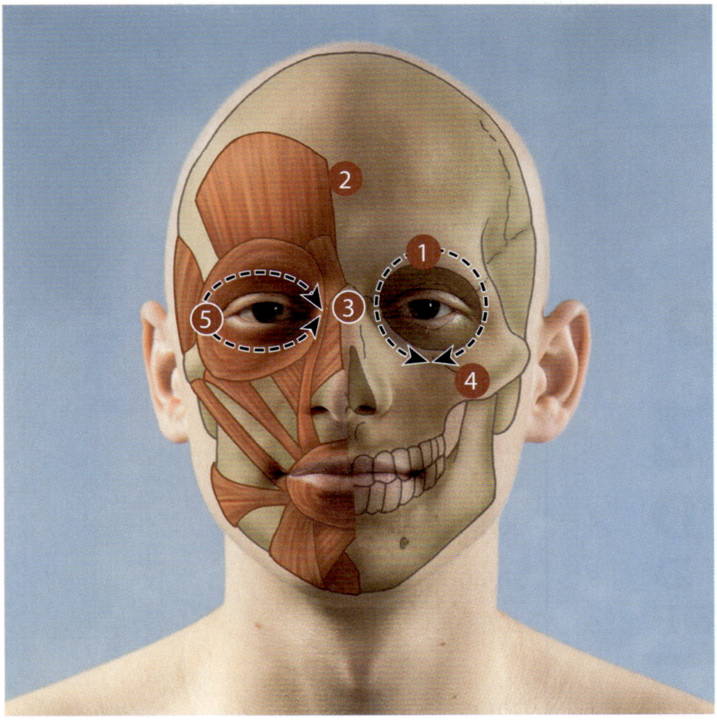

1 눈확모서리(안와연) (Orbital margin)

2 이마뼈(전두골) (Frontal bone)

3 코뼈(비골) (Nasal bone)

4 광대뼈(관골) (Zygomatic bone)

5 물렁조직(연부조직) (Soft tissue)

눈과 함께 동반 손상의 가능성이 있는 코와 얼굴의 다른 뼈를 촉진하는 부분은 챕터 16에서 설명한다.

기능적 평가 (Functional Assessment)

시력 평가 (Vision Assessment)

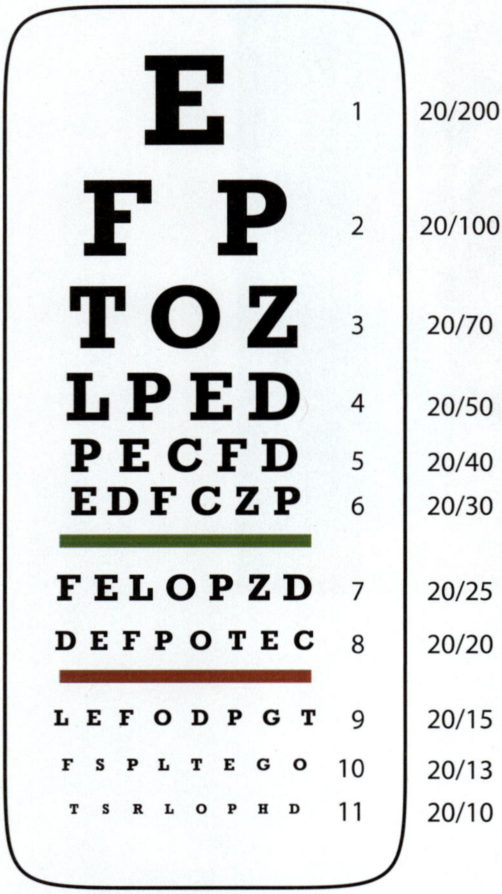

그림 15–7 ■ 스넬렌형 시력표 (Snellen–type chart). 이 도구는 일반적으로 개인의 시력 측정을 위해 사용된다.

빛에 대한 동공의 반응 (Pupillary Reaction to Light)

특수 검사 (Selective Tissue Test) 15-1
동공 반응 평가 (Pupillary Reaction Assessment)

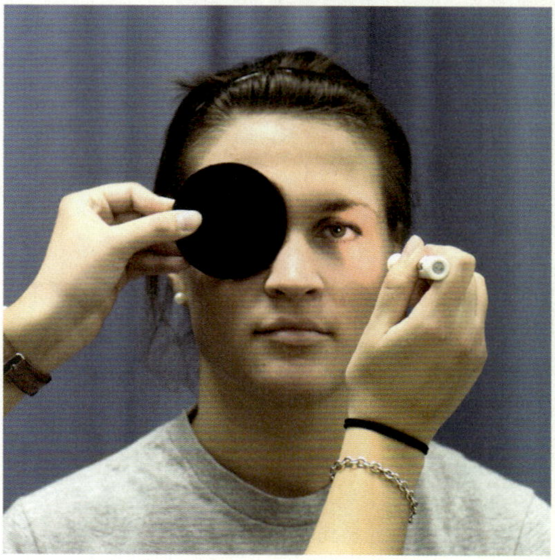

빛에 대한 정상 동공 반응을 검사한다. 만약 만년필형 회중전등을 이용할 수 없다면, 검사할 눈을 가리고 눈이 빛에 노출되었을 때 동공의 수축을 관찰한다.

환자 자세	앉거나 선 자세
검사자의 자세	환자의 앞에 선다.
평가 절차	카드, 가리개, 또는 환자의 손으로 검사하지 않는 눈을 가린다. 만년필형 회중전등으로 1초 동안 동공에 빛을 비춘 다음 끈다. 검사자는 빛이 비춰지고 빛이 없어질 때 동공의 수축과 팽창을 관찰한다. 이 과정을 반대쪽 눈에도 반복한다.
양성 반응 검사	동공이 빛에 반응하지 않음, 반대쪽 눈과 비교하여 느리게 반응, 또는 역설적으로 빛이 비춰지면 팽창하거나 빛이 제거되면 수축됨
의미	*구심성 병변 (Afferent lesion: 망막 또는 시신경) :* 환측 동공은 빛이 건측에서 환측으로 움직일 때 커진다 (역설적 팽창). *원심성 병변 (Efferent lesion: CN III 또는 동공 근육 병변) :* 환측 동공은 빛에 반응하지 않는다.[1]
근거	문헌에 결여되어 있거나 결론이 나지 않음

CN (cranial nerve) = 뇌신경

눈 운동성 (Eye Motility)

특수 검사 (Selective Tissue Test) 15-2

눈 운동성 평가 (Assessment of Eye Motility)

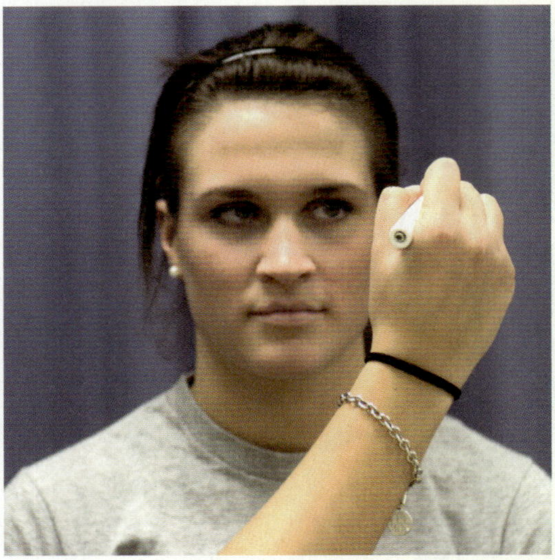

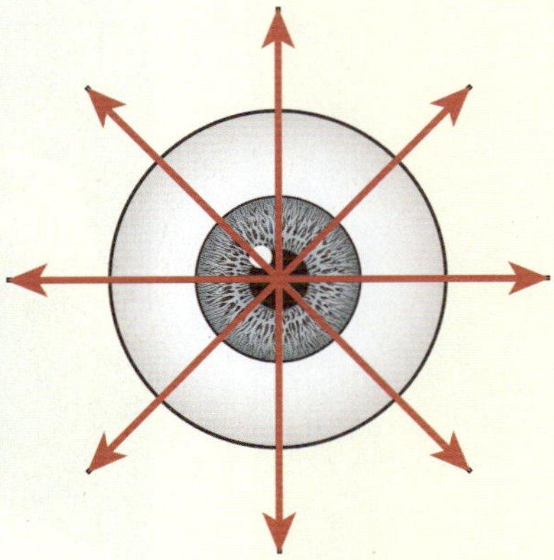

눈의 운동범위, 운동성을 검사한다. 눈은 부드럽게 궤도를 움직이며 동일한 거리를 이동해야 한다.

환자 자세	앉거나 선다.
검사자의 자세	환자의 앞에 서서, 환자의 코에서 약 2피트 (30.48 cm)의 거리에서 손가락을 들어서 유지한다.
평가 절차	환자는 검사자의 손가락에 초점을 맞추고, 검사 동안 경험한 모든 복시 (double vision)를 보고하도록 지시한다. 검사자는 시작점에서 적절히 손가락을 위, 아래, 좌, 우로 움직인다. 환자는 오직 눈만 사용하여 손가락의 움직임을 따르며, 각각의 움직임의 종착점에서 고정적으로 응시한다. 그런 다음 손가락은 대각선으로 움직인다.
양성 반응 검사	눈의 비대칭성 궤도 또는 ROM의 끝에 나타나는 복시
의미	신경이나 근육의 외상에 의한 눈의 감소된 운동성 또는 감소된 시력
근거	문헌에 결여되어 있거나 결론이 나지 않음

ROM = range of motion

특수 검사 (Selective Tissue Tests)

특수 검사 (Selective Tissue Test) 15-3
각막 찰과상을 위한 형광색소 검사 (Fluorescent dye test)

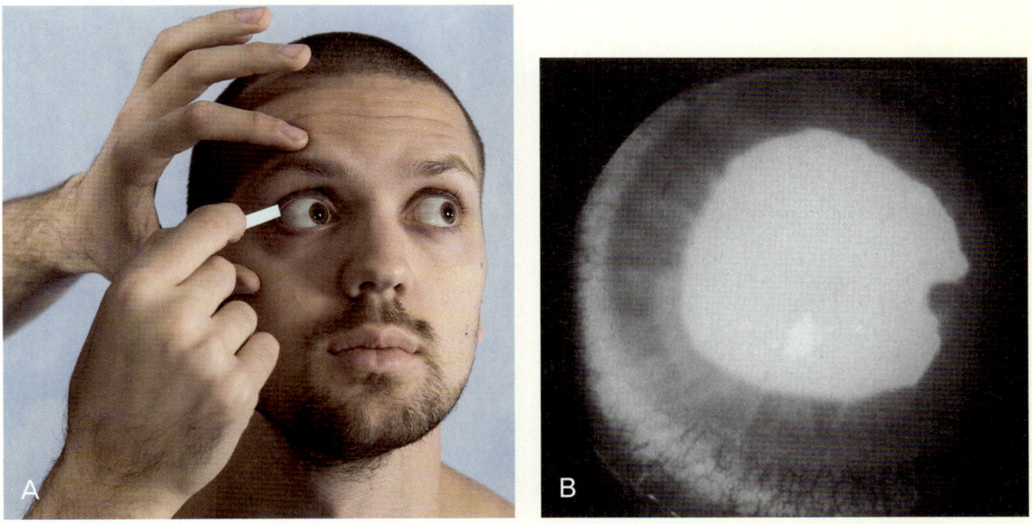

(A) 형광물질 검사띠 (strip)를 결막에 가볍게 접촉한다.(B) 암청색 조명을 눈 내부의 두드러지게 벗겨진 부위에 비춘다.

환자 자세	앉거나 선다.
검사자의 자세	환자의 앞이나 옆에 선다.
평가 절차	무균식염수에 플루오레세인 검사띠를 적신다. 몇 초간 눈꺼풀 아래의 결막에 젖은 플루오레세인 검사띠를 가볍게 댄다. 각막에 직접 검사띠를 대지 않는다. 용액을 퍼지게 하기 위해 환자에게 눈을 몇 번 깜박이도록 요구한다. 방은 어둡게 하고 눈을 밝게 비추기 위해 암청색 조명을 사용한다.
양성 반응 검사	암청색 조명을 비췄을 때, 각막 찰과상은 눈에 황녹색 (yellow-green) 유형으로 빛나는 것이 나타난다.
의미	각막 찰과상
근거	문헌에 결여되어 있거나 결론이 나지 않음

참고문헌 (REFERENCES)

1. Rodriguez, JO, Lavina, AM, and Agarwal, A: Prevention and treatment of common eye injuries in sports. *Am Fam Physician*, 67:1481, 2003.

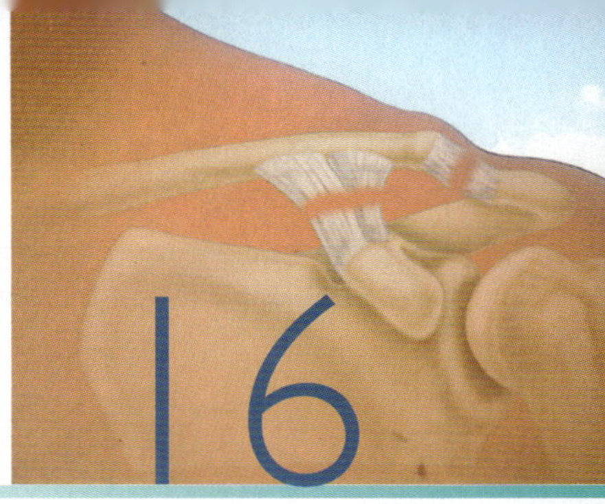

CHAPTER 16

얼굴관련 구조물의 병리 (Face and Related Structure Pathologies)

얼굴 부상의 임상 검사 (Clinical Examination of Facial Injuries)

검사흐름도 (Examination Map)

병력

- 통증의 위치
- 발병
- 활동과 손상 기전
- 증상

시진

귀의 시진
- 귓바퀴
- 고막
- 귀 주위 부위

코의 시진
- 정렬
- 코피
- 코사이막과 점막
- 눈과 얼굴

목 (throat)의 시진
- 호흡
- 갑상연골과 윤상연골

안면과 턱
- 출혈
- 반상출혈
- 대칭성
- 근 긴장도

입안의 시진
- 입술
- 치아
- 혀주름띠 (lingual frenulum)
- 잇몸

촉진

앞쪽 구조의 촉진
- 코뼈
- 코연골
- 광대뼈
- 위턱뼈
- 턱관절 (TMJ)
- 귀 주위 부위
- 바깥 귀
- 치아
- 아래턱뼈
- 목뿔뼈
- 연골

가쪽 구조의 촉진
- 관자뼈
- 아래턱뼈
- 볼

다음 페이지에 계속 452

기능적 평가

귀
- 듣기
- 균형

코
- 냄새 맡기

턱관절 (TMJ)
- 관절운동범위
- 앞뒤 이동 (tracking)

신경학적 검사

얼굴신경 평가

병리학적 특수 검사

귀 질환
- 고막 파열
- 바깥귀염
- 중간귀염

코 질환

목 (throat) 질환

안면 질환
- 아래턱뼈 골절
- 광대뼈 골절
- 위턱뼈 골절
- 리로트 골절

치아 상태
- 치아파절
- 치아탈구
- 치아우식

턱관절 기능장애

시진 (Inspection)

시진소견 (Inspection Findings) 16-1

귀와 코의 시진을 위한 이경의 사용

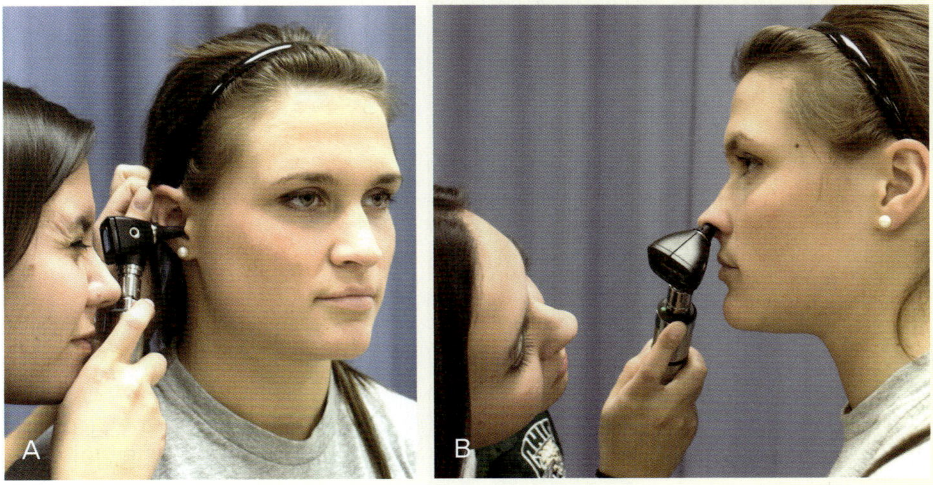

귀에 통증을 유발하지 않는 귀관 (ear canal) 크기에 적합한 검경 (speculum)이 있는 이개는 고막을 면밀히 조사하기 위해 사용된다. 검경은 귀관 내의 작은 부분의 구조를 관찰하기 위해 장착된 것이 필요하다. 귓바퀴를 위쪽과 뒤쪽으로 당기는 것은 관찰을 용이하게 하여 시각화를 개선시킨다 (어떤 임상가들은 귓볼을 아래로 당기는 것을 선호한다).
이개는 고막과 콧구멍을 눈으로 관찰하기 위해 사용된다.

환자 자세	앉거나 선 자세
검사자의 자세	환자의 귀 또는 코를 평가하기 용이한 위치
평가 절차	귀관 또는 콧구멍의 크기에 알맞은 이개의 검경을 선택하고 조절하라. 귀를 관찰할 때, 귓바퀴를 위쪽과 뒤쪽으로 가볍게 당기거나 귓볼을 아래로 가볍게 당겨서 귀관을 개방하라. 이개를 통해 관찰하고 관 (canal) 안으로 가볍게 삽입하라. 깊은 삽입은 필요하지 않다.
양성 반응 검사	*귀 :* 붉게 됨 그리고/또는 돌출된 고막; 고막 뒤에 액체 축적; 귀관 내에 액체; 고막 파열 *코 :* 콧구멍의 편위 또는 변형
의미	*귀 :* 붉게 됨 그리고/또는 돌출된 고막은 가운데귀 감염을 의미한다 (급성 가운데귀염). 고막 뒤의 액체 (가운데귀 부기)는 감염을 의미하는데 필요한 것이 아니다. 귀관 내의 액체는 귓물 (otorrhea) 또는 뇌척수액 (cerebrospinal fluid)의 누출, 그리고 머리뼈 골절과 관련되어 나타날 수도 있다. 고막 파열은 귀의 타박에 의해 유발될 수 있다. *코 :* 골절, 편위된 코사이막
논평	귀지 (cerumen)는 고막을 가릴 수 있다. 귀지 제거하기 위해, 귀를 과산화수소나 따뜻한 물로 부드럽게 씻어라. 만일 고막 파열이 의심된다면 귀지 제거를 위한 청소를 하지 마라.
근거	문헌에 근거가 없거나 결론이 나지 않음

귀의 시진 (Inspection of the Ear)

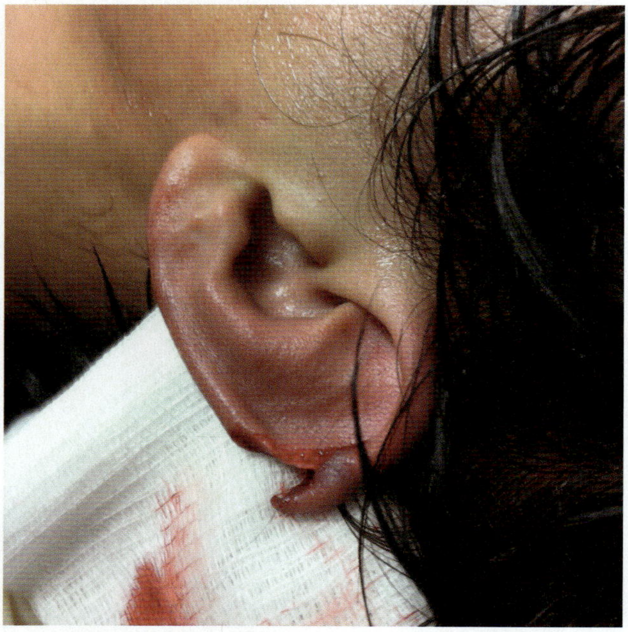

그림 16–1 ■ 바깥귀의 찢김. 이 손상은 귀의 영구적인 변형을 예방하기 위해 봉합이 요구된다.

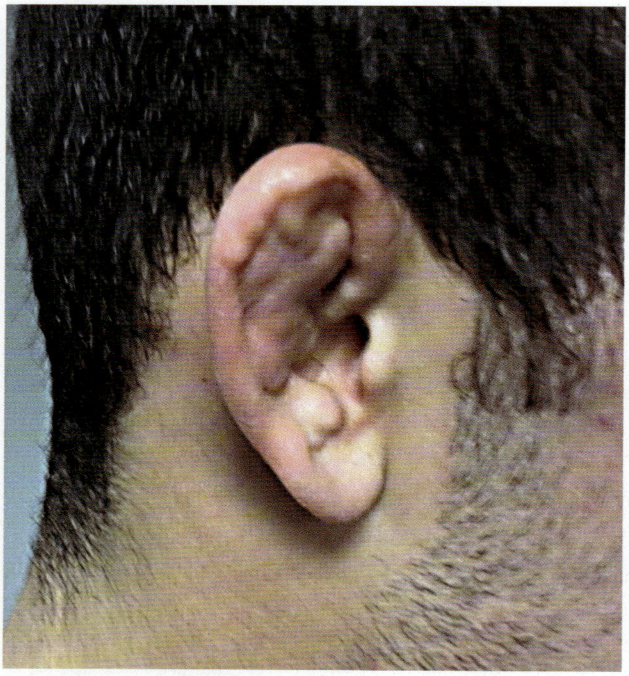

그림 16–2 ■ 귓바퀴 혈종 또는 "양배추꽃모양귀(cauliflower ear)". 이 상태는 급성 단계의 모습이다. 만일 혈종이 더 진행된다면 하부 연골이 파괴되고, 바깥귀의 영구적인 변형이 초래된다. 청력은 가운데귀로 들어가는 음파를 모으는 능력이 감소되어 이차적으로 영향을 받는다.

눈의 시진 (Inspection of the Eye)

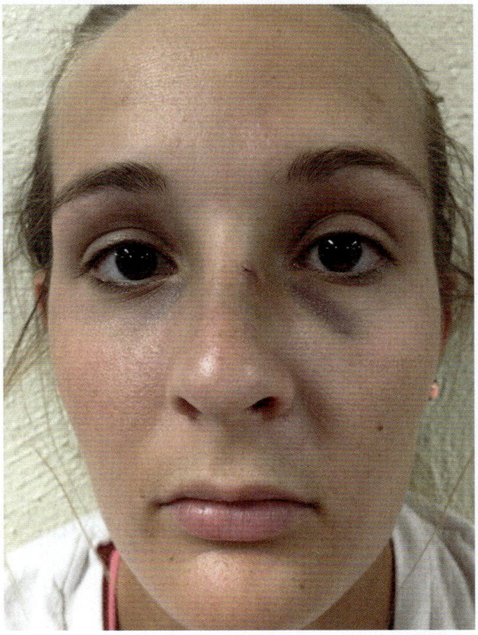

그림 16-3 ■ 눈 주위 얼룩출혈 또는 "미국 너구리 눈(raccoon eye)". 코뼈 골절 후, 출혈된 혈액은 얼굴의 윤곽을 따라 눈 바로 아래에 울혈 된다. 이러한 상태는 머리뼈 골절에 의해서도 나타날 수 있다.

15장도 참조하세요.

입안의 시진 (Inspection of the Oral Cavity)

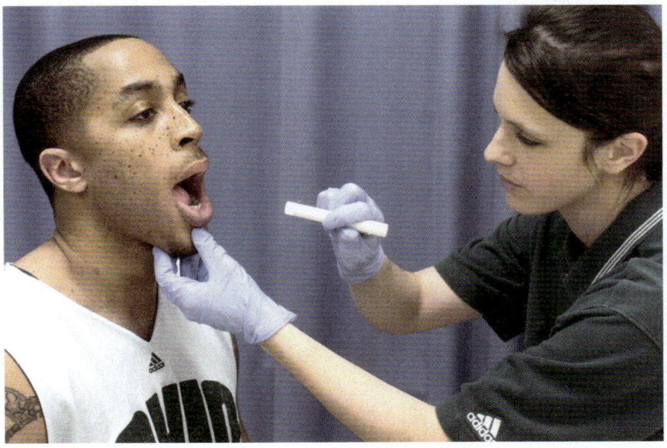

그림 16-4 ■ 치아 골절의 유무와 출혈의 근원이 되는 위치를 확인하기 위한 입안의 시진.

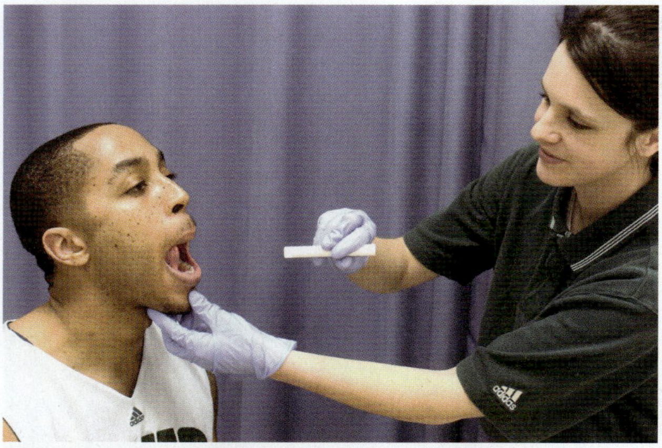

그림 16-5 ■ 혀주름띠의 시진. 환자가 입천장으로 혀를 들어 올리게 한다.

코의 시진 (Inspection of the Nose)

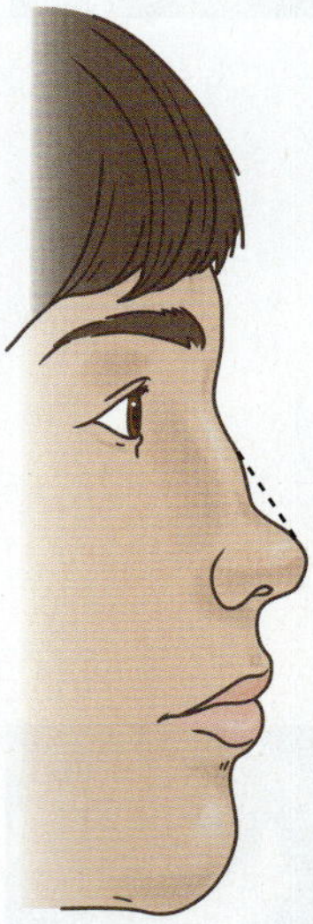

그림 16-6 ■ 안장코 변형. 치료되지 않은 코사이막의 얼룩출혈과 코연골의 무혈관성 괴사를 야기하는 코사이막의 감염은 코의 변형을 초래할 수 있다.

치아의 시진 (Inspection of the Teeth)

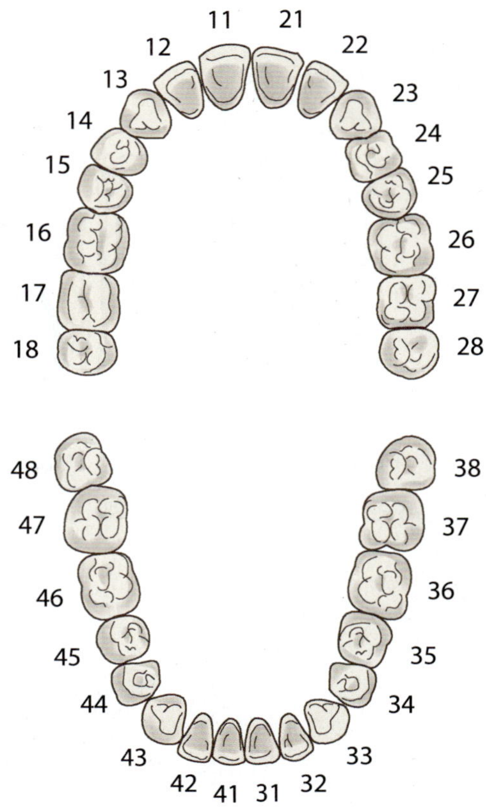

그림 16-7 ■ 치아의 기준이 되는 수 체계. 오른쪽 상부 치아는 10번대이고, 왼쪽 상부의 치아는 20번대이다. 왼쪽 하부의 치아는 30번대이며, 오른쪽 하부의 치아는 40번대이다.

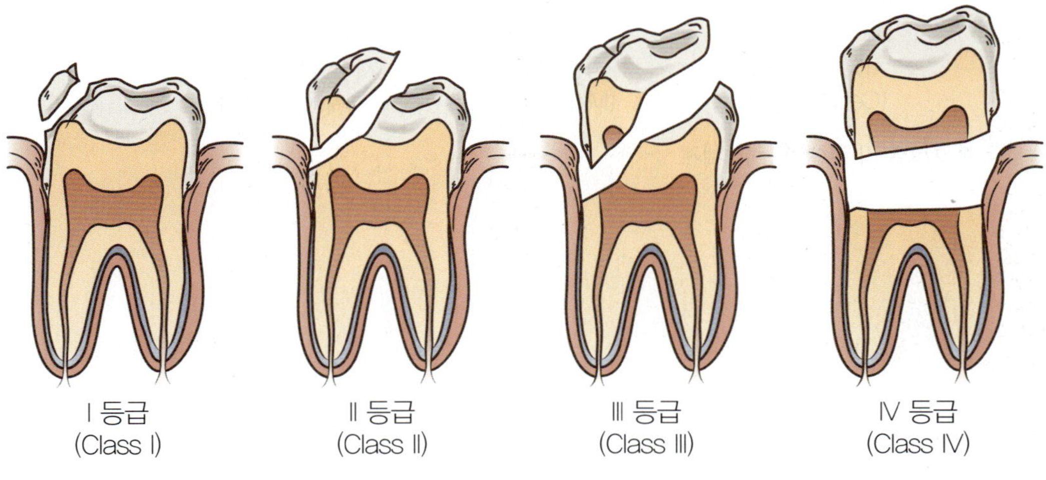

그림 16-8 ■ 치아 골절의 분류 체계.

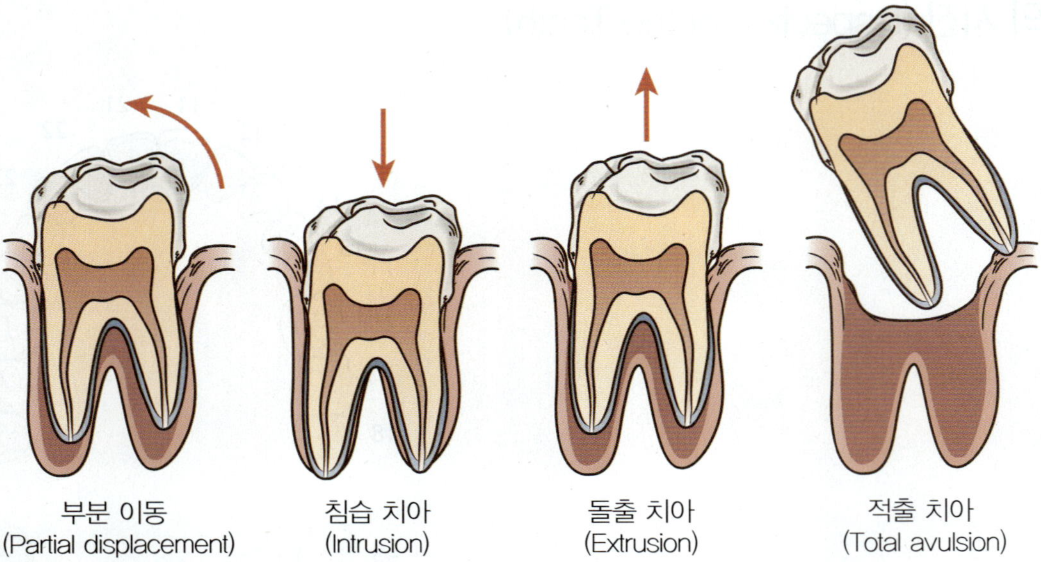

그림 16-9 ■ 치아 탈구의 분류 체계

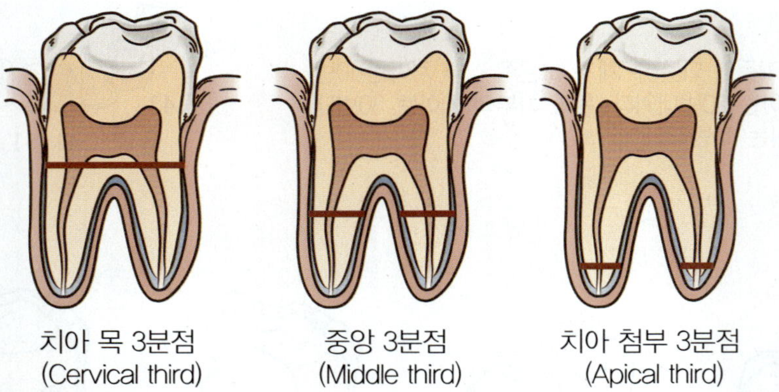

그림 16-10 ■ 치아뿌리 골절의 분류 체계.

촉진 (PALPATION)

앞쪽 구조물의 촉진 (Palpation of the Anterior Structures)

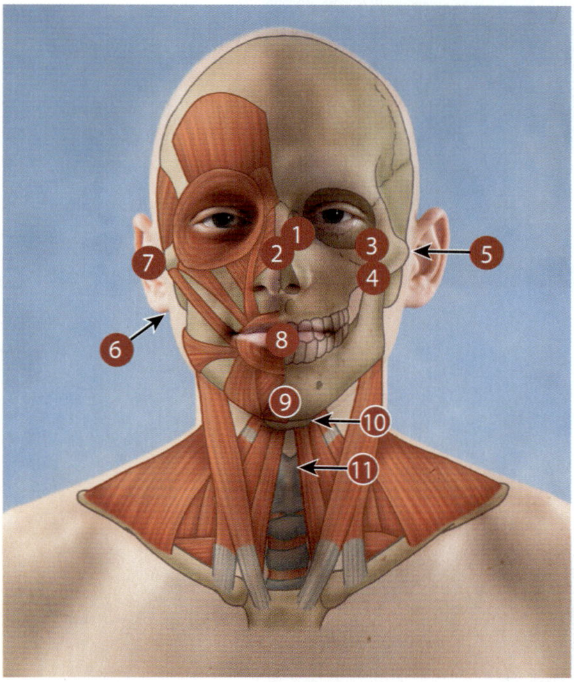

1 코뼈 (Nasal bone)

2 코연골 (Nasal cartilage)

3 광대뼈 (Zygoma)

4 위턱뼈 (Maxilla)

5 턱관절 (TMJ)

6 귓바퀴 주위 (Periauricular area)

7 바깥귀 (External ear)

8 치아 (Teeth)

9 아래턱뼈 (Mandible)

10 목뿔뼈 (Hyoid bone)

11 연골 (Cartilages)

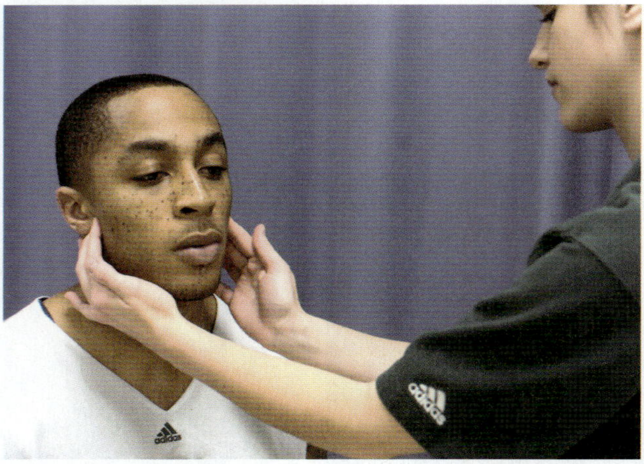

그림 16-11 ■ 턱관절의 바깥쪽 면 촉진. 턱관절은 입을 열고 닫을 때 촉진할 수 있다. 움직임의 대칭성과 딸깍 소리나 관절의 잠김을 알 수 있다.

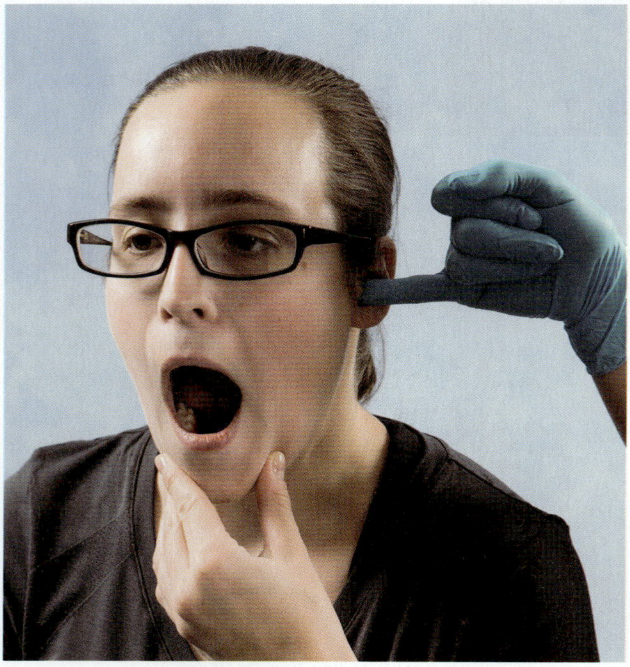

그림 16-12 ■ 턱관절의 안쪽 면 촉진. 장갑을 끼고, 검사자는 입을 열고 닫을 때 턱관절의 역학을 촉진하기 위해 귀관의 가장 바깥 부분 안에 손가락을 가볍게 위치시킨다.

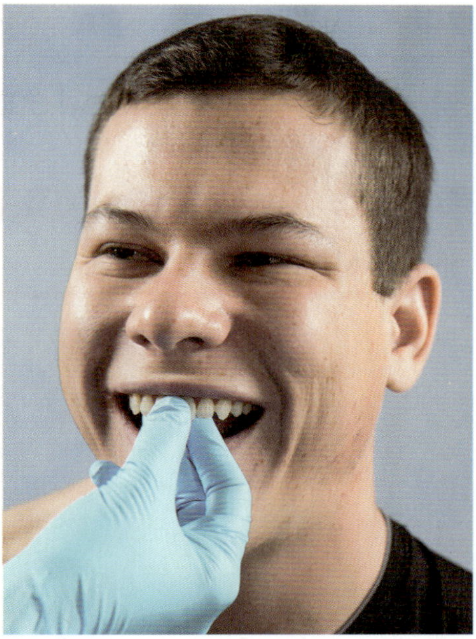

그림 16-13 ■ 치아의 촉진. 치아를 촉진하는 동안 반드시 장갑을 껴야 한다.

가쪽 구조의 촉진 (Palpation of the Lateral Structure)

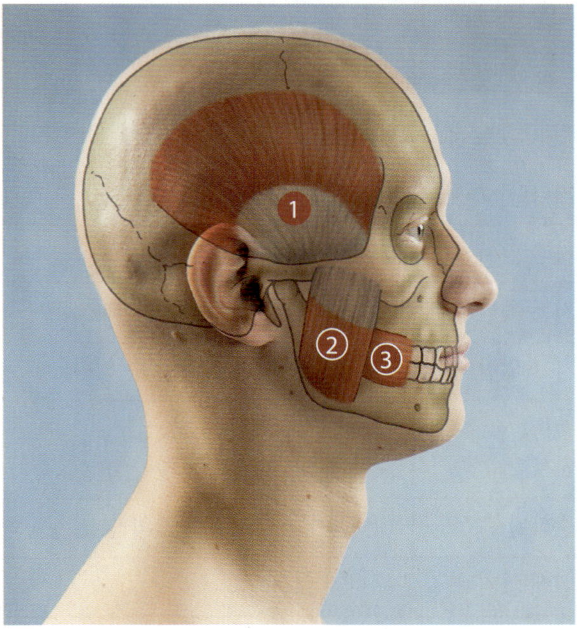

1 관자근 (Temporalis)

2 깨물근 (Masseter)

3 볼근 (Buccinator)

기능적 평가 (Functional Assessment)

턱 관절 검사 (Tests for Temporomandibular Involvement)

특수 검사 (Selective Tissue Test) 16-1

TMJ의 관절운동범위

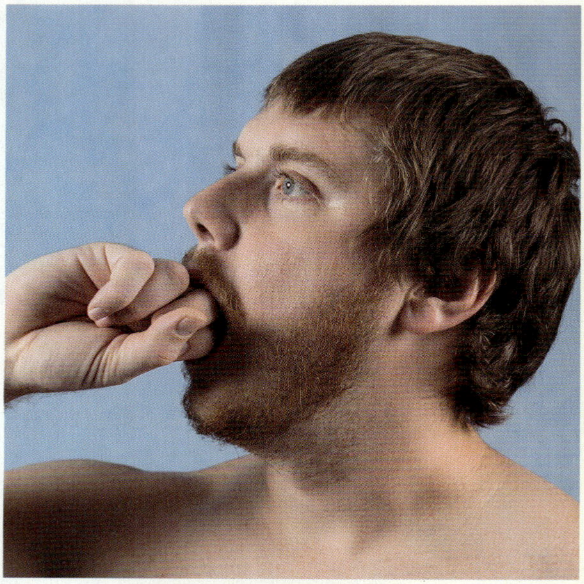

TMJ는 입 안으로 2개의 손마디가 삽입되는 것을 허용할 정도로 충분한 음직임이 제공되어야 한다.

환자 자세	앉거나 선 자세
검사자의 자세	환자의 앞
평가 절차	환자는 윗니와 아랫니 사이에 가능한 많은 손마디 삽입을 시도한다.
양성 반응 검사	환자는 입안에 최소 2개의 손마디를 삽입할 수 없다.
의미	*2개 미만의 손마디 삽입* : TMJ의 과소가동성 *3개 이상의 손마디 삽입* : TMJ의 과가동성
논평	표준화된 측정도구들은 얼마나 벌이지는 지의 양을 정량화하는데 사용할 수 있다.
근거	문헌에 없거나 결론이 나지 않음

TMJ = Temporomandibular Joint : 턱관절

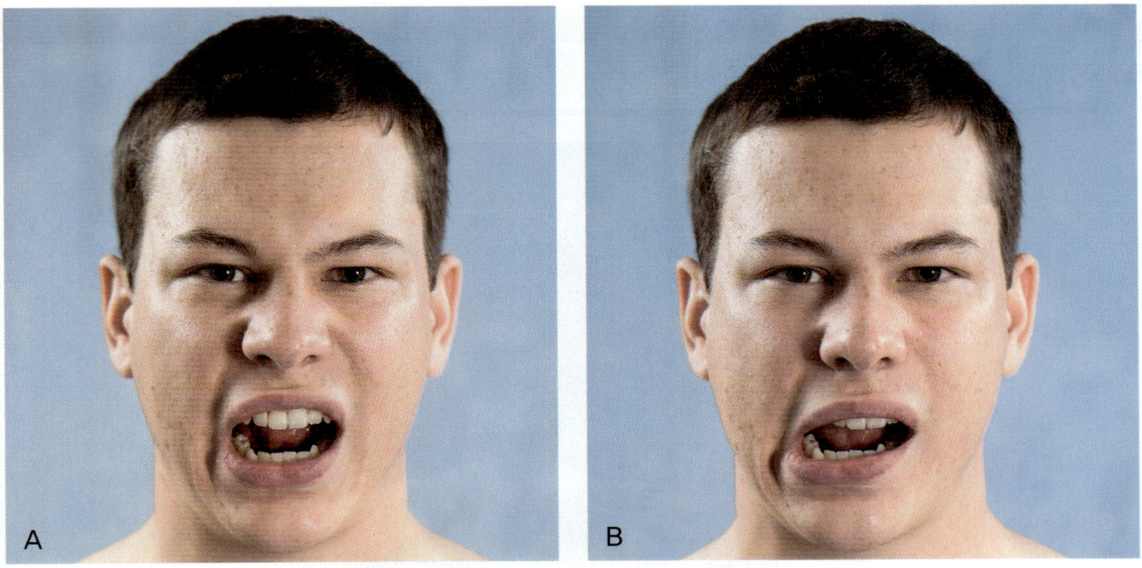

그림 16-14 ■ 치아의 맞물림 장애 관찰. (A) 정상적으로 아래턱뼈는 일직선으로 움직인다.(B) 턱관절의 외상이나 골절은 턱의 가쪽 이동을 야기하며 치아의 부정렬을 초래한다.

특수 검사 (Selective Tissue Test) 16-2
설압자 검사 (Tongue Blade Test)

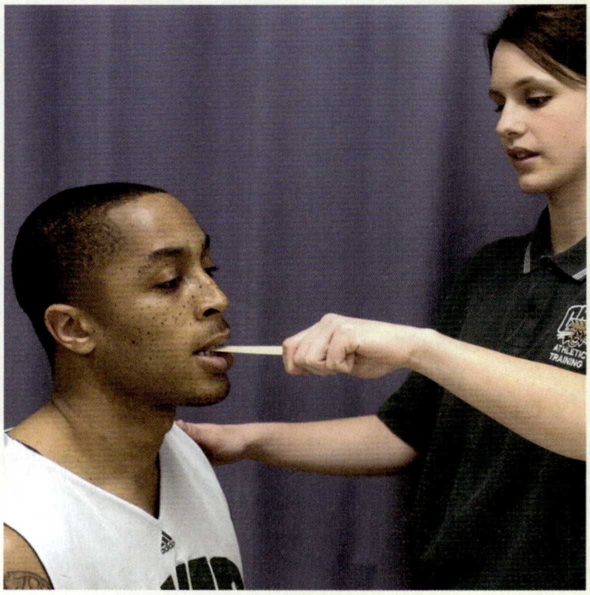

아래턱뼈 골절이 있는 경우, 환자는 설압자 위에서 아래로 견고하게 깨물 수 없다.

환자 자세	앉은 자세
검사자의 자세	환자의 앞에 선다.
평가 절차	설압자는 환자의 입 안에 넣는다.
	환자에게 설압자를 잡도록 지시한 다음, 환자가 설압자를 고정하려고 시도할 때, 검사자는 설압자를 회전시킨다.
양성 반응 검사	환자는 설압자를 고정하기 위해 견고하게 깨물 수 없거나 통증이 유발된다.
의미	아래턱뼈 골절 가능성 테스트의 양성반응은 르포르골절 혹은 위턱굴골절(상악동부골절)을 의미할 수도 있다.
근거	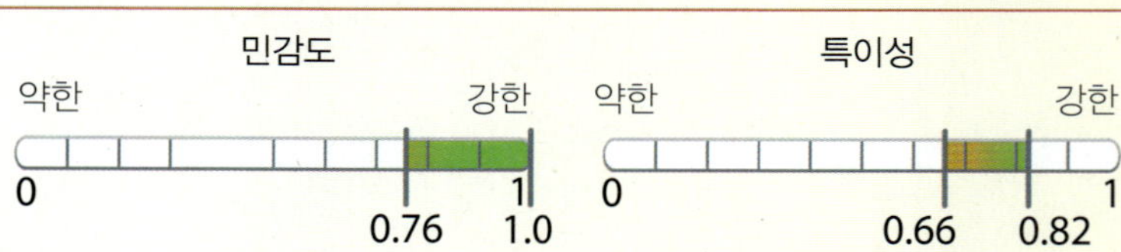

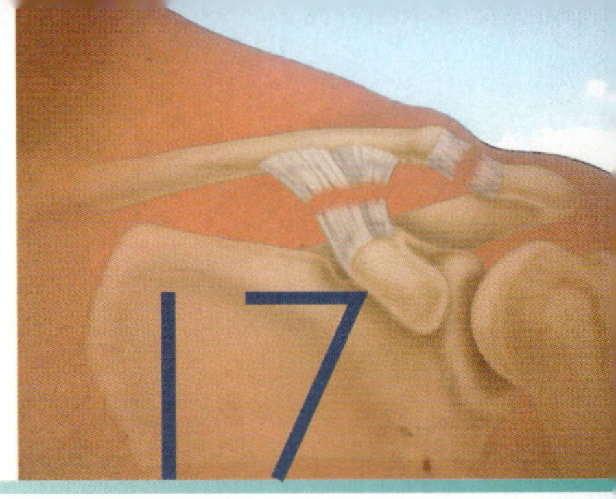

CHAPTER 17

머리와 급성 목뼈 병리 (Head and Acute Cervical Spine Pathologies)

머리 부상의 검사 (Examination of Head Injuries)

검사흐름도 (Examination Map)

의식 결정

의식 수준
일차 검사
이차 검사

병력

두부 통증
부상의 기전
충격
대응충격
회전력
역치수준 아래의 반복적인 진탕성 힘
- 의식 상실
- 뇌진탕 병력
- 기분장애의 존재
- 감정적 손상
- 허약/피로
- 인지기능 손상

시진

골구조 검사
꼭지돌기
두개골 및 두피

눈 검사
전반적
눈떨림
동공 크기
빛에 대한 동공 반응

코와 귀의 시진
수액 누출

촉진

머리뼈

기능적 평가

뇌신경 평가

신경인지 기능
행동
분석적 기술
정보 처리
기억
스포트 뇌진탕 평가 도구

균형 및 조정력
롬버그 검사
일렬 보행 검사

다음 페이지에 계속 466

균형실패점수체계

활력 징후

호흡

맥박

혈압

맥압

병리학적 특수 검사

정신적 외상의 뇌 손상

뇌진탕

뇌진탕 후 증후군

광범위 대뇌 부기

두개 내 출혈

- 경질막 바깥 혈종
- 경막밑 혈종

머리뼈 골절

- 달무리 검사

의식의 판정 (Determination of Consciousness)

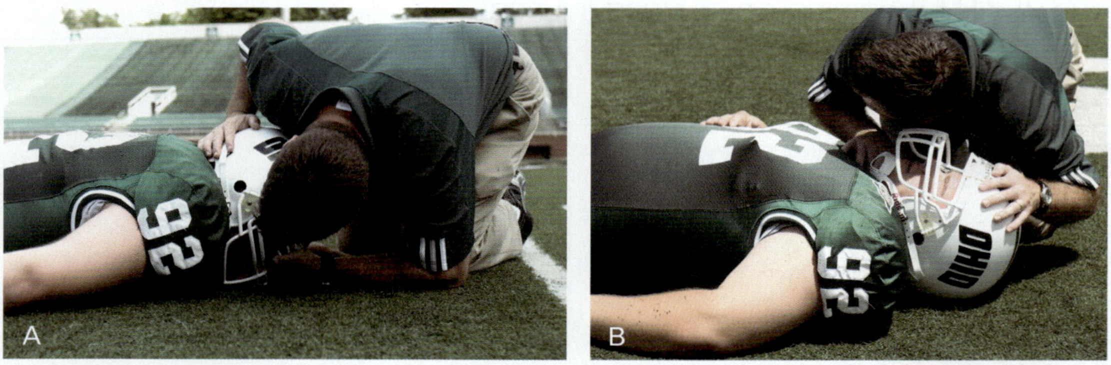

그림 17-1 ■ 의식 유무의 확인. (A) 만일 운동선수가 의식이 없고 엎드려 있다면, (B) 바로 누운 자세로 돌려서 눕히고 기도 개방, 호흡, 그리고 순환을 확인한다.

시진 (Inspection)

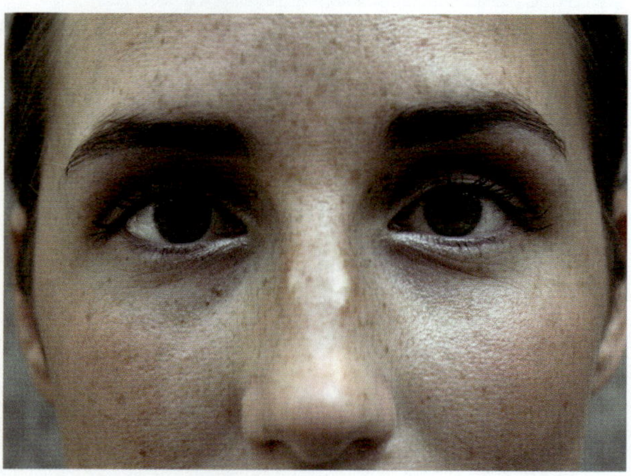

그림 17-2 ■ 동공부동 또는 동일하지 않은 동공 크기. 환자의 오른쪽 동공의 증가된 직경을 주목하라. 이러한 상태는 눈돌림신경 (oculomotor nerve, 제 3 뇌신경)에 가해진 압력으로 인한 것이거나 선천적인 것일 가능성이 있다.

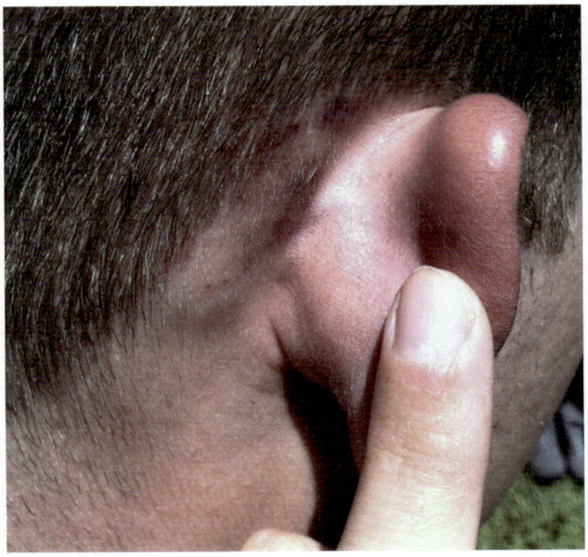

그림 17-3 ■ 꼭지돌기 (mastoid process) 위의 반상출혈, 배틀 징후 (battle's sign)는 머리뼈 골절을 암시할 수도 있다.

기능적 평가 (Functional Assessment)

표 17-1 뇌신경 기능

번호	명칭	유형	기능
I	후각신경	감각	후각
II	시각신경	감각	시각
III	동안신경	운동	동공 반응 및 크기에 영향 위 눈꺼풀을 올림 안구 내전 및 눈을 아래쪽으로 굴림
IV	활차신경	운동	눈을 위쪽으로 굴림
V	삼차신경	혼합	운동: 저작근 감각: 코, 이마, 관자, 두피, 입술, 혀, 하악
VI	외전신경	운동	눈의 외측 운동
VII	안면신경	혼합	운동: 표정근 감각: 미각
VIII	청신경	감각	균형 청각

다음 페이지에 계속

표 17-1 뇌신경 기능-계속

번호	명칭	유형	기능
IX	설인신경	혼합	운동: 인두근 감각: 미각운동:
X	미주신경	혼합	운동: 인두근 및 후두근 감각: 구역 반사
XI	부신경	운동	등세모근 및 목빗근
XII	설하신경	운동	혀 운동

임상 적용

기능	뇌신경	검사 방법
눈 검사	II, III, IV, VI	시력, 동공 반응, 추적
균형	VIII	롬버그 검사, BESS
말하기/듣기	VIII, IX, X, XII	환자에게 말하기; 환자가 말하기
얼굴 표정	V, VII, XII	미소, 찡그리기, 혀 내밀기
후각	I	자가 보고된 증상을 바탕으로 함 (종종 "부패 취")
어깨 움츠리기	XI	팔이음뼈 들어올리기

신경인지 기능 (Neurocognitive Function)

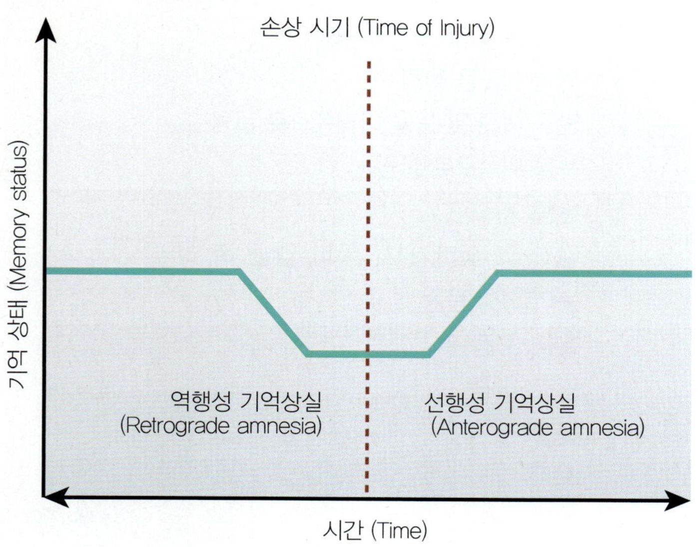

그림 17-4 ■ 기억상실의 유형. 역행성 기억상실은 손상 시기에서 역방향으로 기억을 잃는 것이다. 선행성 기억상실은 손상 이후의 기억을 잃는 것이다.

균형 및 조정력 (Balance and Coordination)

특수 검사 (Selective Tissue Test) 17–1

롬버그 검사 (Romberg test)

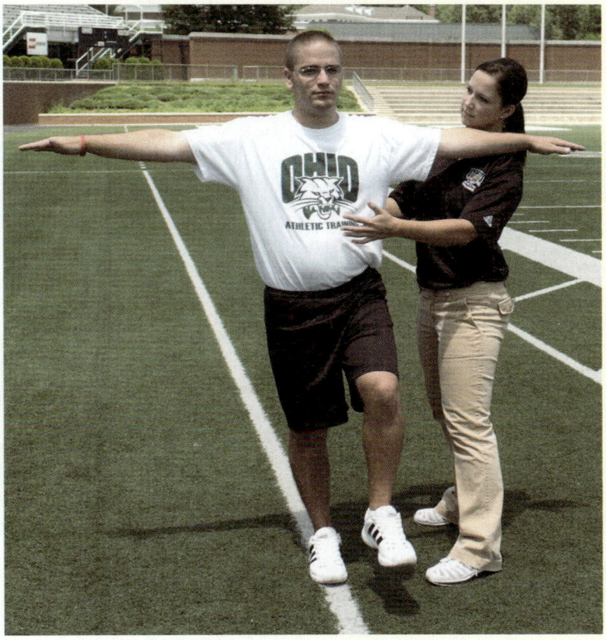

환자의 균형 및 조정력을 확인하기 위해서 롬버그 검사를 시행한다.

환자 자세	다리를 어깨 넓이로 벌리고 선다.
검사자의 자세	환자의 옆이나 뒤에 서서 환자가 필요로 할 때 돕기 위해서 준비한다.
평가 절차	환자는 눈을 감고 팔꿈치를 펼친 채로 팔을 90°가 되도록 옆으로 들어올린다. 환자는 머리를 뒤로 젖히고 균형을 유지하면서 다리 한쪽을 든다. 검사가 완료되면 환자에게 손가락으로 코를 만지게 한다 (눈을 감은 채로).
양성 반응 검사	환자가 매우 불안정하게 보인다.
의미	소뇌 또는 제 3 뇌신경 파열로 인한 균형이나 조정력 또는 두 가지 모두가 부족하다.
논평	임상적 균형 도구로 측정한 균형 변화는 대개 뇌진탕과 관련이 있다. 환자의 목이 늘어날 수 있는 자세수정은 척추동맥의 혈관폐색의 잠재적 위험성으로 추천되지 않는다.
근거	문헌에서 빠져있거나 결론에 이르지 못했다.

특수 검사 (Selective Tissue Test) 17–2

일렬 보행 검사 (Tandem walking test)

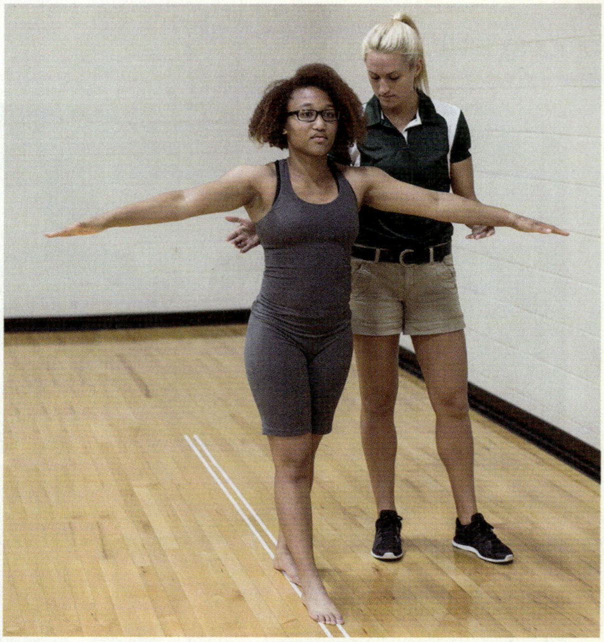

일렬 보행으로 환자의 균형 감각을 알아낸다.

환자 자세	일직선에 다리를 벌리고 서기 (예를 들면, 사이드라인)
검사자의 자세	환자의 옆에서 도움을 주기 위해 준비한다.
평가 절차	환자는 일직선을 따라 약 10야드 정도를 발뒤꿈치와 발끝이 교차되도록 걷는다. 환자는 뒤로 걸어서 시작 자세로 돌아온다.
양성 반응 검사	환자의 최고시간기록이 14초를 초과하거나 선을 이탈하고, 검사자를 잡거나 걸음을 멈출 경우, 검사는 실패한 것으로 한다.
의미	대뇌 또는 내이 파열은 균형을 방해한다.
근거	문헌에서 빠져있거나 결론에 이르지 못했다.

특수 검사 (Selective Tissue Test) 17–3

균형유지 실패 점수 체계 (Modified Balance Error Scoring System)

Firm Surface Bout

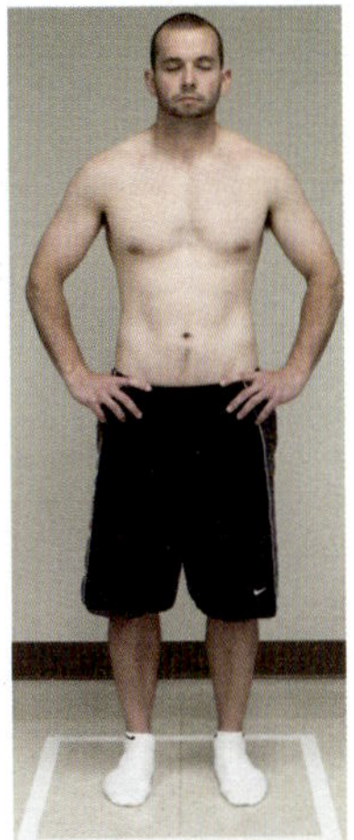
두발로 서기
(double leg stance)

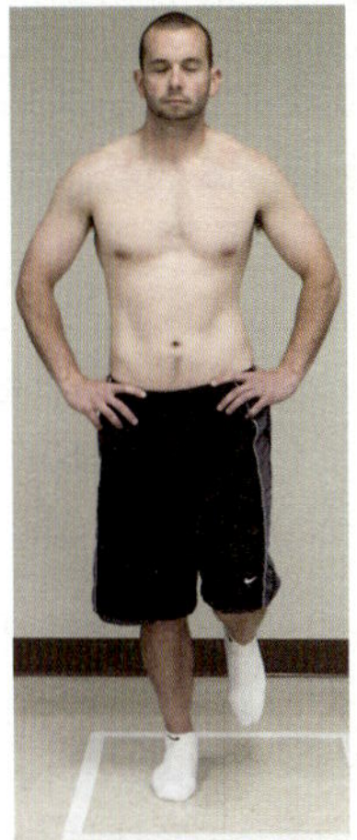
한발로 서기
(single leg stance)

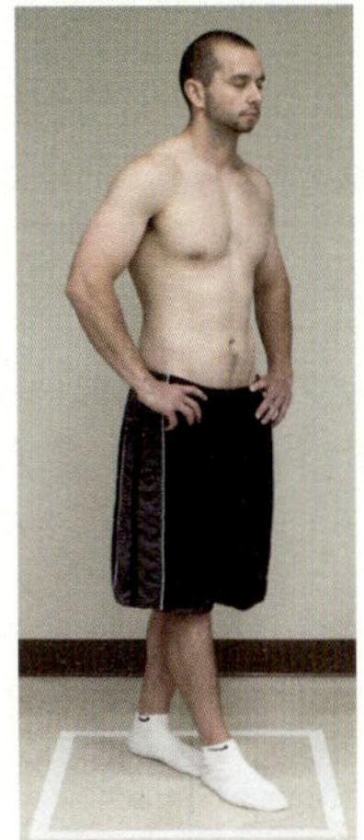
다리 일렬로 하고 서기
(tandem leg stance

Soft Surface Bout

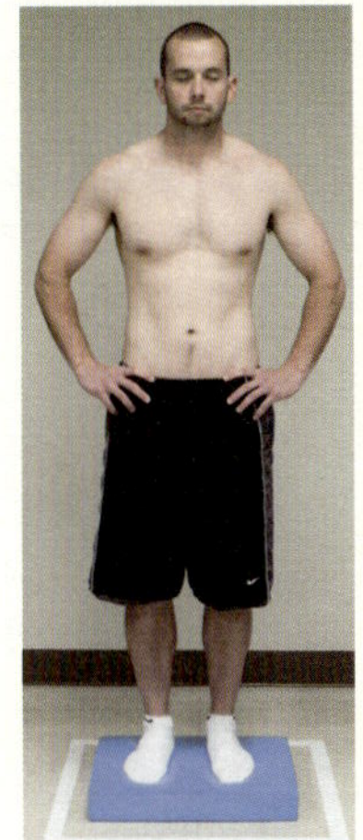
두발로 서기
(double leg stance)

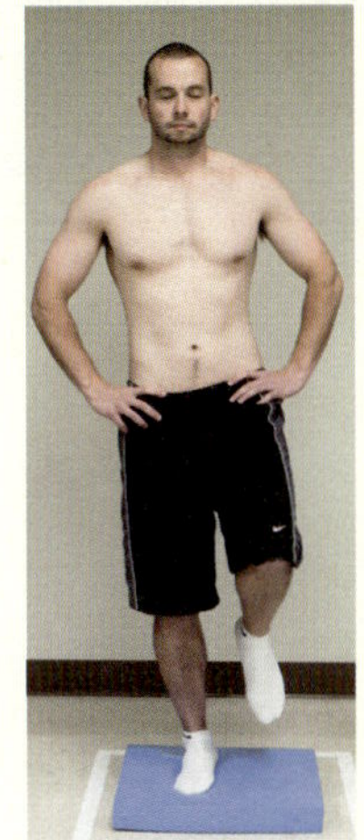
한발로 서기
(single leg stance)

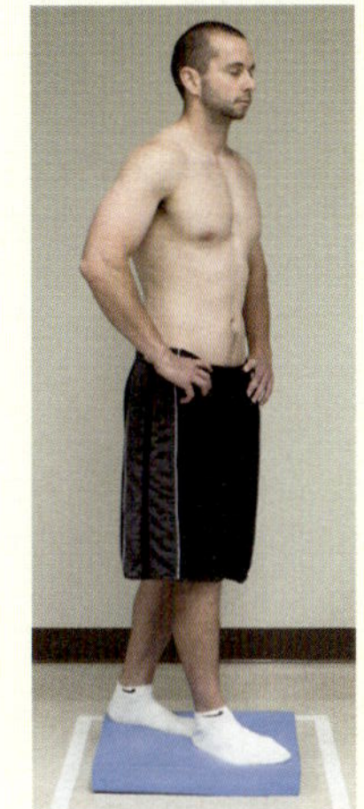
다리 일렬로 하고 서기
(tandem leg stance)

세 가지 다른 자세를 포함한다. 각각의 자세를 두 번씩 실시하는데 먼저 단단한 바닥에 서서 시행하고 이후에 발포고무에 서서 시행한다.

환자 자세

환자는 맨발이거나 양말을 신는다. 검사 중 발목에 테이핑을 하지 않는다.

검사의 각 단계에서 환자는 다음에 나오는 자세를 취한다.

1 단계 : 두발로 서기

2 단계 : 한발로 서기—비우성 다리로 선다. 체중이 실리지 않은 엉덩이는 20~30° 구부리고, 무릎은 40~50° 구부린다.

3 단계 : 다리 일렬로 하고 서기—비우성 다리는 우성 다리 뒤에 두고 환자는 발뒤꿈치와 발끝을 붙이고 선다. 환자의 손은 장골능에 올려 놓는다. 검사 중에는 눈을 감는다.

검사자의 자세

검사자는 선수의 앞쪽에 서 있는다. 검사 시간을 측정하기 위해 스톱워치가 필요하다. 다른 임상의는 관찰자로서 행동한다.

특수 검사 (Selective Tissue Test) 17-3

균형유지 실패 점수 체계 (Modified Balance Error Scoring System) –계속

평가 절차	첫 번째 검사는 단단한 바닥에 서서 시행했다. 환자가 두 발로 서서 20초간 이 자세를 유지한다고 가정한다. 이 검사를 한발로 서는 자세에서 반복한 후에 다리를 일렬로 하고 서는 자세에서 반복했다. 두 번째 검사는 45cm x 45cm, 13cm 두께인 중밀도의 발포고무 조각 (60kg/m3)에 서서 시행했다. 환자가 검사 자세를 최소 5초간 유지하지 못했다면 이 시험은 불완전하다.
점수	다음의 실패에서 각각 1점으로 계산했다: 장골능에서 손을 떼는 경우 눈을 뜨는 경우 발을 디디거나, 비틀거리거나, 떨어지는 경우 엉덩이를 30도 이상으로 구부리거나 벌리는 경우 발이나 발뒤꿈치를 올리는 경우 검사 자세에서 5초 이상 벗어난 경우 한 가지 이상의 실패가 동시에 일어나는 경우에는 한가지 실패만을 기록한다. 검사 자세를 5초 이상 유지하는데 실패한 환자에게는 10점을 주었다
양성 반응 검사	환자의 기준 또는 표준 점수의 25%이상인 점수 [2] 3가지 BESS 실패 증가는 임상적으로 유의한 변화를 나타낸다. BESS의 성과는 반복적인 검사를 통해 개선시킨다.[2, 3]
의미	뇌기능 장애
변증	반복된 검사들로 인하여 환자들은 BESS를 사용하여 어떻게 점수를 부풀리는지 터득한다. 3회의 20초 검사의 평균 점수를 사용하면 학습효과가 감소되어 검사의 신뢰성이 향상된다.[4]
논평	정확성을 높이기 위해서 동일한 환경 조건 (예를 들어 선수의 연습 시설, 사이드라인)에서 BESS 사전검사 및 손상 후 검사를 시행해야 한다.[6]

BESS = balance error scoring system; MCID = minimal clinically important difference

활력 징후 (Vital Signs)

호흡 (Respiration)

유형	특성	결과
지속적 흡식호흡	공기를 내쉬려는 시도에 의해서도 멈추지 않는 지속적인 들이쉬기	뇌교 외상
비오 호흡	**무호흡**기 후에 과호흡기	두개내압 증가
체인-스토크스 호흡	**무호흡** (apnea: 호흡의 일시적인 정지)기 후에 깊고 빠르게 증가하는 호흡	전두엽 또는 뇌줄기 손상
느린 호흡	일분 당 12회 미만의 호흡	CNS 파열
흉식 호흡	가로막을 움직이지 않는 상태에서 가슴의 확장을 통해서만 일어나는 호흡; 일반적인 복식 운동이 일어나지 않는다	가로막 신경 또는 가로막 신경근의 파열

맥박 (Pulse)

유형	특성	결과
가속화되는 맥박	분당 150 비트 (bpm) 이상인 맥박 (일반적으로 170 bpm 이상이면 치명적인 결과를 가져온다)	뇌저부에 압력; 쇼크
도약 맥박	정상보다 더 높은 강도로 신속하게 도달하고 이후에 사라지는 맥박	심실수축기와 감소 말초의 압력
맥박 결손	노뼈동맥의 박동 수가 심장의 박동보다 적은 맥박	심장부정맥
고긴장 맥박	박동력이 증가한 맥박; 노뼈동맥을 저해하기 위해서 압력량 증가가 필요하다	뇌 손상
저긴장 맥박	급속한 저하를 나타내는 단기, 빠른, 상당한 맥박	심부전; 쇼크

특수 검사 (Selective Tissue Tests)

외상성 뇌 손상 (Traumatic Brain Injury)

표 17-2 증상의 등급 체크리스트

	증상 없음	가벼운 증상		중등도 증상		심한 증상		총점
두통	0	1	2	3	4	5	6	
구역(구토)	0	1	2	3	4	5	6	
균형 장애/어지럼증	0	1	2	3	4	5	6	
피로	0	1	2	3	4	5	6	
졸음	0	1	2	3	4	5	6	
"정신이 혼미한" 느낌	0	1	2	3	4	5	6	
집중 곤란	0	1	2	3	4	5	6	
기억 장애	0	1	2	3	4	5	6	
빛에 대한 민감도	0	1	2	3	4	5	6	
소리에 대한 민감도	0	1	2	3	4	5	6	
시력 장애(흐려보임)	0	1	2	3	4	5	6	
기력 쇠약	0	1	2	3	4	5	6	

손상이후 다른 증상이 있습니까?

Adapted from Randolph, C, et al: Concussion symptom inventory: an empirically derived scale for monitoring resolution of symptoms following sport-related concussion. Arch Clin Neuropsych, 24:219, 2009.

경기 복귀로의 진행 (Return to Play Progression)

단계	기능적 운동	목적
1. 완전휴식	증상에 기반을 둔 신체적, 정신적 휴식	회복
2. 가벼운 유산소 운동	걷기, 고정식 자전거와 같은 저강도 (최대 맥박의 70%) 운동, 저항운동은 피한다	맥박의 증가
3. 특정 종목 운동	특정 종목의 동작패턴과 활동으로의 점진적 진행, 머리와 접촉이 포함되거나 포함될 수도 있는 활동은 피한다.	기능적 움직임
4. 비접촉성 훈련	단계 3과 연관성이 있는 움직임으로 조금 더 어려운 기술로 진행, 저항 훈련을 시작한다.	운동, 협응성, 인지적 부하
5. 완전한 접촉 훈련	일반 트레이닝 세션 참가에 대한 의료팀의 승인	자신감의 회복 기능적 능력 향상을 위한 훈련 참가에 대한 코치의 승낙
6. 경기참가	정상적 경기 참가	

각색: McCrory, P, et al: Consensus statement on concussion in sport: the 4th international conference on concussion in sport held in Zurich, November 2012. *Br J Sports Med*, 47:250,2013.

특수 검사 (Selective Tissue Test) 17-4

할로 검사 (Halo test)

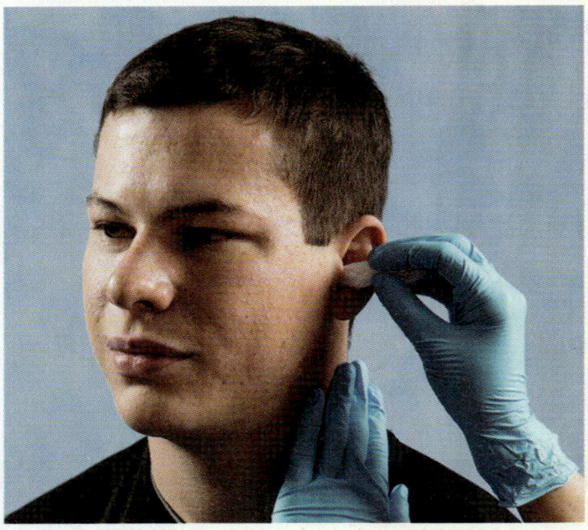

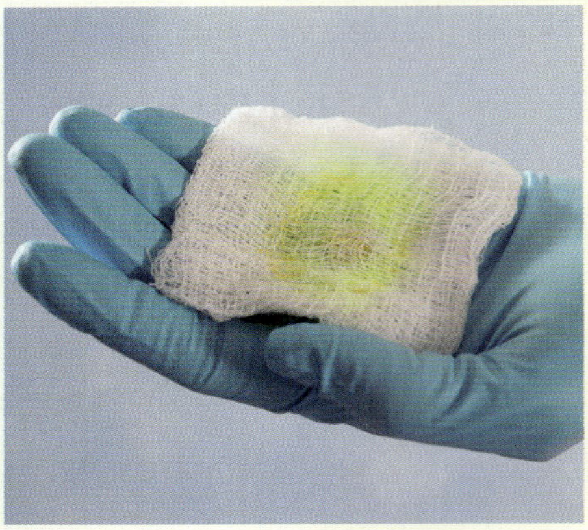

할로 검사는 귀나 코에서 나오는 수액에서 뇌척수액의 존재여부를 결정한다

환자 자세	누어있거나 앉아있는 자세
검사자의 자세	환자의 귀 옆
평가 절차	멸균 거즈를 삼각형으로 접는다. 거즈의 끝을 이용하여 귀나 코에서 나오는 수액의 표본을 모으고 누출된 수액이 거즈에 흡수되게 한다.
양성 반응 검사	엷은 노란색인 "할로"는 거즈에서 표본 주위에 형성될 것이다.
의미	뇌척수액 (CSF) 누출은 머리뼈 골절을 나타낸다. 일반적으로 이마뼈와 사골을 포함한다.[7]
논평	두개내 공간과 코에서 뇌척수액 누출은 감염의 위험을 유의하게 증가시킨다.
근거	문헌에서 빠져있거나 결론에 이르지 못했다

급성 목뼈 손상의 검사 (Examination of Acute Cervical Spine Injuries)

검사흐름도 (Examination Map)

병력

증상의 위치
목의 통증
손상 기전
- 굽힘/축부하
- 폄
- 가쪽 굽힘/회전

허약 (weakness)

시진

뼈 구조의 시진
머리의 위치
목뼈 (cervical vertebrae)
꼭지돌지 (mastoid process)

기능적 평가

손가락, 발가락과 같은 팔다리 먼쪽 (Distal Extremities)을 움직이기 위한 능력 사정

촉진

뼈 구조의 촉진
가시돌기 (Spinous processes)
가로돌기 (Transverse processes)
머리뼈
연부조직 촉진
근육조직 (musculature)
목구멍 (Throat)

신경학적 검사

척수신경근 (Spinal Nerve Root) 평가
상부 1/4 선별검사
하부 1/4 선별검사

병리학적 특수 검사

목뼈 골절/탈구
일시적 사지마비 (Transient Quadriplegia)

Box 17-2

목뼈의 임상의사결정 원칙 (Cervical Spine Clinical Decision Rules)

캐나다식 목뼈 원칙 (Canadian C-spine Rules)은 외상성 목뼈 손상을 입은 의식이 있는 환자에 있어서 방사선촬영이 필요한지를 결정하기 위해 사용된다.[8]
방사선촬영이 요구되는 경우는 다음과 같다.

1. 고위험요인이 있다:
   - 65세 이상의 환자
   - 높은 곳에서 떨어지거나 목뼈의 축부하, 자전거 사고와 같은 "위험한 손상기전"의 병력
   - 사지의 감각이상
2. 만일 위의 위험요인이 없고 관절운동범위의 사정이 안전하다면, 다음 단계는 측정하는 것이다. 만일 다음과 같은 저위험요인이 있다면 관절운동범위는 사정되어야 한다:
   - 단순 후미 자동차 사고 (적절하다면)
   - 앉은 자세
   - 언제든 보행 가능
   - 지연된 목통증의 발생
   - 목뼈 중간선 통증의 부재
3. 만일 어떤 저위험요인이 있다면, 목뼈를 회전하는 환자의 능력을 사정한다.
   - 만일 환자가 좌우로 45° 능동적 회전을 할 수 없다면, 방사선촬영을 해야 한다.

시진소견 (Inspection Findings) 17-1

경추 손상 후에 추정된 자세 (Postures Assumed After Spinal Cord Injury)

제뇌 자세 (Decerebrate posture)

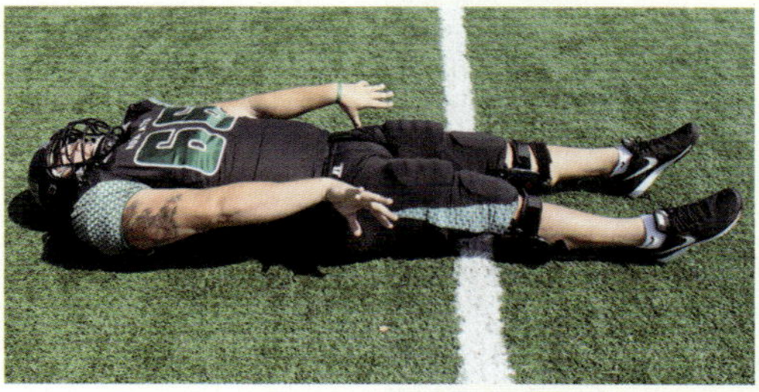

정의 사지를 펴고 머리를 뒤로 당긴다.
병리 뇌간의 병변; 또는 심장마비로 인한 가능성

제피질 자세 (Decorticate posture)

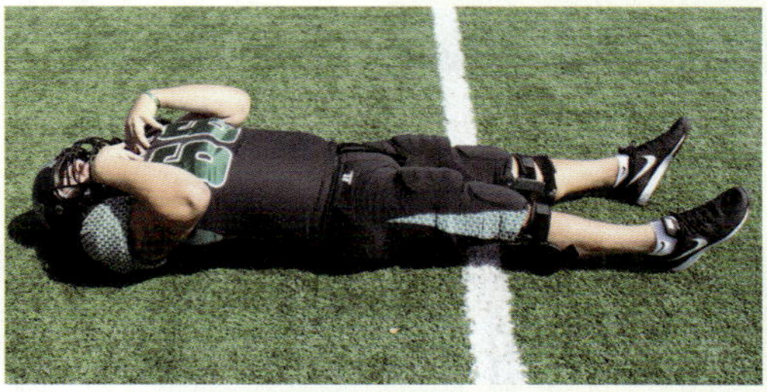

정의 팔꿈치와 손목을 구부리고, 주먹을 꽉 쥐고, 하지를 편다.
병리 뇌간 위 병변

굽힘 구축 (Flexion contracture)

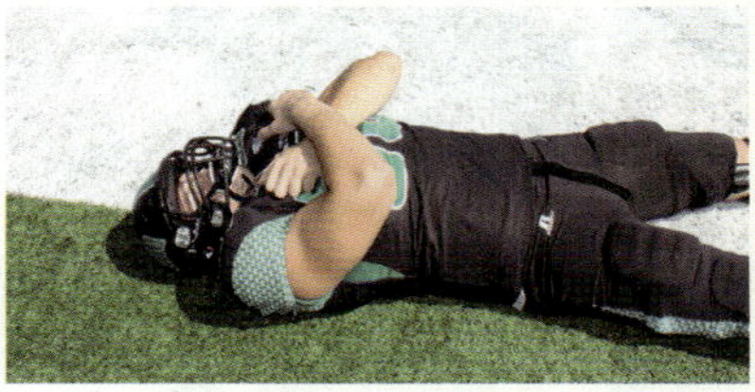

정의 가슴위로 팔을 교차하여 구부린다
병리 C5-C6 수준에서 척수 병변

경기장에서의 관리 (On-Field Management)

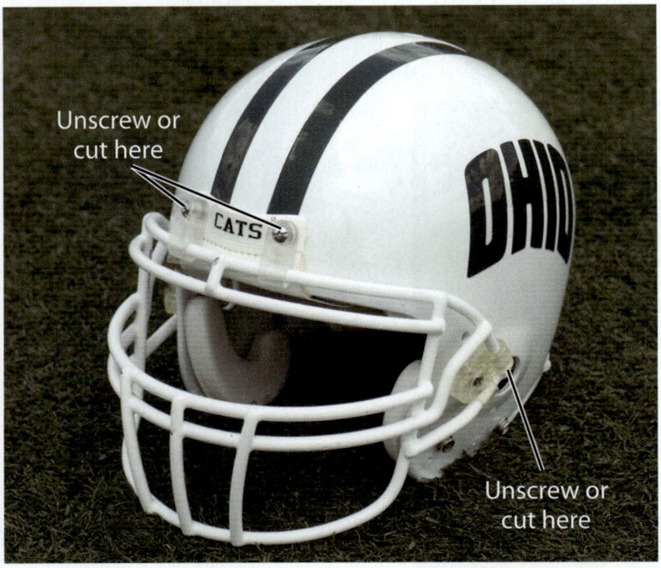

그림 17-5 ■ 헬멧에 얼굴 가리개를 부착하는 핀의 나사를 풀거나 절단

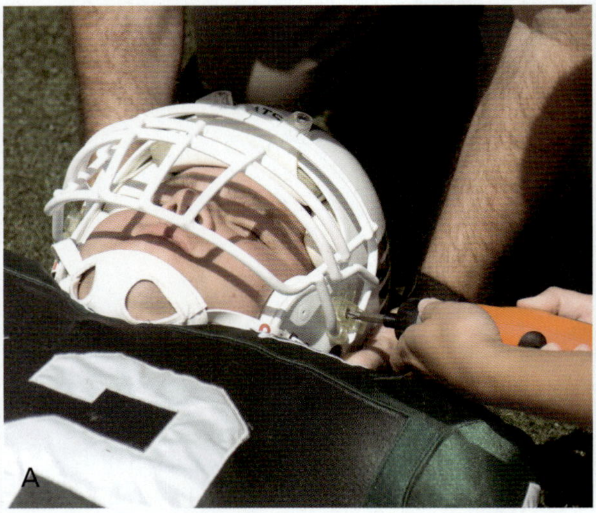

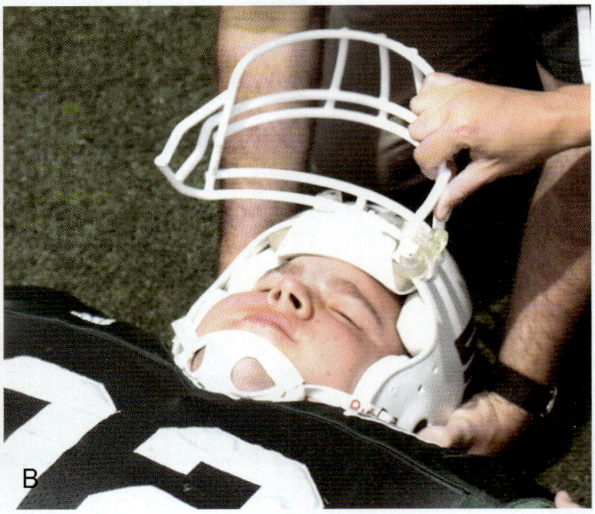

그림 17-6 ■ 헬멧의 얼굴 가리개를 고정하는 나사를 풀기위해 전동드라이버를 사용하고, 선수의 기도를 확보한다. 나사나 볼트가 손상되거나 녹슬 수도 있기 때문에 얼굴 가리개를 제거할 수 있는 절단형 도구는 항상 이용 가능해야 한다.

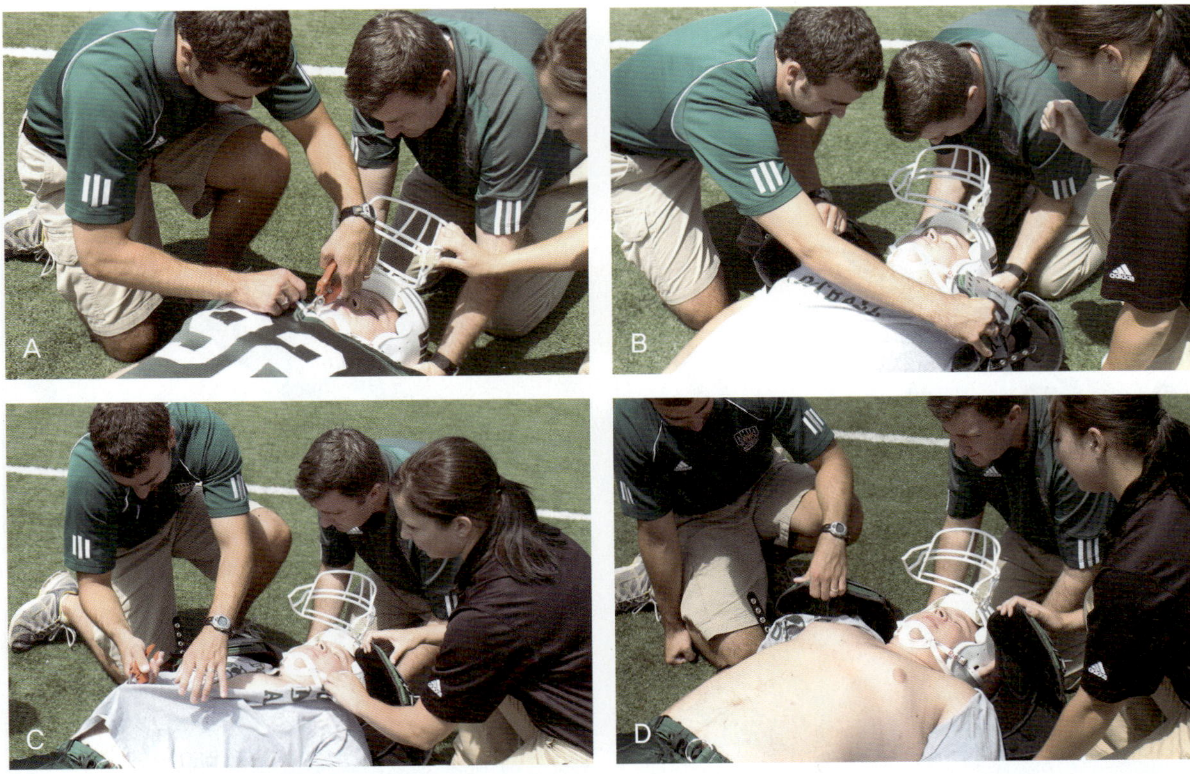

그림 17-7 ■ 심폐소생술을 수행할 수 있게 선수의 복장뼈를 노출시킴. (A) 셔츠를 자른다. (B) 어깨보호대를 고정하는 끈을 자르고 어깨보호대를 분리한다. (C). 셔츠 안의 옷을 자른다. (D) 가슴을 노출시키기 위해 어깨보호대와 셔츠를 뒤로 젖힌다. 또한 AED 전극배치를 위해 그림 17-21을 참조하라. 목뼈 손상 사고에서 얼굴보호대는 완전히 제거해야 한다는 것에 유의하라.

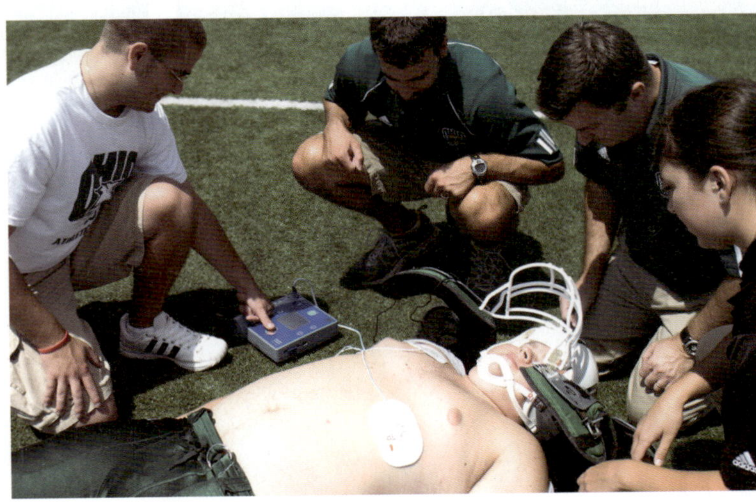

그림 17-8 ■ AED 적용을 위한 환자의 준비

헬멧 제거 (Helmet Removal)

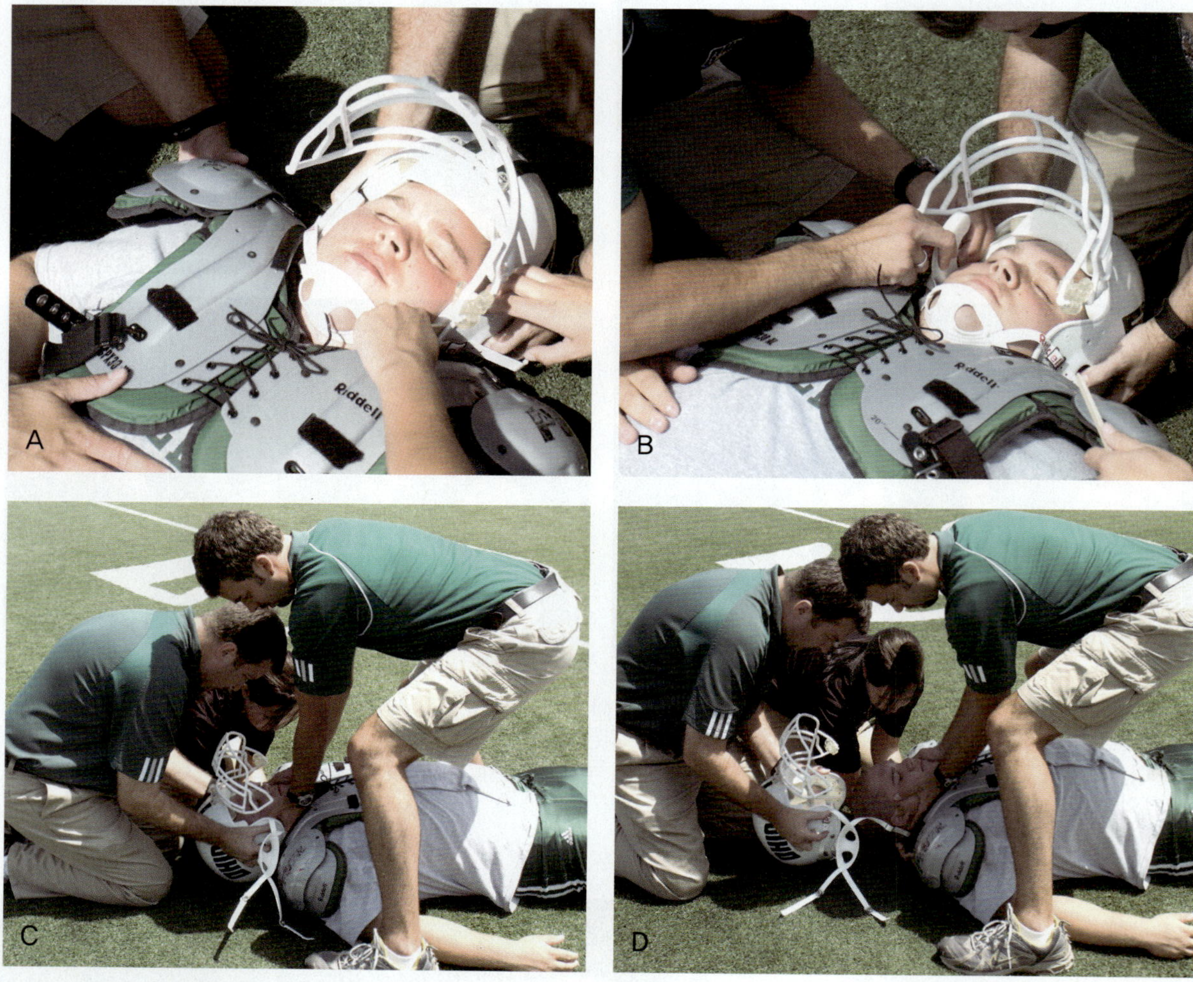

그림 17–9 ■ 미식축구 헬멧 제거. (A) 날카롭지 않은 물체 (blunt object)를 이용하여 볼 패드 (cheek pad)를 제거하는 동안 일직선 고정을 유지해야 한다. (B) 반대쪽 볼 패드를 제거해야 한다. (C) 턱끈은 그대로 두거나 푼다. (D) 헬멧을 벗기고 선수의 머리를 빼내는 동안 2차 고정은 목뼈에 적용된다.

어깨보호대 제거 (Shoulder Pad Removal)

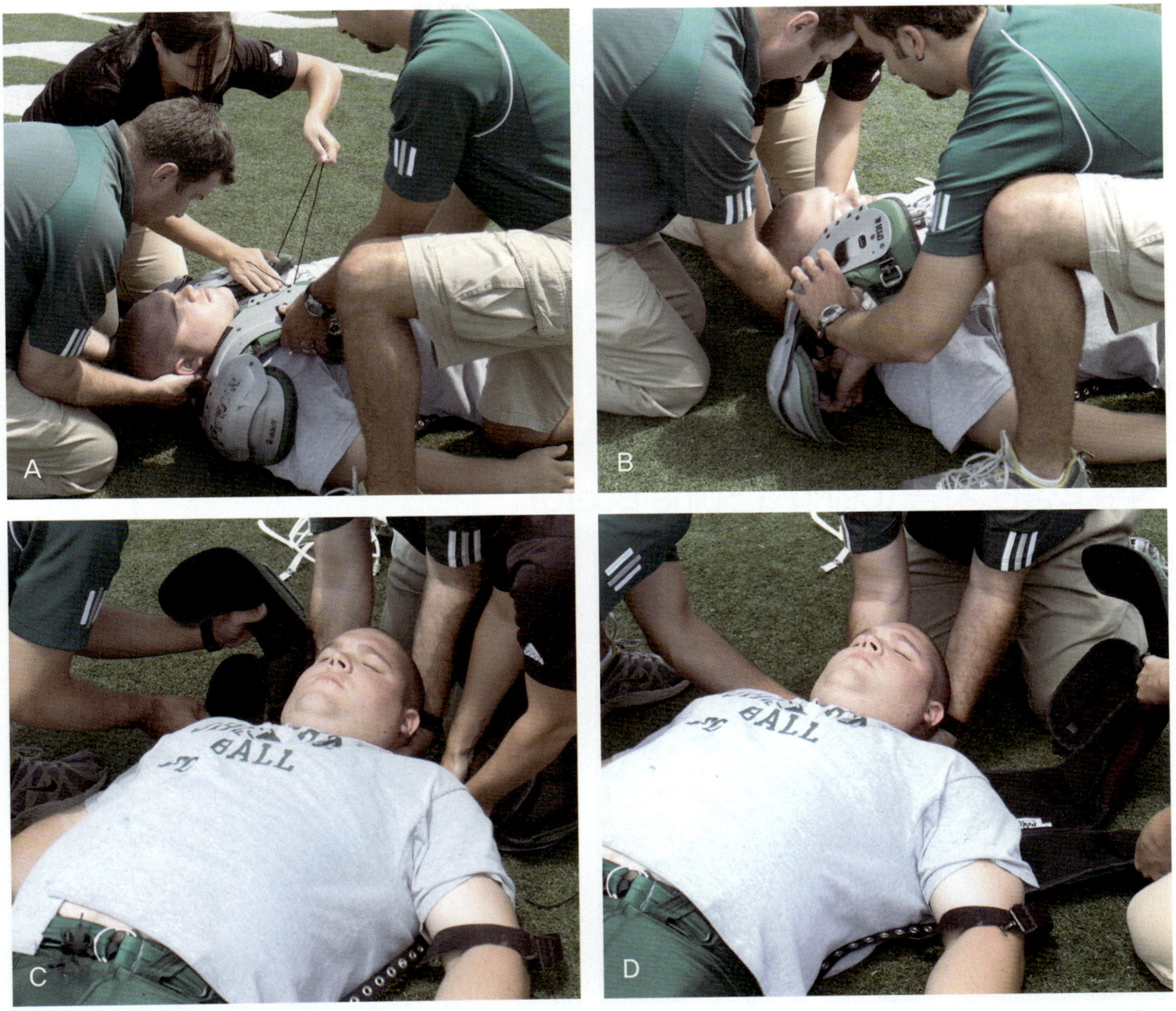

그림 17-10 ■ 어깨보호대 제거. 선수의 셔츠를 제거한 후, 측면 끈을 풀거나 자른다: (A) 보호대와 함께 고정되어 있는 복장뼈끈을 자르거나 푼다. (B) 어깨보호대를 분리한다. (C) 선수의 어깨를 덮고 있는 어깨보호대의 절반을 미끄러지듯 제거한다. (D) 선수의 어깨 밑에 있는 어깨 보호대를 잡아당긴다. 이 과정을 진행하는 내내 목의 일직선 고정은 유지되어야 한다는 것에 유의하라.

신경학적 검사 (Neurological Testing)

감각 검사 (Sensory testing)

상지		하지	
부위	피부분절	부위	피부분절
어깨 위쪽	C4	넙다리 가쪽	L1, L2, L3
위팔뼈 가쪽	C5	종아리와 발 가쪽	L5, S1
아래팔 가쪽	C6	종아리와 발 안쪽	L4
가운데 손가락	C7		
아래팔 안쪽	C8		
위팔뼈 안쪽	T1		

척추고정판 사용 (Using a Spine Board)

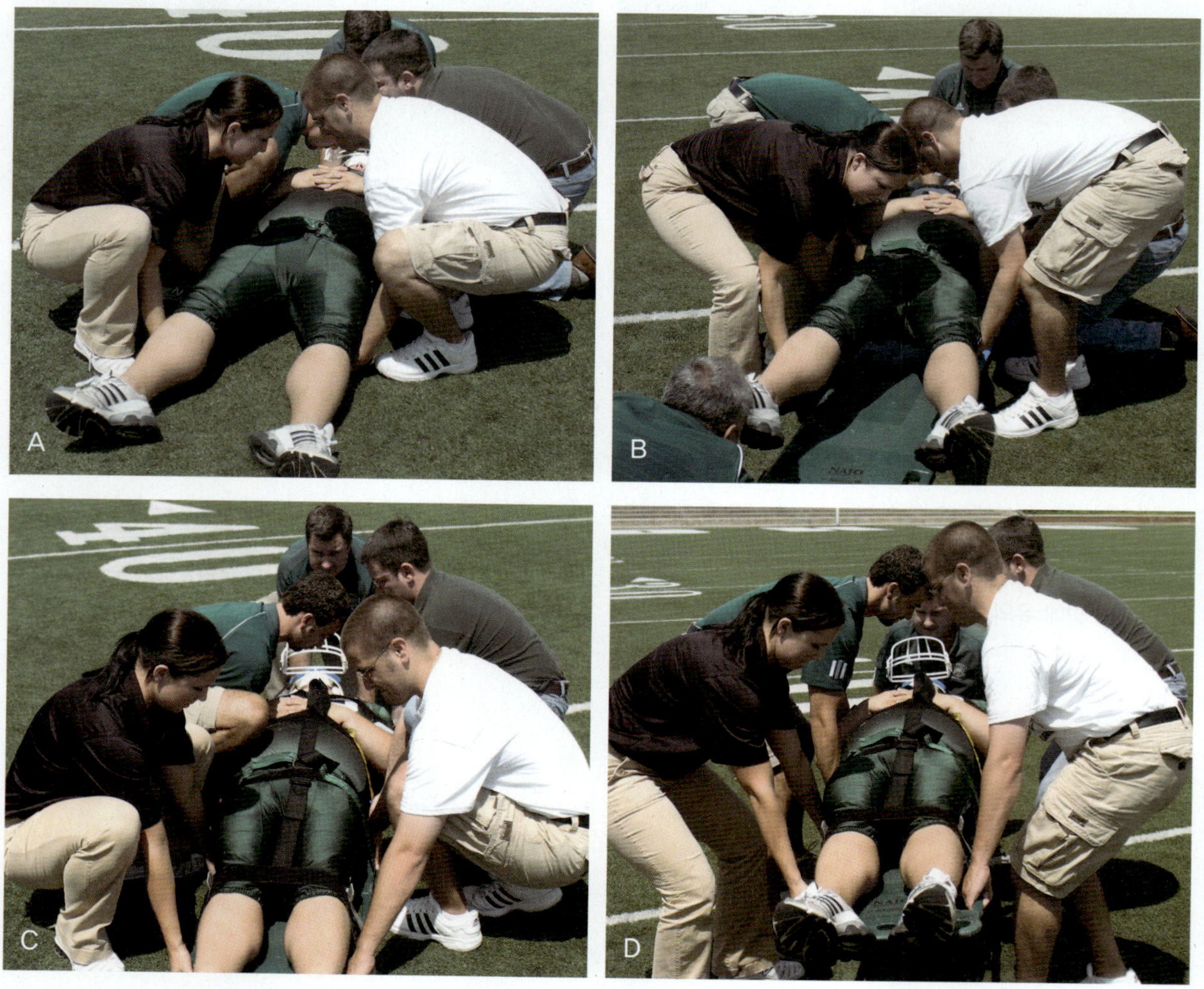

그림 17-11 ■ 6명이 바로 누운 선수를 척추고정판으로 들어 올린다.

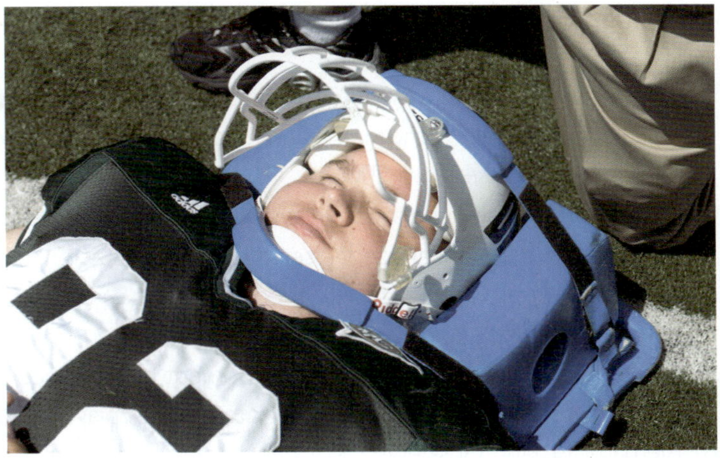

그림 17-12 ■ 환자를 척추고정판으로 위치시키는 과정 내내 머리는 고정되어야 한다.

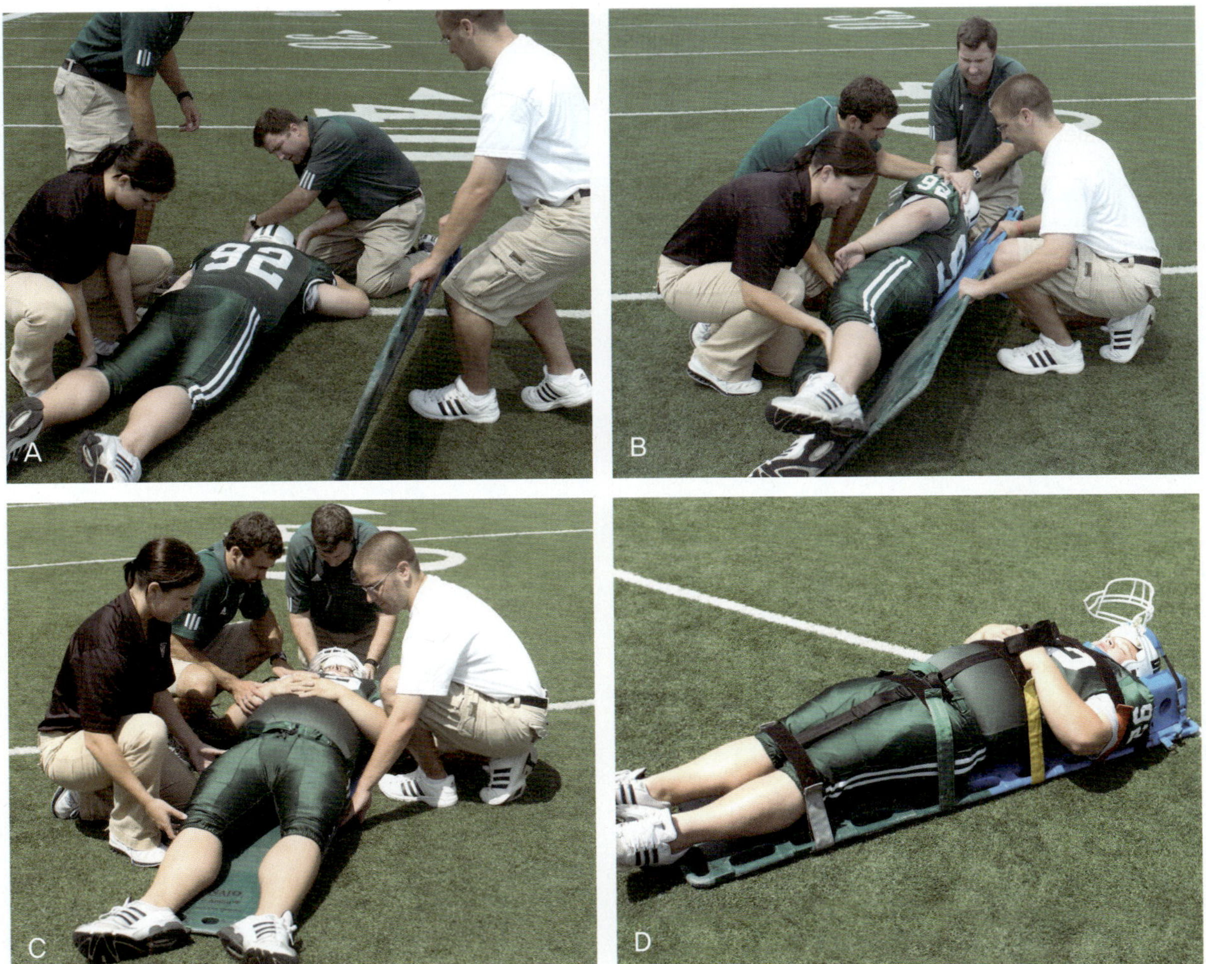

그림 17-13 ■ 엎드려 있는 선수를 척추고정판에 위치시키는 과정. 일직선으로 고정을 적용하는 지도자의 팔이 교차되어 있음을 유의하라.

참고문헌 (REFERENCES)

1. Broglio, SP, et al: Sensitivity of the concussion assessment battery. *Neurosurgery*, 60:1050, 2007.
2. Valovich, TCV, et al: Psychometric and measurement properties of concussion assessment tools in youth sports. *J Athl Train,* 41:399, 2006.
3. Valovich, TC, et al: Repeat administration elicits practice effect with the Balance Error Scoring System but not with the Standardized Assessment of Concussion in high school athletes. *J Athl Train*, 38:51, 2003.
4. Broglio, SP, et al: Generalizability theory analysis of balance error scoring system reliability in healthy young adults. *J Athl Train,* 44:497, 2009.
5. Onate, JA, et al: On-field testing environment and Balance Error Scoring System Performance during preseason screening of healthy collegiate baseball players. *J Athl Train*, 42:446, 2007.
6. Riemann, BL, and Guskiewicz, KM: Effects of mild head injury on postural stability as measured through clinical balance testing. *J Athl Train*, 35:19, 2000.
7. Abuabara, A: Cerebrospinal fluid rhinorrhea: diagnosis and management. *Med Oral Patol Oral Cir Bucal*, 12:E397, 2007.
8. Stiell, IG, et al: Canadian C-spine rule study for alert and stable trauma patients: I. Background and rationale. *CJEM*, 4:84, 2002.

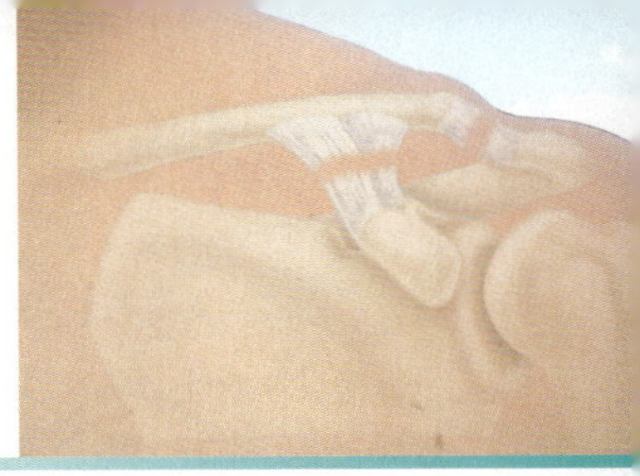

INDEX

색인

ㄱ

ㄴ

ㄷ

ㄹ

ㅁ

ㅂ

ㅅ

ㅇ

ㅈ

ㅊ

A

B

C

D

E

F

G

H

I

J

K

M

N

O

P

Q

R

S

T

U

V

W

Y

Z